암 억제 유전자

암 억제 유전자

오상진 저

탐구당

머리말

암(cancer)의 정의는 '조직의 필요성을 무시하고 자신만의 무제한적 증식을 통하여 정상 기능을 상실한 세포의 덩어리를 형성하고, 주위 조직을 침윤하고 다른 기관으로 전이하여 새로운 종양을 형성함으로써 궁극적으로 생명을 위협하는 질환군'을 총칭한다. 매년 미국에서 죽는 사람의 20%는 암으로 죽는다. 우리나라에서도 암이 사망 원인 가운데서 1위를 차지한다. 암은 세포의 성장과 증식을 조절하는 방법에 이상이 생김으로써 생긴다. 암 세포의 관심은 성장, 복제 그리고 끝없는 확장이다. 암은 다양한 조직과 기관에서 발생할 수 있는데 사람에서 발생할 수 있는 암이 100 종류가 넘는다. 암이 발생하는 기작과 원인이 매우 다양하기 때문에 암을 치료하는 것은 쉽지 않다.

본질적으로 암은 외부의 침략자가 아니라 내부의 반란자라고 말할 수 있다. 인체의 각각의 세포들은 언제 성장하고 분열하며 다른 세포들과 어떠한 상호 작용을 하면서 장기와 조직을 구성하는지 분명하고도 독특한 규칙을 가지고 있다. 그러나 일부 세포는 이러한 규칙에서 벗어나 공익을 무시하고 자기만의 조직이나 장기를 만들려고 할 때가 있는데 이럴 때 암이 형성될 수 있는 기회가 된다. 암은 수백만 개의 잘못된 세포들을 징집해서 만들어지는 것이 아니라 단 하나의 조상 세포(전구 세포, progenitor cell)의 후손들로 구성되는 것이다. 세포의 반란을 유도하는 "암 유전자(oncogene)"가 바이러스성 암 유전자를 연구하는 학자들을 통하여 발견되었으며 이것은 암 연구의 혁명을 일으켰으며 그 혁명은 현재까지도 지속되고 있다.

세포생물학자들이 실험실에서 세포를 배양하다보면 무한정 번식할 수 있는 세포가 나타나기도 하는데 이러한 현상을 "불멸화(immortalization)"라고 부른다. 세포가 불멸화되었다는 것은 세포가 정상이 아니라는 의미를 내포하고 있다. 정상의 세포는 일정한 횟수의 분열을 하고 그 다음에는 성장을 멈춘다. 이런 세포들을 "유한하다(mortal)"고 말한다. 드문 사건이지만 유한한 세포 중 일부에서 무한하게 성장할 수 있는 능력을 가진 변종세포가 나타날 수 있다. 흥미롭게도 사실상 모든 암 세포는 불멸화된 세포인 것으로 보인다. 이러한 변화의 시작은 "돌연변이(mutation)"로부터 시작된다는 것을 과학자들은 찾아내게 되었다. 암이 발생하기 위해서는 이러한 돌연변이가 여러 개가 축적이 일어나야 시작된다는 것도 알아내게 되었다.

1980년대 중반에 마침내 인간의 DNA에서 암 유전자와는 크게 다른 돌연변이 유전자들이 발견되게 되었는데, 이 새로운 유전자들을 "암 억제 유전자"라고 명명하게 되었다. 암 억제 유전자의 발견은 인간의 암 발생에 대한 퍼즐의 거대한 공간을 메워주었다. 유전자 클로닝을 통하여 암 억제 유전자가 분리되기까지는 이 후에도 몇 년이 더 걸렸지만, 암 억제 유전자를 가리키는 증거는 부정할 수 없었으며, 암의 유전적 기초를 설명하려는 사람들은 모두 암 억제 유전자를 설명해야 했다. 암 유전자의 존재를 자동차에서 가속 장치(액셀러레이터)에 비유한다면, 암 억제 유전자는 제동장치(브레이크)에 비유할 수 있다. 자동차의 가속장치와 제동장치가 적절히 조절을 해주지 못한다면 자동차 사고가 일어날 수 있듯이, 세포에서도 암 유전자와 암 억제 유전자가 적절히 조절이 이루어지지 못한다면 암 세포의 조상세포가 나타날 수 있다. 암 억제 유전자 목록에서 첫 번째로 기록된 것은 망막모세포종(Retinoblastoma)이라는 눈의 암을 일으키는 레티노블라스토마(Rb) 유전자였다. 또 다른 암 억제 유전자인 p53의 돌연변이(mutation)가 광범위한 인간 암 세포에서 발생하고 있다는 사실이 드러났다. 2002년까지 축적된 결과를 보면 대략 30-50% 정도의 흔히 발생하는 인간의 암에서 p53의 돌연변이가 나타나는 것으로 보고되었다. 실제로 현재까지 암 세포에서 연구된 유전자 가운데 p53은 가장 높은 돌연변이율을 보이고 있으며 대략 절반 이상의 암에서 p53 돌연변이가 검출되었다. 또 다른 암억제 단백질인 p15와 p16도 세포 주기 시계를 조절한다. 이 두 단백질은 쌍둥이와 같아서 세포 주기를 조절하는 사이클린 의존성 키네이스(CDK) 중 하나를 무력화시킨다. 따라서 이 두 단백질은 세포가 세포 주기를 진행하는 것을 막는다. 실제로 많은 암에서 p16의 활성이 상실된 것이 보고되고 있다. 암 억제 유전자에 대한 기능들이 밝혀지면서 암과 같은 질병, 그리고 면역, 인간의 수명 등에 미치는 영향에 대하여 더 자세한 내용이 밝혀지기를 기대해 본다. 이 책의 출판에 정성을 기울여 주신 탐구당에 감사의 말씀을 전하고자 한다.

저자

Contents

01 종양과 암·10

01 암이란 무엇인가?·10

02 DNA 종양 바이러스와 종양 억제 유전자·33

01 DNA 종양 바이러스의 발암 기작·34
02 파포바바이러스·38
03 아데노바이러스·48
04 엡스타인-바 바이러스·49
05 B형 간염바이러스·51
06 DNA 종양 바이러스와 인간의 암·52

03 RNA 종양 바이러스와 암 유전자·56

01 라우스 육종바이러스·57
02 RNA 종양 바이러스와 발암 기작·57
03 암 유전자·64
04 암 유전자가 생산한 단백질·68

04 불멸화와 형질 전환·76

01 세포 분열의 유한성·77
02 노화(senescence) 과정과 세포의 불멸화 ·83
03 텔로머레이스와 불멸화·89

05 유전과 암·108

01 세포 증식의 억제와 관련된 유전자들·108
02 DNA 수선과 유전체 안정성에 기여하는 유전자들·117

06 p53의 발견·122

01 p53의 최초 발견•123
02 종양 억제 유전자로서의 p53 재발견•125
03 p53 유전자와 단백질의 구조•127
04 p53 단백질의 half-life•130
05 p53 증가를 유도하는 신호들•131
06 p53의 우성-음성 돌연변이와 기능 획득 활성•133
07 MDM-2에 의한 p53 단백질 조절•137
08 스트레스와 p53의 안정화•140
09 ARF와 p53에 의한 아폽토시스•141
10 p63과 p73•143

07 전사 인자로서의 p53·148

01 p53은 전사 활성화 도메인을 포함한다•149
02 염기 서열-특이적 DNA 결합의 구조적 근거•151
03 p53이 매개하는 전사의 기작•153
04 특정 소수성 잔기는 p53 전사 활성화 도메인에 중요하다•160
05 p53은 2개의 분리된 전사 활성화 도메인을 포함한다•161
06 p53의 전사 활성 도메인과 상호 작용하는 단백질들•162
07 p53 전사 활성화 도메인의 구조 분석•166
08 돌연변이 p53에 의한 조절•168

08 종양 억제에 관한 p53의 기능·171

01 p53의 종양 억제 역할•171
02 p53-매개의 종양 억제에서 요구되는 사항•173

03 종양 억제를 위한 핵심적인 효과기•177
04 마우스 모델과 인간 암과의 차이점•182

09 DNA 손상과 p53•186

01 DNA repair와 p53•186
02 유전체 안정성과 p53•198

10 p53과 대사•207

01 대사와 암•207
02 p53의 역할•213
03 p53-유도 경로들에 의한 종양 억제 및 촉진•218

11 종양 억제 유전자와 노화•222

01 종양 억제 유전자•223
02 세포 노화•235
03 노화의 중재자•249

12 레티노블라스토마 유전자•258

01 Rb family member의 구조와 기능•259
02 E2F와 pRb•268
03 분열촉진신호와 pRb의 인산화•279
04 녹아웃 마우스를 통해 밝혀진 포켓단백질 기능•284
05 Rb 경로와 암•288

13 p16 tumor suppressor·292

01 인간의 암에 대한 p16의 관여·293
02 p16의 생화학적 기능·297
03 p16의 생리학적 기능·298
04 p16 gene locus의 분자생물학·302
05 p16 유전자 발현의 조절·303

01/

종양과 암

인체는 다양한 조직과 장기를 포함하고 있는데, 조직과 장기는 다시 수백 종류의 세포들을 통하여 구성되게 된다. 세포가 수명을 다하거나 성장기에 더 많은 세포가 필요할 때는 세포 분열을 통해 세포를 만들어냄으로써 우리의 몸의 항상성을 유지할 수 있다. 세포들은 끊임없이 죽고 새로운 세포로 대체되는데 대체가 제대로 이루어지지 않으면 조직은 퇴화되어 기능을 못하게 된다. 반면에 대체가 너무 많이 일어나면 조직이 비정상적으로 확장하면서 암으로 발전할 가능성을 내포한다. 암(cancer)의 정의는 '조직의 필요성을 무시하고 자신만의 무제한적 증식을 통하여 정상 기능을 상실한 세포의 덩어리를 형성하고, 주위 조직을 침윤하고 다른 기관으로 전이하여 새로운 종양을 형성함으로써 궁극적으로 생명을 위협하는 질환군'을 총칭한다.

매년 미국에서 죽는 사람의 20%는 암으로 죽는다. 우리나라에서도 암이 사망원인 가운데 1위를 차지한다. 암은 세포의 성장과 증식을 조절하는 방법에 이상이 생김으로써 나타난다. 성장하고 살아가면서 성장 촉진 신호, 성장 억제 신호, 그리고 사멸 신호 등 복잡한 유전적 조절 체계에 의하여 세포가 태어나고 죽는 것이 조절된다.

01 암이란 무엇인가?

인체를 구성하는 수십조의 세포들은 언제 성장하고 분열하며, 다른 세포들과 어떤 방식으로 뭉쳐서 조직과 장기를 만들어야 하는가에 대한 분명하고도 고유한 규칙들을 가지고 있다. 많은 세포들이 조화롭게 행동하면서 고도의 기능을 가진 인체를 구성하고 개체의 유익을 도모하며 살아간다. 그러나 이들 세포들은 어느 정도 자율성도 가지고 있으며 이런 자율성이 생물체에 대하여 해를 끼칠 경우 그 자율성을 제한하도록 되어 있다. 간혹 세포 돌연변이를 통하여 개체의 유익을 무시하고 자신만의 세상을 만들려고 할 때가 있는데 이럴 때 극도의 혼란에 빠지게 된다. 이런 혼란 상태는 '암(cancer)'을 의미한다. '암'은 세포의 기본적인 규칙이 깨어져 있는 하나의 질환을 말하며, 비정상적인 세포가 무제한 증식되어 몸 전체로 퍼지는 질병이다. 하나의 암을 구성하는 수많은 세포들은 맨 처음에는 단 하나의 세포, 즉 수정란이 복제와 분열을 거듭하여 만들어 낸 세포들이다. 암 세포의 관심은 성장, 복제 그리고 끝없는 분열과 확장이다. 암 세포에 대해 기본적으로 알아야 할 사실은 그들이 분열하여 더 많은 암 세포를 만들지만 정상적인 세포로서의 역할은 하지 못한다는 것이다. 암은 다양한 조직과 기관에서 발생할 수 있는데 사람에서 발생할 수 있는 암이 100종류 이상이 된다. 암은 발생한 장소와 세포 유형에 상관없이 두 가지 근본적인 특성을 공유하고 있다. 그 특성의 첫째는 **'세포가 무한 증식'** 하는 것이고, 둘째는 이들 세포가 '몸 전체로 퍼지는 능력'이다.

(1) 양성 및 악성 종양의 구분

의학적으로 종양(tumor 또는 neoplasm)의 정의는 '조직의 자율적인 과잉성장'이며, 개체에 의의가 없거나 이롭지 않을 뿐더러 정상조직에 대하여 파괴적인 것이다. 종양(또는 종괴)을 의미하는 'neoplasia'(neo=new, plasia=growth)는 '새로운 성장'이라는 뜻이 된다. 쉽게 정리하자면 종양이란 '우리 몸속에서 새롭게 비정상적으로 자라는 세포의 덩어리'라고 볼 수 있다. 습관적으로 'tumor'라는 말을 종양의 의미로서 더 많이 사용하고 있다. 종양은 크게 양성(benign)과 악성(malignant)으로 나누는데, 양성 종양(benign tumor)은 비교적 서서히 일정한 속도로 성장하며 주변의 조직으로 퍼지거나 침범하지 않는다. 보통 신체기능에 큰 장애를 일으키지 않는다. 반면에 악성 종양(malignant tumor)은 불규칙하고 빠르게 성장하며 정상적인 조직을 침윤하고 혈액을 타고 멀리 떨어진 기관으로 퍼져나갈 수가 있어 그곳에서 새로운 종양을 형성할 수 있다. 악성 종양은 인접 조직을 침윤하여 혈액을 타고 전이하는 과정으로 암을 주변 기관으로 퍼트리고 신체기능을 치명적으로 파괴한다. 이와 같이 악성 종양, 즉 침윤과 전이에 의하여 퍼질 수 있는 능력을 지닌 모든 종양을 '암'이라고 부른다.

[표 1-1] 양성 종양과 악성 종양의 비교

특성	양성 종양	악성 종양
성장 속도	일반적으로 느림	빨리 자람
성장 형태	확대 팽창하면서 성장(단순히 커지기만 함)	주위 조직을 침윤하면서 성장 (주위로 침투)
피막	피막이 있어 주위로의 침윤을 막음	피막이 없어서 주위 조직으로 침윤이 잘되고 수술로 종양을 제거하기도 곤란
유사 분열 지수(분열세포의 상대적인 수)	낮다	높다
세포의 특성	분화가 잘되어 있고 세포가 성숙	분화가 잘 안되어 있고 세포가 미성숙
재발	수술로 제거하면 재발되지 않음	주위 조직으로 퍼지는 성질이 있어서 수술 후 재발이 빈번함
전이	없음	흔함
종양의 영향	생명을 거의 위협하지 않으나 주요 기관에 압박을 가하거나 폐쇄시 문제가 됨(뇌, 척추, 혈관 등)	적절히 치료하지 않으면 사망함
예후	좋음	진단 시기, 분화 정도, 전이 상태에 따라 각기 다름

정상 세포가 암 세포의 표현형을 완전히 갖기 위해서는 다음과 같은 여러 단계의 변화를 거쳐야 한다. 이러한 과정 가운데 여러 돌연변이가 축적되고 형질 전환이 일어난 결과로 설명될 수 있다.

1) **과다증식(hyperplasia)**: 과다증식은 세포 분열이 이루어져 세포 수가 증가한 조직의 상태를 말하며 정상의 세포 구조를 가지고 있다.
2) **형성장애(dysplasia, 이형성)**: 세포 수가 증가한 상태이며 정상 세포와 조직 구조가 파괴된 조직이 만들어지는 단계이다. 형성장애는 비정상적인 성장 과정으로서 정상적인 조직 구조를 파괴한다. 형성장애 부분은 정상적인 상태로 되돌아가거나 또는 종양 형성으로 발달할 수 있다.
3) **종양 형성(neoplasia)**: 세포의 증식이 무절제하게 일어나 분열하는 세포가 지속적으로 늘어나 신생물(neoplasm) 또는 종양이라 부르는 세포 덩어리를 만든다. 결과적으로 분열된 세포가 쌓여 조직의 정상적인 구조와 기능은 점차 파괴된다.

(2) 암의 구분

다양한 종류의 암은 각기 다른 특징들을 가지고 행동한다. 같은 형태의 암이라고 하더라도 자라는 속도, 외형상의 차이, 전이되는 정도, 전이되는 장소, 다양한 치료법에 대한 반응에 있어서 차이를 나타낸다. 또 분류하는 방법에 따라 다음과 같이 나뉠 수 있다.

1) 장소에 따른 분류

일반적으로 암은 유래하는 장소에 따라 세 가지 부류로 나뉠 수 있다. 첫째, 몸의 내부와 외부를 덮는 층을 형성하는 상피 세포(epithelial cell)에서 발생한 암을 '암종(carcinoma)'이라고 한다. 암종은 전체 암의 약 90% 이상을 차지한다. 즉, 암의 대부분을 차지한다. 암종은 피부나 유선(mammalian gland), 이자, 폐, 간, 난소, 담낭, 방광뿐 아니라 입, 식도, 위, 소장, 대장 상피 등에서 발생하는 종양을 포함한다. 둘째, 뼈, 연골, 혈관, 지방, 섬유 조직, 근육과 같은 결합 조직(connective tissue)에서 발생하는 암을 '육종(sarcoma)'이라고 한다. 육종은 전체 암의 약 1% 정도를 차지한다. 육종은 다양한 유형의 중간엽 세포로부터 발생한다. 셋째, 나머지 암은 림프관과 혈액에서 유래하는 세포로부터 발생하는 암으로 '림프종(lymphoma)'과 '백혈병(leukemia)' 등이 포함된다. 림프종은 림프 세포의 종양으로 주로 고형 상태의 조직 덩어리를 형성한다. 백혈병은 악성 혈액 세포들이 혈액에서 증식하는 암이다.

암은 몸의 대부분의 조직 종류에서 발생할 수 있는데, 소화기, 호흡기 등 장기별로 암을 분류하는 방법이다. 미국의 예에서는 피부암, 전립선암, 유방암, 폐암, 대장암이 전체 암의 75%를 차지하지만 인체의 거의 모든 장기에서 암이 발생할 수 있으며, 일반적으로 발생하는 부위의 이름을 붙여 암을 분류한다.

[표 1-2] 암 분류의 예

암의 종류		장소
암종(carcinoma)	위암	위
	폐암	폐
	피부암	피부
	전립선암	전립선
	유방암	유방
	갑상선암	갑상선
	대장암	대장
	식도암	식도
육종(sarcoma)	골육종	뼈
	근육종	근육
혈액암(hematologic malignancy)	림프종	림프 기관
	백혈병	혈액

2) 조직형에 바탕을 둔 구분

발생하는 조직의 종류에 따른 분류이다. 편평상피에서 유래한 것은 '편평상피암', 선(腺, gland)에서 유래한 것은 '선암종(adenoma, 'adeno'는 선을 의미함)'이라고 하듯이 조직의 특징에 따라서 분류된다. 비록 암이 같은 조직 또는 기관에서 형성되었을지라도, 관련된 세포 유형에 따라서 다른 이름의 암으로 불릴 수도 있다. 예를 들면 하나의 폐암에서도 관련된 세포의 유형에 따라서 편평세포암종, 소세포암종, 대세포암종, 선암종, 선편평선암종, 유암종, 기관지선암종 등의 유형으로 구분될 수 있다. 또 피부암의 경우에는 기저세포암종(basal-cell carcinoma), 편평세포암종(squamous cell carcinoma), 그리고 흑색종(melanoma) 등으로 구분될 수 있다. 이 정도의 복잡성은 다른 기관에도 볼 수 있으며, 100여 종류의 암이 서로 다른 질병처럼 행동할 수 있다.

3) 종양 단계(tumor stage)에 따른 구분

종양 단계는 발견 시점에서 환자의 암이 얼마나 진행이 되었는지를 나타낸다. 종양 단계는 종양이 얼마나 크게 자라고, 어느 정도 퍼졌는지를 시간에 따른 변화로 나타낸다. 가장 광범위하게 사용되는 종양 단계 시스템은 TNM 체계이다. 이 시스템에서는 다음과 같은 세 가지 질문을 하게 된다: 첫째, 종양이 얼마나 크고 인접 조직을 얼마나 침윤했나?, 둘째, 암 세포가 림프절까지 퍼졌나?, 셋째, 암 세포가 다른 기관에 어느 정도로 전이 되었는가? 이들 질문에 대한 정도를 숫자로 나타내게 되는데, 낮은 단계의 수는 암이 비교적 초기임을 뜻한다.

[표 1-3] 종양 단계를 판단하는 TNM 체계

T : 종양크기	
T_0	원발성 종양의 증거가 없음
T_{1-4}	종양의 크기와 인접 조직의 침윤도로 분류
N : 암 세포가 림프절에 퍼졌는가? 여부를 판단	
N_0	림프절에 질환의 증거가 없음
N_{1-4}	림프절 침범의 상승 정도로 분류
M : 전이 정도	
M_0	전이의 증거가 없음
M_{1-4}	전이 정도로 분류

TNM 체계 내에서 상세한 분류는 각 종류의 암에 따라 다르고 매우 개별화되어 있다. 각종 암이 종류에 따라 TNM 명명에 따라 4 병기 중 하나를 선택하게 되고 그것에 따라 예후에 대한 징조와 치료 방법에 대한 계획을 세우게 된다.

(3) 암 세포의 특성

종양의 세포생물학적 특성

- **미분화성 (Undifferentiated)**
  원래 계획된 세포의 기능을 가지지 못함
- **클론성 (Clonality)**
  유전적 동일한 세포가 분열해서 형성됨
- **자아증식능(Autonomy)**
  정상세포는 개체의 필요에 따라 제어를 받아 일정한 크기가 되면 더 이상 성장 없으나 암세포는 자기 스스로 증식을 자극
- **전이성 (Metastasis)**

[그림 1-1] 암 세포의 특성

암의 원인은 다양하다. 대부분의 종양은 양성이든 악성이든 하나의 세포로부터 발생하는데 이런 특징을 '클론성'이라 부른다. 즉, 처음 형질 전환이 일어나서 비정상적인 분열을 시작하게 된 하나의 전구 세포의 자손들이다. 이론적으로는 단일 세포에서 증식하여 $1mm^3(10^6\text{-}10^8$ 세포 수)까지는 조직액으로부터 영양 공급과 산소공급으로 생존할 수 있으나, 그 이상의 크기로 커지려면 새로운 혈관 및 림프관의 생성이 필요하다. 이때부터는 구역 림프절이나 전신으로 전이를 일으켜 새로운 거점을 만들기도 한다. 암의 전형적인 특성으로 미분화성(undifferentiated), 전이성(metastasis), 자가증식능(autonomy), 클론성(clonality)을 들 수 있다.

1) 미분화성

미분화성은 세포 분화가 완전히 이루어지지 않아 정상적 기능을 제대로 수행할 수 없는 세포가

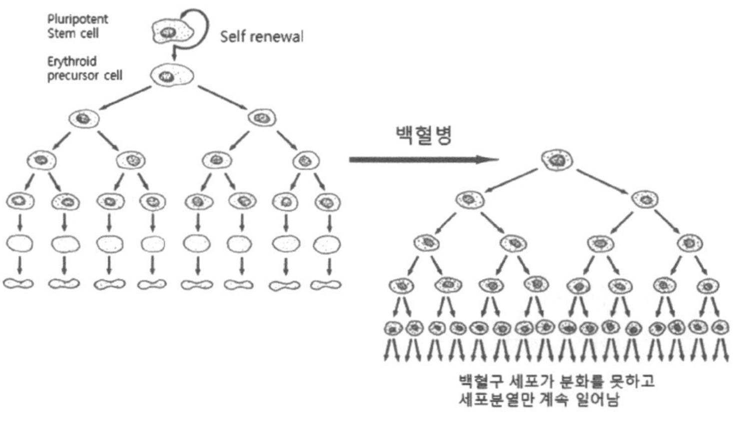

[그림 1-2] 암 세포의 미분화성

'분화'란 세포가 특별한 기능을 얻어 전문화되어가는 과정인데, 암 세포의 경우는 초기에 분화 단계 중지가 일어나고 세포 분열만 지속한다. 결국 기능이 없는 세포의 수만 많아지는 것이다.

숫자만 무분별하게 증가하는 현상을 일컫는다.

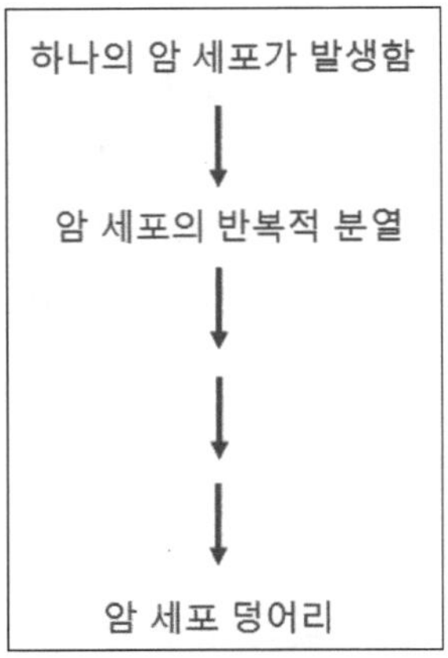

[그림 1-3] 암 세포의 증식 단계

2) 클론성

암은 하나의 잘못된 세포가 무한정으로 복제를 일으켜 동일한 유전적 성향을 가진 클론(clone) 세포로 구성된다. 즉, 특정 암의 모든 종양 세포는 정상 세포로부터 형질 전환이 일어난 하나의 잘못된 세포로부터 시작하여 분열을 통하여 암 덩어리를 구성하는 무수한 세포를 만들어낸다.

3) 자아증식능

정상 세포의 경우 일정한 횟수의 분열을 하면 세포 노화(cellular senescence)가 일어나 증식을 멈추지만 암 세포는 세포 노화를 일으키는 기작에 문제가 생겨 계속적으로 분열을 하여 다층의 세포 집단을 이루어 버린다. 즉, 스스로 세포를 자극함으로써 정상적인 조절을 받지 않고 계속 증식하게 되는데 이런 성질을 '자아증식능'이라 일컫는다.

4) 전이성

전이성은 암 세포가 발생부위에서 다른 부위로 퍼지는 현상인데 암 세포는 림프관과 혈관 또는 직접적인 접촉을 통해서 다른 기관으로 이동함으로써 신체의 여러 부위에 암이 발생하게 하는 성질을 말한다.

(4) 암의 원인

인간의 몸은 부단한 분화와 증식으로 새로운 세포를 만들어 생명을 유지한다. 분화와 증식은 아주 정교한 조절을 받고 있으며 이러한 조절 기작이 어떠한 원인에 의하여 파괴될 경우 암이 발생할 수 있다. 암은 비정상적인 세포의 질병이다. 우리 몸의 필요와 상관없이 세포 수를 계속 증가시키는 무절제한 세포 증식이 암 세포의 주요 기능 장애이다. 그리고 무절제한 증식과 함께 몸 전체로 퍼질 수 있는 능력이 결부되어 생명을 위협하는 것이다. 암이 퍼지는 것은 여러 단계로 일어나는 복잡한 과정이다. 즉, 작은 크기의 종양이 크게 성장하려면 새로운 혈관 형성이 유발되어야 하고, 침윤이 일어나 순환계로 들어가고 먼 곳으로 이동하여 새로운 종양을 생성한다. 암은 유전자들의 변형으로부터 야기되는 종합적인 병이라고 할 수 있는데, 암을 개시하는 원인들에 대하여 내적 요인과 외적 요인으로 나누어 살펴볼 수 있다.

1) 생물체 외부적인 요인

생활 방식, 식생활, 환경처럼 인체에 미치는 외부 인자들이 암 발생에 관련이 있다. X-선이나 특정 화학 물질들은 암을 유발할 수 있다. 그리고 X-선이나 특정 화학 물질들은 유전자에 돌연변이를 일으킬 수 있다. 즉 유전자의 돌연변이가 암의 발생을 일으킨다는 많은 증거가 축적되었고, 돌연변이원(mutagen)과 발암제(carcinogen)는 같은 것으로 볼 수 있다.

- **화학 물질:** 화학 물질이 암을 유발할 수 있다는 생각은 1775년경으로 거슬러 올라간다. 어렸을 때 굴뚝청소부로 일했던 사람들의 음낭에 고환암이 높은 비율로 발생한다는 보고서에서 유래되었다. 이것은 특정한 화학 매개체나 노출이 암의 발생과 밀접한 관계를 맺고 있다는 사실을 보여주는 첫 번째 좋은 예이다. 실제로 보호복의 착용과 정기적인 목욕 습관을 통해서 굴뚝청소부들로부터 고환암은 사라지게 되었다. 그리고 천연 광물인 석면(asbestos)은 내화성의 특징을 가지고 있어 건축 자재와 수많은 내화성 생산품을 만드는 데 사용이 되었는데 폐암의 발생과 밀접한 연관이 있음이 밝혀지게 되었다. 1850년대 초반부터는 담배를 피우면 폐암에 걸릴 위험이 높다는 사실이 관찰되었고, 흡연자 집단은 비흡연자 집단에 비해 20~30배까지 암 발생률이 높았다. 또 에스트로겐과 같은 호르몬제제도 암을 초래할 수 있음이 알려졌다. 현재까지 밝혀진 화학적 발암 물질들은 다음과 같은 몇 가지 유형에 속하는 것이 알려지게 되었다. 첫째로 수많은 벤젠고리가 융합되어 생긴 '**다환 방향족 탄화수소**(polycyclic aromatic hydrocarbon, PAH)'가 있는데, 여기에는 벤조피렌(benzo[a]pyrene)이 대표적인 예이다. 둘째로 니트로소 그룹(N=O)을 가진 '**N-니트로소 화합물**(N-nitroso compound)'이 있다. 육류의 보존처리에 사용되는 질산염과 아질산염은 자체적으로는 발암성을 지니지 않으나 위장에서 발암성의 니트로사민(nitrosamine)으로 전환될 수 있다. 셋째로 발암성 '**알킬화 제제**(alkylating agent)'는 자신이 가지는 메틸기 또는 에틸기를 다른 분자에 이환시키는 성질을 갖는다. 넷째로 발암성 천연 물질은 미생물이나 식물에서 합성되는 다양한 주조의 암 유발 화합물이 여기에 속한다. 곰팡이가 만드는 '**아플라톡신**(aflatoxin)'이 여기에 속한다. 이외에도 카드뮴, 니켈, 크롬과 같은 무기 물질(inorganic substance)도 발암성과 연관된다고 알려진다. 화학 물질 가운데는 직접적으로 암을 일으키는 경우도 있으나 일부 발암 물질은 체내에 들어와 활성화된 이후에 발암 물질로 전환되는 경우도 있는데, 이런 물

질은 '발암전구체(precarcinogen)'라고 부른다. 발암전구체의 활성화는 주로 간에 있는 시토크롬 P450 효소단백질군의 작용에 의한다. 앞에서 설명한 여러 화학 물질이 다양한 구조를 포함하고 있음에도 불구하고 공통된 특징을 가지고 있는데 그것은 '친전자성(electrophilic, electron-loving) 분자'라는 점이다. 친전자성 분자란 전자가 부족한 상태의 원자를 가진 불안정한 분자인데, DNA나 RNA, 단백질 등은 모두 전자를 제공할 수 있는 원자를 가지고 있어 이들과 쉽게 반응할 수 있다. 이렇게 반응하여 DNA 부가물을 첨가하면 DNA의 구조적 변형을 초래할 수 있고 이것을 통해 돌연변이가 초래될 수 있다.

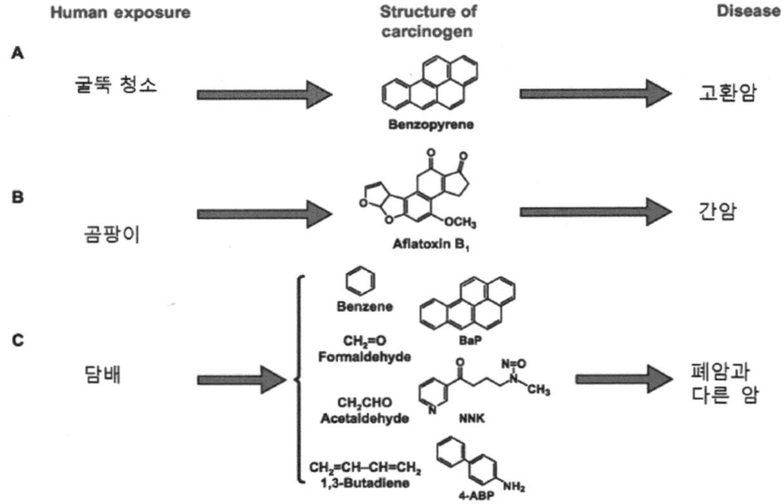

[그림 1-4] 화학적 발암 물질의 예

(A) 굴뚝 청소하는 사람은 굴뚝 속의 검댕에 존재하는 벤조피렌 성분에 노출되어 정상인보다 암 발생률이 높다. (B) 가장 강력한 발암 물질로 알려진 아플라톡신은 때때로 습기 있는 상태에서 곡물이나 견과류를 보관할 때 곰팡이에 의하여 생성된다. 곰팡이가 만든 독소 아플라톡신을 섭취했을 때 간암의 발생을 초래할 수 있다. (C) 담배 성분 중에는 다환 탄화수소인 벤조피렌, 그리고 다양한 발암 성분 벤젠, 포름 알데하이드, 아세트 알데하이드, 부타디엔과 같은 화학 물질들을 포함하고 있다. 흡연을 했을 때 이런 성분들이 폐 속 세포와 접촉을 하게 되고 이것이 폐암과 다른 암의 원인이 된다.

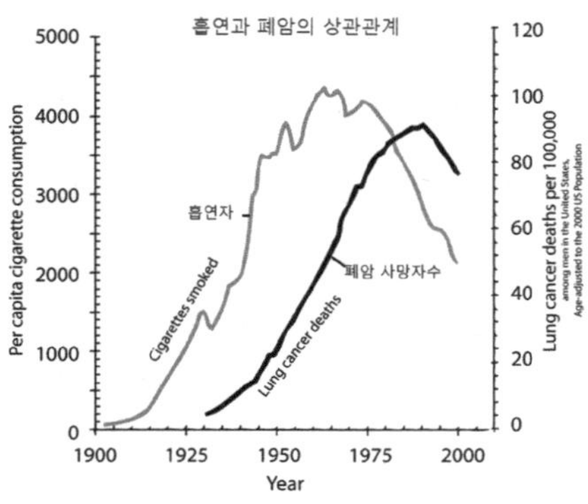

[그림 1-5] 흡연과 폐암의 상관 관계

1900년대 초부터 흡연자가 급격히 증가하였고 그로부터 30년 정도 뒤에 폐암으로 인한 사망자수가 급히 증가하였다. 이것은 흡연이 폐암에 원인으로 작용했다는 근거로 사용될 수 있다.

• **방사선**(radiation): 방사선도 암을 유발할 수 있다고 알려진다. 넓은 의미에서 방사선은 '공간을 떠돌아다니는 에너지의 어떤 형태'를 말하는데, 열, 소리, 라디오파(radio wave), 가시광선, 자외선, X-선, 핵 방사선을 포함하여 다양한 형태에서 나온다. 위험성이 없는 종류의 방사선도 있으나, X-선이나 감마선(gamma rays)과 같은 전자기장 방사선은 파장이 짧아 강한 에너지를 가지고 있어서 DNA의 손상을 유발할 수 있다. 실제로 X-선에 노출되었던 여러 환자들뿐만 아니라 X-선 기계를 다루던 기사들에게도 백혈병과 피부암에 걸리는 사례들이 나타났다. 이러한 유형들은 유전적 불안정성을 초래함으로써 암을 유발하는 것과 같은 심각한 건강상의 위험과 관련된다. 일광(sun light)이 암을 유발할 수 있다는 생각은 태양에 장시간 노출된 사람에서 피부암 발생률이 증가한다는 발견에서 유래하였다. 일광의 가장 긴 파장 성분은 태양으로부터 따뜻함을 느끼게 만드는 적외선(infrared, IR)이다. 가시광선(visible light)은 적외선보다 짧은 파장이고 색깔을 볼 수 있게 하는 빛을 준다. 마지막으로 자외선(ultraviolet radiation, UV)은 일광 중 가장 짧은 파장이고 신체 조직에 손상을 입힐 수 있는 가장 큰 에너지를 포함한다. 일광은 여러 가지 종류의 자외선을 방출하는데 파장이 감소하는 순서로 UVA, UVB, UVC로 분류된다. UVA(315-400 nm)는 자외선 가운데 가장 긴 파장과 가장 적은 에너지를 가지고 있다. UVA는 에너지가 낮기 때문에 해롭지 않다고 생각되기도 했었지만 장기간 노출될 경우 피부 노화를 유발하고 피부암도 일으킬 수 있다고 여겨진다. UVC(100-280 nm)는 가장 짧은 파장과 가장 큰 에너지를 가지고 있으나 오존층에서 제거된다. 따라서 UVB(280-315 nm)가 지구에 도달하는 일광의 가장 높은 에너지 성분이지만 에너지 정도가 낮아서 몸속으로 깊숙이 침투하지는 못한다. UVB는 피부의 바깥층에 위치한 세포에 의해 흡수되어, 피부 화상, 그을음, 피부암을 유발할 수 있다. 피부 세포에 대

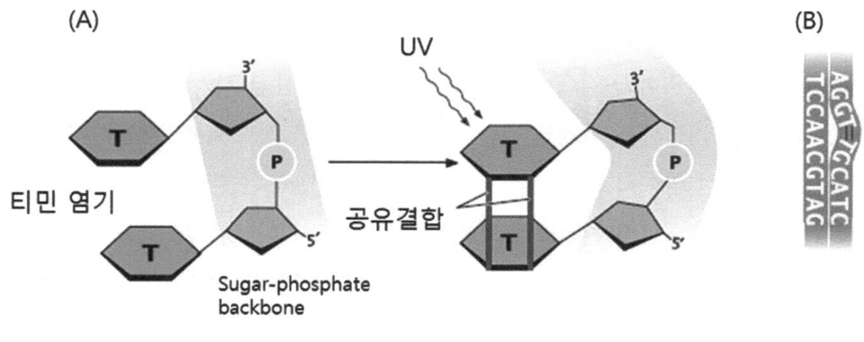

[그림 1-6] 피리미딘 이량체(pyrimidine dimer)는 DNA에서 돌연변이를 초래한다

(A) 자외선 조사는 DNA에 피리미딘 이량체를 형성하게 한다. (B) 피리미딘 이량체는 DNA 구조를 찌그러지게 만들어 새롭게 형성되는 DNA 가닥의 염기가 비정상적인 염기쌍과 쌍을 이루도록 만듦으로써 돌연변이를 초래할 수 있다.

한 UVB의 손상 효과는 종종 긴 세월이 지나서야 암으로 나타나게 된다. UVB의 가장 짧은 파장(280nm)이 DNA의 질소를 가지고 있는 염기의 고리에 있는 접합 이중결합에 의해 흡수되고 화학 결합을 바꿀 수 있는 에너지를 준다. 가장 공통적인 반응은 피리미딘 염기인 시토신(C)과 티민(T) 염기를 포함하는 자리에서 일어난다. 이런 피리미딘 염기 2개가 나란히 인접하여 배열된 상태에서 자외선이 흡수되면 염기들 사이에 공유결합을 형성하게 해서 '**피리미딘 이량체**(pyrimidine dimer)'를 형성하게 한다.

- **생물학적 원인**: 현재 세계적으로 약 15%의 암은 바이러스, 세균, 또는 기생충 등과 같은 감염성 인자(infectious agents)에 의해 생기는 것으로 추측된다. 하나의 예로 '**헬리코박터 파일로리**(*Helicobacter pylori*)'라는 세균은 위(stomach)에 감염하여 위암을 일으킨다는 다소 믿기 어려운 일이 사실로 밝혀졌다. 바이러스가 암을 유발할 수 있다는 것은 1900년대 초에 처음으로 제안되었는데, 1908년 엘러만(Ellerman)과 방(Bang)은 백혈병에 걸린 닭의 혈액을 여과해서 건강한 닭에 주사했을 때 암이 일어나는 것을 보고했다. 라우스(Rous)도 육종에 걸린 닭의 종양 추출물을 여과해서 다른 닭에 주사했을 때 암이 일어나는 것을 발견했다. 이것은 혈액과 종양 추출물에 Rous Sarcoma Virus(RSV)라는 바이러스가 포함되어 있었기 때문인데, 이 바이러스는 감염된 세포 내에서 증식하면서 암을 형성했다. 세포를 감염한 바이러스가 세포를 죽이는 대신에 세포의 증식과 성장을 돕는 것인데, 이것은 바이러스의 생존전략과도 관련이 있다. 바이러스가 암을 일으키는 정확한 기작을 알게 된 것은 그로부터 상당한 시간이 경과한 후의 일인데, 바이러스가 포함하고 있는 '*src*'라는 암 유전자가 감염된 세포 스스로를 복제하도록 한다는 것을 알게 되었다. 1950년대 후반 아프리카에서 병원을 운영하고 있던 영국인 의사 버키트(Burkitt)에게 턱이 심하게 부풀어 오른 아프리카 아이들이 많이 찾아왔는데, 그 병은 림프성암(lymphoma)으로 진단되었고 나중에 '**버키트림프종**(Burkitt's lymphoma)'이라고 이름이 붙여졌다. 버키트림프종의 지리적 분포는 말라리아와 같은 모기에 의해 전파되는 감염 지역과 일치하였는데, 이 때문에 림프종이 모기에 기인하는 감염성 병원체와 관련이 있을 것으로 예측을 하게 되었다. 이 아이디어에 관심을 가진 바이러스학자 엡스타인(Epstein)과 바(Barr)는 버키트림프종에 걸린 환자들에서 분리된 종양 세포에서 바이러스 입자를 찾아낼 수 있었다. 이러한 이유 때문에 이 바이러스 이름이 엡스타인-바 바이러스(Epstein-Barr Virus, EBV)라고 명명되었으며, EBV가 버키트림프종을 유발하는 것이 증명되었다. 그런데 EBV 감염은 세계적으로 일반적으로 많이 일어나는 현상인데, 버키트림프종이 아프리카의 한정된 지역에서만 많이 일어나는 이유는 무엇인가? 버키트림

프종에 대한 모기의 간접적 역할이 있기 때문이다. 모기는 말라리아를 옮기는 역할을 하고 말라리아는 면역력을 떨어뜨리며, 떨어진 면역력 때문에 EBV는 방해받지 않고 감염이 진행될 수 있다. 즉 면역 체계의 결핍이 EBV가 림프종을 일으키도록 돕는 역할을 한다.

2) 생물체 내부적인 요인

- **DNA 복제**(replication) **실수**(error)**에 의한 돌연변이:** DNA 복제 실수는 방사선이나 해로운 화학 물질처럼 돌연변이를 유발할 수 있다. 가장 훌륭하게 일을 하는 세포의 경우에도 DNA를 복제할 때마다 100만분의 1(10^{-6})의 확률로 실수가 일어날 수 있다. 수선 효소(repair enzymes)가 이 실수를 고치지 못하면 분열 중인 세포는 그 후손에게 유전자 돌연변이를 물려주게 된다. 암 세포는 세포의 유전자 중 일부에 이상이 발생하여 이들 유전자 산물인 단백질의 특성이 바뀌게 되고 그 결과로 세포 성장 조절에 이상이 발생한다. 가장 해로운 돌연변이 가운데 하나는 DNA를 수선하는 단백질을 암호화하는 유전자에 돌연변이가 일어나는 것이다. DNA 수선을 하지 못하여 추가로 발생하는 돌연변이는 세포의 DNA에 축적되어 세포를 죽이거나 또는 암으로 이어지게 된다. 예를 들어 DNA 회복의 결핍은 피부암의 일종인 **색소성 건피증**(Xeroderma pigmentosum, XP)이라는 질병을 일으킨다. 다시 말해서 세포가 외적 요인 또는 내적 요인에 의하여 세포 주기 조절 유전자, 암 유전자, 종양 억제 유전자(tumor suppressor gene), DNA 수선 유전자 등에 돌연변이가 발생하게 되고 이러한 돌연변이가 적절히 수선되지 못할 경우 암 세포가 발생할 수 있다. 이 후 암 세포는 빠른 증식으로 인한 다른 유전자의 돌연변이를 일으키게 되고 따라서 점점 악성의 암 세포로 변하게 된다.
- **호르몬**(hormone)**:** 여성 호르몬 중 에스트로겐과 프로게스테론은 유방암 세포를 증식시키는 인자라고 알려진다. 전립선암에서 전립선을 구성하는 세포의 증식은 안드로겐(androgen, 테스토스테론이 그 한 예임)이라는 남성 호르몬에 의존적이다. 따라서 안드로겐을 저해하면 전립선암을 예방할 수 있는데, 이와 같이 호르몬은 암의 원인이 되기도 하지만 암 치료와 예방에도 또한 응용될 수 있는 양날의 검과 같은 역할을 한다.
- **면역학적 요인:** 앞에서 말라리아 감염으로 인한 면역 기능 저하 때문에 EBV 감염이 버키트림프종으로 진행할 가능성이 증가한다고 언급하였다. 이와 같이 암 세포가 생겨도 면역 기능이 정상 기능을 수행한다면 암 세포를 제거할 수 있다. 따라서 암이 발생하기 위해서는 비정상적 면역 기능이 병행되어야 가능할 것이다. B형 또는 C형 간염바이러스의 경우 만성 간염을 초래하는데, 지속적인 감염은 면역 세포에서 만성적인 염증 조건을 전파하고 면역 세포들은 종종

산소 자유라디칼과 같은 돌연변이를 높이는 화학 물질의 발생을 촉진한다. 또한 면역 작용에 의해 파괴된 세포들을 대체하기 위해 감염된 조직의 세포들이 계속적으로 증식하도록 만든다. 이러한 세포 증식은 DNA 손상이 있음직한 조건하에서 일어나서 암 유발 돌연변이 가능성을 증가시킨다.

(5) 암의 진행 과정

1) 개시(initiation)

암이 다단계로 일어난다는 생각은 라우스(Peyton Rous) 박사가 토끼에 암을 유발하는 연구 과정을 통해 제시되었다. 라우스는 토끼의 피부에 콜타르(coal tar)를 바르는 것을 반복하면 종양이 생겼으나 콜타르 처리를 멈추면 종양이 없어지는 것을 관찰했다. 여기에 그 자체로는 종양을 생성할 수 없는 터르펜틴(turpentine)과 같은 자극제를 발라줬더니 종양이 다시 나타났다. 여기서 라우스는 콜타르와 터르펜틴이 서로 다른 역할을 한다고 제안하였다. 콜타르는 정상 세포를 전암병변 단계(pre-cancerous state)로 전환하는 **개시제**(initiator)로서 작용하고, 터르펜틴은 전암 세포가 분열하는 것을 촉진하여 종양을 형성하도록 하는 **촉진제**(promoting agent)로 작용했음을 일컫는다.

인체의 세포 속에는 세포의 분열(division)과 분화(differentiation)를 조절하는 유전자들이 있다. 인체 내부 또는 외부에서 오는 어떤 원인에 의해 이러한 유전자를 구성하는 DNA에 돌연변이가 일어나면 세포는 정상적 조절 기구의 통제에서 벗어나 무제한으로 증식할 수 있게 된다. 이런 방법으로 작용하여 유전자의 돌연변이(또는 손상)를 일으킬 수 있는 성질을 **'유전 독성**(genotoxic)'이라고 부른다.

2) 촉진(promotion)

발암성 개시제에 한 차례 노출되면서 시작될 수 있는 개시 단계와 달리 촉진 단계는 촉진제에 지속적인 노출에 의하여 서서히

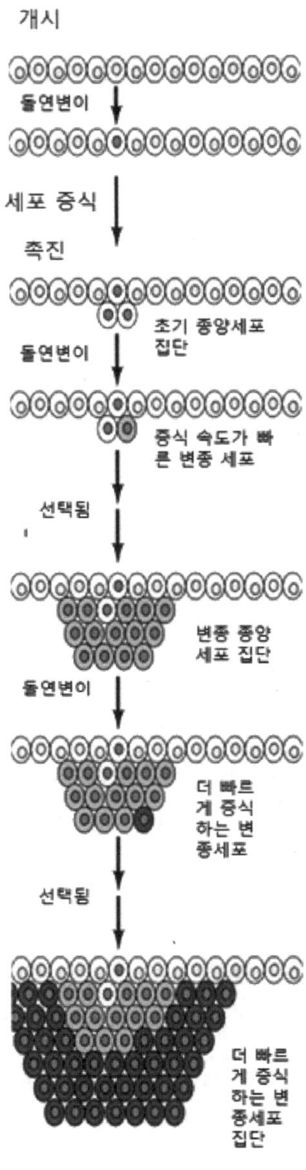

[그림 1-7] 암의 발생 단계

암의 발생은 비정상적으로 자라는 돌연변이 세포로부터 시작된다. 그 집단 안에서 더욱 빠르게 생장할 수 있는 부가적인 돌연변이 사건(events)들이 일어나고 그것의 선택(selection)이 일어나고, 이러한 과정이 지속적으로 반복되면서 더 빠른 성장과 악성의 특성을 지니는 종양을 형성하게 된다. (from Cooper, 1993)

진행이 되는 과정이다. 여러 가지 촉진제에 대한 연구 결과에서 이들은 공통적으로 세포 증식(cell proliferation)을 촉진하는 능력이 있다는 것이 알려졌다. 개시화된 세포가 촉진제에 노출이 되면 세포 분열이 증가하여 개시화된 세포들의 수가 증가한다. 세포 수가 증가하면서 제멋대로 빠르게 분열하는 새로운 형태의 세포들이 자연 선택적 우위를 점하면서 촉진제의 처리에 더 이상 의존할 필요가 없는 악성 종양을 형성하게 된다. 촉진 단계에서 소요되는 기간은 발암 개시 물질에 노출된 시점에서 암으로 발달하는 데 왜 그렇게 오랜 시간이 소요되는지를 설명해 준다.

촉진제의 하나인 **포볼 에스터**(phorbol ester)를 예로 설명하면, 종양 촉진 능력이 가장 강력한 포볼 에스터는 tetradecanoyl phorbol acetate(TPA)이다. TPA는 세포 분열 조절 신호 전달회로에서 단백질 키네이스(protein kinase)와 결합하여 이를 활성화 시키는 역할을 한다. 정상적인 신호 회로에서는 단백질 키네이스가 가역적으로 활성화가 일어나지만 포볼 에스터는 지속적으로 활성화를 일으킬 수 있다. 모든 종양 촉진제(tumor promoter)가 외부 물질일 필요는 없다. 정상 세포에서도 세포 분열을 촉진하는 물질이 본의 아니게 촉진제로 작용할 수 있다. 예를 들어 **에스트로겐**은 자연적으로 생체 내에서 합성이 되는 물질이지만 유방과 난소에서 세포 분열을 촉진하여 유방암과 난소암을 촉진할 수 있는 물질이다. 남성 호르몬인 **테스토스테론**은 전립선암 발생에 중요한 역할을 한다. 정상적인 상태에서 에스트로겐이나 테스토스테론은 정상 세포의 성장을 조절하는 것이지만, 발암 물질이나 DNA 복제의 오류로 암의 개시화(initiation)가 일어났다면 원래의 의도와는 다르게 종양의 촉진제로 작용하게 될 수 있다. 이와 같이 촉진제는 돌연변이를 유발하기보다는 세포 분열을 촉진하여 암 위험도를 높이는 약물을 일컫는다.

3) 진행(progression)

진행 단계는 세포의 분열 특성이 점차적으로 변화하여 시간을 두고 세포가 더 비정상적이고 공격적인 능력을 가지며 무서운 속도로 증가하는 단계를 말한다. 이와 같은 새로운 형질을 만들어 내는 방법은 **추가적인 돌연변이**(additional mutations)를 통하여 일어날 수 있다. 특정의 돌연변이가 일어나 세포 분열이 더 빨라졌다면 이 돌연변이로부터 유래한 세포는 주변의 세포들보다 빠르게 성장하여 종양 조직에서 우위를 점하는 세포군을 형성하게 된다. 이러한 일련의 과정을 **클론 선택**(clonal selection)이라 하는데, 이것은 단 하나의 개시화된 세포로부터 반복적인 세포 분열이 일어나 동일한 모습의 세포 군락(cell population)을 형성한 것을 클론(clone)에 비유하기 때문이다. 클론 개체군의 특정 부분은 또 다른 돌연변이에 의해 더 빠르게 성장하고 이 과정이 반복되면서 더더욱 빠르게 성장하는 클론을 형성하게 된다. 이와 같은 돌연변이와 클론 선택의 복합적 순환은 지속적으로 일어날 수 있고 각기 빠른 성장률이나 다른 증식에 유리한 성질을 가지는 세포군을 형성할 수 있게 된다. 종양 진행에서 유전자 돌연변이가 중요한 역할을 하지만 이것이 전부는 아니다. 유전자의 염기 서열에 변화가 없이 일어나는 **후성유전학적 변화**(epigenetic change)도 유전자 발현에 변화를 일으킬 수 있다. 이러한 내용들을 종합해 보면, 종양의 진행이란 DNA 돌연변이가 점차적으로 누적이 일어나고 유전자 발현의 후성유전학적 변화로 인해 생겨난 유리한 특성들을 지닌 세포들이 선택이 되어 일어나는 발암 과정을 의미한다.

(6) 암 발생에서 암 유전자와 종양 억제 유전자의 역할

앞서 언급했듯이 암의 발생은 다단계로 일어난다. 사람의 암 발생도 나이가 들어가면서 급격히 증가한다. 화학 물질 발암원으로 암을 유도할 때도 긴 잠복기가 필요하다. 일부 실험 과정에서는 개시 단계와 촉진 단계로 분명히 나누어지기도 한다. 또한 사람과 동물의 일부 암의 진행 과정 중 비악성 세포의 분열이 증가되는 전암(pre-neoplastic) 단계가 나타나기도 한다. 악성 종양이 일어나는 전체 과정은 아직도 명확하지 않다. 그러나 대부분의 암은 초기에 형질 전환된 하나의 세포에서 생긴 자손들로 구성된 클론 세포들로 구성된다. 따라서 일련의 점진적인 변화 과정을 거쳐 악성 종양이 발생하며, 결국 조절되지 않는 자발적인 세포 분열, 침윤, 전이(metastasis)가 일어난다고 생각할 수 있다. 어떻게 암 유전자의 활성화와 종양 억제 유전자의 불활성화를 암의 다단계 발생과 연결할 수 있을까? 그 가능성의 하나로 하나의 암 유전자의 활성화 또는 종양 억제 유전자의 불활성화로 인한 변화만으로는 완전한 암 표현형을 발현시키지 못하고, 이것이 암 발생 과정의 한 단계일 뿐이라고 생각할 수 있다. 이와 일치하게 사람과 동물의 많은 암이 활성화된 암 유전자와 불활성화된 종양 억제 유전자들의 다양한 조합을 가지고 있다는 것이 밝혀졌다. 이것은 여러 유전자들의 손상이 암 발생의 서로 다른 단계에서 일어나고 있음을 나타내는 것이다.

1) 암 유전자에 의한 생체 외(*in vitro*) 배양 시스템에서 생물학적 활성

하나의 암 유전자의 활성화로 실험 동물에서 암을 일으키지 못한다는 것은 암 유전자가 배양 세포를 형질 전환 시킬 수 있는 것과 일치하지 않는다고 생각할 수 있다. 그러나 이것은 배양 세포 시스템에서 암을 형성하는 것보다 동물 생체 내에서 암을 형성하기 위해서는 좀 더 까다로운 조건이 필요하다는 것을 의미한다. 대부분의 유전자 주입(transfection) 실험에서 사용된 세포주(cell line)들은 정상 세포가 아니라 배양에서 불멸화(immortalization)라는 암 세포의 표현형 특성 가운데 하나를 이미 획득하고 있는 상태이다. 따라서 세포주의 경우는 하나의 암 유전자 주입에 의해서도 쉽게 형질 전환이 일어날 수 있는 상태이다. 세포주가 부분적으로 형질 전환되어 있다는 사실에서 연구자들은 유전자 주입 실험에 불멸화된 세포주 대신에 정상적인 일차 세포(primary cell)를 사용하는 것을 선호하게 되었다.

primary embryo fibroblast(일차 배아 섬유 아세포)에서 세포 암 유전자의 형질 전환 능력에 관한 연구가 1983년에 수행되었다. 일정 조건하에서 *myc*이나 *ras* 같은 암 유전자는 단독으로는 일차 세포를 형질 전환 시키지 못하였다. 그러나 같은 조건에서 *myc*과 함께 *ras* 암 유전자를 함께 주입할 경우 형질 전환이 유도되었다. NIH3T3는 이미 불멸화되어 있는 세포주로서 더 쉽게 형질 전환이 일어난다.

[표 1-4] 암의 발생 단계. 암의 발생은 비정상적으로 자라는 돌연변이 세포로부터 시작된다

	Focus 형성 여부	
	primary embryo fibroblast	NIH3T3 세포주
myc 유전자 주입	x	o
ras 유전자 주입	x	o
myc + *ras* 유전자 주입	o	o

초기에 *ras*와 *myc* 암 유전자는 세포 행동의 서로 다른 면을 변화시켜서 서로 다른 두 가지 생리적 상보군을 형성한다고 생각하였다. 특히 *myc*은 배양된 일차 세포의 분열이 지속하도록 하는 역할(불멸화)을 하고, *ras*는 세포의 형태 변화나 부착성의 감소와 같은 다른 형질 전환 표현형의 변화와 관련이 있을 것으로 생각하였다. 그러나 더 많은 연구 가운데 다른 조건하에서는 단독으로도 형질 전환이 가능하다는 것도 알게 되었다. 예를 들어 *ras* 암 유전자가 발현양(expression level)이 크게 늘어나면 일차 배아 섬유 아세포를 완전히 형질 전환 시키는 것이 가능하였다. 그럼에도 불구하고 *ras*나 *myc*을 포함하여 여러 다른 암 유전자가 협동하여 형질 전환을 한다는 사실이 많은 동물 생체 실험에서 증명이 되었고, 이러한 실험들로 암 발생에 여러 개의 암 유전자가 협동적으로 효과를 나타낸다는 중요한 모델을 제시할 수 있게 되었다. 특히 이러한 실험을 통하여 알 수 있는 것은 암 발생의 다단계 과정에서 여러 암 유전자의 활성화가 관여하고 있다는 것을 예상할 수 있다.

2) 암 유전자에 의한 동물 생체 내에서 암 유발

세포 배양 실험은 암 유전자의 활성을 쉽게 분석할 수 있는 시스템을 제공하였으나 동물에서의 암 발생을 너무 단순화시킨 면이 있다. 암 발생 과정에서 암 유전자들의 역할을 직접 평가하기 위해서는 전체 동물을 사용한 실험을 해야 한다. 가장 직접적인 분석은 한 개 이상의 활성화된 암 유전자들을 *in vivo*(생체 내) 정상적인 세포에 주입하여 암 발생이 암 유전자에 의하여 일어나는지를 평가하는 것이다. 이러한 과정을 위해 두 가지 방법이 이용되었는데, 첫째 형질 전환 생쥐를 사용하는 것, 둘째 레트로바이러스 벡터를 이용한 줄기 세포(stem cell) 감염을 이용한 방법이다.

형질 전환 생쥐를 이용하여 세포 암 유전자 기능을 연구한 첫 번째 실험은 1984년 Philip Leder에 의해 처음 보고되었다. *myc* 유전자는 염색체 전좌(translocation)과 유전자 과발현을 유도하는 변화에 의하여 다양한 암에서 활성화가 일어난 것이 알려져 왔다. Leder의 연구팀은 당질 코르티코이드에 의하여 유도되는 강력한 조절 서열을 포함한 MMTV(mouse mammary tumor virus) LTR에 의해 *c-myc*이 발현되도록 하여 세포에서 *myc*의 활성화와 유사하게 작용하도록 만들었다. 이와 같이 만든 분자적 구성체를 수정된 난자의 핵에 미세 주입하여 germ line(생식 세포) DNA에 MMTV/*myc* 구조물이 삽입되어 있는 형질 전환 자손(transgenic offspring) 생쥐를 얻었다. 이렇게 만들어진 MMTV/*myc* 형질 전환 생쥐와 그 자손에서 유암(mammary carcinoma)이 발생한 결과가 나타났다. 이는 세포 암 유전자(oncogene)가 동물 실험에서 암을 유발할 수 있다는 것을 최초로 밝힌 것이었다. 그러나 MMTV/*myc*은 이 실험에서 암 발생에 필요한 유일한 인자는 아니다. 유암은 이 생쥐들의 연령이 수개월이 되어야 발생하므로 암 형성까지 상당한 잠복기가 있었고 이 시기 동안 다른 암 유발 단계들이 일어날 가능성이 있는 것으로 생각되었다. 게다가 형질 전환 생쥐는 모든 세포가 MMTV/*myc* 유전자를 가지고 있으나 10개의 유선 가운데 1개의 유선에서 하나의 암만 발생하였다. 따라서 MMTV/*myc* 유전자는 이러한 쥐에서 유암을 일으키는 필요 조건은 되지만 충분조건은 되지 못한다. 따라서 이 모델 시스템에서 *myc* 암 유전자의 발현은 암 발생의 여러 단계 중 한 단계로 보는 것이 타당하다.

myc 유전자가 면역 글로불린 유전자좌로 전좌되는 것은 버키트림프종과 강하게 연관이 된다. 이러한 것은 1985년 *c-myc* 유전자를 면역 글로불린 인헨서(enhancer)와 인위적으로 연결한 구조물을 사용하여 형질 전환 생쥐를 개발하였다. 이렇게 만든 형질 전환 생쥐에서 B세포 림프종이 발생하였는데, 이것은 *myc* 유전자의 활성화가 암 발생에 직접적인 역할을 한다는 것을 증명한다. *myc*에 의해 유도되는 유암 경우와 같이 여기서 발생한 림프종은 몇 달의 잠복기가 지난 후 단일 클론의 종양으로 형성되었다. 또 계속된 연구로 림프종 생성 이전 B세포 성장이 증가되어 있는

전암 단계(pre-cancerous state)가 있다는 것을 알게 되었다. 따라서 *myc*은 완전한 암의 표현형이 나오기 전 단계에 필요한 림프종 형성의 첫 번째 전암 단계를 유도하는 것으로 보인다.

앞에서 언급한 내용에 의해 암 유전자가 동물에서 암을 일으킬 수 있다는 것을 분명히 확인할 수 있었다. 게다가 한 암 유전자의 활성화는 암 발생 다단계 과정 중 단지 한 과정에 해당되는 것으로 생각된다. 몇몇 실험 상황에서 두 가지 다른 암 유전자가 암 발생에 상승적으로 작용하였는데, 이것은 여러 암 유전자가 연속적으로 활성화되어 암이 발생한다는 것을 의미한다. 예를 들어, 한 암 유전자의 활성화로 전암(pre-neoplastic) 세포가 증식하게 되고, 두 번째 암 유전자가 활성화되면 전암 세포에서 악성 세포(malignant)로 진행될 수 있다. 그러나 종양 억제 유전자의 상실을 포함한 더 이상의 과정이 필요 없이 동물에서 급성 암을 형성할 수 있는 암 유전자 조합은 아직 발견되지 않았다.

3) 화학적 발암원에 의해 유도되는 암 유전자와 종양 억제 유전자

화학 물질 처리에 의한 암 발생의 실험으로 암 유전자 특히 *ras* family 유전자의 활성화가 암 발생의 개시와 직접 관련이 있다는 것을 확인할 수 있다. 다단계 암 발생의 고전적 모델 중 하나로 동물의 피부에 화학적 발암원(carcinogen)을 국소 도포하여 암 유발을 하는 방법이 있다. 이 시스템에서 암 발생은 개시와 촉진이라는 두 단계로 나누어진다. 개시 과정은 한 번의 발암원 처리로 일어나는 비가역 과정이다. 그 이후 이 생쥐에 phobol ester와 같은 종양 촉진 인자(tumor promoter)를 처리하지 않으면 암은 발생하지 않는다. 발암원 처리 후 1년 뒤 종양 촉진 인자를 처리하여도 암이 발생하는데, 이는 개시된 표현형을 가진 피부 세포에 비가역적인 반응이 일어나 있어서 결국 나중에 암이 발생하게 된다는 것을 의미한다. 개시 시기에 활성을 가진 발암원은 돌연변이원이므로, 개시는 직접적인 DNA 손상에 의해 발생하는 것으로 생각된다. 이에 비해 종양 촉진 인자 phorbol ester는 돌연변이원은 아니지만 세포 성장을 촉진하는 역할을 하므로, 이것이 개시된 세포의 성장을 자극함으로써 암을 유발하는 것으로 생각된다. 개시와 촉진 단계를 거쳐 발생한 암은 주로 양성 유두종(benign papilloma)이다. 이들 중 일부는 악성 종양으로 진행하므로 암 발생 과정에 더 많은 단계를 필요로 한다고 생각할 수 있다. Balamin 등(1983)은 점진적인 전암 단계와 암 단계를 연구하는 데 생쥐 피부 시스템을 사용하여 여기에서 유발되는 피부암이 활성화된 *ras*H 암 유전자를 갖고 있다는 것을 발견하였다. 곧이어 *ras* 활성화는 악성 암뿐만 아니라, 양성 피부 유두종에서도 발견되었다. 이러한 결과는 *ras*H의 활성화가 악성으로 진행되기 이전에 전암 병소에서 일어나는 암 발생 초기의 변화라는 것을 의미한다.

화학 물질에 의해 유발된 암에서 *ras* 유전자가 재현적으로 활성화되는 현상은 피부암에서만 나타나는 것은 아니다. *ras* 활성화가 화학 물질 발암원에 의해 유발된 유암, 폐암, 림프종, 간암 등 다른 종류 암에서도 높은 빈도로 발견되었다. 이러한 물질에 의해 유도되는 종양에서 *ras* 활성화가 반복적으로 나타난다는 것은 이러한 시스템에서 발암원에 의해 유도되는 돌연변이의 직접적인 표적이 *ras* proto-oncogene(전암 유전자)일 가능성을 말하는 것이다. 이러한 가설은 여러 발암원에 의해 유도된 암으로부터 *ras* 유전자가 활성화되는 돌연변이임을 밝혀냄으로써 뒷받침되었다. 이러한 첫 번째 연구는 Barbacid 등(1985)에 의해 처음 보고되었다. 이 연구진은 알킬화 물질인 methylnitrosourea(MNU)에 의해 유발된 다발성 유암이 반복적으로 같은 점 돌연변이에 의해 활성화된 *ras*H 유전자를 가지고 있다는 것을 발견하였다. 이 점 돌연변이는 G → A 치환으로 12번 코돈 GGA(글리신)가 GAA(글루탐산)로 바뀌는 돌연변이이다. MNU는 특이하게 G → A 전이를 유도하므로, 이러한 결과는 발암원에 의해 유도되는 돌연변이가 암 발생을 개시하는 *ras*H 유전자를 직접적으로 활성화한다는 것을 의미한다. 또 다른 발암 원인 DMBA(dimethylbenzanthracence)에 의해 유발된 유암이 특정 돌연변이에 의해 활성화된 *ras* 유전자를 갖고 있었는데, 이 돌연변이가 DMBA에 의한 것과 일치한다는 것이 밝혀짐으로써 이와 같은 결론을 더더욱 확신할 수 있었다. 피부암, 간암, 폐암과 같은 화학 물질에 의해 유발된 다른 암에서도 비슷한 결과를 얻었다. 이들 암에서 화학물 발암원이 알려져 있는 돌연변이와 일치하는 특정 염기 치환이 일어난 활성화된 *ras* 유전자를 가지고 있었다. 또한 민감한 PCR 방법을 사용하여 암 세포가 출현하기 훨씬 이전인 발암원 처리후 2주 정도만 지나면 *ras* 돌연변이가 발생한다는 것을 알게 되었다. 이러한 결과는 동물의 암 발생 개시 시기에 화학물 발암원에 의해 유도되는 돌연변이의 직접적 표적이 *ras* 유전자란 것을 강력히 시사하는 것이라 할 수 있다.

[표 1-5] 화학물 발암원에 의한 *ras* 암 유전자의 활성화

Neoplasm	Carcinogen	Activating mutation
rat mammary carcinoma (랫 유암)	MNU	*ras*H codon12 G → A
	DMBA	*ras*H codon 61 A → N
mouse skin carcinoma (마우스 피부암)	DMBA	*ras*H codon 61 A → T
mouse hepatoma (마우스 간암)	N-HO-AAF	*ras*H codon 61 C → A
	VC	*ras*H codon 61 A → T
	HO-DHE	*ras*H codon 61 A → T/G
mouse lung carcinoma (마우스 폐암)	MNU	*ras*K codon 12 G → A
	BP	*ras*K codon 12 G → T/A
	EC	*ras*K codon 61 A → T/G

사람의 암에서도 *ras* 유전자를 분석하여 이 *ras* 돌연변이가 화학 물질 발암원에 의하여 유발된 것일 수 있음을 인식하였다. 예를 들어 폐암의 *ras*K 암 유전자는 종종 결장암과 췌장암의 돌연변이와는 다른 돌연변이에 의해 활성화되어 있다. 이는 여러 발암원이 이들 암에서 서로 다른 *ras* 돌연변이를 유발할 수 있음을 의미한다. 그러나 인간 암에서 발암원에 의해 유발된 돌연변이의 가장 분명한 예는 p53 종양 억제 유전자의 돌연변이다. 곰팡이에서 생성되는 강력한 화학물 발암 원인 아플라톡신(aflatoxin B1)은 오염된 음식물에서 발견되는데, 중국과 남아프리카 지역에서 간암의 주요 위험 인자로 알려져 있다. 이 지역의 많은 환자들의 간암 조직에서 G → T 변이가 일어난 p53 돌연변이가 발견되었다. 이것은 아플라톡신에 의해 만들어지는 돌연변이의 주요 형태이다. 다른 암에서는 이와 다른 돌연변이에 의해 p53 유전자가 불활성화 되므로, 간암의 p53 돌연변이는 아플라톡신에 의해 직접 유발되는 것으로 생각된다. 게다가 폐암, 결장암과 같은 여러 암에서도 특정한 p53 돌연변이가 일어난다는 것도 주목할 필요가 있는데, 이것은 서로 다른 발암원이 관여하리라는 것을 의미한다. 또한 피부암의 주요 원인인 UV에 의해 유발되는 특징적인 돌연변이가 피부암 p53 돌연변이에서 나타난다. 따라서 동물 모델은 물론 인간 암에서 암 유전자나 종양 억제 유전자가 돌연변이 유발 발암원의 직접적인 표적이 될 수 있을 것이다.

4) 사람의 암 발생에서 암 유전자와 종양 억제 유전자

사람에 대하여 직접 실험할 수 없기 때문에 동물 모델 시스템에서 얻은 간접적인 자료에 근거하여 인간 암 발생에서 암 유전자의 역할을 이해할 수밖에 없다. 그러나 많은 암 유전자와 종양 억제 유전자가 다양한 사람 암에서 반복적으로 돌연변이가 일어나 있었다. 어떤 경우는 특정 암 유전자와 종양 억제 유전자의 변화가 인간 암의 특정 단계와의 연관성에 관해 연구할 수 있을 만큼 충분한 자료가 모아진 경우도 있다. 앞서 논의했던 동물 모델과 비교하여 버키트림프종 발생에서 *c-myc*의 역할이 특히 주목을 받게 되었는데, 버키트림프종은 *c-myc* 유전자가 면역 글로불린 유전자좌로 전좌가 일어나 활성화된, 사람의 B-세포 종양이다. 이 종양은 아프리카의 일부지역에서 많이 발생하는데, 이 지역의 엡스타인-바 바이러스(EBV) 감염과 관련이 있다. 이 역학 조사에서 EBV는 버키트림프종의 원인으로 생각되었을 뿐만 아니라, 바이러스 암 유전자를 발현함으로써 배양된 사람 림프구를 형질 전환시켰다. 따라서 EBV 감염과 *c-myc*의 전좌, 두 가지가 모두 림프종 발생에 관련되어 주목을 받게 되었다.

버키트림프종에서 EBV와 *c-myc*의 역할을 연구할 수 있는 흥미로운 모델은 사람 B 림프구의 세포 배양 실험이었다. 정상적인 사람의 B세포는 EBV를 감염시켜 배양하면 계속 분열하지만(불멸화), 버키트림프종 세포주와는 달리 면역 결핍 쥐에서는 암을 유발하지 못한다. 활성화된 *c-myc* 암 유전자를 EBV에 의해 불멸화된 세포에 도입하면 이들이 완전한 암 세포로 바뀌게 되는데, 이것은 사람 림프구가 *in vitro*에서 EBV와 *c-myc*에 의해 두 단계로 형질 전환이 일어나고 있는 것을 보여주고 있는 것이다. 이러한 결과는 *in vivo* (생체 내) 림프종 생성도 EBV에 의해 개시되고 *c-myc* 전위에 의해 완전히 암으로 진행되리라는 것을 의미한다. 예를 들어, EBV는 전암 세포군의 성장을 유도한다. 이와 같이 성장하는 림프구 수가 늘어나면 염색체 전위 가능성이 높아져 *c-myc*이 활성화되어 암으로 발전하게 될 것이다. *myc* family 유전자인 N-*myc*의 증폭이 인간 신경모세포종(neuroblastoma) 발생과 관련되어 있으며, 더 악성 상태로 진행되는 것과 연관성이 있다. 신경모세포종은 종양의 크기 및 전이 유무에 따라서 4 가지(I-IV) 임상 시기로 구분이 되며 병의 예후와 관련이 있다. 예를 들어 I과 II 시기는 대부분 환자가 앞으로 2년 동안은 암이 진행하지 않을 가능성이 크지만, III이나 IV 시기는 환자에서 암이 진행할 가능성이 매우 크다. 그런데 N-*myc*의 증폭은 III과 IV 시기에 보다 자주 발견이 되는데, I과 II 시기에는 암은 훨씬 드물게 발견이 된다. N-*myc*이 증폭이 되어 있으면 암의 진행이 훨씬 빠르게 진행이 된다. 예를 들어 N-*myc*의 증폭이 있는 II 시기의 암은 N-*myc*의 증폭이 없는 같은 시기의 암보다 암의 진행 확률이 더 크다. 따라서 N-*myc*의 증폭은 인간 신경모세포종이 점점 악성으로 진행이 되는데 생물학적, 임상적으로 중요하리라고 생각된다.

다른 암에서도 암 유전자의 증폭이 암의 진행과 관련되어 있는 것으로 생각되는데, *c-myc*, N-*myc*이 폐암 진행과, *erbB-2*가 유방암과 난소암의 진행과 관련이 있는 것으로 여겨진다. 특히 *erbB-2*의 증폭은 더 악성인 종양과 관련이 있으며, 환자의 생존률도 관련이 있다. *ras* 암 유전자는 사람 암 발생의 초기와 말기 모두에서 역할을 하는 것으로 보인다. 활성화된 *ras* 암 유전자는 사람 암의 15%에서 발견된다. 대부분 암에서 *ras* 암 유전자 활성화는 암괴 내부의 일부에서만 산발적으로 발견되었다. 그러나 일부 암에서는 *ras* 활성화가 더 흔하게 발견된다. 예를 들어 활성화된 *ras*N 유전자는 약 25%의 급성 골수성 백혈병에서 발견되고, 활성화된 *ras*K는 약 50%의 결장암과 약 25%의 폐암, 약 90%의 췌장암에서 발견된다. 그리고 세 가지 *ras* family 유전자는 모두 갑상선암에서 흔히 활성화되어 있다. *ras* 유전자의 활성화는 급성 골수성 백혈병, 결장암, 췌장암, 갑상선암의 발생에서 비교적 초기에 일어나는 것으로 여겨진다. 이것은 이러한 암의 전암 시기에서 활성화된 *ras* 유전자가 발견되기 때문이다. 그러나 다른 암에서는 *ras* 활성화가 암 발생 과정의 말기에 일어나는 것으로 생각된다. 흑색종, 간암, 백혈병, 결장암과 같은 암에서는 악성 세포의 일부에서만 *ras* 유전자가 발견된다. 이들 암 세포에서 활성화된 *ras* 유전자가 이질성(heterogeneity)을 보이는 것은 *ras* 활성화가 암 발생의 개시 이후 암이 진행하는 말기에 일어난다는 것을 의미한다.

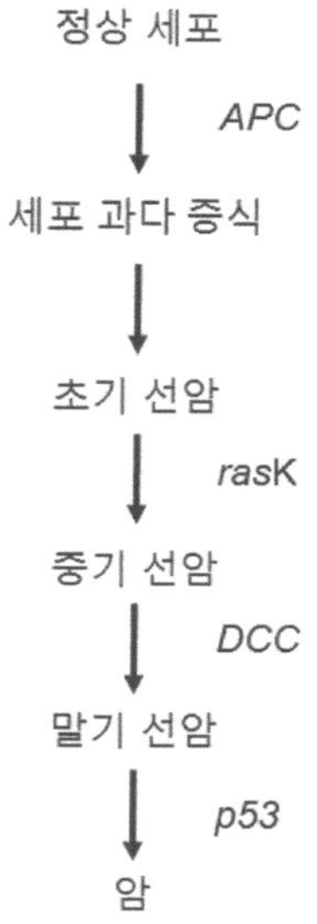

[그림 1-8] 인간 대장암의 발생 단계

대장암은 암 발생 과정 중 여러 암 유전자와 종양 억제 유전자의 역할을 보여주는 가장 연구가 많이 된 모델로서 대장암의 50% 이상에서 *ras*K 암 유전자의 활성화와 *APC*, *DCC*, p53 종양 억제 유전자의 돌연변이나 결실이 흔히 발견이 된다. 대장암은 작은 양성 선암(폴립)에서 수년에 걸쳐 진행하여 발생한다. 대장암 발생 과정의 여러 단계의 병소의 표본을 외과적으로 절제하여 얻을 수 있으므로, 암의 특징적인 유전적인 변화와 암 진행의 여러 단계를 연관 지을 수 있게 되었다. 이러한 연구에서 *APC* 종양 억제 유전자 돌연변이가 아주 작은 선암에서도 발견되는 것으로 보아 암의 개시 시기에 관여하는 것으로 보인다. 그 이후 *ras*K 암 유전자 활성화가 일어나는 것으로 생각되는데, 돌연변이 *ras*K가 작은 선암과 중간 크기의 선암에서 흔히 발견된다. 이에 비해 *DCC*와 p53 종양 억제 유전자의 비활성화는 진행된 선암이나 악성 종양에서 발견되므로, 암 진행과정의 말기에서 일어나는 것으로 여겨진다. 이러한 순서는 흔히 관찰되는 것이지만 이러한 순서가 절대적인 것은 아니다. 예를 들어 p53의 비활성화가 일부 초기 선암에서도 발견이 된다. 아마 돌연변이가 일어난 순서보다는 여러 개의 성장 조절 유전자의 손상이 누적되어 암이 진행되는 것인지도 모른다. 특히 이러한 대장암에 대한 연구에서 초기 선암으로부터 전이암으로 진행되는 과정에서 암 유전자와 종양 억제 유전자 모두에 유전학적 손상이 축적된다는 것을 확인할 수 있었다. 즉 정상 세포가 악성으로 변하기 위해서는 일련의 점진적인 변화를 거쳐 가는 다단계의 과정으로 일어난다는 것이다.

대장암에서와 같이 다른 종류의 많은 암에서도 여러 암 유전자와 종양 억제 유전자의 돌연변이가 발견된다. *bcl-2*와 *c-myc* 유전자의 동시 활성화가 일부 사람 림프종 발생에 관여하리라고 생각되는데, 이는 형질 전환 생쥐에서 이 두 유전자의 협동 작용과 유사하다. 흔한 사람 암 중, 유방암에서 *c-myc*, *PRAD-1*, *erbB-2* 암 유전자의 증폭과 p53 종양 억제 유전자의 비활성화가 흔히 발견된다. 염색체 17q21에 있는 *BRCA1* 유전자는 유방암 발생에 관련이 있다고 알려진다. 폐암은 *ras*K 암 유전자 활성화, *myc* 유전자 증폭, Rb와 p53 종양 억제 유전자의 불활성화와 관계가 있다.

[참고문헌]

- Balmain, A, et al. (1983). “Mouse skin carcinomas induced *in vivo* by chemical carcinogens have a transforming Harvey-ras oncogene.” Nature 303:72-74.
- Barbacid, M, et al. (1983). “Induction of mammary carcinomas in rats by nitroso-methylurea involves malignant activation of H-ras-1 locus by single point mutations.” Nature 306:658-661.
- Cooper, GM. (1982). “Cellular transforming genes.” Science 218:801.
- Cooper, GM. (1993). “The cancer book.” Jones and Bartlett.
- Elinav, E, et al. (2013). “Inflammation-induced cancer: cross-talk between tumours, immune cells and microorganims.” Nature Reviews Cancer 13:759-771.
- Kleinsmith, LN, (2006). “Principles of Cancer Biology.” Pearson Benjamin Cummings.
- Knudson, AG. (1971). “Mutation and cancer: Statistical analysis of retinoblastoma.” PNAS 68:820.
- Land, H, et al. (1983). “Tumorigenic conversion of primary embryo fibroblasts requires at least two cooperating oncogenes.” Nature 304:596-602.
- Leder, P, et al. (1984). “Spontaneous mammary adenocarcinomas in transgenic mice that carry and express MTV/myc fusion genes.” Cell 38:627-637.
- Leder, P, et al. (1987). “Coexpression of MMTV/v-Ha-ras and MMTV/c-*myc* genes in transgenic mice:synergistic action of oncogenes *in vivo*.” Cell 49:465-475.
- Moolgavkar, SH and Knudson, AG. (1981). “Mutation and cancer: A model for human carcinogenesis.” J. Natl. Cancer Inst. 66:1037.
- Ruley, HE, (1983). “Adenovirus early region 1A enables viral and cellular transforming genes to transform primary cells in culture.” Nature 304:602-6.
- Stewart, SE, et al. (1958). “Neoplasms in mice inoculated with a tumor agent carried in tissue culture.” J. Natl. Cancer Inst. 20:1223-1243.
- Syverton, JT and Berry, GP. (1935). “Carcinoma in cottentail rabbit following spontaneous virus papilloma (Shope).” Proc. Sac. Exp. Biol. Med. 33:399.
- Temin, H. (1983). “We still don’t understand cancer.” Nature 302:656.
- Trentin, JJ, et al. (1962). “The quest for human cancer viruses.” Science 137:835-841.
- Viennois, E, et al. (2013). “NF-κB pathway in colitis-associated cancers.” Transl Gastrointest Cancer 2(1):21-29.
- Vogelstein, B, et al. (1993). “The multistep nature of cancer.” Trends Genet. 9:138-141.
- 백문기·홍경민. (2000). “암 유전자.” 월드사이언스.
- 서영준·나혜경. (2008). “종양생물학의 원리.” 라이프사이언스.
- 오상진. (2005). “인체노화.” 탐구당
- 오상진. (2015). “노화의 생물학.” 탐구당.
- 이한웅 등. (2015). “분자 세포 생물학.” 월드사이언스.
- 조혜성·안성민. (2005). “세포의 반란.” 사이언스북스.

02/

DNA 종양 바이러스와 종양 억제 유전자

암을 일으키는 원인에는 유전적, 그리고 환경적 요인 등을 비롯해 여러 가지가 있다. 생물학적 요인 가운데 일부 바이러스는 실험 동물에서 종양을 일으키며 배양 세포에서 형질 전환을 일으킬 수 있다. 1970년대 암 연구자들은 암을 유발하는 바이러스에 주목하였고 바이러스는 암을 연구하는데 중요한 모델 시스템으로 이용되어 왔다. 그러면 왜 바이러스는 종양을 일으킬까? 바이러스는 기본적으로 유전 정보인 핵산과 이것을 보호하는 단백질로 구성되어 있으며, 세포로서 갖추어야 할 기본적인 생합성과 에너지 대사에 필요한 효소 시스템은 결여하고 있다. 그러므로 바이러스는 세포에 침입하여 숙주가 가지는 효소들을 사용해서 자손 바이러스를 생산하는 **'절대적 기생체**(obligate intracellular parasite)'에 해당된다. 결국 숙주 세포가 없으면 바이러스도 존재할 수 없다는 것을 의미한다. 더욱이 자손 바이러스를 더 많이 만들기 위해서는 더 많은 숙주 세포를 필요로 한다. 동물 바이러스는 DNA 게놈을 가진 것과 RNA 게놈을 가진 것으로 크게 나눌 수 있다. DNA 바이러스 핵산의 복제에 숙주의 DNA 복제 관련 효소들이 많이 필요하기 때문에, 종양을 일으키는 DNA 바이러스는 숙주 세포의 정상적인 조절 기구를 교란시켜 세포 주기(cell cycle)의 S기로 진입하도록 지속적으로 촉진함으로써 무분별하게 세포 증식을 초래할 수 있다. 다양한 종양 바이러스에 대한 연구는 종양 바이러스의 감염과는 상관이 없는 대부분의 인간 세포들의 분자생물학에서도 많은 비밀을 풀어내는 열쇠를 제공하였다.

[표 2-1] 암과 연관이 있는 바이러스

바이러스 이름	핵산 종류	암 종류
B형 간염바이러스(HBV)	DNA	간암
인간 유두종바이러스(HPV)	DNA	자궁암
엡스타인-바 바이러스(EBV)	DNA	버키트림프종 비인두암
인간 T세포 백혈병 바이러스(HTLV-1)	RNA	성인 T세포 백혈병

01 DNA 종양 바이러스의 발암 기작

여러 종류의 실험 동물을 사용한 실험에서 발암 가능성을 가진다고 알려진 바이러스군으로 파포바바이러스(papovavirus), 아데노바이러스(adenovirus), 레트로바이러스(retrovirus) 등이 있는데 파포바바이러스와 아데노바이러스는 바이러스의 게놈(genome)이 DNA이기 때문에 'DNA 종양 바이러스'로 불리며, 레트로바이러스는 게놈이 RNA이기 때문에 'RNA 종양 바이러스'로 분류된다. 사람의 경우는 실험의 대상으로 사용될 수 없기 때문에 '코흐의 가설'에 의거하여 바이러스가 암을 일으킨다고 증명하는 것은 쉽지 않다. 인간에 있어서 자연적으로 발생하는 암에서 바이러스의 게놈이 검출되는지 그리고 그 밖의 관련성들을 조사한 결과 EB(Epstein-Barr) virus, B형 간염바이러스(HBV), 인간 유두종바이러스(HPV) 등이 인간에서 암을 유발하는 것으로 밝혀졌다. DNA 바이러스가 허용적인(permissive) 숙주를 감염하였을 때는 새로운 바이러스 입자가 생산되는 생산적 감염(productive infection, lytic cycle)이 일어난다. 그러나 숙주 세포가 비허용적(nonpermissive)이거나 바이러스 입자를 형성하는데 어떤 결함을 가지고 있다면 바이러스의 초기 유전자(early gene)의 발현은 일어날 수 있지만 바이러스 입자는 만들어지지 않는 비생산적 감염(nonproductive infection)이 일어난다. 이러한 비생산적인 감염은 매우 낮은 빈도(10^{-5})로 발생하는데, 숙주 세포의 파괴는 일어나지 않고 바이러스의 초기 단백질의 발현에 의하여 세포의 특성이 변할 수 있다(cellular transformation). 이렇게 변형이 일어난 세포는 형태적으로 원래의 세포가 지니던 고유의 특성이 사라지며, 정상적인 증식 조절 기능[예를 들면 부착의존성(anchorage-dependent), '접촉억제(contact inhibition)'] 등의 정상 세포의 특징이 상실되고 성장 인자 요구성(growth factor requirement)도 감소하게 된다.

[표 2-2] DNA 종양 바이러스 종류

DNA 종양 바이러스	대략의 게놈 크기(kb)
B형 간염바이러스(HBV)	3
SV40	5
폴리오마바이러스 (Polyomavirus)	5
유두종바이러스 (Papillomavirus)	8
아데노바이러스 (Adenovirus)	35
허피스바이러스 (Herpesvirus)	100-200

(1) DNA 종양 바이러스의 형질 전환 기작

DNA 종양 바이러스에 의한 형질 전환은 발현된 바이러스의 초기 단백질과 세포성 단백질과의 상호 작용의 결과로 나타나게 된다. 정상적인 세포는 '종양 억제 유전자(tumor suppressor gene)'라는 것을 가지고 있어서 비정상적인 세포 분열을 억제할 수 있는 감시 체계가 있다. DNA 종양 바이러스가 발현하는 초기 단백질인 암 단백질은 주요 세포 조절 작용 메커니즘을 억제함으로써 바이러스 복제를 촉진하고자 한다. 숙주가 가지는 세포 조절 작용 메커니즘의 대표적인 유전자로서 p53과 pRb를 들 수 있는데 이들은 세포 주기와 세포 사멸을 조절하는 기능을 갖는다. DNA 바이러스의 초기 단백질 중에는 세포가 가지는 p53과 pRb와 같은 종양 억제 단백질과 결합함으로써 정상적인 세포 방어 기작의 하나인 종양을 억제하는 기능을 불활성화 시킨다. 이와 같은 기능을 할 수 있는 바이러스의 유전자를 '**암 유전자**(oncogene)'라고 부른다.

(2) 종양 억제 유전자의 역할

인간의 p53 단백질은 393개의 아미노산으로 구성되어 있으며 그 기능은 전사를 조절하는 전사인자(transcription factor)로서 여러 종류의 유전자 발현 조절에 관여하고 있다. 세포가 여러 가지 위험요소들에 의하여 DNA 손상과 같은 스트레스와 직면할 때 p53의 수준을 증가시킨다. p53은 다시 세포 주기의 정지, 세포 사멸, 노화 등에 관여하는 유전자 발현을 증가시킴으로써 세포 분열을 정지시키고 DNA 손상을 수선하는데 모든 힘을 집중하게 하므로 유전체의 안정성을 보존하도록 한다. 이러한 이유로 p53에 '유전체의 수호자' 또는 '유전체의 수호천사'라는 별명을 붙이게 되었다. p53은 다기능 단백질인데 그 중 가장 중요한 역할의 하나는 사이클린-의존적 키네이스(cyclin-dependent kinase, CDK)의 저해제인 p21WAF1/Cip을 유도하는 것이다. p21WAF1/Cip은 PCNA(proliferating cell nuclear antigen)에 결합하여 DNA 복제를 억제하는 기능을 하며, p21WAF1/Cip을 대량으로 발현시키면 p53 수준을 증가시켰을 때와 유사하게 세포 주기의 정지를 일으켰다. 세포 주기의 정지는 유전체가 안정성을 갖도록 하는데 중요한 역할을 한다. 예를 들어 세포 분열을 시작하는 세포에 DNA 손상이 포함되어 있을 경우, 그대로 놔두면 잘못된 DNA를 복제할 것이며 이것은 매우 치명적인 결과를 초래할 수 있다. 따라서 손상된 DNA가 있다는 것을 감지하는 어떤 기작에 의해 p53이 유도되면 세포 주기를 정지시키고 수선을 하도록 함으로써 유전자의 안정성과 세포의 생존에 중요한 역할을 한다.

pRb 유전자는 1988년 눈의 망막아세포종(retinoblastoma)이라는 암에서 돌연변이가 일어난 것이 처음으로 발견되었다. pRb 유전자는 여러 가지 다른 암에 있어서도 돌연변이가 발견되었는데, pRb는 세포 주기의 G1기에서 S기로 진행하는 것을 억제한다. pRb와 복합체를 형성하는 전사 인자 E2F는 세포 주기의 G1기에서 S기로 진행하는데 필요한 유전자들의 전사를 촉진한다. G1기에서는 pRb는 저인산화 상태로 존재하며, E2F와 복합체를 형성함으로써 E2F의 기능을 억제한다. 그러나 pRb가 사이클린D/CDK4와 사이클린E/CDK2 복합체의 작용에 의하여 인산화가 일어나게 되면, E2F는 pRb로부터 분리되어 나와 G1기에서 S기로 진행하는데 필요한 유전자전사를 촉진

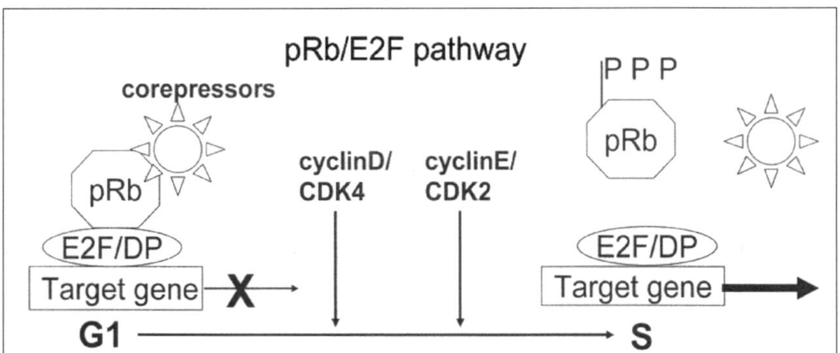

[그림 2-1] pRb의 세포 주기 조절

Rb의 주된 임무는 세포 주기 G1기를 S기로 전환에 관여하는 것이다. Rb는 전사 인자인 E2F와 corepressor와의 상호 작용을 통하여 세포 주기 전환을 조절한다. 성장 신호가 없을 때 Rb는 저인산화되어 있고 이 상태에서는 E2F와 corepressor인 히스톤 탈아세틸화 효소(HDAC)와 결합해 있다(왼쪽). 성장 신호가 존재하면 사이클린과 CDK의 복합체 형성으로 pRb의 인산화가 일어나고 인산화는 Rb의 형태를 변화시킨다. 이로 인해 E2F와 HDAC는 서로 분리가 일어나고 E2F는 세포 주기를 진행시키는데 필요한 유전자인 사이클린E, 사이클린A, CDK 등과 핵산 연료를 합성하거나 DNA 복제에 관련된 유전자들의 발현을 촉진한다.

함으로써 S기에 들어가도록 한다.

(3) DNA 종양 바이러스 단백질은 Rb 혹은 p53과 상호 작용한다

종양을 일으킬 수 있는 바이러스들은 세포가 분열할 때만 자신들의 자손을 번창시킬 수 있기 때문에 세포 분열을 억제하는 종양 억제 유전자를 무력화시키는 방법을 진화적으로 개발하게 되었다. DNA 종양 바이러스들이 가지고 있는 단백질들은 p53과 pRb와 결합하여 그 기능을 마비시키고 세포 분열을 유도할 수 있는 기능을 가지고 있다. 정상적인 p53과 pRb의 기능을 잃거나 손상이 일어나면 정상적인 세포 주기의 조절이 일어나지 않아 무분별하게 세포 증식이 일어나게 된다. pRb를 불활성화 시키는 바이러스 단백질에는 아데노바이러스의 E1A 단백질, HPV의 E7 단백질, SV40의 large T 항원 등이 있으며, p53 단백질을 불활성화 시키는 것에는 아데노바이러스의 E1B(55K) 단백질, HPV의 E6 단백질, SV40의 large T 항원 등이 있다.

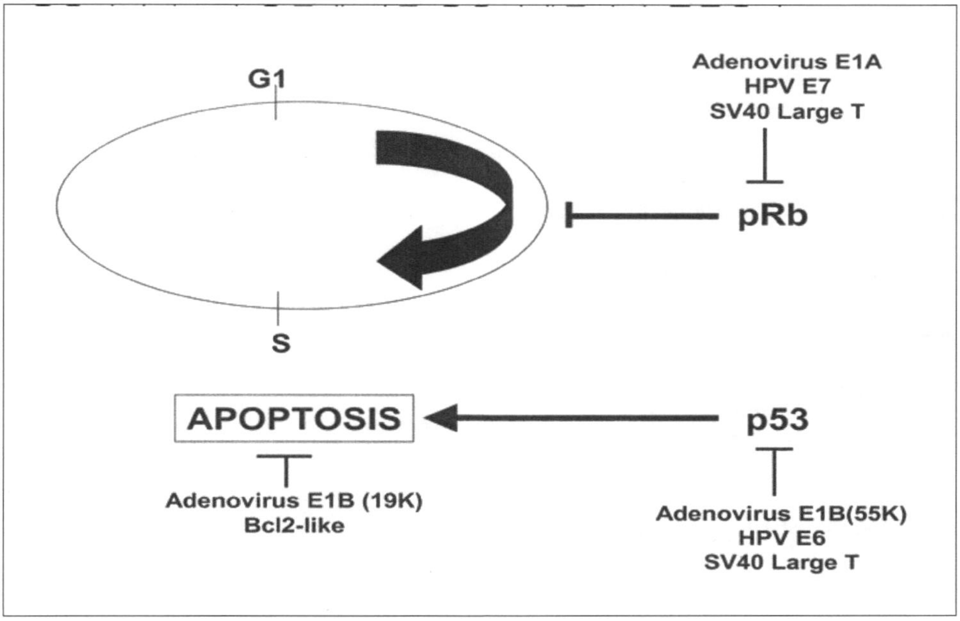

[그림 2-2] 바이러스 암 단백질에 의한 종양 억제 유전자의 불활성화

바이러스가 가지고 있는 암 단백질들은 암 억제 인자인 pRb와 p53의 기능을 마비시킴으로써 무분별하게 세포 증식이 일어나게 할 수 있다.

02 파포바바이러스

파포바바이러스에는 파필로마바이러스(papillomavirus), 폴리오마바이러스(polyomavirus), simian vacuolating agent(SV40, polyomavirus의 한 종류)가 속하는데 이 세 바이러스의 이름으로부터 '파포바(papova)라는 이름이 유래되었다. SV40와 폴리오마바이러스는 가장 많이 연구된 DNA 종양 바이러스로서 DNA 종양 바이러스에 의한 세포 형질 전환의 모델로 사용되어 실험실의 암 연구에서는 특히 중요한 바이러스들이다. 파포바바이러스는 외막을 가지지 않으며 정이십면체(icosahedral) 대칭의 캡시드를 갖는다. 바이러스의 게놈은 비교적 작은 크기(~5-8kb)의 이중 가닥 DNA (circular 형태)로 구성된다. 중요한 사항 중의 하나는 폴리오마바이러스와 SV40 모두 마우스와 원숭이라는 각각의 자연 숙주(natural host)에서는 암을 일으키지 않는다는 사실이다. 이들의 암 유발은 바이러스의 복제가 일어나지 않는 동물에 감염시켰을 때만 나타나는 현상이다. 이러한 현상은 세포 배양 실험에 있어서도 동일하다. SV40를 원숭이 세포에 감염시키거나, 폴리오마바이러스를 마우스 세포에 감염시키면 생산적 감염이 일어나 숙주 세포는 용해되고 자손 바이러스들이 방출된다. 그러므로 허용 세포(permissive cell)의 감염시 형질 전환은 일어나지 않는다. 이러한 바이러스들에 의한 형질 전환은 바이러스의 복제가 일어나지 않는 비허용 세포 감염시 일어난다. 그러나 비허용 세포에서 형질 전환이 나타나는 확률은 허용 세포에서 생산적 감염이 일어나는 효율보다 최소한 100분의 1로 감소한다. 따라서 바이러스에 의한 형질 전환은 정상 생활사(life cycle)가 실패하게 된 경우 드물게 일어나는 일이라고 할 수 있다.

(1) 폴리오마바이러스(polyomavirus)

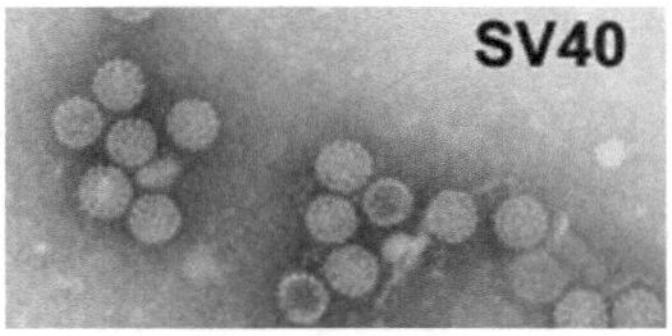

[그림 2-3] SV40의 전자현미경 사진

폴리오마바이러스의 일종인 SV40(40번째로 발견된 원숭이 바이러스라는 뜻)는 1960년대 초반 폴리오 백신 제조에 이용된 붉은 원숭이(rhesus monkey)의 신장(kidney) 세포 배양액에서 오염되어 있음이 발견됨으로써 처음 알려지게 되었다. 원숭이 바이러스인 SV40를 갓 태어난 햄스터에 주사하면 종양이 생성된다. 그 뒤에 마우스 폴리오마바이러스와 SV40가 서로 밀접하게 관련되어 있음이 밝혀졌다. 이들은 처음에는 파필로마바이러스와 함께 Papovaviridae과(familiy)에 분류되었다. 그러나 SV40는 폴리오마바이러스와 상당한 부분에 있어서 유사하기 때문에 파포바바이러스는 polyomaviridae와 papillomaviridae로 재분류되었다. 수많은 폴리오마바이러스들이 설치류, 조류, 소, 원숭이 및 인간에서 발견이 되었다. 자연 상태에서 마우스 폴리오마바이러스 또는 SV40는 생쥐나 원숭이에서 종양을 유발하지 않는다. 고농도의 바이러스를 출생 직후의 감수성(susceptible) 동물에 주입했을 경우는 종양을 유발할 수 있다. 폴리오마바이러스와 SV40는 공통적인 복제 전략을 가지고, 구조, 게놈 조직 및 유전자 기능에 있어서 많은 특성들을 공유한다.

1) 캡시드 단백질과 DNA 게놈

폴리오마바이러스의 비리온은 지름이 약 45nm인 envelope가 없는 캡시드(naked)로 구성된다. 이들의 표면은 전자현미경으로 뚜렷이 구분되는 72개의 캡소머(capsomer)로 이루어져 있다. 각 캡소머는 5분자의 주요 캡시드 단백질 VP1으로 구성된다. 이들 가운데 12개의 캡소머는 5개의 인접 캡소머로 둘러싸여 정20면체형(icosahedron) 대칭의 캡시드의 전형적인 5-fold 대칭축을 이룬다. 캡소머는 유연한 카복시 말단 팔(arm)에 의하여 서로 연결되어 있으며 캡시드 표면 아래에 위치한 소수성 캡시드 단백질(VP2, VP3)을 한 분자씩 포함한다. VP2의 N-말단 아미노산은 C14 포화지방산인 미리스테이트(myristate)에 연결되어 있다. 이러한 흔한 단백질 변형(protein modification)으로 단백질과 지질막의 상호 작용이 가능해진다.

캡시드 내 바이러스 게놈은 크기가 약 5.3 kb인 환형(circular)의 이중 가닥 DNA 분자이다. 바이러스 DNA는 두 분자씩의 4종류의 히스톤 단백질들이 형성하는 뉴클레오좀을 감고 있다. 이들은 숙주 세포의 DNA를 포장하는 히스톤 단백질과 동일하며, 바이러스 DNA와 히스톤 단백질이 형성하는 구조를 '미니 염색체(mini-chromosome)'라고 부른다.

2) 전사 단위

대부분의 폴리오마바이러스들은 유사한 게놈 크기로 인하여 단지 6-8개의 단백질만을 암호화한다. 바이러스 유전자들은 초기(early)와 후기(late) 유전자로 구분되고 초기와 후기의 유전자들은 각각 하나의 전사 단위로부터 발현된다. 각 유전자 전사물(transcript)은 선택적 스플라이싱(alternative splicing)을 통하여 3가지 혹은 4가지의 mRNA를 생성하며 이들은 각각 하나의 바이러스 단백질을 합성한다.

초기 유전자의 전사는 시계의 12시 위치 부근에서 DNA 한 가닥을 따라 시계 반대 방향으로 진

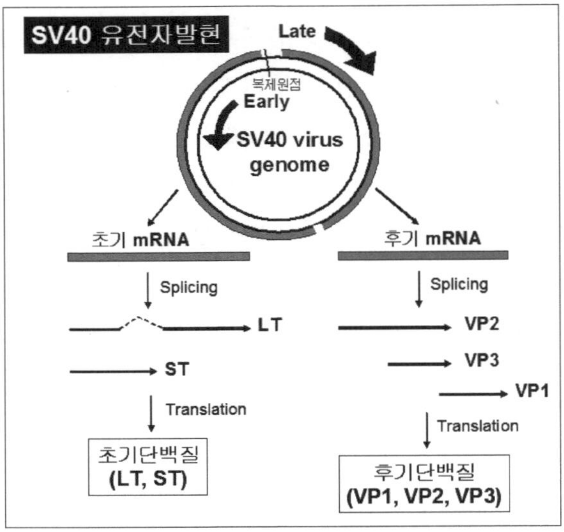

[그림 2-4] SV40의 유전자 발현
전기 mRNA로부터는 선택적 스플라이싱에 의해 large T 항원, small t 항원이 발현되고, 후기 mRNA로부터는 바이러스 캡시드를 이루는 후기 단백질 VP1, VP2, VP3가 합성된다.

행되고 후기 유전자의 전사는 초기 유전자가 전사되는 DNA가 아닌 다른 가닥을 따라서 시계 방향으로 진행된다. 초기 유전자 부위는 바이러스 감염 즉시 발현되는 단백질을 코딩하는 부위로, 이 단백질들은 바이러스 DNA 합성에 사용된다. 후기 부위는 바이러스 DNA 합성이 시작될 때까지 발현되지 않는 부위로 바이러스 구조 단백질을 코딩한다. 초기와 후기의 전사 단위는 각각 프로모터 영역을 포함하며 초기와 후기의 프로모터 사이에는 약 400 뉴클레오타이드 길이의 비암호화 영역이 있다. 이 부분은 '조절 영역'이라고 불리며, 여기에는 전사와 복제에 관여하는 여러 가지 중요한 요소들을 포함하고 있다. 폴리아데닐화 신호인 5'-AAUAAA-3'는 각 전사물의 3' 말단을 지정한다. 초기 mRNA의 large T antigen(LT)에 대한 번역 종료 코돈과 후기 mRNA의 VP1에 대한 종료 코돈이 8개의 뉴클레오타이드만 떨어져 있다.

바이러스 유전자의 전사 개시에 수많은 세포 단백질들이 관여한다. 조절 영역에 존재하는 인헨서(enhancer)에는 다양한 세포 전사 인자들이 인식할 수 있는 서열을 포함하고 있다. 세포의 전사 인자들이 인헨서 서열을 인식하고 결합함을 통하여 다수의 세포 단백질들이 바이러스 DNA에 결합하는 것을 돕는다. 이러한 필수 단백질들 가운데 TATA box에 결합하는 TFIID 복합체를 이루는 TATA-binding protein(TBP)이 있다. TFIID는 RNA 중합 효소와 일반 전사 인자들을 TATA box에서 약 30 뉴클레오타이드 아래에 위치한 부위로 끌어들이며 초기 유전자 전사를 유도할 수 있다.

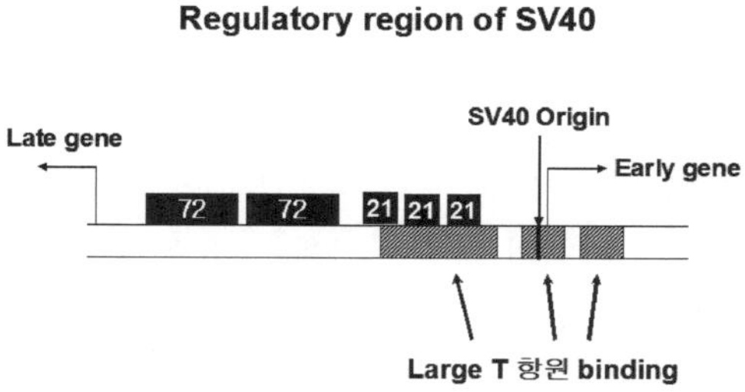

[그림 2-5] SV40의 유전자 조절 영역(regulatory region)
72는 72-bp repeat를 의미하며 enhancer로 작용한다. 21은 21-bp repeat 를 의미하며 프로모터 역할을 한다.

약 2.7 kb에 해당하는 초기 전사물(primary transcript)은 환형의 바이러스 DNA에서 거의 절반까지 연장된다. 이 RNA에는 세포 기구에 의하여 5' 말단에는 cap이 부착되고, 3' 말단에는 poly(A) 꼬리가 만들어진다. 그 다음 초기 전사물은 선택적 스플라이싱에 의하여 small t와 large T(tumor를 의미한다)의 mRNA를 생성한다. 폴리오마바이러스의 초기 부위도 SV40와 마찬가지로 small t와 large T의 항원을 만들고, 이외에도 세 번째 단백질인 middle T 항원을 만든다.

폴리오마바이러스의 일종인 SV40가 사람이나 쥐 세포와 같은 비허용적 숙주를 감염하면 10^{-5}의 확률로 세포 형질 전환(cell transformation)을 일으키게 된다. 이러한 세포에서는 RSV에 의한 형질 전환과 유사한 성질, 즉 contact inhibition을 잃어버리게 되었다. 이러한 관찰을 토대로 SV40는 종양 바이러스로 분류되었다. 형질 전환이 일어난 세포에서는 바이러스의 초기 단백질인 large T 항원(94 kDa)과 small t 항원(17 kDa)만이 발현되고 캡시드를 구성하는 후기 단백질은 발현이 일어나지 않는다. 형질 전환 세포에서는 바이러스 DNA의 복제도 일어나지 않는데 복제에 필요한 어떤 인자의 결핍으로 인한 것으로 추정된다. 형질 전환된 세포의 경우 바이러스 DNA가 세포 염색체에 삽입되어 안정적으로 존재한다. SV40의 large T는 단독으로 형질 전환을 일으킬 수 있는데, SV40의 large T 항원은 폴리오마바이러스의 large T와 middle T 항원의 역할을 같이 수행할 수 있다.

[표 2-3] 폴리오마바이러스 T 항원

단백질의 크기(아미노산 수)			
바이러스	Large T 항원	small t 항원	middle T 항원
SV40	708	174	없음
폴리오마바이러스	785	195	421

(2) SV40의 large T 항원

SV40 바이러스가 코딩하는 large T 항원(LT)은 진핵 세포 환경에서 상당히 흥미있는 주제이다. 하나의 단백질이 여러 기능들을 수행할 수 있는 도메인(domain)들을 가지고 있는데 LT가 할 수 있는 기능들은 다음과 같다: DNA 복제의 개시와 진행, 그리고 전사에 대한 양성(positive) 그리고 음성(negative)의 조절을 포함한다. 또한 LT는 세포의 정상적인 단백질인 p53, pRb, AP-2 등을 비롯한 다양한 인자들과 결합함으로써 성장 조절에 대한 변화를 초래할 수 있다. 특히 LT는 종양 바이러스가 코딩하는 암 유전자의 산물로서 배양 중인 세포에서 세포 형질 전환을 초래하거나 동물에서 암을 초래할 수 있다는 것이다. 바이러스 초기 단백질(early protein)의 주요 기능은 바이러스 DNA 복제를 가능하게 하는 것이다. 한 개체에서 대부분의 세포들은 분열하지 않고 분화되어 휴지기(G0) 상태에 있다. 휴지기에서는 바이러스 DNA 합성에 필요한 효소들이 핵 속에 정상적으로 존재하지 않는다. DNA 바이러스의 초기 단백질은 숙주 세포를 활성화하여 세포 주기의 S기로 진입하도록 유도함으로써 DNA 중합 효소와 같은 효소와 인자들을 합성하게 한다. 이렇게 하여 합성된 물질들을 바이러스 DNA 합성에 이용할 수 있게 된다.

1) 초기 전사 조절과 LT

Large T 항원(LT)은 초기 유전자 발현으로부터 합성되며 초기 발현으로 합성되는 large T(LT)와 small t 항원(ST)은 선택적 스플라이싱에 의하여 만들어지기 때문에 아미노 말단의 일부 아미노산들이 동일하다. 대표적인 초기 단백질인 LT는 708개의 아미노산으로 구성되며, DNA 복제 유도와 후기 mRNA 합성 촉진, helicase, ATPase 활성을 갖는다. 또한 세포의 DNA polα와 결합함으로써 DNA 복제를 촉진할 수 있다. 그리고 p53과 pRb 단백질과 결합할 수 있는 도메인을 가지고 있어 종양 억제 유전자 산물을 불활성화 시킴으로써 형질 전환에 중심적인 역할을 한다. 궁극적으로 LT는 숙주 세포의 성장, 분열 등의 균형을 무너뜨리고 세포 주기를 계속 돌아가게 하는 역할을 통해 암을 유발할 수 있다. LT는 세포 내의 다양한 단백질들과 결합하여 다양한 기능을 나타내는 복잡한 단백질이다. small t 항원(ST)은 174개의 아미노산으로 구성되며, ST는 형질 전환에 필수적이지는 않으나 LT의 기능을 강화시켜 형질 전환을 돕는 역할을 한다.

• LT는 Retinoblastoma 단백질(pRb)과 결합할 수 있다

pRb 단백질은 주요 세포 주기 조절 단백질들 가운데 하나이다. pRb 및 이와 연관된 단백질들(Rb family protein)인 p107과 p130은 전사 활성 인자 단백질인 E2F 패밀리의 구성원들과 결합함으로써 여러 세포 유전자들의 전사를 억제한다. pRb가 인산화되면 E2F는 pRb와 분리되고 E2F에 의한 전사가 일어나 세포 주기로 진입할 수 있다. LT는 pRb와 결합할 수 있는 도메인을 가진다. LT가 pRb에 결합하면 pRb가 인산화되는 것과 유사한 결과를 초래한다. 이 결과로 pRb와 E2F가 유리되고 이로 인해 세포 주기의 S기로 진입하는데 필요한 유전자들의 전사가 일어나는데, 이러한 유전자들로는 cyclin, DNA 중합 효소 알파, 티미딘 키네이스, 히스톤 등이 있다. 많은 DNA 종양 바이러스의 초기 단백질들(LT)이 pRb와 결합함으로써 세포 주기로의 진입을 유도할 수 있다.

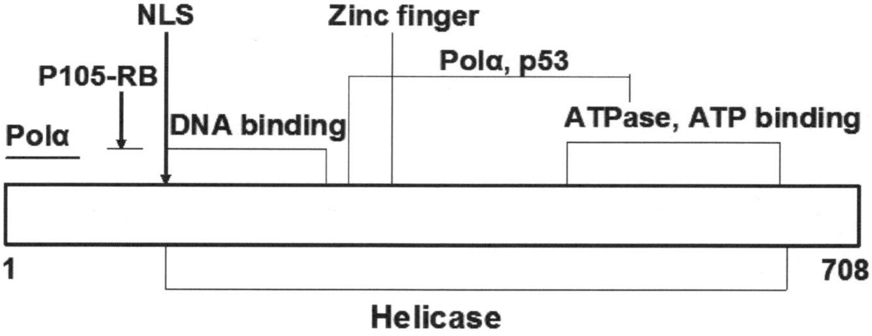

[그림 2-6] SV40 large T 항원의 기능적 도메인

nuclear localization signal(NLS)은 핵에 LT가 축적되도록 하는 신호이며, 아미노산 서열 lys-lys-lys-arg-lys로 구성된다. 세포의 불멸화(immortalization)를 초래하기 위해서는 핵에서 높은 농도의 LT가 요구된다. 아미노산 residue 105-114는 pRb와 결합하는 도메인을 나타내고, 아미노산 residue 272-517은 p53과 결합하는 도메인을 표시하며 이 도메인은 DNA polymerase α와도 결합할 수 있다. p105-RB는 Rb-1 유전자의 산물을 표시한다. LT의 아미노 말단 부위는 크게 4개의 helix가 콤팩트한 중심을 이루는 J 도메인(7-102)과 LxCxE(아미노산 103-107) 부위를 포함하는 긴 loop로 이루어져 있다. LxCxE 부위가 polyomavirus, adenovirus, HPV 등에 공통적으로 존재하는 반면, J 도메인은 SV40 LT에만 존재한다. LxCxE은 레티노블라스토마 family 단백질인 Rb, p107, p130 등의 포켓 단백질과의 결합에 결정적인 역할을 하는 motif로 작용한다.

- **LT는 p53과 결합할 수 있다**

세포의 정상적인 단백질인 p53은 다양한 신호들에 반응하여 세포 주기를 중지시키거나 아폽토시스를 유도에 관련된 유전자들의 전사를 활성화시킨다. p53이 세포 주기에서 중요한 역할을 수행한다는 것은 50% 이상의 암 세포에서 p53 유전자 돌연변이가 발견된다는 사실로부터 알 수 있다. 종양 세포들이 잘 증식하려면 p53 단백질에 의한 조절로부터 벗어나야 한다. 정상적인 조건에서 p53은 빨리 분해되고 세포 내에 매우 낮은 농도로 존재하기 때문에 전사 인자로서는 불활성화와 같은 상태에 있다. 그러나 세포에 스트레스로 작용하는 다양한 자극들은 p53의 농도와 활성을 촉진할 수 있어 세포 주기의 중지나 아폽토시스를 초래할 수 있다. SV40의 LT는 p53과 결합하여 p53의 기능을 불활성화한다. 따라서 감염 세포들은 자손 바이러스들을 생산할 만큼 충분히 생존할 수 있게 된다. 아데노바이러스나 파필로마바이러스도 LT 유사 단백질을 생산하여 p53을 불활성화 할 수 있다.

- **LT는 전사에 관여하는 수많은 세포 단백질과 상호 작용하여 발현을 변화시킨다**

LT는 전사에 관여하는 수많은 세포 단백질들과 직접 상호 작용하는데, 여기에는 TBP(TATA-binding protein), 일반 전사 인자 TFIIB, p300(히스톤 아세틸화 효소 활성 지님) 등이 포함된다. 이러한 세포 단백질들에 LT가 결합하면 유전자 발현의 촉진 또는 억제를 유도할 수 있다. 예를 들어서 p300은 p53과 AP-1을 비롯한 수많은 세포 전사 인자들과 결합할 수 있다. p300은 전사를 촉진하는 이들 전사 인자들과 협동한다. 즉, p300은 뉴클레오좀을 구성하는 히스톤을 아세틸화 함으로써 DNA에 대한 히스톤의 친화력을 약화시킴으로써 DNA에 전사 인자들이 더 확실하게 결합할 수 있도록 해주기 때문에 전사 촉진에 기여한다. 그런데 p300과 LT가 결합을 하면 p300의 기능 감소를 유도하고, 이에 따라서 p300 표적 유전자들의 전사 감소를 초래한다. 이와 상반되게 LT는 프로모터에서 RNA 중합 효소 II를 조립하는 기구들과 상호 작용을 통하여 많은 다른 유전자들의 전사 촉진을 유도할 수 있다.

2) 바이러스 DNA의 복제와 LT

일단 세포가 S기에 진입하면 바이러스는 DNA 복제를 시작할 수 있다. SV40의 경우 하나의 복제 원점(replication origin)으로부터 양방향(bidirectional)으로 복제를 진행할 수 있다. LT의 DNA 결합 도메인은 GAGGC 서열을 인식할 수 있는데, 유전자간 조절 부위에는 12개의 이러한 서열들이 존재한다. LT 분자들은 이 서열들에 cooperative binding하고 복제 원점에서 조립되어 DNA를 둘러싸는 두 개의 환형 6량체(hexamer)를 형성한다. 6량체에서 각 LT 단량체(monomer)는 한 분자의 ATP와 결합한다. 하나의 LT 단량체 분자에서 ATP가 ADP로 분해되면 구조적 변화를 유도하여 DNA와 결합하는 6량체의 중앙 구멍의 크기를 변화시킨다. 이러한 과정을 통하여 국소적으로 DNA 가닥이 분리되고, 분리된 가닥들은 6량체 내부 통로에서 빠져나온다. 즉 ATP의 가수분해 에너지가 DNA 가닥들의 이동과 변성을 위한 힘을 제공한다. 이러한 역할은 LT가 헬리케이스(helicase)로 작용함을 보여주는 것이다.

DNA에 결합한 LT 6량체는 DNA 복제 개시에 필요한 세 가지 단백질 즉, RPA(replication protein A), DNA 중합 효소 α/프리메이스, 그리고 topoisomerase I과 결합한다. RPA는 LT의 헬리케이스의 역할에 의해 풀어진 단일 가닥 DNA에 결합하여 이중 가닥으로 돌아가지 않도록 해준다. DNA 중합 효소 α/프리메이스는 단일 가닥 DNA에 결합하여 DNA 주형과 수소결합을 형성하는 짧은 RNA 프라이머를 만들고, 이를 연장하여 짧은 DNA 분자를 만든다. 프라이머는 DNA 양쪽 가닥에서 형성되어 연장되므로 양쪽 방향으로 DNA 합성이 시작된다. topoisomerase I은 DNA 중합 효소와 헬리케이스가 이중 가닥을 풀면서 DNA 분자를 따라서 진행하면 환형의 이중 가닥 DNA에서 생겨나는 장력을 해소해 준다. 그 다음에 3가지의 다른 단백질들인 RPC, PCNA(proliferating cell nuclear antigen, 증식성 세포 핵 항원), DNA 중합 효소 δ가 복합체에 모인다. PCNA는 DNA 중합 효소 δ에 결합하여 이 단백질이 DNA 주형에서 떨어지지 않도록 붙잡아 준다. 이 DNA 중합 효소 δ는 DNA 사슬을 연장한다. 선도 가닥(leading strand)이 각 복제 분기점 쪽으로 연장되어감에 따라 LT는 계속해서 헬리케이스로 작용하여 DNA를 풀어준다. 그 결과 각 복제분기점에서 단일 가닥 DNA가 더 노출되게 된다. DNA 중합 효소 α/프리메이스는 이러한 단일 가닥 영역에 새로운 RNA 프라이머를 만들고 지연 가닥(lagging strand) DNA 합성을 시작한다. 이 짧은 DNA가 DNA 중합 효소 δ에 의하여 인접 DNA 사슬의 RNA 프라이머까지 연장이 되면 프라이머는 RNase H에 의하여 제거된다. 이로 인해 생겨난 틈은 DNA 중합 효소 δ에 의하여 채워지고 인접한 두 DNA 분자들이 연결이 되면 연속적인 지연 가닥이 생성된다. DNA 합성이 진행됨에 따라 핵 내에 존재하는 히스톤이 DNA 사슬에 조립하여 뉴클레오좀을 형성한다. 최종적으로 환형(circular)의 이중 가닥 미니 염색체가 생성된다.

3) 후기 전사 조절과 LT

SV40에서 후기 전사는 인헨서와 중첩된 조절 영역에서 시작한다. DNA 복제 전에도 후기 전사물이 만들어지지만, DNA 복제가 시작하면 후기 전사물은 높은 수준으로 만들어지고 초기 전사물의 합성은 감소한다.

• **LT에 의한 초기 전사의 억제**

SV40의 초기 프로모터들은 하나 또는 그 이상의 LT 결합 부위와 중첩되어 있다. 이 부위에 LT가 결합하면 RNA 중합 효소 및 TFIID와 같은 일반 전사 인자들의 결합이 저해되어 초기 전사는 줄어들게 된다. LT의 농도가 증가하면 초기 전사는 더욱 감소하게 되며, 이러한 방법으로 LT는 자신의 합성 수준을 조절할 수 있다.

• **억제 인자의 희석으로 인해 후기 전사의 억제 해제**

초기에는 세포 억제 인자가 후기 프로모터 근처의 바이러스 DNA에 결합하여 SV40 후기 전사를 억제한다. 그런데 DNA 복제가 의해 DNA 분자 수가 증가하면서 억제 인자가 결합하지 않은 바이러스 DNA 분자 수가 점점 증가할 것이다. 이로 인해 후기 프로모터가 활성화 되어 후기 전사 수준이 증가한다.

• **후기 RNA의 가공과 수송 효율의 증가**

DNA 복제가 시작되기 전에 후기 전사물은 대부분 단일 프로모터 서열에서 시작한다. 이 5' 말단을 가지는 RNA 전사물은 아마도 필수적인 RNA 수송 신호를 가지지 않아 세포질로 효과적으로 수송이 되지 않는 것으로 보인다. 후기 전사가 활성화되면 이 프로모터 서열 앞의 여러 부위에서 전사가 시작되고 이러한 5' 말단을 가지는 RNA들은 더 효과적으로 가공되고 mRNA는 더 효율적으로 세포질로 수송되어 번역이 일어난다.

• **초과 전사 RNA가 초기 전사물과 혼성화하여 분해를 유도한다**

후기 유전자를 전사하는 대부분의 중합 효소들은 종료 신호를 지난 후에도 전사를 종료하지 않고 DNA를 따라서 계속 전사를 진행한다. 일부 RNA 중합 효소는 환형의 DNA를 10바퀴 혹은 그 이상을 돌고 종료가 일어난다. 이러한 거대 RNA는 초기 전사물과 상보적인 서열을 포함하고 있다. 이것들이 상보적인 결합을 형성하여 이중 가닥 RNA를 만들게 되면 세포의 효소에 의하여 분해된다.

(3) 파필로마바이러스

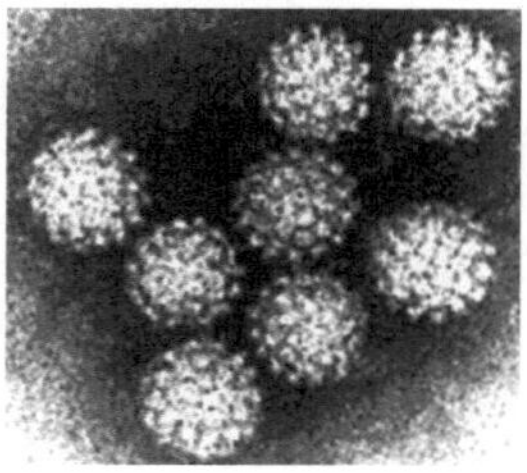

[그림 2-7] HPV의 전자현미경 사진

인간 유두종바이러스(human papillomavirus, HPV)는 피부, 발바닥, 자궁을 비롯한 몸의 여러 곳에 사마귀(wart)를 일으킨다. 유두종바이러스는 사람을 포함한 여러 종에서 중요한 종양 유발 인자이다. 1950년대 후반 HPV는 RSV(Rous Sarcoma Virus)와 매우 다른 방식으로 구성되어 있다는 것이 밝혀졌다. RSV는 RNA를 가지고 있어서 RNA 종양 바이러스로 불리는 반면, HPV는 DNA 게놈을 가지는 것이다. RSV는 지질막으로 싸여있는 반면 HPV는 단백질 막으로 덮여있는 것이다. HPV는 약 8kb의 환형 이중 가닥 DNA를 게놈으로 가지며 외막은 존재하지 않는다. 사람에서 적어도 100종 이상의 HPV가 분리되었는데 대부분 사마귀와 같은 양성 종양(benign tumor)만을 일으키지만, HPV-16과 HPV-18 등은 악성 종양과 관계가 있으며 고위험 유형의 HPV로 분류된다. 고위험 유형의 HPV가 자궁경부를 감염하고 시간이 지난 후에도 지속적인 감염은 자궁경부 형성장애(dysplasia)를 유발하고 결과적으로 자궁암으로 발전한다. 실제로 자궁경부암 조직을 검사하면 HPV의 DNA(type 16 and 18)가 검출됨으로써 HPV가 자궁암 유발과 관련이 있다는 증거가 되고 있다. HPV는 E6와 E7이라 불리는 암 유전자 산물을 코딩하고 있는데, E6 단백질은 p53 단백질과 결합하여 p53의 분해를 유도하며, E7 단백질은 pRb와 결합하여 세포 주기를 조절하는 pRb 기능을 불활성화 시킨다. p53은 손상된 DNA를 갖는 세포의 사멸을 유도하거나 세포 주기 억제 과정에서 중요한 역할을 한다. 그 결과 손상된 DNA를 지니는 세포들은 더 이상 증식을 하지 못하게 하고 새로 분열한 세포에 손상된 DNA를 넘겨주는 것을 막는다. HPV의 E6 단백질은 p53을 파괴시켜 p53 경로에 의한 세포 사멸을 유도하지 못하여, 자유로운 증식을 꾀한다. pRb 역시 세포에서 G1 제한점(restriction point)을 통한 세포 주기를 억제함으로써 세포 증식을 조절한다. HPV의 E7 단백질은 pRb 단백질에 붙어서 그 기능을 억제한다. 이러한 상황에서 pRb 단백질은 세포 주기를 억제하지 못하게 되고, 성장 인자가 없는 상태에서도 세포 증식이 지속된다.

[표 2-4] 인간 유두종바이러스(HPV)의 예

Virus type	관련 증상
HPV-1, HPV-4	발바닥 사마귀
HPV-2, HPV-7, HPV-27, HPV-29	보통사마귀
HPV-3, HPV-10, HPV-26, HPV-28	편평 사마귀
HPV-5, HPV-8	피부암
HPV-6, HPV-11	음부 사마귀
HPV-16, HPV-18, HPV-33	자궁경부암

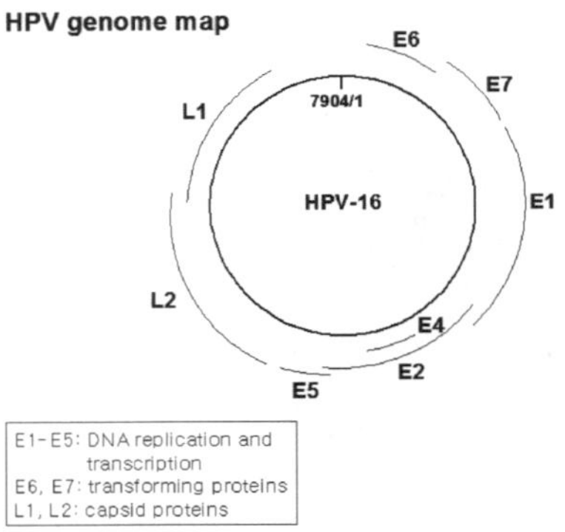

[그림 2-8] HPV genome map

03 아데노바이러스

아데노바이러스는 약 35kb의 게놈 크기를 가진 다양한 바이러스 과(科)이다. SV40나 폴리오마바이러스와 마찬가지로 자연 숙주에서는 증식하여 용해를 일으키며, 비허용 이종 세포에서는 형질 전환을 유발한다. 따라서 인간 아데노바이러스는 사람 세포에서 분열하고 자손 바이러스를 만들지만 사람의 암과는 관련이 없다. 그러나 인간 아데노바이러스는 쥐나 햄스터의 세포와 같이 이 바이러스의 복제가 일어나지 않는 비허용 세포를 형질 전환 시킨다. SV40나 폴리오마바이러스와 마찬가지로 아데노바이러스에 의한 형질 전환은 허용 세포(permissive cell)의 감염에 비해 훨씬 드물게 일어나는 현상이다.

아데노바이러스는 정이십면체 대칭의 캡시드(60-70nm)를 가지며 250개의 'hexon'과 12개의 'penton'으로 구성된다. 12개의 펜톤(penton)으로부터는 안테나 모양의 fiber가 나와 있다. 바이러스 genome은 linear의 이중 가닥 DNA이며 DNA의 5' 말단에는 55kDa의 단백질이 결합되어 있다. 아데노바이러스는 호흡기 질환과, 눈병, 바이러스성 장염 등 다양한 질환과 관련이 있다. 아데노바이러스의 E1A 단백질은 SV40의 large T 항원처럼 게놈의 복제와 여러 초기 단백질의 전사를 촉진하는 역할을 한다. E1B 부위는 형질 전환 세포에서 19 kDa와 55 kDa의 두 단백질을 코딩한다. 세포 배양 실험에서 형질 전환을 시키기 위해서는 E1A 단백질만으로 가능하지만 실험동물에서 암을 발생시키기 위해서는 E1A와 함께 E1B 55kDa 단백질도 함께 존재해야 한다. E1B 단백질은 형질 전환에 직접적인 영향을 주기보다는 E1A 단백질 수준을 높여 형질 전환을 돕는 역할을 한다. 아데노바이러스의 E1A와 E1B 단백질은 SV40와 유두종바이러스의 암 단백질과 마찬가지로 Rb와 p53 종양 억제 유전자 단백질과 특이하게 상호 작용한다. E1A 단백질은 p105-Rb와 결합하여 Rb를 불활성화하며, E1B 55 kDa 단백질은 p53과 결합하여 p53을 불활성화 시킨다. SV40, 인간 유두종바이러스 그리고 아데노바이러스의 형질 전환 단백질들이 같은 종양 억

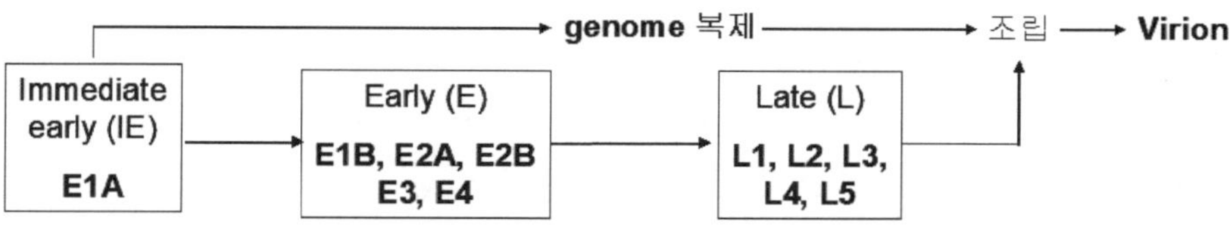

[그림 2-9] 아데노바이러스의 유전자 발현 조절

제 유전자 산물과 상호 작용한다는 사실은, 이러한 작은 DNA 바이러스들이 Rb와 p53의 종양 억제 유전자들에 의해 코딩되는 단백질들을 억제함으로써 중요한 역할을 하는 공통 경로가 있다는 것을 의미한다.

04 엡스타인-바 바이러스

허피스바이러스(herpesvirus)는 게놈의 크기가 100-200kb 정도로 동물 바이러스 중 가장 복잡한 바이러스이다. 허피스바이러스과(herpesvirus family)에 속하는 엡스타인-바 바이러스는 자연 숙주에서 암을 유발할 수 있다는 것이 발견되었다. 1950년대 말까지 많은 바이러스들이 동물에서 암을 일으키는 것을 보여주었지만 사람에서 암을 유발하는 경우는 아직 발견되지 않았다. 이러한 상황은 아프리카에서 병원을 운영했던 영국 의사 버키트(Burkitt)의 통찰력에 의해 바뀌었다. 아프리카의 병원에는 턱이 심하게 부풀어 오른 많은 수의 아이들이 찾아왔는데, 이 병은 림프성암(lymphoma)으로 진단되었고 버키트림프종(Burkitt's lymphoma)으로 명명되었다. 버키트는 이 병이 모기에 기인하는 감염성 병원체에 의한 전염이라는 추측을 하였고, '엡스타인'과 '바'라는 두 명의 바이러스 학자가 이 아이디어에 관심을 나타냈다. 이들은 전자현미경을 통한 연구로 버키트림프종과 바이러스와의 관련성을 밝혀냈다. 이 바이러스는 엡스타인-바 바이러스(Epstein-Barr virus, EBV)로 명명되었다. 버키트림프종 환자의 나머지 정상 세포에서는 발견되지 않으나, 종양 세포에서는 EBV의 DNA 염기 서열이 포함되어 있음이 발견되었다.

EBV는 버키트림프종과 비인두암(nasopharyngeal carcinoma)을 일으키는데 그 발암 기작은 아직 명확하지 않다. 비인두암은 동남아시아에서는 흔하지만 세계의 다른 지역에서는 드문 비강과 목에 생기는 종양의 일종이다. 비인두암에 걸린 환자의 종양 세포에서는 EBV의 DNA가 발견되지만 그 주변의 정상 세포에서는 발견되지 않는다. 이로써 이 암이 EBV에 감염된 세포에 의해 유발된다고 할 수 있다.

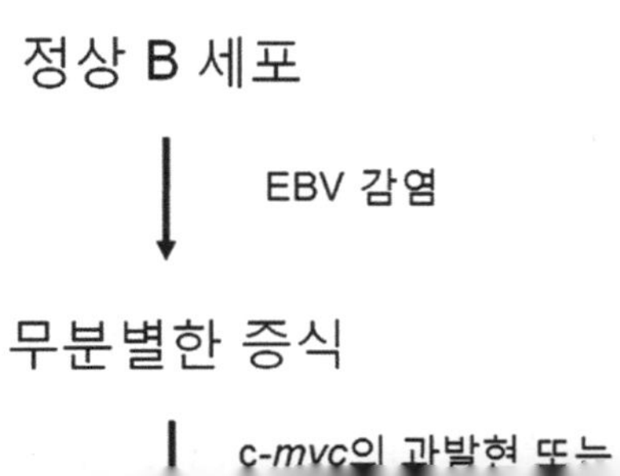

종양 세포에서 EBV DNA 염기 서열을 가지고 있지만 이 DNA가 정확히 어떤 역할을 하는지는 확실하지 않다. 그런데, 형질 전환과 관련이 있다고 추정되는 EBV 유전자에는 EBNA(Epstein Barr Nuclear Antigen)-1과 LMP(Latent Membrane Protein)이 있다. EBNA1은 EBV 에피좀(episome)의 유지에 필요하고 일부 episome을 세포 염색체에 삽입하거나 전좌(translocation)하는데 관련이 있다. EBNA-1의 transgenic mice에서 림프종 발생률의 증가가 관찰된다. 원형질막 단백질을 코딩한다고 알려진 LMP는 지속적으로 활성화된 수용체(constitutively activated receptor)로 작용함으로써 세포주(cell line)의 형질 전환에 기여한다. 세포성 단백질과의 결합을 통하여 p53에 의한 세포 사멸(apoptosis)을 막으며 Rb 기능을 우회할 수 있다. 또 다른 가능성으로 버키트림프종에서 일관성 있게 관찰되는 염색체의 전좌가 형질 전환에 영향을 줄 가능성이다. 8번 염색체에는 *c-myc*이라는 암 유전자가 존재하는데 EBV의 감염에 의하여 14번 염색체의 immunoglobulin(Ig)-H가 있는 곳으로 옮겨지게 된다. B세포에서 가장 발현이 왕성하게 일어나는 것은 Ig 유전자로 이곳에 옮겨진 *c-myc* 유전자 발현이 정상보다 수 백 배 이상 증가하게 된다.

[표 2-5] 세포 당 Myc 단백질 농도 예

종류	세포 당 Myc 단백질 분자 수
휴지기 세포	800분자 이하
성장 인자로 자극된 섬유 아세포	5,000분자
버키트림프종 세포	100,000분자

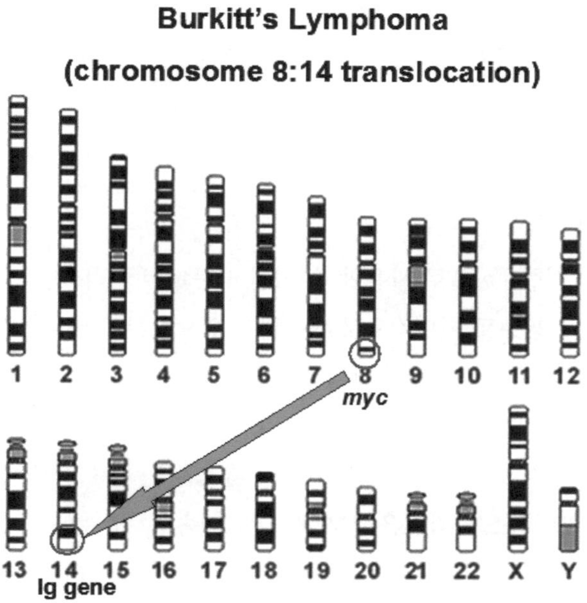

[그림 2-11] 버키트림프종와 염색체 전좌
8번 염색체 말단이 14번 염색체로 전좌가 일어남.

05 B형 간염바이러스

B형 간염바이러스는 게놈의 길이가 3kb 정도로 동물 바이러스 중 가장 간단한 게놈을 가진다. 이 바이러스는 오리, 다람쥐, 사람과 같이 여러 종에서 분리되었다. 이 바이러스들은 모두 간 세포(hepatocyte)에 특이적으로 감염하는 특징을 가지고 있으며, 자연 숙주에 감염하여 악성 종양을 유발할 수 있다는 점에서 주목을 받았다. 인간 B형 간염바이러스의 경우 만성 감염 환자군에서 간암 발생률이 100배 이상 높은 것으로 보아 이 바이러스가 간암 발생에 관련이 있는 것으로 생각된다. 간의 염증으로 알려진 간염(hepatitis)은 간(liver)이 색소의 대사 작용과 분비에 실패함으로써 피부에 특이한 노란색이 나타나는 것에 기초해 처음으로 확인되었다. B형 간염바이러스는 간의 질환에 중요한 역할을 하며, 가장 많은 간암 발생에(75%) 기여한다. B형 간염바이러스(hepatitis B virus, HBV)는 1970년대에 간염 환자에서 처음 발견된 DNA 바이러스이다. HBV에 의해 간암이 발생하는 기전은 다음과 같은 세 가지 가능성을 생각해 볼 수 있다. 첫째는 바이러스의 게놈이 세포의 염색체에 끼어 들어감으로써 삽입된 주위의 유전자를 활성화 또는 불활성화 시킴으로써 비정상적인 유전자 발현을 초래하는 것이다. 둘째는 HBV의 X 단백질(HBx)이 종양 억제 유전자 p53을

불활성화 시키고 다른 유전자들의 전사 촉진(transactivation)을 일으켜 형질 전환에 관여할 것으로 생각된다. 셋째는 HBV가 감염된 세포가 면역계의 공격에 의해 파괴되고 세포의 부족을 보충하기 위하여 세포 분열이 촉진되며 이러한 과정에서 돌연변이가 초래되어 간암의 발생을 증가시킨다는 것이다.

06 DNA 종양 바이러스와 인간의 암

사람의 경우 동물처럼 실험대상으로 사용할 수 없기 때문에 바이러스에 의한 발암 기작을 연구하기에 어려움이 있다. 그러므로 자연적으로 발생하는 암으로부터 바이러스와의 관련성을 추적하는 방법밖에는 없다. 바이러스에 의해 발생하는 암의 예로써 EBV에 의한 버키트림프종, HPV에 의한 자궁암, HBV에 의한 간암 등을 들 수 있다. 그 외에도 많은 DNA 바이러스들이 'hit-and-run(치고 도망가기)' 방식으로 종양을 형성한 다음, 흔적을 남기지 않고 떠나버리는 종류도 있을 것으로 추정한다. 바이러스의 감염은 초기에 급성, 지속성, 잠복성의 형태로 일어날 수 있다. 이 바이러스의 감염이 형질을 전환시키기 위해서는 보조 인자(cofactor, 화학적 발암원 등)들이 요구된다. EBV의 경우를 예로 들어보면, EBV의 감염은 전 세계적으로 많이 일어나고 있는 일이지만, 버키트림프종은 주로 적도 근처나 열대의 말라리아가 많이 발생하는 아프리카 지역에서 일어난다. 이 경우는 말라리아가 버키트림프종 발생의 보조 인자 역할을 한 셈이다. 그리고 EBV의 감염, 말라리아의 감염이 있을지라도 정상적인 면역 기능을 가지고 있는 사람이라면 림프종까지 진행되지는 않을 것이다. 만성적으로 감염이 일어나면 면역 기능에 방해가 일어나고, 면역 기능의 저하가 일어난 사람들은 비정상적인 세포들을 제거하지 못하므로 간접적으로 악성 종양의 발생에 기여하게 된다. 염증에 작용하는 인자로 NF-kappa B(NF-κB)라는 단백질이 있는데 이 단백질은 세포 분열을 자극하고 아폽토시스에 저항성을 가지는데 관여하여 세포의 무한 증식을 초래한다. 만성적으로 감염된 조직에서는 세포의 돌연변이 축적이 빈번하고 세포 증식을 촉진하는 상황에 처하기가 쉽다.

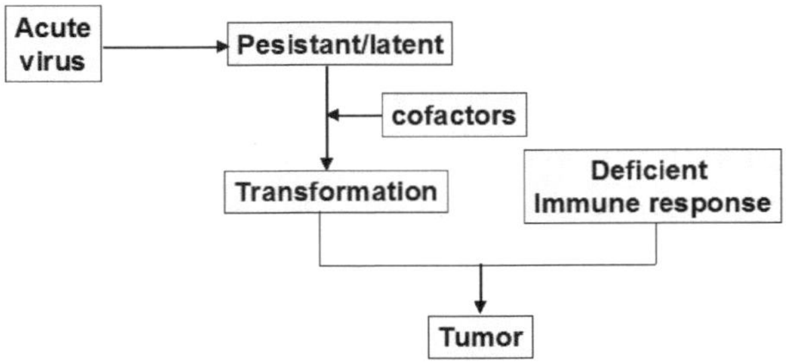

[그림 2-12] DNA 종양 바이러스에 의한 암의 발생 기전

[참고문헌]

- Baker, SJ, et al. (1989). “Chromosome 17 deletions and p53 gene mutations in colorectal carcinomas.” Science 244:217-221.
- Beijerinck, MJ. (1898). “Concerning a contagium vivum fluidum as cause of the spot disease of tobacco leaves.” Verhandelingen der Koninkyke akademie Wettenschapppen te Amsterdam 65:3-21.
- Ben David, Y, et al. (1988). “Inactivation of the p53 oncogene by internal deletion or retroviral integration in erythroleukemic cell lines induced by Friend leukemia virus.” Oncogene 3:179-185.
- Bandara, LR, et al. (1991). “Adenovirus E1A prevents the retinoblastoma gene product from complexing with a cellular transcription factor.” Nature 351:494-497.
- Botchan, M, et al. (1974). “Viral DNA in transformed cells. III. The amounts of different regions of the SV40 genome present in a line of transformed mouse cells.” PNAS 71:4183-4187.
- Brinster, RL, et al. (1984). “Transgenic mice harboring SV40 T antigen develop characteristic brain tumors.” Cell 37:367-379.
- Chirillo, P, et al. (1997). “The hepatitis B virus X gene induces p53-mediated programmed cell death.” Microbiology 94:8162-8167.
- Crook, T, et al. (1991). “Status of c-*myc*, p53, retinoblastoma genes in human papillomavirus positive and negative squamous cell carcinomas of the anus.” Oncogene 6:1251-1257.
- DeCaprio, JA, et al. (1988). SV40 large tumor antigen forms a specific complex with the product of the retinoblastoma susceptibility gene.“ Cell 54:275-283.
- Dyson, N, et al. (1989). “The human papilloma virus-16 E7 oncoprotein is able to bind to the retinoblastoma gene product.” Science 243:934-937.
- Eliyahu, D, et al. (1984). “Participation of p53 cellular tumor antigen in transformation of normal embryonic cells.” Nature 312:646-649.
- Ellerman, V and Bang, O. (1908). “Experimentelle leukemie bei huhnern.” Zentralbl. Bakteriol. Parasitenkd. Infektionskr. Hyg. 46:595-597.
- Finlay, CA, et al. (1989). “The p53 proto-oncogene can act as a suppressor of transformation.” Cell 57:1083-1100.
- Gu, Z, et al. (1994). “DNA damage induced p53 mediated transcription is inhibited by human papillomavirus type 18 E6.” Oncogene 9:629-633.
- Girardi, AJ, et al. (1962). “Development of tumors in hanmsters inoculated in the neo-natal period with vacuolating virus SV40. Proc. Soc. Exp. Biol. Med. 109:649-660.
- Hinds, P, et al. (1989). “Mutation is required to activate the p53 gene for cooperation with the ras oncogene and transformation.” J. Virol. 63:739-746.
- Ivanovsky, D. (1892). “Concerning the mosaic disease of the tobacco plant.” St. Petsb. Acad. Imp. Sci. Bul. 35:67-70.
- Jenkins, JR, et al. (1984). “Cellular immortalization by a cDNA clone encoding the transformation-associated phosphoprotein p53.” Nature 312:641-654.
- Klein, G, et al. (2002). “Association of SV40 with human tumors.” Oncogene 21:1141-1149.
- Land, H, et al. (1983). “Tumorigenic conversion of primary embryo fibroblasts requires at least two cooperating oncogenes.” Nature 304:596-602.

- Lee, SG, et al. (2000). "Transcriptional repression of the human p53 gene by hepatitis B viral X protein." Oncogene 19:468-471.
- Levine, AJ. (1996). The origin of Virology. In: Fields, et al. (Ed.), 3 ed. Fields Virology, Vol.2. Lippincott-Raven Publishers, Philadelphia, PA, pp1-14. Chapter 1.
- Levine, AJ, et al. (2004). "p53 is a tumor suppressor gene." Cell 116:S67-S69.
- Levine, AJ. (2009). "The common mechanisms of transformation by the small DNA tumor viruses: The activation of tumor suppressor gene products: p53." Virology 384:285-293.
- Lustig, A and Levine, AJ. (1992). "One hundred years of virology." J. Virol. 66:4629-4631.
- Miller, ME, et al. (1996). "Adenovirus E1A specifically blocks SWI/SNF-dependent transcriptional activation." Mol. Cell Biol. 16:6009-6019.
- Moreau, P, et al. (1981). "The SV40 72 base pair repeat has a striking effect on gene expression both in SV40 and other chimeric recombinants." Nucleic Acids Res. 9:6047.
- Munroe, DG, et al. (1988). "Loss of a highly conserved domain on p53 as a result of gene deletion during Friend virus-induced erythroleukemia." Oncogene 2:621-624.
- Nevins, JR, (1992). "E2F: A link between the Rb tumor suppressor protein and viral oncoproteins." Science 258:424-429.
- Newbold, RF and Overell, RW. (1983). "Fibroblast immortality is a prerequisite for transformation by EJc-Ha-ras oncogene." Nature 304:648.
- Osborn, M and Weber, K. (1975). "Simian virus 40 gene A function and maintenance of transformation." J. Virol. 15:636-644.
- Pimental, E, (1986). "Oncogenes." CRC Press.
- Pipas, JM, et al. (1983). "Mutational analysis of simian virus 40 T antigen: Isolation and characterization of mutants with deletions in the T-antigen gene." Mol. Cell. Biol. 3:203.
- Pipas, JM and Levine, AJ. (2001). "Role of T antigen interaction with p53 in tumorigenesis." Cancer Biol. 11:23-30.
- Prives, C, et al. (1977). "Cell-free translation of simian virus early messenger RNA coding for viral T-antigen." PNAS 74:457.
- Provost, PJ and Hilleman, MR. (1979). "Propagation of human hepatitis A virus in cell culture *in vitro*." Proc. Soc. Exp. Bio. Med. :160:213-221.
- Ruley HE, (1983). "Adenovirus early region 1A enables viral and cellular transforming genes to transform primary cells in culture." Nature 304:602-606.
- Sabbatini,P, et al. (1995). "Modulation of p53-mediated transcriptional repression and apoptosis by the adenovirus E1B 19K protein." Mol Cell Biol. 15:1060-1070.
- Sager, R, et al. (1981). "Genomic rearrangements in a mouse cell line containing integrated SV40 DNA." Cell 23:41.
- Sambrook, J, et al. (1968). "The integrated state of viral DNA in SV40-transformed cells." PNAS 60:1288-1295.
- Sarnow, P, et al. (1982). "Adenovirus E1b-58kd tumor antigen and SV40 large T antigen are physically associated with the same 54kd cellular protein in transformed cells." Cell 28:387-394.
- Scheffner, M, et al. (1992). "Interaction of the human papillomavirus type 16 E6 oncoprotein with wild-

type and mutant human p53 proteins." J. Virol. 66:5100-5105.
- Sherr, CJ, et al. (2002). "The RB and p53 pathways in cancer." Cancer Cell 2:103-112.
- Smith, HS, et al. (1971). "Induction of cell division in medium lacking serum growth factor by SV40." Virology 44:359.
- Spitkovsky, D, et al. (1995). "The role of p53 in coordinated regulation of cyclin D1 and p21 gene expression by the adenovirus E1A and E1B oncogenes." Oncogene 10:2421-2425.
- Sullivan, CS and Pipas, JM. (2002). "T antigens of simian virus 40: molecular chaperones for viral replication and tumorigenesis." Microbiol. Mol. Biol. Rev. 66:179-202.
- van Dyke, TA, et al. (1987). "Relationship between Simian virus 40 large tumor antigen expression and tumor formation in transgenic mice." J. Virol. 61:2029-2032.
- Wang, Y, et al. (1996). "Abrogation of p53-induced G1 arrest by the HPV-16 E7 protein does not inhibit p53-induced apoptosis." Oncogene 12:2731-2735.
- Werness BA, et al. (1990). "Association of human papillomavirus types 16 and 18 E6 proteins with p53." Science 248:76-79.
- Wolf, D, et al. (1984). "Reconstitution of p53 expression in a nonproducer Ab-MuLV-transformed cell line by transfection of a functional p53." Cell 38:119-126.
- Woodworth, CD, et al. (1993). Overexpression of wild-type p53 alters growth and differentiation of normal human keratinocytes but not human papillomavirus-expressing cell lines." Cell Growth Differ. 4:367-376.
- Whyte, P, et al. (1988). "Association between an oncogene and anti-oncogene: the adenovirus E1A proteins bind to the retinoblastoma gene product," Nature 334:124-129.
- Wu, X and Levine, AJ. (1994). "p53 and E2F-1 cooperate to mediate apoptosis." PNAS 91:3602-3606.
- 오상진. (2006). "알기 쉬운 바이러스." 탐구당
- 오상진. (2005). "인체노화." 탐구당
- 오상진. (2015). "노화의 생물학." 탐구당.

03/

RNA 종양 바이러스와 암 유전자

DNA 종양 바이러스에서는 여러 종류의 바이러스들이 암을 일으키는데 비해, RNA 바이러스 중에서 종양 유도와 관련이 있는 것으로는 주로 레트로바이러스(retrovirus) 한 과(科)와, 여기에 하나를 덧붙인다면 C형 간염바이러스(hepatitis C virus, HCV) 정도를 추가할 수 있다. DNA 종양 바이러스의 경우에는 주로 비허용적인 숙주를 감염하여 바이러스 초기 유전자의 발현에 의해 합성된 발암 단백질(onco-protein)의 작용으로 형질 전환이 일어나며 바이러스 입자는 일반적으로 만들어지지 않는다. 이와 비교하여 RNA 종양 바이러스에서는 허용적 숙주를 감염하여 정상적인 자손 바이러스 생산이 가능하다. 다시 말해 DNA 종양 바이러스와 RNA 종양 바이러스의 발암 기작에는 차이가 존재하는 것이다.

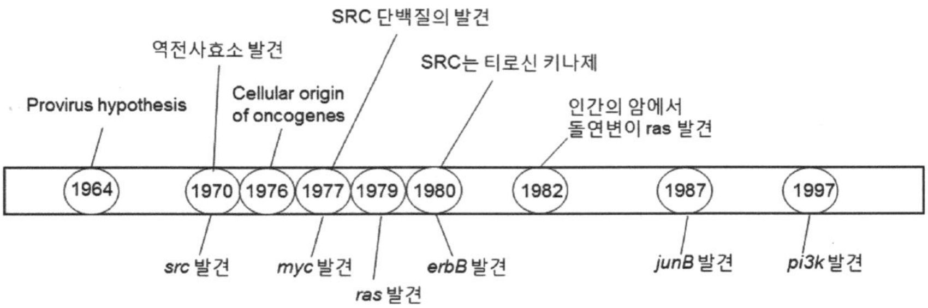

[그림 3-1] 레트로바이러스와 암 유전자
역사적 사건의 표시

01 라우스 육종바이러스

1909년 어느 날 미국 록펠러 의학연구소로 이상한 모양의 암탉을 품에 안은 농부가 라우스를 찾아왔다. 라우스는 당시 종양 연구에 관심을 가지고 있었는데 그는 암탉의 가슴 부위에 달려 있는 울퉁불퉁한 공 모양의 혹을 보고 근육 조직에 발생하는 암 세포, 즉 육종(sarcoma)임을 알아차렸다. 암탉의 육종 조직을 떼어서 완전히 갈아낸 후 여과액만을 추출해 그것을 다시 건강한 병아리에 접종했다. 그가 그렇게 한 데는 이유가 있었다. 악성 종양으로부터 세포 구성 물질과 박테리아를 제거한 다음, 세포와는 무관하게 활동하는 것으로 추정되는 병원체를 검출하기 위해서였던 것이었다. 그런데 놀랍게도 그 여과액을 접종한 병아리에게서 같은 종류의 암이 생겼다. 라우스는 닭의 뼈나 연골, 혈관 등에서 발생한 다른 종류의 악성 종양에 대해서도 똑같은 방법으로 실험했다. 그 결과는 여과액이 모두 정확하게 같은 종류의 암을 유발하는 것으로 나타났다.

박테리아도 통과할 수 없는 초미세 여과지(filter)의 구멍을 통과할 수 있는 인자는 바이러스뿐이다. 라우스는 암탉으로부터 병아리에게 육종을 옮기는 원인물질이 바로 바이러스임을 확인하고, 라우스 육종바이러스(Rous Sarcoma Virus, RSV)라고 명명했다. 그의 연구 결과는 1911년 1월 '미국 의학회잡지'에 '무세포 여과액에 의한 악성 신생물의 전달에 관하여'라는 제목의 논문으로 보고됐다.

암이 바이러스에 의해서도 생긴다는 사실을 최초로 규명한 라우스 박사의 실험은 암 연구의 역사상 혁명을 일으킨 업적이었던 것이다. 이와 같은 업적을 인정받아 라우스는 호르몬을 이용한 전립선암 치료법을 발견한 C. 허긴스 박사와 함께 1966년 노벨 생리의학상을 공동으로 수상했는데 이때 그의 나이가 87세였다.

02 RNA 종양 바이러스와 발암 기작

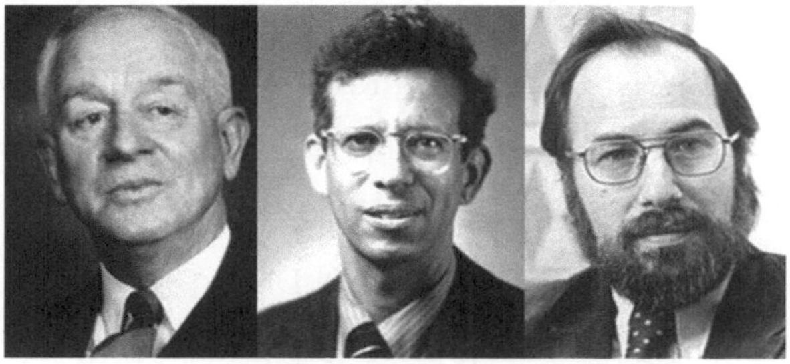

[그림 3-2] RNA 종양 바이러스 연구로 노벨상을 수상한 라우스, 테민, 볼티모어 박사

RSV에 관한 연구가 재탄생한 것은 캘리포니아 공과대학(CIT)의 둘베코(Dulbecco)의 실험실에 1951

년 하워드 테민(Howard Temin)이 RSV가 종양을 유발하는 기작에 대하여 연구하기 위해 합류한 것이다. 이들은 배양 중인 닭의 배아 섬유 아세포(embryo fibroblast)에 RSV를 감염시키면 무한정 생존(immortalize, 불멸화)할 수 있음을 발견했다. RSV는 아마도 이 세포들에 기생하면서 안정적으로 자손 바이러스 입자를 지속적으로 만들어 내는 것으로 보였다. 배양 중이던 RSV에 감염된 세포들은 암 세포와 비슷한 특징을 많이 드러냈다. RSV가 배양 중인 닭의 섬유 아세포에 가해지면 'foci(cluster, 집단)'가 나타났으며 여기에 포함된 세포는 닭의 육종에서 분리된 세포와 매우 유사한 특성을 보였다. 이러한 유사성은 과학자들로 하여금 세포의 형질 전환(정상 세포가 종양 세포로 전환되는 것) 과정이 연구가 까다로운 살아있는 생물체뿐만 아니라, 실험실의 닫혀있는 배양 접시(*in vitro*)에서도 재현될 수 있다는 결론에 도달하게 했다. 과학자들은 정상 세포와 형질 전환된 세포의 주된 차이점을 발견하게 되었는데, 그것은 정상 세포는 증식하면서 세포끼리 접촉하게 되면 분열을 멈추어 monolayer(단층)를 형성한다. 이러한 특성은 정상 세포의 'contact inhibition(접촉 억제)'이라고 한다. 반면에 RSV에 감염되어 형질 전환이 일어난 세포들은 contact inhibition을 잃어버리고 증식을 거듭하여 다른 세포의 위쪽으로 계속 자라서 육안으로 확인할 수 있을 정도의 두꺼운 층, 즉 'foci'를 형성하게 된다. 이런 foci 형성으로부터 배양 접시 상에서 RSV에 의한 형질 전환이 인간 및 동물의 종양 형성과정과 유사함을 유추할 수 있게 되었다. 아마도 자발적으로 생성되는 인간의 종양 덩어리의 모든 세포는 어떤 방법으로든 형질 전환이 일어난 단 1개의 세포로부터 유래하여 복제 프로그램이 가동됨으로써 종양 덩어리를 형성하는 수백만, 또는 수십억의 세포로 자라나게 되는 것이다.

1970년 테민과 볼티모어는 레트로바이러스로부터 역전사 효소(reverse transcriptase)를 발견하였다. 레트로바이러스가 가지고 있는 RNA 게놈은 DNA로 역전사가 일어나 숙주의 염색체에 삽입되어(바이러스 RNA 게놈이 DNA로 역전사되어 숙주 염색체 DNA에 삽입된 상태를 '프로바이러스'라고 부른다) 세포가 분열한 후에도 딸세포로 바이러스 게놈이 전해지며 바이러스를 생성할 수 있다. 프로바이러스의 DNA는 숙주 세포 RNA 중합 효소에 의해 전사되어 바이러스 단백질을 위한 mRNA뿐만 아니라 자손 바이러스 RNA 게놈도 만들어낼 수 있는 것이다. 대부분의 경우, 레트로바이러스에 의한 생산적 감염(productive infection)이 일어나면 세포가 죽지 않는다. 자손 바이러스의 입자는 세포를 용해(lysis)시키지 않고 원형질막에서 출아(budding)를 통하여 방출된다. 따라서 대부분의 DNA 종양 바이러스와는 달리 암을 유발할 수 있는 레트로바이러스는 복제가 효과적으로 일어나는 세포에서도 형질 전환을 일으킬 수 있다. 레트로바이러스는 파충류, 닭, 생쥐, 고양이, 원숭이 그리고 사람과 같은 많은 동물에서 발견되는 큰 과(科)의 바이러스이다.

1979년 성인의 T세포 백혈병(T-cell leukemia)을 일으키는 레트로바이러스인 HTLV-1(human T-lymphotropic virus-1)이 최초로 발견되었다. 이 바이러스는 성인 T-세포 백혈병/림프종의 환자에서 얻은 림프구에서 처음 확인했는데, 일본, 아프리카, 카리브해 특정 지역에서는 흔히 발견된다. 암은 대개 초기 감염 후 수십 년 뒤에 발생되고 생애에 있어서 일찍 감염된 사람들에 있어서 더 흔하다. HTLV-1은 인체 암을 유발하는 직접적으로 연관 있는 유일한 레트로바이러스인데, 바이러스의 존재로서 암을 확인할 수 있다. RNA 바이러스 가운데 레트로바이러스는 다시 세 종류 즉, oncovirus, lentivirus, spumavirus로 분류되는데 이 중에서 oncovirus만이 암과 관련이 있다. AIDS(후천성 면역 결핍증)를 일으키는 HIV는 lentivirus에 속하며 형질 전환과는 관계가 없고 면역 세포를 죽여서 면역 결핍을 유도함으로써 간접적으로 암 위험 인자로서 분류된다. 가장 큰 위험은 카포시 육종(Kaposi's sarcoma)인데 피부의 혈관으로부터 암이 발생된다. 일반적으로 카포시 육종은 미국에서는 드물지만 HIV에 감염된 사람에서는 100배 정도 위험이 증가한다.

바이러스 중에는 살아있는 동물과 배양 세포 모두에서 가장 강력한 발암원으로 알려진 것도 있다. 가장 좋은 예로 Rous sarcoma virus가 있다. 이는 1911년 페이톤 라우스(Peyton Rous)가 닭의 종양에서 분리한 것으로 제일 먼저 종양 바이러스로 인정받은 바이러스이다. 이 바이러스를 닭에 주입하고 일주일 또는 이주일이 지나면 닭에 커다란 육종이 형성된다. 또한 RSV는 배양된 닭의 배아 섬유 아세포를 높은 효율로 형질 전환시켜서 거의 모든 감염된 세포가 형질 전환이 일어난다. 그러면 RNA 종양 바이러스는 어떻게 암을 일으킬 수 있는가? RNA 종양 바이러스가 암을 일으키는 기작을 세 가지 유형으로 나누어 생각해 볼 수 있다. 첫째는 RNA 종양 바이러스의 게놈에 *src*와 같은 암 유전자가 포함되어 있는 경우, 바이러스 감염으로 암 유전자가 발현되어 암 발생을 유도할 수 있는 것이다. 둘째로 RNA 종양 바이러스가 암 유전자를 지니고 있지는 않지만 RNA 종양 바이러스가 세포의 DNA 중간에 끼어들어가고, 바이러스 양쪽 말단에 존재하는 강력한 프로모터인 LTR이 주위의 원암 유전자(proto-oncogene)의 발현을 비정상적으로 증가시키면 암의 발생을 유도할 수 있다. 셋째로 바이러스가 가지고 있는 미지의 단백질 X가 세포의 유전자와 바이러스의 유전자

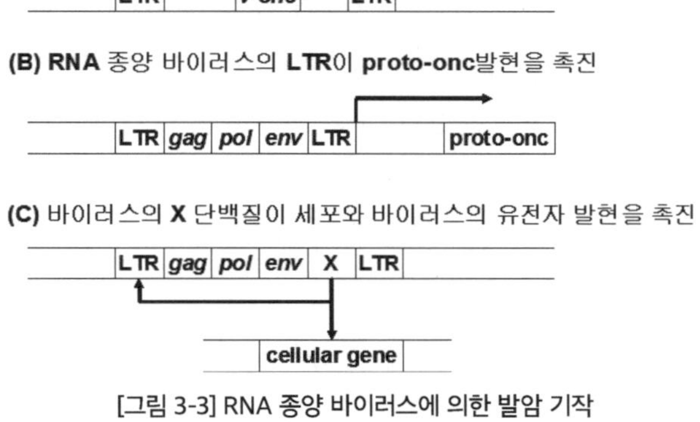

[그림 3-3] RNA 종양 바이러스에 의한 발암 기작

를 전사 촉진하여 발현을 비정상적으로 증가시킬 경우 암 발생을 유도할 수 있다.

(1) 레트로바이러스의 암 유전자

레트로바이러스 암 유전자(oncogene)의 발견은 비정상적인 세포 분열을 유발하는 유전자의 기능을 이해하게 되는 첫 단계였다. 여러 레트로바이러스는 감염된 세포에 미치는 영향에 있어서 많은 차이를 나타내며 특히 암으로의 형질 전환을 유도하는 효율에 커다란 차이가 존재한다. 레트로바이러스 중의 oncovirus에는 여러 종류의 동물에서 암을 일으킬 수 있는 다양한 바이러스들이 속해 있다. 라우스(Rous)에 의해 1911년에 발견된 RSV는 바이러스에 의한 암을 연구하는 많은 실험실에서 지속적으로 연구가 이루어져, '*src*'라는 암 유전자를 가지고 있다는 것이 비숍(Bishop)과 바머스(Varmus)에 의해 밝혀졌다. 라우스 육종바이러스(RSV)는 감염된 동물에서 아주 빨리 암을 유발하고, 배양 세포도 효율적으로 형질 전환시킨다. 이와 같은 바이러스를 급성 형질 전환 바이러스(acutely transforming virus, ATV)라고 하는데 닭, 칠면조, 생쥐, 쥐, 고양이, 원숭이 등에서 분리되었다. 레트로바이러스는 기본적으로 *gag-pol-env* 유전자를 가지는데 RSV의 경우는 여기에 덧붙여 '***src***'라는 암 유전자를 추가로 가지고 있는 것이다. *src* 유전자로부터 만들어지는 단백질은 티로신(tyrosine)을 인산화시키는 '**티로신 단백질 인산화 효소**(tyrosine protein kinase)'로 작용한다. 티로신 단백질 인산화 효소는 세포막에 위치하여 외부로부터 성장 인자(growth factor)의 신호를 받을 때 세포 내의 표적 단백질을 인산화시키는 역할을 한다. 이와 같은 인산화는 지속적 활성 상태를 유발하여 적절한 신호 유무에 관계없이 늘 활성화가 일어나 암 발생에 기여하게 된다.

그러면 RNA 종양 바이러스가 지니고 있는 암 유전자는 과연 어디서 유래한 것일까? RNA 종양 바이러스가 가지고 있는 암 유전자와 유사한 형태의 유전자가 정상 세포 안에도 존재하고 있음이 밝혀지게 되었는데, 비숍과 바머스 등(1976)은 *src* 유전자를 프로브(probe, 탐침자)로 사용하여 혼성화(hybridization) 실험을 한 결과, 바이러스에 감염되지 않은 정상의 척추동물도 바이러스의 암 유전자에 상응하는 유전자를 지니고 있음을 확인하였다. 이러한 결과로부터 정상적인 세포가 암 형질 전환 잠재력을 가진 유전자를 가지고 있다는 사실을 처음으로 알게 되었다. 이와 같은 정상적 세포 유전자를 '**proto-oncogene**(원발암 유전자, 원암 유전자)' 또는 '*c-onc*(cellular oncogene)'라고 부르며, 바이러스가 지니는 변형된 유전자는 '*v-onc*(viral oncogene)'라고 부른다. 따라서 모든 레트로바이러스 암 유전자는 정상 세포의 유전 정보 서열에서 유래되는 것으로 생각된다. '*c-onc*'와 '*v-onc*' 사이에는 상동성이 존재하지만 완전히 일치하는 것은 아니며 *v-onc*는 *c-onc*와 염기 서열에서 차이가 나거나 유전자의 일부가 결손 등을 통하여 구조적으로 변형된 형태를 갖는다. 이러한 변형은 단백질의 구조적 변화를 초래하여 단백질의 기능과 특성을 변하게 한다. 예를 들어 *c-src*는 활성적인 암 유전자의 전구체로서 'proto-oncogene'라고 불리며, 세포의 정상적인 기능 조절에 관여한다. 바이러스는 세포가 가지고 있는 *c-src*를 훔쳐와(hijack) 자신의 유전자 내에 변형하여 포함시켜 v-*src*를 만들고, v-*src*는 세포를 변형시켜 암 세포로 만드는 암 유전자로써 작용하게 된다. 이러한 바이러스들은 proto-oncogene(원암 유전자)을 재조합 과정을 통해 습득하는 과정에서 바이러스 자신에 필수적인 *pol* 혹은 *env* 등의 유전자에 손상을 입어 자손 바이러스를 생성할 수 없는 'defective virus'를 형성하기도 한다. defective virus가 증식을 하기 위해서는 'helper virus'를 필요로 한다. 지금까지 수십 종류의 레트로바이러스 암 유전자가 발견되었는데 그 중에 몇 가지 예를 아래의 표에서 열거하였다. 닭에서 악성 골수암을 일으킬 수 있는 것으로 알려진 MC29 조류 골수세포증 바이러스(avian myelocytomatosis virus)도 게놈 상에 v-*myc* 암 유전자로 명명된 세포성 유전자를 가지고 있는 것이 밝혀졌는데, 이 유전자는 닭에 매우 빠르게 성장하는 종양을 만들어냈다. *src*처럼 *myc*도 세포로부터 retroviral genome에 끼어든 후 약간의 재구성을 거치게 됨으로써 Myc 단백질의 과잉 생산을 유발하고, 정상의 닭 생명에 중요한 역할을 했던 유전자가 강력한 발암 능력을 가지는 암 유전자로 변형이 일어난 것이다. 이와 같이 retrovirus와 관련된 암 유전자 목록은 30개 이상으로 증가했는데 많은 수가 처음 발견된 바이러스의 이름을 따라 명명됐다. 상당수의 암 유전자가 원래 정상 세포의 유전자로부터 유래했다는 것은 다소 의외로 생각된다. 세포가 가지는 자연적인 원암 유전자(proto-oncogene)를 돌연변이를 일으키거나 또는 재구성을 통하여 레트로바이러스가 유용하게 사용할 수 있는 암 유전자(oncogene)로 변형시키는 것이다.

[표 3-1] 레트로바이러스의 암 유전자

바이러스 이름	암 유전자	기능
Rous Sarcoma virus (chicken)	v-*src*	tyrosine protein kinase
Abelson leukemia virus(mouse)	v-*abl*	tyrosine protein kinase
Avian erythroblastosis virus (chicken)	v-*erbA*	hormone receptor
	v-*erbB*	growth factor receptor
Harvey sarcoma virus(rat)	v-H*ras*	G protein
Simian sarcoma virus(monkey)	v-*sis*	growth factor
Moloney murine sarcoma virus (mouse)	v-*mos*	serine protein kinase
MC29 avian myelocytoma virus (chicken)	v-*myc*	transcription factor
Avian sarcoma virus 17(chicken)	v-*jun*	transcription factor
Kirsten sarcoma virus(rat)	v-K*ras*	G protein

(2) 바이러스의 암 유전자는 원암 유전자가 변화된 형태이다

바이러스 암 유전자가 암 형질 전환의 강력한 유도인자인 반면 그 전구체인 원암 유전자는 정상 세포의 정상적인 인자이다. 정상유전자인 원암 유전자가 바이러스 게놈으로 끼어들어가게 됨으로써 암 유전자가 바이러스의 일부로 발현이 된다. 결과적으로 원암 유전자의 정상적인 조절 기전이 없어지게 된다. 그러면 *v-onc*의 유전자 산물과 *c-onc*의 유전자 산물에 기능적 차이가 있음을 예를 들어 설명해 보자. *v-erb*B 암 유전자는 조류 적모구증 바이러스(avian erythroblastosis virus)에서 처음 발견되었다. *v-erb*B 에 대한 proto-oncogene은 EGFR(epidermal growth factor receptor) 세포 표면에 수용체를 코딩하는 유전자에서 유래되었다. 바이러스 암 유전자 v-erbB 단백질 산물은 정상적인 원암 유전자 산물(EGFR)의 아미노 말단과 카복시 말단의 일부가 결실되어 있다. 정상적인 경우는 성장 인자(growth factor)가 아미노 말단에 붙을 때만 세포 분열 신호를 보내지만, 바이러스 암 유전자에 의해 만들어진 erbB 단백질은 성장 인자가 아미노 말단에 결합하지 않아도 지속적으로 세포 분열 신호를 내보낸다. 이와 같이 proto-oncogene은 단백질 발현이나 구조적 변화에 영향을 미치는 요인에 의하여 기능의 변화가 오게 된다.

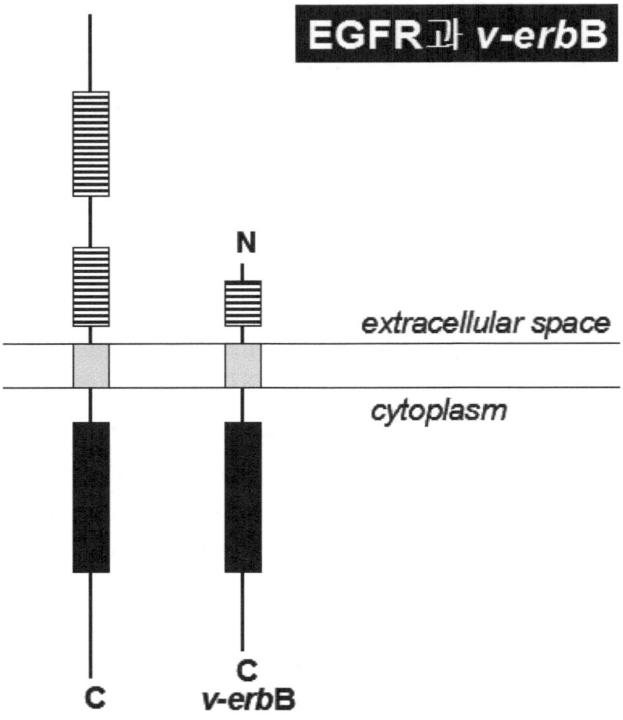

[그림 3-4] EGFR과 v-erbB
아미노 말단과 카복시 말단의 일부가 결실되어 있다.

많은 암 유전자(oncogene)는 원암 유전자(protooncogene)에 비해 여러 위치에 점 돌연변이(point mutation)가 일어나 있다. 이 돌연변이의 일부는 암 유전자 산물의 형질 전환력과 관련이 있다. v-*ras* 유전자는 인간의 방광암 세포로부터 분리되었는데 proto-oncogene과 하나의 염기에서만 차이가 난다. 정상의 proto-oncogene은 12번째 코돈이 GGC로 글리신(glycine)을 코딩하지만 방광암에서 발견된 *ras* 유전자에서는 GTC로 바뀌어 발린(valine)을 코딩한다. 이와 같은 한 아미노산의 변화가 일어나는 곳은 GTP와 GDP가 결합하는 장소로 아미노산의 변화로 말미암아 GTP와 결합한 ras-GTP 복합체가 ras-GDP 복합체보다 양적인 증가가 초래된다. ras-GTP는 세포 분열을 지시하는 신호를 지속적으로 보내 비정상적인 세포 분열을 초래한다. 일부 경우는 LTR에 의하여 원암 유전자의 발현이 10-100배 증가되어 원암 단백질의 발현 양이 증가하여도 세포의 형질 전환이 일어날 수 있다.

(3) 암 유전자를 가지지 않는 RNA 종양 바이러스

급성 형질 전환 바이러스보다 형질 전환을 일으키는 효율이 훨씬 떨어지는 약 발암성 바이러스(weakly oncogenic virus)는 감염된 동물에서 긴 잠복기가 지난 후에야 암을 유발하고, 배양 세포를 형질 전환 시키지도 못한다. 이러한 바이러스의 전형적인 예로 조류 백혈병 바이러스(avian leukosis virus, ALV)가 있는데, 이 바이러스는 닭에서 B세포 림프종(B-cell lymphoma)을 유발한다. 이 바이러스는 배양된 닭 배아 섬유 아세포(embryo fibroblast)에서 분열은 하지만, 유사한 바이러스인 RSV와는 다르게 형질 전환을 일으키지는 못한다. RSV와 ALV가 형질 전환에 차이를 보인다는 사실은 중요한 의미를 갖는다. 이들 두 바이러스는 매우 흡사하여 숙주인 닭의 배아 섬유 아세포에서 유사한 방식으로 분열한다. 그러나 RSV 감염 시에만 세포의 형질 전환이 일어난다. 이것은 RSV는 형질 전환에 관여하는 유전자를 가지는데, ALV는 암 유전자를 바이러스 게놈 내에 포함하지 않는다. 그러면 닭에 림프종을 일으키는 ALV는 암 유전자를 가지지 않는데 어떻게 암을 일으킬 수 있을까? ALV는 역전사 효소에 의해 만들어진 바이러스의 DNA를 세포의 DNA 사이에 삽입한다. 복제된 바이러스 DNA의 양쪽 말단에는 강력한 프로모터와 enhancer 역할을 하는 LTR이 존재한다. ALV DNA의 삽입은 무작위적으로 일어나지만 만약 끼어들어가는 자리 주위에 *c-myc*과 같은 proto-oncogene이 존재한다면 LTR의 영향에 의하여 유전자 발현이 수 10-100배 증가하게 된다. 이런 경우 LTR은 프로모터가 아니라 enhancer로 작용하여 *c-myc*의 전사를 촉진시킨다. 이러한 비정상적인 유전자 발현은 암의 발생을 유도할 수 있다. 다른 예로써 Friend murine leukemia virus(MuLV)는 세포의 p53 종양 억제 유전자 사이에 끼어들어감으로써 삽입 돌연변이(insertional mutagenesis)를 통하여 p53을 불활성화 시킴으로써 암 발생을 유도할 수 있다.

사람의 T 림프종을 일으키는 HTLV-1의 경우는 암 유전자를 포함하고 있지 않으며 바이러스가 삽입한 주위에 의심이 갈 만한 proto-oncogene이 존재하고 있지 않는다. 그러면 어떻게 암을 일으키는 것일까? 분자생물학적인 연구를 통하여 HTLV-1은 *tax*라는 유전자를 가지고 있으며 이 유전자의 산물은 transactivator로 작용해서 멀리 떨어져 있는 여러 가지 유전자들의 발현을 증가시키고 이를 통해서 암을 유도할 수 있다. *tax*라는 유전자는 세포의 중요한 성장 촉진 인자인

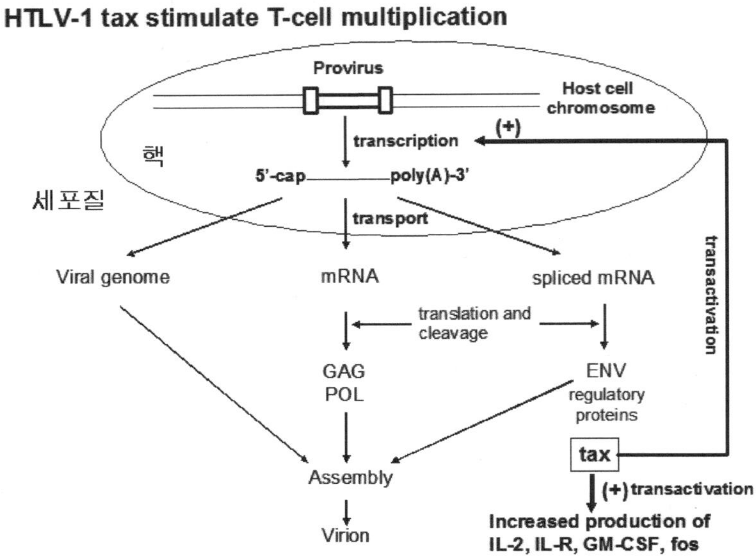

[그림 3-5] HTLV-1의 Tax는 T세포 증식을 자극한다

IL-2(interleukin-2)와 GM-CSF(granulocyte macrophage colony-stimulating factor)의 전사를 활성화한다. 이와 같은 성장 인자들은 바이러스에 감염된 세포로부터 방출되어 몇 종류의 조혈모세포의 증식 촉진에 관여한다.

03 암 유전자

세포 내의 암 유전자(oncogene)는 기능적으로 두 가지 방법으로 생성될 수 있다. 첫째는 종양 바이러스에 의하여 감염된 세포 안으로 암 유전자가 도입이 되는 것이다. 둘째로는 정상 유전자인 원암 유전자(proto-oncogen)가 발암 인자에 의하여 암 유전자로 전환되는 경우이다.

(1) 원암 유전자(proto-oncogene)에서 만들어지는 암 유전자(oncogene)

원암 유전자는 세포의 분열과 성장을 조절하는 필수적인 정상 유전자이다. 원암 유전자에 돌연변이가 생기면 암 유전자로 전환되어 암을 유발할 수 있게 된다. 원암 유전자에 일어나는 돌연변이를 통해서, 전에 없던 능력을 부여받게 되어 새롭게 암을 일으키는 능력을 보유하게 되기 때문에 이런 돌연변이를 '기능 획득(gain-of-function) 돌연변이'라고 부른다. 원암 유전자가 암 유전자로 변환되면 명백히 비정상적인 기능을 하는 단백질을 생산하여 암을 유도한다. 1980년대 초기 와 인버그(Weinberg) 연구팀은 사람의 방광암(bladder cancer)에서 DNA를 분리한 뒤, 생쥐의 세포에 유전자를 도입하는 실험을 하였다. 암 세포의 DNA를 도입한 생쥐의 세포들 중 일부에서는 증식이 일어났고, 증식이 일어난 세포를 다른 생쥐에 도입했을 때 암이 발생하였다. 반면에 인간의 정상 세포로부터 추출한 DNA를 도입한 생쥐의 정상 세포는 암 세포로 전환되지 않았다. 이것을 통해서 정상 DNA에는 없는 유전자가 방광암 세포의 DNA에는 존재하며, 방광암 세포 DNA 가운데는 암을 일으킬 수 있는 유전 정보가 존재한다고 결론을 내릴 수 있었다. 이렇게 해서 찾아낸 것이 *ras* 암 유전자(Ras라는 이름은 'rat sarcoma'에서 유래함)이다. *ras* 암 유전자는 정상 세포의 원암 유전자가 변형된 형태이다. *ras* 원암 유전자는 정상적인 세포 증식 경로를 조절하는 단백질을 생산한다. 일부 RNA 종양 바이러스는 이렇게 변형된 암 유전자를 자신의 유전자에 포함시켜 감염하는 세포 속으로 가지고 들어가는데, 이런 유전자를 바이러스성 암 유전자(viral oncogene, v-*onc*)라고 한다. 바이러스의 감염이 일어나지 않은 세포에서도 세포의 원암 유전자의 돌연변이로 인해 암 유전자로 변할 수 있는데 이를 세포성 암 유전자(cellular oncogene, c-*onc*)라고 부른다. 인간의 세포성 암 유전자의 첫 번째 사례인 *ras* 암 유전자 발견에 이어, 다른 인체 암 조직에서 분리한 DNA를 이용한 형질 전환 실험을 통하여 수십 종의 암 유전자들이 추가로 발견되었다.

[표 3-2] 암 유전자와 인간의 암

암 유전자	암의 종류
abl	만성 골수성 백혈병(CML)
bcl-2	B-세포 림프종
*erb*B-2	유방암, 난소암
c-*myc*	버키트림프종, B-세포 림프종
L-*myc*	폐암
N-*myc*	신경모세포종, 폐암
*ras*H	갑상선암
*ras*K	대장암, 폐암, 췌장암, 갑상선암
*ras*N	급성 골수성 백혈병, 갑상선암

(2) 점 돌연변이(point mutation)는 정상 원암 유전자를 악성 암 유전자로 전환할 수 있다

EJ 방광암종에서 발견한 첫 번째 사람 암 유전자가 Harvey 육종바이러스에서 밝혀진 *ras*H 암 유전자의 세포 동족체(homolog)였다. 사람 폐암에서 활성화된 암 유전자는 Kirsten 육종바이러스 암 유전자인 *ras*K에 해당하는 사람의 유전자로 밝혀졌다. 세 번째 *ras* family 유전자로서 신경모세포종에서 분리된 *ras*N이 있다. 이들 *ras* family의 세 유전자는 육종, 암종, 신경모세포종, 백혈병 그리고 림프종을 포함하여 사람 종양의 약 15%에서 암 유전자로 활성화되어 발견된다. 그렇다면 *ras* 원암 유전자와 *ras* 암 유전자는 무엇이 어떻게 다른가? 두 유전자를 가지고 염기 서열 결정을 하였을 때 두 유전자 모두 다 5,000 염기 길이 정도 되었기 때문에, DNA의 결손이나 재배열에 의한 돌연변이는 아니라는 것을 알 수 있었다. 1982년 EJ 사람 방광암종에서 분리한 *ras*H 암 유전자와 정상인 *ras*H 원암 유전자 사이의 뉴클레오타이드 서열을 비교한 결과가 보고되었는데, 단지 하나의 뉴클레오타이드에서만 차이가 있었다. 정상의 *ras*H 원암 유전자의 경우 GCC GGC GGT 였던 반면에, 암 유전자의 해당 염기 서열은 GCC GTC GGT이다. 즉 하나의 뉴클레오타이드 염기가 G에서 T로 변화되면 원암 유전자가 암 유전자로 변하게 된 것이다. 정상의 *ras* 원암 유전자는 12번 코돈이 GGC로 글리신(glycine)을 코딩하지만 방광암에서 발견한 *ras*H 유전자는 점 돌연변이가 일어나 GTC로 바뀌어 발린(valine)을 코딩한다(이 외에도 ras 유전자는 다른 중요한 위치 즉 13번과 61번 아미노산이 다른 아미노산으로 치환되어도 활성화가 될 수 있다). 이와 같이 Ras 단백질의 한 아미노산의 변화가 일어난 곳은 GTP와 GDP가 결합하는 장소로 아미노산의 변화로 말미암아 GTP와 결합한 Ras-GTP 복합체가 Ras-GDP 복합체보다 양적인 증가가 초래되어 활성화된다. Ras-GTP는 세포 분열을 지시하는 신호를 지속적으로 보내 비정상적인 세포 분열을 촉진한다.

(3) 유전자 증폭은 원암 유전자를 암 유전자로 전환할 수 있다

암 유전자가 만들어지는 두 번째 기작은 유전자의 증폭(gene amplification)이 관여하며, 이에 의해 동일한 유전자의 여러 사본이 형성되고 발현이 누그러질 줄 모르는 높은 수준으로 일어난다. 증폭된 DNA를 가진 염색체 영역은 종종 특이하고 비정상적인 외형을 가지며, 이러한 구조는 종종 광학현미경으로도 관찰 가능하다. 그 하나의 예로 '**이중 미세 염색체**(double minute, DM)'가 있는데, 전형적인 염색체보다 훨씬 작고 종종 구형의 짝을 지은 구조를 나타내며, 이 안에는 유전자 사본 수십 또는 수백 개를 포함한다. 그리고 유전자 사본은 활발히 발현되어 증폭된 유전자가 생산하는 단백질 총량은 유전자가 증폭이 되지 않은 경우보다 훨씬 높은 수준이다. 그렇지만 증폭 유전자 각 사본의 염기 서열을 비교했을 때 둘 다 정상이었다. 따라서 유전자 증폭은 정상적인 단백질을 만들어내지만 만들어지는 단백질의 양은 엄청 큰 차이가 존재하는 것이다. *myc* 유전자 경우 유전자 증폭이 암을 일으키는 대표적인 예에 속하며, 유방암, 난소암, 자궁경부암, 폐암, 식도암 등의 다양한 암에서 *myc* 유전자 증폭이 관찰된다.

(4) 염색체의 전좌로 인해 원암 유전자가 암 유전자로 전환될 수 있다

많은 종양에서 염색체 이상은 불규칙하게 일어난다. 그러나 암에 특이한 염색체 이상이 반복적으로 나타나는 예도 Peter Nowell에 의하여 1960년 처음 보고가 되었다. Nowell은 사람의 만성 골수성 백혈병(CML)에서 비정상적으로 작아진 22번 염색체가 반복해서 나타난다는 것을 관찰하였고 이것이 발견된 도시의 이름을 따서 '**필라델피아 염색체**(Philadelphia chromosome)'라고 하였다. 90% 이상의 만성 골수성 백혈병 환자에서 이와 같은 염색체 이상이 발견되었다. 그러므로 필라델피아 염색체는 이 암의 발생과 밀접하게 연관된 재현성 있는 현상으로 생각되게 되었다. 염색체 이상이 일정한 형태로 나타난다는 것은 그러한 염색체로 유전적인 변화를 겪은 암 세포가 성장이라는 관점에서 선택을 받게 되고 결국 암을 만들게 된다는 것을 의미한다. 종양에서 염색체의 전좌에 의하여 DNA의 재배열이 일어나서 세포의 원암 유전자를 활성화시킨다는 것이다. 염색체의 전좌(translocation)는 염색체의 일부가 다른 염색체로 이동하는 것을 말한다. 예를 들어 필라델피아 염색체는 염색체 22번의 비정상형으로 만성골수성백혈병(chronic myelogenous leukemia, CML)의 90%와 관련되어 있다. 염색체 9번과 22번의 말단 부근에서 DNA 절단이 일어나고 두 염색체 상호간에 교환이 일어남으로써 필라델피아 염색체가 만들어진다. 9번 염색체 말단 부근에 *abl* 유전자가 있고, *bcr* (breakpoint cluster region) 유전자는 22번 염색체의 q arm 부분에 있다. 전좌가 일어나는 동안 9번 염색체의 *abl*과 22번 염색체의 *bcr* 부위에서 절단이 일어나고 두 부분은 교환이 일어나 *abl*은 *bcr* 부위 옆으로 붙게 된다. 전좌의 결과로 서로 다른 2개의 유전자에서 유래한 서열을 지닌 유전자가 함께 접합이 되는 것이다. *bcr/abl* 융합 유전자의 전사는 *bcr* 프로모터에서 시작되어 *abl* 까지 계속되어 *abl* 원암 유전자 단백질의 정상적인 아미노 말단이 결실되고 *bcr*의 아미노 말단 코딩 서열로 교체되어 있는 Bcr/Abl 융합 단백질을 만들게 된다. 이러한 결과로 *abl* 원암 유전자가 활성화되어 있다. 여기서는 유전적 발현의 양적인 차이보다는 Bcr/Abl 단백질의 구조적 변화와 기능의 변화가 일

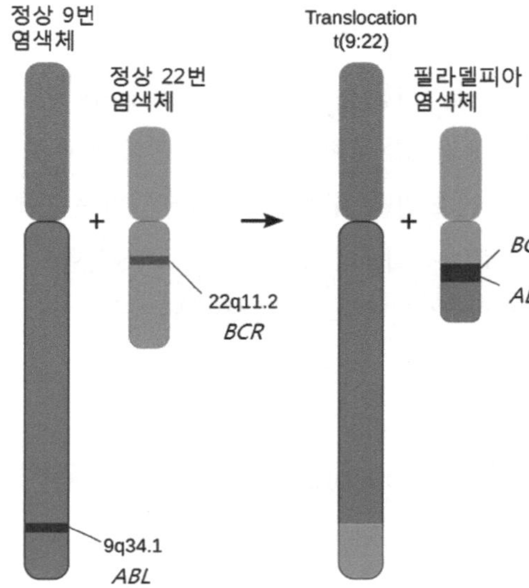

[그림 3-6] 필라델피아 염색체를 초래하는 염색체 전좌

어나서 암 유전자가 활성화되는 것으로 생각된다. 암의 발생에 염색체의 전좌(translocation)가 관여하는 경우는 만성 골수성 백혈병(chronic myelogenous leukemia), **버키트림프종**(Burkitt's lymphoma), 급성 골수성 백혈병(acute myelogenous leukemia) 등에서 볼 수 있다. 버키트림프종에서 발견되는 중요한 유전적 변화는 8번 염색체 말단의 *c-myc* 유전자가 14번 염색체 면역 글로불린 enhancer 위치로 전좌가 일어나 *c-myc* 유전자가 지속적으로 발현이 일어난다. 전좌에 의하여 *abl* 을 활성화 시키는 기전은 버키트림프종의 *c-myc*의 활성화와는 근본적으로 차이가 있다. *abl* 전좌에 의해서는 변화된 융합 단백질이 만들어지지만, *c-myc*의 전좌는 정상적인 유전자 산물의 발현만 증가된 것과 관련 있다.

(5) 삽입 돌연변이가 원암 유전자를 암 유전자로 전환할 수 있다

어떤 바이러스는 자신의 암 유전자를 가지고 다니지는 않으나 숙주 세포의 원암 유전자를 암 유전자로 전환할 수 있다. 레트로바이러스의 양쪽 끝에는 강력한 프로모터 역할을 할 수 있는 LTR을 지니고 있는데, RNA 종양 바이러스가 세포 DNA의 중간에 끼어들어가고 그 근처에 원암 유전자가 있다면 원암 유전자의 과발현이 일어나 암의 발생에 기여할 수 있게 된다.

04 암 유전자가 생산한 단백질

지금까지 100개 이상의 암 유전자가 발견되었고, 이들이 생산하는 단백질이 growth factor receptor(성장 인자수용체), protein kinase(단백질 키네이스), transcription factor(전사 인자) 등 다양한 범주의 단백질을 암호화한다. 이러한 다양성에도 불구하고 이들은 모두 세포 증식과 생존에 관련된 세포 내 신호 전달 기작에 관련되어 있다는 공통점이 있다. 이런 경로에 관여하는 단백질을 비정상형으로 생산하거나 또는 과량으로 생산함으로써, 정상 단백질과는 달리 세포 신호 회로를 계속해서 활성화하며 외부의 성장 자극 신호가 없더라도 활성화하기 때문에 계속해서 세포를 증식시킨다.

(1) 암 유전자(oncogene)는 대개 세포 증식 촉진 신호와 관련이 있다

보통 세포는 적절한 성장 인자가 자극해야 자라고 분열하며, 성장 인자는 표적 세포에서 수십 개의 분자가 관련된 신호 경로를 활성화함으로써 증식이 이루어진다. 이런 신호 경로에 참여하는 단백질의 유전 정보를 암호화하는 암 유전자들은 정상적인 단백질이 아니라 변형된 단백질을 생산하거나, 또는 정상 단백질이라도 증가한 양을 만들도록 촉진한다. 이 두 사건의 결과로 세포 증식이 적절히 조절되는 것이 아니라 비정상적으로 그리고 제멋대로 일어남으로써 암이 발생하게 된다. 대부분의 세포에서는 여러 네트워크가 복잡하게 얽혀있는 신호 전달 경로의 조절을 통해 세포 증식이 조절되는데, 이러한 복잡성에도 불구하고 몇 가지 공통점을 가지고 있다. 일반적으로 세포표면 밖에 위치한 수용체에 성장 인자가 결합하게 되면 수용체의 활성화를 유도한다. 그러면 활성화된 수용체는 핵을 포함한 세포의 다양한 구획에 정보를 전달하는 일련의 분자들을 연쇄 반응을 통하여 자극한다. 핵에 도달한 신호 전달 분자 중 일부는 세포 증식을 자극하거나 세포 생존을 촉진하는 유전자 발현의 변화를 일으킨다. 이런 신호 전달 경로 가운데 대표적인 예는 Ras-MAPK 경로가 있는데 세포 분열을 유발하는 다양한 성장 인자나 세포외 자극에 의해 활성화될 수 있다.

(2) 어떤 암 유전자는 성장 인자를 생산한다

Ras-MAPK 경로의 첫 단계는 성장 인자가 표적 세포에 결합하는 것을 포함한다. 성장 인자를 결여한 배지에서 세포를 배양하면 세포 주기 진행이 G1기에서 멈추고 휴지기로 들어간다. 여기에 성장 인자를 첨가하면 세포 주기가 다시 시작될 수 있다. 암 유전자의 생리적 활성을 가진 세포 단백질이 성장 인자와 첫 번째 연결이 된 것은, 1983년 *sis* 암 유전자가 혈소판 유도 성장 인자(platelet-derived growth factor, PDGF)라는 것이 밝혀짐으로써 이루어졌다. 혈소판 유도 성장 인자는 결합 조직 세포의 증식을 촉진하는 혈소판이 생산한 단백질이다. 성장 인자 가운데 다른 종류로 상피 세포 성장 인자(epidermal growth factor, EGF)가 있는데 이것은 정상 조직에 널리 분포되어 있고, 주로 상피 기원의 다양한 세포 종류에 작용한다. 성장 인자의 정상 기능은 배아 발달, 조직 재생, 상처 회복 같은 과정에 필수적인 세포 증식을 자극하는 것이다. 예로 혈소판이 조직 상처 부위에 축적되고 PDGF를 방출하는바, 이는 상처 치료 및 회복에 중요하다. 혈청에는 성장 인자들, 특히 PDGF가 들어 있으며, EGF나 인슐린 유사 성장 인자(insulin-like growth factor)를 비롯한 다른 성장 인자들이 PDGF와 힘을 합쳐 세포 성장을 유도할 수 있다. 표적 세포 집단의 증식은 보통 다른 세포가 생산하는 성장 인자에 의존적이다. 이를 생산하는 세포는 조직의 성장 필요 여부를 잘 판단하여 적절한 성장 인자를 생산한다. 만약 세포 스스로가 자신의 세포 증식에 필요한 성장 인자를 생산할 수 있다면 어떨까? 이런 상황에서는 세포는 증식하여 더 많은 세포를 만들고 그러면 같은 세포의 증식을 계속 자극하는 성장 인자가 더 많이 생산될 것이다. 이와 같은 경우에 해당하는 암 유전자가 v-*sis*가 있는데, 이것은 원숭이에서 육종을 유발하는 원숭이 육종바이러스(simian sarcoma virus)의 유전자이다. v-*sis*는 돌연변이형의 PDGF를 만드는데, 원숭이 세포가 이 바이러스에 감염되면 바이러스가 가지고 있는 v-*sis*에 의해 돌연변이형 PDGF가 만들어지고 이것은 세포의 증식을 지속적으로 자극하게 된다. 결과적으로 v-*sis* 암 유전자가 생산하는 PDGF는 세포를 지속적으로 끊임없이 증식하게 하여 형질 전환을 일으킬 수 있게 된다.

(3) 어떤 암 유전자는 수용체 단백질을 만든다

Ras-MAPK 경로의 다음 단계는 성장 인자로부터 세포 내부로 신호를 전달하는 기능을 하는 세포막 수용체(receptor)가 관여한다. 성장 인자 수용체는 대체로 세포막 관통 단백질인데, 수용체의 한 쪽 끝은 세포 밖으로 노출되어 있고 다른 한 쪽 끝은 세포질에 있다. 세포 밖에는 성장 인자와 결합하는 도메인을 가지고 있으며, 세포질 쪽 말단은 대개 단백질 키네이스(protein kinase)로서 작용하여 신호를 내부로 전달하게 된다. 단백질 인산화가 세포 내 중요한 조절 기전이라는 것을 생각한다면, 많은 암 유전자가 단백질 키네이스를 코딩한다는 것이 전혀 놀라운 일이 아닐 것이다. 단백질 키네이스는 단백질을 인산화시키는 효소로서, Ras-MAPK 경로에 관련된 수용체는, 표적 단백질의 티로신(tyrosine)을 인산화시키기 때문에 '수용체 티로신 kinase'라고 부른다. 성장 인자로 작용하는 리간드가 세포 밖 수용체 부위에 결합하면, 세포질 안쪽으로 뻗은 수용체 티로신 키네이스 부위의 활성화가 일어난다. EGF의 경우 리간드가 수용체에 결합하면 EGF 수용체(EGFR)는 이량체(dimer)를 이루고 자신의 수용체 말단을 인산화 한다. 이러한 과정을 일컬어 '자가 인산화(autophosphorylation)'라고 한다. 몇몇 암 유전자의 경우 수용체 티로신 키네이스를 만드는 유전 정보를 가지는데, 성장 인자가 없어도 늘 활성 상태에 있는 돌연변이 수용체를 생산한다. 한 예로 조류적혈구모세포성 백혈병 바이러스(avian erythroblastic leukemia virus)에서 발견된 v-*erb*B 암 유전자를 들 수 있다. v-*erb*B에 대한 원암 유전자는 EGFR인데, EGFR의 경우 아미노 말단에 EGF와 결합하는 부위가 있지만 v-*erb*B가 만드는 수용체는 EGF가 결합하는 부위가 결손되어 있어서 EGF와 결합이 이루어지지 않아도 지속적으로 세포 분열 신호를 보낼 수 있다. 이 경우 성장 인자가 없어도 티로신 키네이스 활성을 통하여 영구적으로 Ras-MAPK 경로를 자극하고 과도한 세포 증식을 유발할 수 있다.

분자생물학 역사로 볼 때 라우스 육종바이러스(sarcoma virus, RSV)의 *src*는 티로신 키네이스 암 유전자를 처음 발견하게 된 계기가 되었던 유전자이다. *src* 유전자 산물은 재조합 DNA 기술을 종양바이러스학에 적용하기 이전인 1977년(Erikson)에 처음 발견되었다. *src* 유전자 염기 서열 분석을 마치지 못했지만, 에릭스(Erikson)은 초기 *src*를 발견하게 된 유전학적 방법을 이용하여 면역학적으로

Src 단백질을 검출하였다. 자세히 말하자면, RSV에 의해 유발된 종양을 가진 토끼 혈청은 RSV에 의해 형질 전환된 닭이나 포유류 세포 60 kDa 단백질과 반응한다는 것을 알게 되었다. 또한 이 60 kDa 단백질은 형질 전환력이 결여된 RSV 돌연변이체로 감염된 닭 세포에서는 발견되지 않았다. RSV에 의해 형질 전환된 세포에서 특이하게 이 단백질이 검출된다는 것은 이 단백질이 *src* 유전자 산물이라는 것을 의미한다. 이것은 RSV RNA와 *in vitro* translation과 나중에 *src* 유전자의 클로닝과 염기 서열 결정에 의해 확인이 되었다. *src* 유전자 산물은 단백질 키네이스 활성을 가지고 있다는 것이 처음으로 확인된 것이며 또한 티로신 잔기를 인산화시키는 것으로 밝혀진 첫 번째 단백질 키네이스이다. Src 단백질은 막 통과 도메인을 갖지 않기 때문에 막통과 단백질은 아니며(비수용체 키네이스) 원형질막의 세포질 쪽에 결합되어 있다.

(4) 어떤 암 유전자는 세포막의 G 단백질을 생산한다

성장 인자가 그것의 수용체에 결합하여 이를 활성화시키면, 이어서 여러 가지 다른 신호 경로가 가동되게 된다. Ras-MAPK의 경우, 자가 인산화를 통하여 인산화된 티로신 잔기들은 신호 연계 단백질의 결합 부위로 작용한다. 접합 단백질은 세포막 내부 표면에 연결된 G 단백질로 신호를 전달한다. G 단백질은 여러 가지 자극에 반응하여 표적 효소 활성을 조절하는 생리적 스위치 기능을 한다. G 단백질(Ras 단백질은 G 단백질의 일종이다)이라고 이름이 붙은 이유는 2개의 작은 뉴클레오타이드인 GTP와 GDP가 그 활성을 조절하기 때문이다. G 단백질은 분자 스위치로 작용하며 이것이 GTP에 결합하는지, 또는 GDP에 결합하는지에 따라서 각각 '켜짐' 또는 '꺼짐' 상태가 된다. Ras 단백질이 활성화되기 위해서는 반드시 GDP를 방출하고 GTP와 결합해야 한다. 이를 위해서는 GEF(guanine nucleotide exchange factor)라는 다른 단백질의 도움을 필요로 한다. 인간 세포에는 밀접하게 연관된 세 가지 Ras 원암 유전자 family(H-ras, K-ras, N-ras)가 있는데, 이들 각각은 점 돌연변이를 통해서 암 유전자가 된다. Ras 암 단백질은 하나의 잘못된 아미노산이 끼어들어가 있어서 GTP를 GDP로 분해하는 대신 GTP가 결합한 채 존재하기 때문에 영구적으로 활성인 상태를 유지한다. 즉, Ras 단백질이 지속적으로 Ras-MAPK 경로를 향해 세포 증식을 자극하는 신호를 보낸다.

(5) 어떤 암 유전자는 전사 인자를 생산한다

세포 밖에서 성장 인자의 자극으로 시작된 신호는 결국 DNA의 유전자 발현을 변화시키는 전사 인자(transcription factor)의 변화를 유도한다. 진핵 세포의 전사는 전사 인자와 유전자보다 위쪽 부위에 위치하는 조절 염기 서열에 의해 조절된다. 전사 인자는 확산이 가능한 인자이므로 '*trans*-acting factor'라고 부르며, 이에 비해 유전자 전사를 조절하는 조절서열은 '*cis*-acting factor'라고 부른다. 전사 인자의 활성화는 세포 증식과 생존을 조절하는 신호 전달 경로의 공통된 성질이다. 전사 인자를 생산하는 다양한 종류의 암 유전자가 있는데, 이들 가운데는 *myc*, *fos*, *jun*, *myb*, *ets*, *erb*A 등이 대표적이다. 이들은 DNA에 결합할 수 있는 도메인을 가지며 전사 활성화 도메인도 포함한다. 다른 종류의 전사 인자를 지정하는 다양한 암 유전자들이 인체의 암 연구를 통하여 보고되고 있다. Ras-MAPK 경로의 경우, 활성화된 MAP kinase는 핵 안으로 들어가 Jun과 Ets 단백질 계열의 단백질을 포함하는 몇 가지 서로 다른 전사 인자들을 인산화 시킨다. 이들 활성화된 전사 인자는 Myc, Fos, Jun 등의 또 다른 전사 인자들을 만들어내는 초기 유전자들의 전사를 자극하고, 이들은 다시 일련의 후기 유전자들의 전사를 활성화한다. 이들 후기 유전자 중의 하나는 E2F 전사 인자를 만드는 유전 정보를 담고 있는데, E2F는 세포 주기의 S기로 진입하는데 필요한 유전자의 전사를 활성화한다.

myc 유전자 family(c-*myc*, N-*myc*, L-*myc*)는 프로바이러스 삽입 돌연변이, 염색체 전위 또는 DNA 증폭 등에 의하여 여러 종류의 종양에서 활성화되어 있는 암 유전자이다. 이 유전자군(gene family)의 활성화가 자연적으로 발생하는 암에서 자주 발견된다는 사실이 핵 내에 위치하는 Myc 단백질 기능 연구를 촉진하였다. Myc의 카복시 말단 부위에는 류신 지퍼(leucine zipper) 단백질과 helix-loop-helix(HLH) 단백질 등 두 종류 전사 인자의 DNA 결합 도메인과 관련된 서열을 모두 가지고 있다. 류신 지퍼와 같이 HLH 모티프도 단백질의 이량체 형성 도메인으로 많은 전사 인자에서 발견이 된다. Myc과 HLH 단백질과의 관계가 알려지면서 Myc이 DNA의 특이서열 DNA에 결

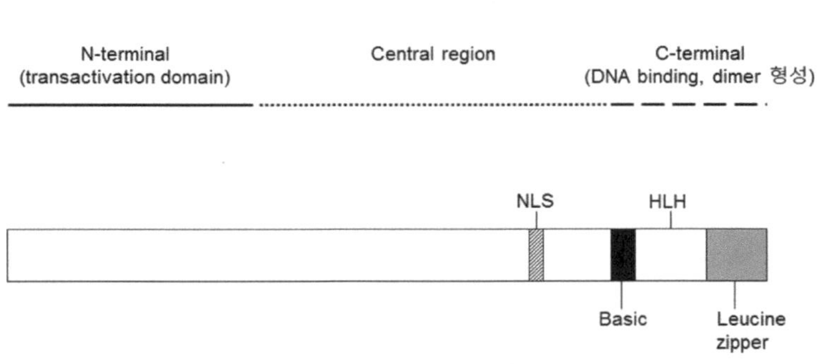

[그림 3-7] Myc 단백질의 기능 도메인

Myc 단백질의 C-말단 부위는 염기성 아미노산 부위(Basic 으로 표시), helix-loop-helix(HLH) motif, leucine zipper로 구성된 DNA 결합 도메인을 가지고 있다. NLS는 nuclear localization signal을 의미한다. N-말단부위는 전사 활성화(ransactivation) 도메인을 포함한다.

합한다는 것을 우선 증명하게 되었다. Myc 단백질은 이량체 형성이 잘 일어나지 않는 것으로 보아, 정상적인 생리적 조건하에서는 동형 이량체를 형성하지 않는 것으로 생각된다. 따라서 Myc이 HLH-leucine zipper 단백질이라는 사실은 Myc이 정상적으로 또 다른 단백질과 이종 이량체를 형성한다는 것을 의미한다. Myc과 이량체를 형성하는 짝 단백질은 'Max'라고 하는 단백질인데 Myc과 유사하게 염기성 도메인과 HLH 도메인, leucine zipper 도메인을 가진다. 'Myc-Max 이종 단백질 이량체는 CACGTG의 표적 서열에 높은 친화력으로 결합한다. Myc 단백질의 아미노 말단은 전사 활성화 도메인(transactivation domain)을 가지고 있어서 Myc-Max 결합 부위를 가진 유전자 발현을 촉진시킨다. Max와 이량체를 형성하는 또 다른 단백질도 밝혀졌는데 Max와 경쟁적으로 결합함으로써 Myc의 기능을 방해할 뿐 아니라 Mad-Max dimer는 전사를 억제한다.

[참고문헌]

- Adams, JM, et al. (1985). “The *c-myc* oncogene driven by immunoglobulin enhancers induces lymphoid malignancy in transgenic mice.” Nature 318:533-538.
- Baltimore, D. (1970). “RNA-dependent DNA polymerase in virions of RNA tumor viruses.” Nature 226:1209-1211.
- Bishop, JM. (1981). “Enemies within: the genesis of retrovirus oncogenes.” Cell 23:5.
- Bishop, JM. (1983). “Cellular oncogenes and retroviruses.” Annu. Rev. Biochem. 52:301.
- Bister, K, et al. (1977). “Defectiveness of avian myelocytomatosis virus MC29: isolation of long-term nonproducer cultures and analysis of virus-specific polypeptide synthesis.” Virology 82:431-48.
- Bracken, AP, et al. (2004). “E2F target genes: unraveling the biology.” Trends in biochemical sciences 29:409-17.
- Coffin, J, Hughes, S, and Varmus, H. (1997). editors. “Retroviruses.” Cold Spring Harbor Laboratory Press.
- Dalla-Favera, R, et al. (1982). “Human *c-myc* onc gene is located on the region of chromosome 8 that is translocated in Burkitt lymphoma cells.” PNAS 79:7824-7.
- De Klein, A, et al. (1982). “A cellular oncogene is translocated to the Philadelphia chromosome in chronic myelocytic leukemia.” Nature 300:765.
- Der, CJ, et al. (1982). “Transforming genes of human bladder and lung carcinoma cell lines are homologous to the ras genes of Harvey and Kirsten sarcoma viruses.” PNAS 79:3637-40.
- Downward, J, et al. (1990). “Identification of a nucleotide exchange-promoting activity for p21ras.” PNAS 87:5998-6002.
- Erikson, RL, et al. (1977). “Identification of a transformation-specific antigen induced by an avian sarcoma virus.” Nature 269:346-348.
- Erikson, RL, et al. (1978). “Protein kinase activity associated with the avian sarcoma virus src gene product.” Proc. Natl. Acad. Sci. USA 75:2021-2024.
- Hayward, WS, et al. (1981). “Activation of a cellular onc gene by promoter insertion in ALV-induced lymphoid leukosis.” Nature 290:475-80.
- Huebner, RJ and Todaro, GJ. (1969). “Oncogenes of RNA tumor viruses as determinants of cancer.” PNAS 64:1087-94.
- Land, H, et al. (1983). Cellular oncogenes and multistep carcinogenesis.“ Science 222:771-778.
- Maki, Y, et al. (1987). “Avian sarcoma virus 17 carries the jun oncogene.” PNAS 84:2848-52.
- Malumbers, M and Barbacid, M. (2003). “RAS oncogene: the first 30 years.” Nature Reviews. Cancer 3:459-65.
- Massague, J. (2004). “G1 cell-cycle control and cancer.” Nature 432:298-307.
- Martin, GS. (1970). “Rous Sarcoma Virus: a function required for the maintenance of the transformed state.” Nature 227:1021-1023.
- Martin, GS. (2004). “The road to Src.” Oncogene 23:7910-17.
- Neel, BJ, Hayward, WS, et al., (1981). “Avian leukosis virus-induced tumors have common proviral integration sites and synthesize discrete new RNAs: oncogenesis by promoter insertion.” Cell 23:323-334.

- Parada, LF, et al. (1982). "Human EJ bladder carcinoma oncogene is homologue of Harvey sarcoma virus ras gene." Nature 297:474-8.
- Pimental, E. (1986). "Oncogenes." CRC Press.
- Pulciani, S, et al. (1982). "Oncogenes in solid human tumors." Nature 300:539.
- Reddy, EP, et al. (1982). "A point mutation is responsible for the acquisition of transforming properties by the T24 human bladder carcinoma oncogene." Nature 300:149-152.
- Rous, P. (1911). "A sarcoma of the fowl transmissible by an agent separable from the tumor cells." J. Exp. Med. 13:397-399.
- Santi, L and Zardi, L. (1985). "Theories and models in cellular transformation." Academic Press.
- Santos, E, et al. (1983). "Spontaneous activation of a human proto-oncogene." PNAS 80:5253.
- Schwab, M, et al. (1984). "Enhanced expression of the human gene N-*myc* consequent to amplification of DNA may contribute to malignant progression of neuroblastoma." PNAS 81:4940-4.
- Sherr, CJ. (2004). "Principles of tumor suppression." Cell 116:235-46.
- Shih, C, et al. (1981). "Transforming genes of carcinomas and neuroblastomas introduced into mouse fibroblasts." Nature 290:261-4.
- Stehelin, D, Varmus, HE, Bishop, JM, and Vogt, PK. (1976). DNA related to the transforming gene(s) of avian sarcoma viruses is present in normal avian DNA. Nature 260:170-173.
- Tabin, C, et al. (1982). "Mechanism of activation of a human oncogene." Nature 300:762.
- Temin, HM and Mizutani, S. (1970). RNA-dependent DNA polymerase in virions of Rous sarcoma virus." Nature 226:1211-1213.
- Vande Woude, GF, et al. (1984). "Oncogenes and viral genes." Cold Spring Harbor Laboratory Press.
- Varmus, HE, et al. (1981). "Retrovirus as mutagens: Insertion and excision of a nontransforming provirus alter expression of resident transforming provirus." Cell 25:23.
- Vogt, PK. (2012). "Retroviral oncogenes: A historical primer." Nat. Rev. Cancer 12:639-648.
- 백문기·홍경민. (2000). "암 유전자." 월드사이언스.
- 오상진. (2005). "인체노화." 탐구당
- 오상진. (2006). "알기쉬운 바이러스." 탐구당.
- 오상진. (2015). "노화의 생물학." 탐구당.
- 전인상 등. (2009). "암의 분자생물학." 한미의학.

04/

불멸화와 형질 전환

정상 세포가 암 세포로 변하는 것은 보통 여러 단계에 걸쳐서 일어난다. 그리고 각 단계마다 종양으로 변하게 하는 특성을 하나씩 추가한다. 암화(oncogenesis)가 일어나기 위해 필요한 유전적 변화는 세포의 여러 가지 기본적 특성을 변화시켜 세포가 정상적인 성장 과정을 겪지 않고 결국에는 세포가 무분별하게 분열하는 암이 되도록 한다. 암 세포는 빠르게 분열하는 정상 세포와 어느 정도 유사한 점이 있지만 보통 세포들이 일반적으로 가지지 않는 '**불멸화**(immortality, 죽지 않고 무한히 분열하는 성질)'를 일으킨다.

방광암 세포에서 얻은 DNA를 3T3 세포에 형질 주입(transfection)하면 백만 개 세포 중 한 개의 비율로 다른 세포들과 구별이 되는 표현형을 나타내는 세포가 출현했다. 이렇게 변화된 세포를 현미경으로 관찰해 보면, 주변에 존재하는 정상의 세포보다 더 둥글고, 세포 사이의 결합력과 배양 접시와의 결합력이 떨어져 있어서 현미경으로 쉽게 구분이 되는 '덩어리(transformed cell focus)'를 형성하는 것을 관찰할 수 있다. 이러한 세포는 정상 세포가 휴지기로 들어가는 시기에도 계속적으로 자라는데 이것을 '**세포 형질 전환**(cell transformation)'이라고 부른다. 이러한 세포들은 세포 성장의 세포 밀도에 대한 의존성(density-dependent control of cell growth)에서 차이를 나타낸다. 즉 혈청 성장 인자를 일정하게 유지하면서 정상 세포를 배양하면, 세포의 밀도가 일정한 수준까지 분열하다가 세포가 서로 인접하면 분열을 멈추게 된다. 이를 다시 계대하여 세포 밀도를 낮추어 배양하면 세포가 다시 분열한다. 이에 비해 형질 전환된 세포는 더 높은 세포 밀도에서도 계속 분열한다. 형질 전환에 의해 변화된 세포는 모양이 변하고, 성장 인자가 없거나 적은 환경에서도 성장할 수 있다. 그들은 자신에게 필요한 성장 인자를 스스로 생산하기도 한다. 정상의 상피 세포는 배양 접시의 표면과 같은 고체의 기질에 붙어야만 성장하게 된다. 반면 많은 형질 전환된 세포는 표면에 붙지 않고도 자랄 수 있어 부유(suspension) 상태로 성장하는 것이 가능하다.

[표 4-1] *in vitro*에서 형질 전환된 세포의 특징

1. disordered pattern of growth
2. loss of contact inhibition of growth
3. reduced requirement of serum in the medium
4. loss of anchorage dependency and growth in semisolid medium
5. alterations in the cytoskeletal components
6. acquisition of an indefinite life span (immortality)

01 세포 분열의 유한성

(1) 정상 세포 분열의 유한성

정상 조직은 정상 세포에게 제한된 증식 횟수만 허락함으로써 암이 발달하지 못하게 방어벽을 친다. 따라서 세포 분열의 유한성은 세포가 암 세포로 발전할 때 반드시 뛰어 넘어야 할 과제이다. 정상적인 인간의 세포는 배양 중에 정해진 횟수(50~100회)의 분열을 마치면 그 이후에는 비복제 상태인 '세포 노화(cellular senescence)' 또는 'M1' 단계로 들어간다.

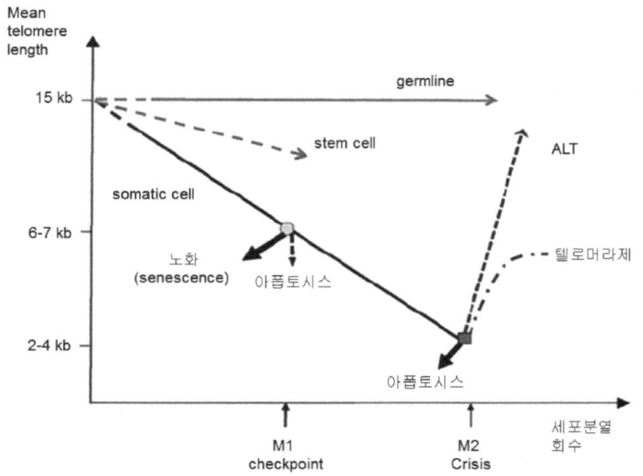

[그림 4-1] 텔로미어 길이와 세포 분열 횟수
정상의 세포는 텔로미어 길이가 짧아지면 노화 단계로 들어간다. 그런데 일부 세포는 이러한 조절을 받지 않고 계속 분열을 함으로써 텔로미어는 더욱 짧아지게 된다. 이에 따라 유전체 불안정성은 극도에 달하고 세포는 위기 상황으로 인식되어 세포 사멸을 초래하게 된다.

이 상태의 특징은 활발한 DNA 복제를 수행할 수 없다는 점이다. 그러나 이 단계에서도 세포들은 상당한 기간 동안 대사를 수행하면서 살아남을 수 있다. 즉 분열은 못하지만 조건에 따라서 오랜 기간 동안 생존은 가능하다. 이 단계에서 SV40 large T 항원(Simian Virus 40 large T-Ag)을 발현시키면 복제 수명을 상당히 연장할 수 있다. 그러나 이러한 배양 상태도 영구적으로 분열을 이끌지 못하고 궁극적으로 분열이 멈추게 된다. 이렇게 증식이 감소하는 단계를 'crisis(위기)' 또는 'M2' 단계로 지칭한다. 이러한 단계에서는 대부분의 염색체에서 텔로미어가 충분히 짧아져 세포 사멸을 겪게 된다. 그러나 이러한 기간에도 10,000,000개 세포 당 1개(10^{-7})의 세포에서 텔로머레이스의 재활성화가 일어나게 되어 무한정 분열할 수 있는 불멸화 세포(immortalized cell)가 형성될 수 있다. 불멸성(immortality)은 발암성(tumorigenicity)과는 차이가 있다. 즉 무한정 분열하는 세포가 되었지만 아직은 암 세포의 특성을 갖추진 않았다.

(2) 단일의 유전자 변이는 정상 세포를 형질 전환 시키지 못한다

인간으로부터 발생한 암을 대상으로 암을 연구하는 것은 매우 복잡한 요인들을 포함하고 있다. 따라서 좀 더 정확하게 이해하기 위해서는 실험실에서 세포 배양 실험을 통하여 도움을 받을 수 있다. 좀 더 자세히 말하면 돌연변이가 일어난 유전자를 정상 세포에 형질 주입하고 이들 세포의 변화를 관찰함으로써 암 세포의 표현형을 얻어내는 방법이다. 이러한 실험을 통하여 닭이나 포유동물의 세포에 종양 바이러스를 감염시켜 다양한 암 유전자(oncogene)를 발현하고 세포를 관찰하는 방법이다. 성공적인 세포 형질 전환은 배양 접시 안에서 형질 전환된 세포가 'focus(포커스)'를 형성하는 것으로 확인할 수 있다. 또한 부착-비의존적 성장(anchorage-independent growth)을 하고 적절한 실험 동물에서 종양을 형성하는 능력을 측정함으로써 유전적으로 변형된 세포의 암화(cell transformation)를 확인하게 된다. 이러한 실험을 통하여 보면 포유동물 세포의 형질 전환이 비교적 단순한 법칙에 의해 유도되는 것으로 보였다. 예를 들어 NIH3T3(3T3는 3-day transfer, 즉 3일 간격으로 세포를 떼어 다른 plate로 옮김, 3 x 10^5 plating density에서 유래한 이름이다)라는 정상적인 세포에 방광암에서 유래한 활성화된 H-*ras* 암 유전자를 형질 주입(transfection) 방법을 이용하여 넣어주면 이 세포는 형질 전환된 특징을 보이고 적절한 실험 동물에서 종양을 발생시킨다. 이와 같은 *ras*-transformed NIH3T3를 보면 '하나의 변형된 암 유전자인 H-*ras*만으로도 종양화가 일어나는 것이 가능하지 않을까?' 하는 질문이 생기게 된다. 그러나 어떠한 종류의 유전자이든 간에 하나의 유전적 변이만으로는 결코 정상 세포를 암 세포로 변형하지 못한다. 문제는 처음 시작 point에 있는데 이 실험에 사용한 NIH3T3 세포주가 완전한 정상은 아니고 이미 세포 배양 체계에 적응한, 무한으로 증식이 가능한 '세포주(cell line)' 상태라는 사실이다. 이러한 사실은 NIH3T3 세포주가 유전적 돌연변이 또는 후성유전학적 변화를 이미 포함하고 있어서 지속적인 성장이 가능한 불멸화(immortalization) 상태에 있음을 의미한다. 이러한 사실을 깨닫고 1980년대 초반의 연구자들은 진정한 정상 세포를 사용함으로써 *ras* 암 유전자에 의한 세포 형질 전환 실험을 진행하게 되었다. 이러한 실험에는 쥐(rat), 생쥐(mouse), 햄스터(hamster)의 배아 세포(embryonic cell)들을 이용하였고 이들 세포는 '일차 세포(primary cell)'라고 부르는데 이들은 영구적으로 분열하는 NIH3T3와 달리 일정한 횟수의 세포 분열 후 사멸한다. 일차 세포를 사용한 실험 결과는 NIH3T3를 사용한 실험과 결과가 다르게 나왔는데 즉, 정상적으로 세포에 활성화된 *ras* 유전자가 들어가 발현이 됨에도 불구하고 세포는 형질 전환된 표현형을 나타내지 못하였다. 이러한 결과는 불멸화된(immortalized) 세포만이 *ras* 단일 유전자가 형질 전환을 일으킬 수 있음을 보여 주는 것이다. 불멸화된 세포는 부착-의존성(anchorage-dependent), 접촉에 의한 억제(contact-inhibition) 등과 같은 정상 세포가 나타내는 표현형을 아직 지니고 있다 하더라도 완전히 정상 상태라고는 할 수 없다. 즉 불멸화 세포는 정상 세포도 아니며, 형질 전환 세포도 아닌 그 중간적인 상태이다. 실제로 NIH3T3 세포주에서 *ras* 단일 유전자가 유도한 형질 전환은 이미 NIH3T3에 내재하는 돌연변이가 존재하기 때문에 가능한 것이었다. 이것은 불멸화 과정에서 일어난 유전적 변이가 실제 암의 발생에도 연관될 수 있음을 나타내는 것이다. 즉 불멸화 유발에 p53과 pRb와 같은 단백질에서 이상이 발생할 수 있는데 이러한 변화는 많은 인체 조직에서 일어나는 현상이다.

(3) 형질 전환에는 적어도 2개 이상의 유전적 변이를 필요로 한다

정상 세포가 *ras*-induced transformation에 저항성을 나타낸다는 사실은 '또 다른 암 유전자의 경우는 어떠한가?'라는 흥미로운 질문을 유발했다. 1980년대 DNA 종양 바이러스에 대한 연구를 진행하면서 DNA 종양 바이러스 안에는 여러 개의 암 유전자를 가지고 다닌다는 것이 발견됐다. 예를 들어 폴리오마바이러스의 경우 middle T(MT) 항원과 large T(LT) 항원, 두 종류의 암 유전자를 지니고 있다. 1982년 이들 두 개의 암 유전자가 상호 작용함으로써 설치류 세포에서 세포 형질 전환을 유도한다는 것이 밝혀졌다. large T 항원(LT)의 경우 세포를 배양 조건에 잘 적응하도록 도와 세포의 불멸화(immortalization)에 기여하였고, middle T 항원은 *ras* 암 유전자 발현에 의한 표현형 변화(anchorage-independent growth, contact inhibition 억제)와 유사한 변화를 초래하였다. DNA 종양 바이러스에 의한 세포 형질 전환 과정은 곧바로 세포 내 암 유전자의 변이에 있어서도 유사하게 작용할 것이라는 가능성이 제시되었다. 실제로 인간 아골수성 백혈병 세포에서 N-*ras*와 *myc*의 활성화가 동시에 나타나는 것이 발견되었다. 이러한 결과는 백혈병 세포에서 두 개의 세포성 암 유전자의 변이가 세포 형질 전환을 유도할 수 있을 것이란 추정이 가능케 하였다. 이러한 가정은 곧 실험으로 진행되었다. 일차 세포인 Rat embryo fibroblast(REF) 세포에 H-*ras*와 *myc*을 동시에 넣으면 세포는 형질 전환된 특징을 나타내었으며 이 세포를 쥐에 투여하였을 때 쥐에서 암을 유발하였다. 그러나 단지 하나씩의 유전자만 주입할 경우는 형질 전환된 특징을 나타내지 못했다. 여기서 *ras*와 *myc* 유전자는 서로 상보적으로 작용하여 세포 형질 전환을 일으키도록 기능하는 것으로 알려졌는데, *ras*는 anchorage-dependent growth, contact inhibition 제거 등에 영향을 미치고, *myc*은 성장 인자에 대한 의존성을 낮추고 불멸화의 유도에 영향을 미쳤다. 이 두 유전자는 서로 상호 보완적으로 역할을 함으로써 형질 전환된 표현형을 이끌어냈다. 이와 유사한 결과가 아데노바이러스의 E1A 암 유전자와 *ras*를 함께 발현해도 나타나는 것으로 밝혀졌다. 이 경우도 결국 두 개의 유전자가 협력하여 형질 전환된 표현형을 이끌어낸다. 이후에 많은 암 유전자들을 이용한 실험들이 진행되었는데, 암 유전자들의 협동에 의해서 *in vitro*에서 형질 전환을, *in vivo*에서 종양화를 유도할 수 있음이 밝혀졌다. 예를 들어 폴리오마바이러스의 LT 또는 SV40의 LT는 돌연변이형의 p53과 협동하여 형질 전환된 세포 특성을 이끌어낼 수 있는 것으로 밝혀졌다.

(4) 인간 세포는 불멸화와 형질 전환에 대해 마우스 세포보다 저항성을 가진다

설치류 세포(rodent cell)는 쉽게 불멸화(immortalization)가 일어나는 경향이 있어 *in vitro*에서 몇 번의 계대 배양만으로도 쉽게 불멸화가 일어난 세포를 얻을 수 있는데, 그러한 실제적 예가 앞서 언급한 NIH3T3의 경우이다. 이에 비해 인간의 세포는 쉽게 불멸화가 일어나지 않는다. 계대 배양을 지속하여 일정 횟수가 지나면 인간 세포는 곧 성장을 멈추고 노화가 일어나 자발적으로 불멸화가 유발되는 경우가 생기지 않는다. 실험적으로도 이러한 종(species) 간의 차이가 존재한다. 설치류의 일차 세포(primary cell)는 *ras*와 *myc* 같은 암 유전자 한 쌍으로도 형질 전환을 유발할 수 있으나, 인간의 경우는 이러한 한 쌍의 암 유전자들을 넣는다고 형질 전환이 일어나지 않는다. 실제로 이러한 유전자들을 넣을 경우 인간에서는 불멸화보다는 노화(senescence)가 유발된다.

설치류는 세포 배양시 불멸화가 나타나면 여기에다 *ras* 하나의 변이를 추가함으로써 형질 전환을 유발할 수 있다. 인간과 설치류는 텔로미어의 길이나 생물학적 특징에 있어서 매우 다른 특징을 나타내는데, 이러한 사실은 왜 인간 세포는 불멸화가 어려우며, 또 암 유전자들을 넣어준 경우에도 쥐의 경우와 다르게 결과가 나오는 것에 대해 해답을 제공하는 듯하다. 실험실에서 사용하는 쥐의 경우, 텔로미어가 상당히 길고 상당 수준의 텔로머레이스 효소 활성이 나타나지만, 인간의 경우는 쥐에 비하면 텔로미어가 상당히 짧고 텔로머레이스 활성도 매우 낮다는 차이점이 있다. 그러므로 인간의 경우는 hTERT(telomerase reverse transcriptase)를 추가로 넣어줌으로써 불멸화를 용이하게 만들 수 있다. 실제로 hTERT를 SV40 large T 항원(LT)과 같이 넣어주면 인간 세포의 불멸화가 가능해진다. 이와 유사하게 인유두종바이러스(human paillomavirus, HPV)의 E6, E7 단백질을 발현시킴으로써 p53과 pRb를 불활성화 시켜도 불멸화가 가능하다. 일단 불멸화가 일어난 세포에는 활성화된 *ras*를 추가로 넣어줌으로써 형질 전환된 세포의 특징을 얻을 수 있다. 형태적으로 형질 전환이 일어난 세포도 면역 결핍의 쥐(nude, SCID 마우스)에서 종양을 형성하는 능력이 결핍돼 불완전하다고 볼 수 있는데, 이 경우 추가적인 변이를 필요로 한다. 이러한 요구에 상응하는 것이 SV40 small T 항원(ST)이다. ST는 단백질 탈인산화 효소(protein phosphatase)라는 세포 내에서 흔히 존재하는 단백질의 기능을 저해한다.

종합해보면 정상적인 인간의 세포가 면역 결핍의 쥐에서 종양을 형성할 수 있을 정도로 형질 전환되기 위해서는 실험적으로 5개의 서로 다른 세포 내 조절 회로에 있어서 이상을 초래해야 한다. 이러한 변화에는 Ras에 의한 유사 분열(mitogenic) 관련 신호 체계, pRb에 의한 세포 주기 조절 신호 체계, p53에 의해 수행되는 세포 위험 경고 신호 체계, hTERT에 의해 조절되는 텔로미어 유지 및 조절체계, 단백질 탈인산화 효소 PP2A에 의한 신호 전달체계 등을 포함한다. 이러한 실험은 인간이 왜 형질 전환에 높은 저항성을 나타내는지를 잘 보여주는 것이다. 그렇다면 '이러한 변화가 세포 배양뿐 아니라 실제 조직 내에서도 발생할까?' 하는 의문이 생기게 된다. 확실한 것은 Ras 및 hTERT의 활성화, pRb 및 p53의 불활성화 등은 실제로 조직에서도 나타나는 현상이라는 것이다. '인간과 쥐의 경우에 큰 차이는 과연 어디에서 기인하는가?' 쥐의 경우 일생 동안 10^{11}번의 세포 분열을 하지만 인간의 경우는 10^{16}번 세포 분열과정을 거친다. 세포 분열을 할 때는 많은 위험에 노출이 되기 때문에 인간 세포의 경우 쥐 세포보다는 세포 분열의 이상에 대하여 더 잘 짜진 방어 체계를 갖도록 진화했을 것으로 생각된다.

(5) 노화(senescence) 현상은 암 발생을 억제한다

노화가 일어난 배양에서는 산화된 구아닌(oxidized guanine)이 정상적인 젊은 세포에 비해 4배 정도 많이 생성된다. 이는 노화 과정에 의해 점차 기능이 떨어지는 미토콘드리아에 의해 내부의 활성산소가 흘러나오고 축적이 되어 생기는 것이다. 이러한 기능적 손상은 노화를 유도할 수 있다.

흥미롭게도, 두 종류의 중요한 CDK 억제제($p16^{INK4A}$와 $p21^{Cip1}$)의 발현이 *in vitro* 배양이 진행되어 감에 따라 증가하는 것을 관찰할 수 있다. 또한, 노화를 벗어난 인간 피부 상피 세포(keratinocyte)의 경우, $p16^{INK4A}$의 두 copy가 상실된 것을 볼 수 있다. $p16^{INK4A}$가 일정수준 이상으로 증가하면 이 단백질은 cyclin D-CDK 4/6에 의한 pRb의 인산화를 막아 더 이상 세포 증식이 일어나지 못하도록 한다. $p21^{Cip1}$ 역시 세포 주기 진행을 억제한다. 이는 앞에서 논의한대로 더 다양한 phase에서 억제제로 작용하여 대부분의 CDK를 억제하고 세포 주기의 진행을 막는다.

$p16^{INK4A}$를 인위적으로 과발현시킬 경우, 세포는 마치 복제 노화와 유사한 현상을 나타낸다. 이러한 결과와 또 유사한 실험의 결과들은 *in vitro* 배양 중인 세포가 CDK 억제제의 발현에 반응하여 노화를 유발한다는 것을 보여준다. *in vitro* 세포 배양에서 노화가 유발되는 초기에 CDK를 과발현시키면 세포는 노화를 극복할 수 있는데, 이는 CDK가 $p16^{INK4A}$와 결합하여 억제되기 때문으로 이를 통하여 $p16^{INK4A}$에 의한 세포 증식의 억제와 노화를 막기 때문이다.

$p21^{Cip1}$의 발현 역시 노화가 진행되면서 증가한다. 이러한 노화 세포에서 $p21^{Cip1}$의 발현 증가는 종양 억제 유전자인 p53의 활성화를 통한 단백질 수준의 발현 증가에 기인한다. 마우스 배아 섬유아세포(MEF) 같은 일부 세포에서, 노화된 상태에서의 p53은 정상 수준의 10배 정도 증가되어 있다. 증가된 p53은 $p21^{Cip1}$을 이용하여 세포의 증식을 억제한다. 실제로 $p16^{INK4A}$처럼, $p21^{Cip1}$의 과발현 역시 노화와 유사한 세포 표현형을 유발한다.

실제 조직에서도 *in vitro* 배양에서 겪게 되는 여러 가지 스트레스들을 전암(preneoplastic) 세포 또는 종양(cancerous) 세포들이 겪을 것이다. 실제로 *in vitro* 배양시 노화를 회피하기 위해 반드시 불활성화되어야 하는 p53과 pRb가 실제 암 조직 대부분에서도 억제되어 있음을 알 수 있다. 결과적으로 암 조직에서 얻어진 암 세포의 경우 이미 p53과 pRb가 불활성화되어 있는 상태이기 때문에 여러 스트레스들에 대하여 저항성을 가지고 노화를 회피할 수 있는 것이다.

이러한 점은 실제 실험에서도 확인 할 수 있다. 초기 배양된 인간 섬유 아세포나 상피 세포에 SV40 large T 항원(LT)을 발현시키면, 세포 배양에 의해 나타나는 노화를 피할 수 있다. LT는 p53과 pRb와 결합하여 이들 종양 억제 단백질의 기능을 억제하여 노화를 막는다.

연구자들은 세포 배양 조건을 좀 더 생체 내 조직과 유사하게 만들어 세포의 수명을 연장하고 노화를 지연시키거나 완전히 억제했다. 그러면 실제 조직에서도 노화 현상이 일어나는가? 이러한 문제를 해결할 때 가장 문제가 되는 것은 노화가 일어난 세포를 확인할 생화학적 지표가 확실치 않다는 점과 조직 내 대부분의 세포는 세포 주기를 돌지 않는 G0 상태(휴지기)에 있다는 것이다. 현재 노화된 세포를 찾아내는데 가장 많이 쓰는 방법은 노화연관-베타-갈락토시데이스(SA-β-galactosidase) 활성을 측정하는 것이다. 노화는 생리적 현상으로 단순한 배양 과정에서 나타나는 인위적인 현상이 아니다. 단순한 세포의 계대 배양뿐만 아니라 다른 세포-생리적 스트레스에 의해서도 유발되고 이러한 노화는 앞서 언급한 복제 노화와 매우 유사하기 때문이다. 이와 같은 노화를 유발할 수 있는 자극으로는 고산소증(hyperoxidation), DNA 손상(DNA damage), 특정 암 유전자에 의한 비정상적 신호 전달 등이 있다. 예를 들어 Ras의 지나친 활성화는 특정 세포형태에서 노화를 유발한다.

노화가 실제 생체 내에서 발생하는 현상이라는 결정적 증거는 암을 연구하고 이해하는데 매우 중요하다. 만약 세포의 노화가 생체내 조직에서 발생하는 세포 생리적 작용이라면, 이는 종양의 자생적 발생을 억제하는데 매우 중요한 방어 체계가 될 것이다.

02 노화(senescence) 과정과 세포의 불멸화

(1) 세포 노화

'세포 노화(cellular senescence)' 또는 '복제 노화(replicative senescence)'는 약 50여 년쯤 전에 헤이플릭(1961년)에 의하여 주장되었으며 세포 수준(cell level)에서의 노화 모델로서 제안되었다. 헤이플릭은 유산된 태아의 기관으로부터 조직을 떼어내어 배양액이 든 배양 용기에서 배양했으며 며칠 후 배양 용기 속에 있던 조직들로부터 섬유 아세포(fibroblast)들이 빠져나와 배양 용기의 바닥에 붙어서 자라기 시작했다. 섬유 아세포는 방추체 모양을 하고 있으며 기관에서 세포와 세포 사이를 채워주는 콜라겐(collagen)이나 피브로넥틴(fibronectin)과 같은 기질(matrix)을 생산하는 세포이다. 헤이플릭은 이들 세포들을 길게는 11개월 동안 지속해서 배양했는데, 모두 예외 없이 일정 기간 기하급수적인 증식을 하다가 서서히 증식 속도가 느려지며 어느 시점에 도달해서는 더 이상 증식을 못하는 상태에 도달하게 되는 현상을 발견했다. 헤이플릭은 정상 세포가 성장 과정에서 일정한 횟수로 분열한 후에는 더 이상 분열을 하지 않는 한정된 증식 능력(replicative life span, 복제수명)을 가진다는 사실을 발견했으며, 분열 능력의 상실과 함께 모양과 물리적 성상도 같이 변화가 일어남을 확인하였

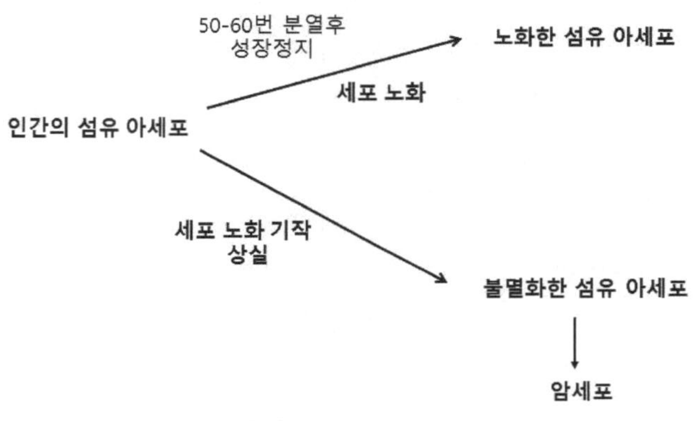

[그림 4-2] 정상적인 인간의 섬유 아세포는 50-60번의 분열 후 더 이상 분열하지 않는 세포 노화에 도달한다

다. 이와 같이 세포가 유한한 분열 수명을 다하여 더 이상 DNA를 복제하지 못하고 비가역적으로 세포 분열 정지가 일어난 세포 노화 상태를 '**복제 노화**(Hayflick, 1965년)' 또 그 후에는 '**cellular aging**(세포 노화)'이라고 불렀다. G1기에 성장 정지(growth arrest)가 일어난 노화 세포는 휴지기 세포(quiescent cell)와는 달리 성장 인자(growth factor)로 자극을 줘도 다시 세포 주기로 재진입(cell cycle re-entry)하지 않는다. 사람의 배아(embryo)에서 분리한 섬유 아세포는 세포 배양에서 대개 50-60번 가량(최대 100번까지)의 세포 분열을 한 후 성장을 정지한다. 성장 정지 후에는 세포의 대사(metabolism)는 유지가 되지만 DNA 합성은 일어나지 못하는 상태로 오랜 동안(경우에 따라 수 개월에서 수 년까지) 안정적으로 생존이 가능하다.

(2) 불멸화

정상 세포 각각은 언제 성장하고 분열하며 다른 세포들과 어떤 방식으로 뭉쳐서 조직과 장기를 만들어야 하는가에 대한 분명하고도 고유한 규칙을 가지고 있다. 그러므로 각각의 세포는 완전히 독립적인 생명체의 속성을 상당 부분 지니고 있다. 하지만 때때로 세포가 개체의 유익을 무시하고 자기만의 조직과 장기를 만들려고 할 때가 있는데 이 때 암은 발생하게 된다. 종양을 형성하는 세포들은 모두 한 전구 세포(progenitor cell)의 자손들로서 이 전구 세포는 다른 세포들과 달리 나름의 성장 프로그램을 시작하며 증식을 거듭하게 된다. 즉 암을 구성하기 위하여 수백만의 세포들을 새롭게 모집한 것이 아니라, 단 하나의 세포가 분열하여 똑같은 모습의 세포들, 즉 클론(clone)들을 찍어낸 것과 동일하다. 이들은 주위의 조직이나 생명체에는 무관심하고, 오직 '성장-복제-확장'을 거듭한다. 이와 같은 암 세포의 무한한 증식 능력을 '**불멸화**(immortalization)'라고 부른다. 세포의 불멸화(cellular immortality)는 '배양에서 세포가 무한하게 복제할 수 있는 능력'으로 정의된다. 이것은 주로 생체 밖에서 계대 배양되는 세포를 묘사할 때 사용되는 용어로 복제 능력을 유지함으로써 배양 상태에서 무제한적 수명을 가질 수 있다. 이와 같이 불멸화한 세포와 반대로 정상적인 포유동물의 세포는 *in vitro* 그리고 *in vivo*(생체 내)에서 '세포 노화(cellular senescence) 현상'으로 표현되는 한정된 복제 능력을 가지고 있다. 일차 세포(primary cell)라고 불리는 배양되는 한정된 수명을 가지는 세포의 수명에 영향을 미치는 몇 가지 알려진 인자들이 있다. 첫째로, 배양이 유래한 동물의 종(species)은 그것이 *in vitro*에서 증식할 수 있는 시간의 짧고 길음을 결정할 수 있다. 예를 들어서 정상적인 인간 배아 섬유 아세포(human embryonic fibroblast, HEF)의 경우 노화가 유도되기 전까지 50-60번 정도의 분열이 가능하다. 그 후에 세포는 죽거나 일정 시간 대사는 일어날 수 있으나 더 이상의 분열은 불가능하다. 이와 비교해서 배양 중인 설치류 일차 세포

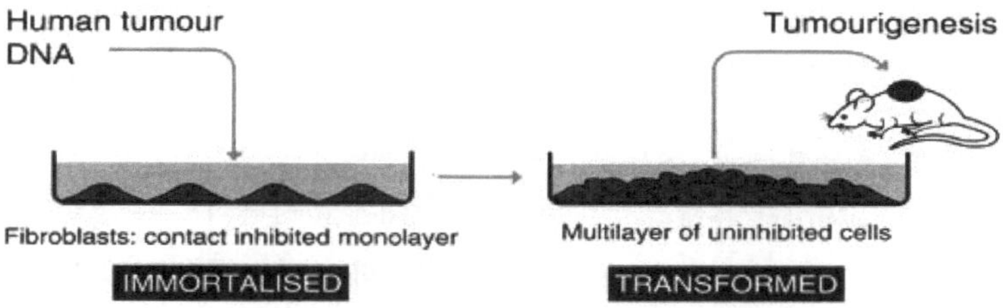

[그림 4-3] 불멸화와 형질 전환. from Hesketh(2013)

(primary embryonic murine cell)는 20-30번 정도만 분열이 가능하며 그 후에는 노화로 들어간다. 이것은 갈라파고스 거북으로부터 유래한 세포가 90번 또는 그 이상 분열한 후에 노화 상태로 들어가는 것과 비교가 된다. 이러한 데이터들은 배양 중에 세포가 분열하는 분열 횟수는 그 세포를 얻은 생물종의 최대 수명과 직접적으로 비례하고 있음을 시사하는 것이다. 일반적으로 이야기할 때 쥐는 최대로 4-5년, 인간은 100년 정도, 갈라파고스 거북은 175년 이상을 생존 가능하다고 본다. 둘째로, 배양 중인 일차 세포의 증식 잠재력은 그 세포를 제공한 개체의 나이와 반비례한다. 그렇기 때문에 인간의 배아 섬유 아세포(embryonic fibroblast)는 노인으로부터 유래한 섬유 아세포(fibroblast)보다도 더 큰 복제 잠재력을 나타낼 것이다. 이와 같은 경향은 섬유 아세포뿐만 아니고 다양한 상이한 조직 및 세포형태에서도 공통적으로 나타나는 현상이라 볼 수 있다. 배양 중인 세포의 이러한 특성은 생체 내에서 세포 노화의 모델로서 일차 세포의 배양이 광범위하게 이용되도록 공헌했다.

배양 중인 정상 세포의 특성과 상반되는 불멸화된 특성은 정상적인 조절이 이루어지지 않는 상태를 의미한다. 그러나 이것이 불멸화된 세포가 환경으로부터 오는 신호에 반응하는 능력이 없어졌다든지 이웃한 세포로부터 신호를 받지 못한다는 의미는 아니다. 많은 불멸화된 세포는 배양 단계에서 연속적으로 계대하는 동안 일정한 세포 밀도에 도달하면 접촉에 의해 성장이 저해되는 능력(contact inhibition)을 보유하고 있다. 그래서 이러한 불멸화 세포주는 soft agar와 같은 반고체 기질에서 종종 자랄 수 없으며 또는 동종이식 마우스(syngenic mouse)에 주사했을 때 종양을 형성하지 못한다. 또한 이들은 생체외에서 감소된 혈청 농도에 의해 성장에 필요한 필수 요소가 공급될 때까지 성장이 느려지거나 성장을 멈출 수도 있다. 이러한 특성은 종종 '형질 전환된 표현형'(transformed phenotype)으로부터 '불멸화된 표현형'(immortalized phenotype)을 구분하는데 이용되기도 한다. 형질 전환된 세포는 일반적으로 배양 상태에서 접촉 저해(contact inhibition)의 상실, 혈청이 감소된 배지에서 성장하는 능력, soft agar에서 자랄 수 있는 능력, 누드마우스 또는 동종이식 마우스에 주입되었을 때 종양을 형성하는 능력 등을 포함한 몇 가지 기준에 의하여 정의된다. 형질 전환된 세포는 세포 배양에서 불멸화된 세포주로 확립될 수 있다. 그러므로 형질 전환된 세포는 무한정으로 분열하고 불멸화될 수 있는 능력을 가지지만, 모든 불멸화 세포(immortal cells)가 형질 전환된 것이라고 할 수 없다. 일차 세포가 배양 중인 상태에서 자연적으로 불멸화하는 빈도 또한 종(species)에 의존하는 것으로 보인다. 인간과 조류 세포에서는 자연적으로 불멸화하는 경우는 극히 드문 반면, 설치류 세포에서는 배양 중에 매우 효과적으로 불멸화가 일어날 수 있다.

정상적인 일차 세포가 계대 배양으로 성장할 때, 초기에는 사멸되는 세포보다 분열이 더 많이 일어나 매우 효과적으로 성장한다. 이러한 추세는 분열이 진행되면서 점차로 감소하게 되고, 일정 시간이 경과하면 궁극적으로 분열하는 세포보다 죽는 세포나 노화 세포가 더 많은 상태를 초래하게 된다. 이 시기에 배양은 'crisis'에 들어갔다고 이야기한다. 정상적인 인간 세포 및 조류의 세포 배양에서는 **바이러스 유전자가 코딩하는 암 유전자 산물**의 도움이 없이는 이 시점을 넘어서 진행하는 것은 불가능한 것처럼 보인다. 여기서 바이러스 암 유전자 산물의 대표적 예로 SV40 large T antigen, HPV(type 16/18)의 E6나 E7, 엡스타인-바 바이러스의 EBNA-1 및 LMP 유전자 산물을 들 수 있다. 세포가 DNA 손상을 주는 인자(방사선이나 화학 물질 등)에 노출되었을 때 불멸화의 빈도는 더 증가하게 된다. 반면 인간의 종양으로부터 유래한 세포는 배양 중에 처음으로 확립될 때

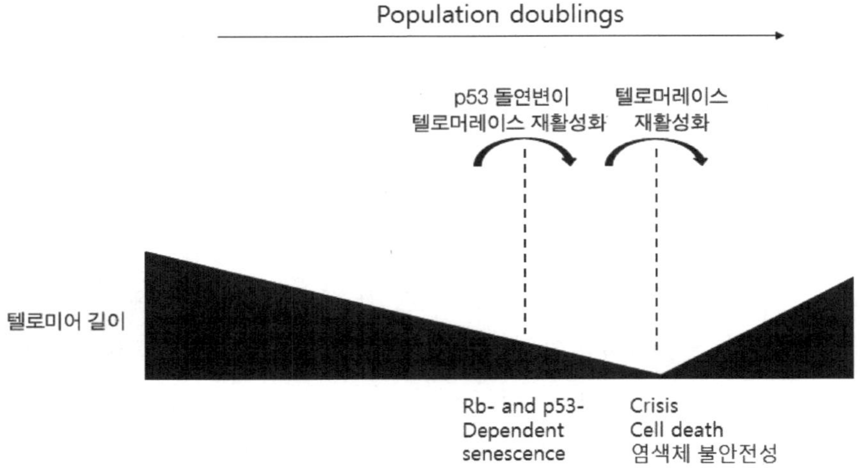

[그림 4-4] 텔로미어(telomere)는 선형인 염색체의 말단을 덮고 있는 반복 염기 서열 분절로서 염색체 안정성 유지에 핵심적인 역할을 한다

사람의 세포 대부분은 세포가 분열할 때마다 텔로미어가 조금씩 짧아지게 되고, 이러한 경과가 장기간 진행되어 텔로미어가 사라지면 유전적 불안전성이 유도되어서 세포는 사멸되게 된다. 이러한 과정을 텔로미어의 'crisis (위기)'라고 부른다. 그러나 드물게 일어나지만 소수의 세포는 이러한 crisis 과정에서 살아남아 무한한 증식을 하는 경우를 볼 수 있다. 이러한 경우는 천만 개 중의 하나 정도의 세포에서 발생한다.

crisis 시기를 극복하고 불멸화된 세포주를 형성할 수 있는 능력을 가진다는 점은 정상 세포와는 다른 점이다.

여러 연구를 통하여 세포의 불멸화를 이루기 위해서는 반복되는 세포 분열 과정 가운데 축적된 돌연변이에 의하거나, 어떤 환경에서는 바이러스 암 유전자의 발현과 그것의 유지에 의해서도 불멸화가 일어날 수 있음이 알려졌다. 세포 융합 실험을 통해서도 비슷한 결론에 도달하게 되었는데, 즉 불멸화가 일어나기 위해서는 유전자 돌연변이가 필요하다는 것이며, 이 과정에서 돌연변이의 표적(target)이 되는 유전자는 세포 증식의 음성적 조절자(negative regulator) 역할을 하는 유전자들이 주로 대상이 된다는 사실이 공통적으로 드러나게 되었다. 만약에 공통적인 인자들이 종에 관계없이 불멸화에 기여하고 있다면 인간과 조류의 세포에서는 불멸화가 드물게 발생하는데 비하여 설치류에서는 불멸화가 쉽게 일어나는 이유는 무엇일까? 그 이유는 아마도 불멸화를 이루기 위해 더 적은 수의 유전자 변이를 요구하기 때문인 것으로 추측된다. 예를 들어 성장을 억제하는 유전자들, 또는 성장을 촉진하는 유전자들의 변이를 가지고 있는 세포들은 노화로부터 이탈하여 crisis 단계를 넘어서 진행할 수 있게 된다. 이 세포는 무제한의 수명을 가진 세포로 crisis 단계 이후에 세포들을 채울 수 있게 된다. 반면에 인간의 세포가 불멸화하기 위해 더 많은 유전자 변이를 요구하게 된다면 노화 단계로 들어가기 전에 변이된 유전자 수를 채우기가 어렵게 되고, 따라서 불멸화는 잘 일어나지 않게 되는 것이다. 이러한 내용의 설명에 대한 몇 가지 증거들이 실제로 존재한다. 첫째로, 노화(senescence)라는 것이 종양 발생을 억제하는 자연적 도구라는 사실이다. 세이거(Sager)가 언급했듯이 노화는 세포의 기하급수적인 증식을 막기 위하여 탄생된 기작이며 암을 억제하기 위한 생체의 자연적인 수단이라는 것이다. 불멸화 과정에서 세포는 일차 세포에 가해지는 일시적인 성장 제약(growth constraints)을 덜어주는 방식으로 유전적으로 변형을 이루게 된다. 그러므로 세포를 불멸화로 이끄는 유전적 변형은 세포로 하여금 더 쉽게 형질 전환 또는 종양 형성을 일으키게 하는데 도움이 된다는 예측을 할 수 있다. 마우스와 인간의 수명은 3년과 80년으로 크게 차이가 있다. 그러나 그들의 생애 말기에 암 발생이 늘어난다는 점에 있어서는 동일하다. 이것은 형질 전환된 세포에서 발생하는 돌연변이 사건의 수가 마우스에서보다 인간에서 평균적으로 더 커야함을 시사한다. 인간의 정상 세포를 배양하면서 불멸화가 일어난 변이체를 분리해내는 일은 매우 드문 현상이지만, 인간의 종양으로부터 crisis 기간 후에 불멸화 세포주를 확립하는 일은 가능한 사건이다.

*in vitro*의 불멸화 연구를 통하여 돌연변이 p53, *myc*, SV40 large T antigen, 또는 아데노바이러스 E1A 등과 같은 불멸화 유전자(immortalizing genes)를 배양 세포에 주입(transfection) 시켰을 때 설

치류의 일차 세포를 직접 불멸화시키는 것이 가능했다. 그러나 이와 같은 유전자들의 주입이 인간의 일차 세포는 직접적으로 불멸화를 일으키지 못한다. 사실, SV40 large T antigen, HPV(type 16/18) E6와 E7 유전자 산물이 배양 중인 인간의 세포를 불멸화를 일으킬 수는 있지만 그 빈도는 극도로 낮은 확률로서만 일어날 수 있다. 예를 Shay와 Wright(1989)는 SV40의 early region을 발현하는 IMR-90(인간의 섬유 아세포)이 불멸화가 일어날 확률을 3×10^{-7}으로 보고하였다. 비슷한 불멸화 빈도가 SV40를 감염시킨 human MRC-5 fibroblast에서 보고가 되었다(Huschtscha and Holliday, 1983). 정상의 인간 유선 상피 세포에 HPV(type 16/18) E6 또는 E7을 주입(transfection) 했을 때 1×10^{-5}의 불멸화 빈도를 나타냈다. 인간의 세포는 배양중에 자연적으로 불멸화가 일어나는 경우는 거의 없으며, 바이러스 암 유전자 발현을 통하여 불멸화를 시도할 때도 바이러스 암 유전자 발현만으로는 불충분하고 다른 유전자 변이가 함께 요구된다. 이러한 바이러스 암 유전자 산물이 하는 주요 기능 중에 하나는 세포 분열 동안 다른 돌연변이가 축적되도록 만들기 위해 그들을 발현하는 세포의 pre-crisis 수명을 연장시킴으로써 노화 전에 불멸화가 일어날 수 있도록 돕는 것이다. Shay와 Wright(1989)는 인간 세포 노화 조절을 설명하는 2단계의 모델을 제시했는데, 'M1'이라 불리는 첫 번째 단계(mortality stage)가 노화를 초래한다. SV40 large T 항원처럼 pre-senescent cell의 수명을 연장시킬 수 있는 인자들은 M1 기작을 극복할 수 있다고 말한다. Crisis는 독립적인 'M2'라는 단계에 의해 초래되며, 이는 불멸의 변이를 일으킬 수 있는 M2를 불활성화 하기는 희박하다. M1 기작이 극복된 이후 불멸화가 가능하기 때문에 마우스 세포의 경우 M2 기작을 결여할 가능성도 존재한다. 불멸화를 시키기 위해 여러 유전자들이 주입(transfection)에 사용되었는데, 마우스 세포에서 SV40 LT, 돌연변이 p53, *mdm-2* 등의 유전자들이 불멸화에 기여하였다.

마우스 세포에서 3T3 스케줄에 따라 계대 배양할 때 자연적인 불멸화가 일어나고 이때 p53 돌연변이가 일반적으로 일어나는 사건에 해당한다. 연구 결과들을 종합하면 불멸화 과정 동안에 야생형 p53을 보유하는 것에 저항하는 강력한 선택압(selection pressure)이 작용하고 있음을 추측할 수 있다. 몇 가지 *in vivo* 관찰은 p53이 불멸화 과정에서 중요한 역할을 하고 있음을 암시하고 있는데, p53의 두 copy 유전자를 모두 상실하도록 조작한 transgenic mice를 만들었을 때 마우스가 살아있고 정상적으로 발생이 일어나지만 태어난 지 6개월이 되기도 전에 여러 가지 종양이 자연적으로 만들어지는 것이 확인되었다(Donehower, 1992). 이 마우스로부터 얻은 일차 배아 섬유 아세포(primary embryonic fibroblasts)를 계대 배양 했을 때 불멸화로 들어가기 전에 crisis 단계로 진입하지 않았다. 그러므로 마우스 섬유 아세포에서 p53의 상실은 불멸화를 이루기에 충분한 조건이었다고 보여진다. 만약 추가적인 돌연변이가 필요했다면 crisis가 일어나면서 추가 돌연변이가 일어난 세포가 선별되는 과정이 있어야 했을 것이다. Harvey(1993)은 14-day BALB/c embryo에서 얻은 설치류 섬유 아세포(murine fibroblast)를 3T3 schedule에 따라 배양하면서 11개의 불멸화가 일어난 세포주(cell line)를 분리했는데 이들 중 10개에서 p53의 변이가 일어난 것을 확인하였다. 마우스에서 뿐 아니라 닭과 인간의 섬유 아세포에서도 불멸화 과정 동안 p53 발현에 있어서의 변화(p53 발현이 완전히 없어지거나 돌연변이 p53의 발현이 나타나거나)가 수반되었다.

(3) 형질 전환

각각의 세포를 클론화하고 세포 특성을 변형된 돌연변이를 골라내기 위해 연구자들은 50번 이상 doubling 할 수 있는 기간 동안 세포 배양을 계속한다. 몇몇 종양에서 유래한 세포의 경우 그와 같은 긴 기간 동안 세포 배양하는 것이 가능하다. 또한 일차 세포 중 극히 일부 세포가 자발적으로 암 유전자의 돌연변이가 발생하여 변형된 세포가 나타난다. 이러한 세포를 '**형질 전환**(transformed)'되었다고 말하는데 무한대로 자랄 수 있고 기본적인 세포의 특성에서 변화를 포함한다. 형질 전환된 세포의 경우는 세포의 모양이 변하고, 세포외 기질에 부착하지 않고도 자랄 수 있으며 성장 인자가 적거나 없는 상태에서도 자랄 수 있는 특징을 가진다. 설치류의 경우 일차 세포는 쉽게 형질 전환이 일어나서 세포주를 형성할 수 있다. 설치류 세포가 몇 세대 동안 배양되고 나면 세포 배양은 노화가 일어난다. 노화 동안 대부분의 세포는 성장을 멈추는데, 그 중 일부의 세포에서 돌연변이가 발생하여 빠르게 분열하는 형질 전환 세포들이 저절로 생겨나고 점점 자라나 과성장(overgrowth)이 일어난다. 이러한 형질 전환 변이체에서 유래한 세포주는 필요한 영양분만 공급이 될 수 있다면 무한대로 증식할 수 있다. 설치류 세포와는 다르게 인간의 정상 세포는 자발적으로 형질 전환이 일어나 세포주가 되는 경우는 흔하지 않다. HeLa 세포주는 처음으로 확립된 인간의 세포주인데, 1952년 자궁암으로부터 처음 만들어졌다. 다른 인간 세포주도 암으로부터 유래하기도 하고, 암 유전자 발현에 의한 형질 전환을 통하여 만들어지기도 한다. 어디로부터 유래했는가에 관계없이 이러한 세포의 염색체 수는 일반적인 정상 세포의 염색체보다 많고 세포가 연속적으로 분열하기 때문에 염색체 수가 변하게 된다. 이와 같이 비정상적인 염색체 수를 가진 세포를 '**이수성**(aneuploid)'이라고 부른다.

03 텔로머레이스와 불멸화

(1) 세포 복제와 텔로미어

암 세포는 한 번 배양 조건에 적응하면 종종 불멸화되는데 이는 불멸화되는 것이 암 세포가 되는데 중요한 요소 중 하나일 수 있다는 점을 시사한다. 즉 암 세포는 종양을 형성하기 위해 불멸화가 일어나야 한다.

그럼 왜 정상 세포는 불멸화가 일어나지 않는가? 아마도 암화를 막으려는 기전으로 정상 세포는 한정된 분열 능력만을 부여받았을 것이다. 예를 들어 어떤 세포가 암 유전자를 얻거나 종양 억제 유전자를 상실한 경우, 정상적인 세포 주기의 조절을 받지 않고 세포 수는 기하급수적으로 증가할 것이다. 그러나 만약 세포의 복제 능력이 제한되어 있으면 이 세포는 계속적인 분열로 인해 자신의 복제 능력을 완전히 소진하고 생명을 위협할 정도의 종양을 형성하기 전에 소멸될 것이다.

인간 섬유 아세포에 SV40 large T 항원을 발현시키면 노화를 피할 수 있으나, 이후 10-20회 정도의 세대가 더 지나가게 되면 세포들은 'crisis(위기)' 상태에 들어가 전체적으로 아폽토시스가 일어난다. 비록 SV40 large T 항원이 p53을 억제하지만, crisis에 의해 유발되는 아폽토시스는 억제하지 못한다. 노화는 세포의 분열이 멈추어진 것이지만 세포는 살아있는 상태로 상당 기간 유지될 수 있다. 이에 비해 crisis(위기)는 아폽토시스에 의한 세포 죽음을 유도한다. 노화된 세포는 비교적 안정적인 염색체의 구조를 보이지만 crisis에 있는 세포는 매우 불안정한 염색체 구조를 나타낸다.

이러한 crisis가 일어나는 시기와 이 때 세포의 형태를 고려할 때, 노화와는 다른 기전이 존재함을 알 수 있다. 이러한 두 번째 기전에 대한 연구는 세포 내 염색체 DNA에서 시작되었다. 노화 기전과는 다르게 이러한 crisis를 유발하는 분자적 기전은 초기 배아에서부터 얼마나 많은 성장과 분열이 진행되었는가를 세는 방식이다.

포유동물 세포의 염색체 각각은 매우 긴 하나의 DNA로 구성되어 있다. 이 DNA의 양 끝은 세포에 심각한 문제를 유발한다. 세포에 선형의 DNA를 형질 주입(transfection)하면 이 DNA는 곧 양쪽 끝이 다른 DNA에 융합된다. 따라서 선형의 DNA는 세포 내에서 매우 불안정한 모습을 보인다. 하지만, 우리의 염색체는 이러한 기전에 대해서 저항성을 가진다. 염색체의 끝 부분에 존재하는 텔로미어는 어떻게 선형의 DNA인 포유동물의 염색체 DNA가 세포 내 여러 효소들과 함께 공존할 수 있는가에 대한 해답을 제시하였다. 텔로미어는 염색체 내, 또는 다른 염색체와의 end-to-end(말단 대 말단) 융합을 막아준다. 즉 텔로미어는 염색체 끝부분을 막아서 서로 붙는 것을 차단하는 것이다. crisis에 나타나는 여러 가지 현상들은 염색체 끝 부분의 텔로미어 기능이 상실되었을 때 나타난다.

1941년 바바라 매클린톡이 수행한 연구는 옥수수 염색체 내 텔로미어가 상실되면 염색체는 다른 염색체와 end-to-end 융합이 일어나는 것을 밝혀냈다. 그 결과 초대형 염색체가 생성되고 이러한 염색체들에는 유사 분열시 방추사가 결합하는 센트로미어가 두 개 이상 존재하였다. 또한 세포 내의 염색체들은 서로 융합하여 하나의 거대한 염색체를 형성하고 있다. 인간 세포에 존재하는 텔로미어 안의 DNA는 5'-TTAGGG-3'의 6개 서열로 구성된 하나의 단위가 연속적으로 수천 번 반복되어 있다. 이러한 반복된 서열과 여기에 결합하는 단백질(및 연합 단백질)들이 기능을 가지는 기능적 텔로미어 단위를 형성한다. telomeric DNA는 정상 세포가 성장과 분열을 하면 이 과정에서 점차 그 길이가 짧아져 더 이상 짧아지면 염색체를 보호하지 못하는 시기까지 이르게 된다. 이 시기가 crisis(위기)인데 이때가 되면 염색체들은 융합되고 세포는 아폽토시스를 일으킨다. 따라서 세포가 분열한 숫자를 감지하고 초기 배아 세포로부터 세포의 분열 수를 기록하는 것이 텔로미어의 역할이다. 텔로미어는 세포의 분열 횟수를 제한함으로써 정상 세포가 암 세포로 발달하는 것을 막는 중요한 기전이다.

인간 세포에서 crisis가 발생하면, 초기 염색체 사이의 융합은 침식(erosion)이 일어난 자매 염색분체 사이에서 일어나고 이를 통하여 같은 염색체의 절반씩 융합된다. 세포 주기 중 G2기 때, 염색체는 자신과 동일한 염색체를 만들어 자매 염색분체로 붙어있는 상태에서 M기에 각각의 염색분체는 서로 다른 세포로 이동된다. 이러한 자매 염색분체 사이의 융합이 다른 염색체끼리보다 많이 일어나는 이유는 첫째로, 중간에 센트로미어로 붙어있으므로 서로 가깝게 위치하고 있기 때문이다. 두 번째로는 텔로미어마다 길이가 줄어드는 속도가 다른데 한 쌍의 염색체 말단의 경우는 거의 완벽하게 조건이 일치하기 때문에 염색분체 사이의 융합이 더 쉬운 이유가 된다. 이렇게 융합된 염색분체가 유사 분열에 들어가면, 이들의 양쪽 센트로미어는 방추사에 결합하고 이로 인해 염색분체들은 서로 반대 방향으로 끌려가게 되는데 이 끝 부분의 융합으로 염색체가 완전히 분리되지 못하여 특징적인 '후기 가교(anaphase bridge)'를 형성한다. 또한 '이동원체 염색분체(dicentric chromatid)'라는 두 개의 센트로미어를 가지는 염색체가 유사 분열 상태로 들어오면 양쪽으로 염색분체를 가져가면서 2개의 센트로미어 사이에 무작위로 염색분체가 끊어지기도 한다. 이 결과 텔로미어를 가지지 않는 두 개의 염색체가 생성되고 이러한 염색체는 다시 다른 염색체와 융합을 일으킨다. 이때 융합으로 유사성이 없는 염색체가 형성되기도 하는데, 이를 '**비상동 융합**(nonhomologous fusion)'이라고 부른다.

이러한 결과로 텔로미어가 손상된 염색체들 사이의 융합이 더 빈번하게 발생하고 센트로미어가 두 개인 새로운 염색체가 더 많이 생성된다. 두 개의 센트로미어를 가지는 경우 절반의 확률로 이들 센트로미어가 같은 방향으로 당겨질 수 있고 이 경우는 더 이상의 염색체의 끊김이 발생하지 않는다. 그러나 나머지 절반은 양쪽에서 당겨지고 이 경우 염색체는 다시 끊겨 텔로미어의 보호를 받지 못하는 염색체가 다시 생성된다.

이렇게 끊겨져서 텔로미어의 보호를 받지 못하는 센트로미어는 다시 다른 염색체와 융합되고 또 다시 많은 수의 센트로미어를 가지는 많은 염색체들을 만들고 다시 유사 분열할 때 끊어지는 악순환을 반복한다. 이와 같은 연속적인 반응을 '**절단-융합-절단 사이클**(breakage-fusion-breakage cycle, BFB cycle)'이라 한다. 한번 염색체 사이의 융합이 생기면, BFB cycle로 인해 염색체들은 매우 혼란스런 형태를 나타내고 이것은 이후 많은 염색체들에 영향을 준다.

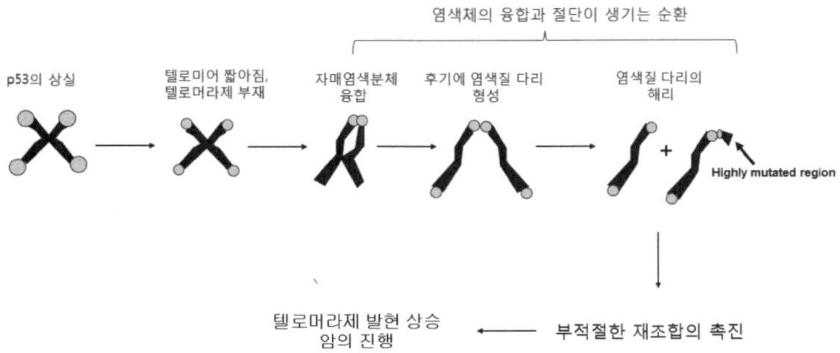

[그림 4-5] 염색체의 절단-융합-절단 cycle(breakage-fusion- breakage cycle, BFB cycle)

BFB cycle은 염색체 구조를 바꾸게 된다. 염색체 말단의 동그라미 표시는 텔로미어를 나타낸다.

Crisis와 텔로미어 사이의 관계는 crisis가 일어난 세포의 염색체가 매우 불규칙적인 배열을 하고 있고 이러한 배열 이상은 텔로미어의 기능 상실에서 유래한다는 점을 알 수 있다. 또한 융합이 일어난 염색체를 가지는 세포는 매우 짧은 텔로미어 혹은 텔로미어가 전혀 없는 상태에서 나타난다. 이러한 결과는 crisis(위기)가 텔로미어에 의하여 유발됨을 보여주는 것이다.

1980년 중반부터 텔로미어 및 텔로미어 관련 DNA에 대한 분자구조 연구가 진행되었다. 포유동물의 telomeric DNA는 6개의 염기 즉, 5'-TTAGGG-3'로 구성된 서열이 수천 번 반복이 되어서 5-10 kilobase에 걸쳐 존재하고 이러한 반복서열은 염색체의 끝부분에 존재한다. 포유동물의 telomeric DNA는 일반 DNA와 다른 독특한 특징을 가지는데, 이는 이러한 G-rich 가닥의 3' 말단은 단일 가닥으로 되어 C-rich 가닥의 5' 말단 밖으로 더 신장되어 있다(3'에 overhang 구조를 만들고 있다). 이 overhang은 독특한 'T-loop'라는 구조를 형성한다. 이러한 구조는 1990년대 전자현미경을 이용하여 텔로미어 말단을 관찰하면서 발견이 되었는데 마치 올가미와 같은 구조를 하고 있다. 이러한 구조는 DNA가 부분적으로 3중 가닥으로 형성되어야 설명할 수 있다. 아마도 T-loop는 모든 텔로미어에서 나타나는 구조일 것이라고 생각된다. 이러한 T-loop 구조는 linear(선형)

DNA를 보호하는 역할을 할 것으로 보이는데 이는 overhang 구조가 이중 가닥 DNA 안쪽으로 말려들어가 있기 때문이다.

이러한 이중 나선과 단일 가닥으로 된 telomeric DNA는 특정 단백질들과 결합하고 있다. 예상대로 단백질 중 일부는 telomeric DNA의 단일 또는 이중 가닥에 존재하는 6개의 base로 구성된 반복 서열을 인식하고 결합할 수 있는 도메인을 가지고 있다. 이러한 단백질과 telomeric DNA는 핵산-단백질 결합체를 형성하는데 이를 '텔로미어'라고 부르는 것이다.

비록 복제 기전 중 S기에 작용하는 DNA 복제 기전이 매우 효과적으로 선형 DNA 가운데 부분을 복제할 수 있으나 말단 부분의 복제는 어려움이 존재한다. 이러한 어려움은 기본적인 DNA 합성과정에서 나타나는데, DNA 복제할 때는 반드시 이미 존재하는 DNA의 3'-OH기가 필요하고 이것을 시작점으로 복제를 진행해 나간다. 또 이러한 DNA 프라이머가 없는 경우 RNA 분자가 프라이머를 대신하여 DNA 합성에 관여한다. 만약 짧은 RNA를 DNA 주형에 올려놓는 primase라는 효소가 RNA 프라이머를 3'-말단의 앞쪽에 놓게 되면, DNA 중합 효소는 그 부분부터 복제를 시작하고 3'-말단에는 복제가 일어나지 않는다. 10 base pair 정도의 RNA 프라이머는 중합 후 제거되므로 결국 맨 끝부분은 합성되지 못한다. 이러한 현상을 '말단 복제 문제'라고 부른다.

이러한 말단 복제의 문제는 왜 세포 분열이 진행되면서 텔로미어가 짧아지는지를 설명해준다. 대부분의 정상 세포들은 한 세대가 지나갈 때마다 50-100 base 정도의 telomeric DNA를 상실하게 된다. 이러한 지속적인 telomeric DNA의 침식(erosion)은 얼마나 많은 세대를 거쳐서 후손을 형성해 왔는가를 기록하는 확실한 분자적 기전이다. 인간 배아 세포에서는 telomeric DNA는 매우 길어 약 8-10kb 정도에 이른다. 그러나 여러 번의 성장과 분열을 계속해온 세포들의 경우는 텔로미어의 길이가 점차적으로 감소할 것이다. 결국 어떤 세포에서는 더 짧아지면 염색체를 보호하는 기능을 수행하지 못하여 Breakage-fusion-breakage cycle(BFB cycle)을 나타내고 염색체들 사이의 전위(translocation)를 유발하는 시기까지 올 것이다. 실제로 텔로미어의 침식이 각각의 세포의 복제 잠재력을 억제할 수 있을 것이다. 그러나 얼마나 텔로미어가 짧아져야 BFB cycle과 아폽토시스가 일어나는지는 잘 알지 못한다.

비록 간접적이긴 하지만, 텔로미어가 짧아지는 현상이 암 세포가 큰 부피로 성장하는데 장애물로 작용하는 것 같다. 따라서 특정 암 유전자에 의해 종양을 형성하려는 세포에게 텔로미어의 침식은 이를 억제하는 주요 수단이다. 즉 임상적으로 의미가 있을 정도로 종양이 성장하려면 텔로미어의 침식에 의한 crisis를 회피해야만 한다.

(2) 텔로머레이스

세포 분열의 많은 반복적 주기에 걸쳐서 telomeric repeats가 유지되기 위해서 텔로머레이스라는 효소를 필요로 한다. 텔로머레이스는 자신의 내부에 RNA template를 지니고 직접 DNA 합성을 가능하게 하는 특별한 형태의 reverse transcriptase로 작용하여 염색체의 3' 말단에 단일 가닥 텔로미어 반복(repeats)을 추가한다. 이것은 텔로미어의 소실을 막고 염색체의 안정성을 유지하도록 작용한다. 텔로머레이스 효소 복합체는 RNA template, telomerase-associated protein 1(TEP1), 그리고 역전사 효소(TERT) 등이 주요 구성성분이다. 텔로머레이스 효소 활성은 테트라하이메나(Tetrahymena)에서 처음 발견되었고, 그 다음에 효모 그리고 인간을 포함한 다른 종에서도 동정되었다. 텔로머레이스는 인간 배아(embryo) 발생단계에서는 활성을 나타내지만, 성인에 이르면 발현되는 곳이 생식 세포(germ cells), 줄기 세포(stem cells) 및 자극된 순환 림프구(stimulated cycling lymphocytes)로 한정이 된다. 대부분의 인간 체세포(somatic cell)에서는 텔로머레이스가 발현되지 않으므로 세포가 분열을 거치면서 텔로미어의 길이는 짧아지게 된다. 이와는 대조적으로 대부분의 일차 종양(primary tumor)과 종양 세포주(tumor cell lines)들은 텔로머레이스 활성을 보유하고 있다. 실제로, 텔로머레이스 활성은 세포 불멸성(immortality)을 유지하는데 필수적인 것으로 생각되고 있다. 그 이유는 텔로머레이스 RNA 성분에 도입된 돌연변이가 텔로미어 불안정성(telomere instability) 및 노화 표현형(senescent phenotype)을 초래하기 때문이다.

텔로머레이스의 RNA 성분이 제거된 $mTR^{-/-}$ 마우스(녹아웃마우스)의 세포는 텔로머레이스 활성을 나타내지 않으며, 세포가 분열을 거듭하면서 텔로미어가 계속해서 짧아지는 것을 알 수 있었다. 그러나 마우스의 텔로미어는 인간의 그것보다 훨씬 길기 때문에 긴 텔로미어가 어느 정도 짧아지기 전인 3 세대(G3)까지는 거의 정상적으로 생식이 가능함을 보였다. 텔로미어가 더 짧아지면서 이수성(aneuploidy) 및 염색체 말단 융합(chromosomal end fusions)이 발생하였다. 4 세대(G4)에서는 녹아웃 마우스의 생식 능력이 감소되었으며 6 세대(G6) 이후에는 자손을 생산하지 못하게 되었다.

텔로머레이스 결핍($mTERT^{-/-}$) 세포는 배양에서 불멸화 될 수 있고, 바이러스 암 유전자에 의해 형질 전환될 수 있으며, 형질 전환 후 누드 마우스(nude mouse)에서 종양을 생성하였다. 1998년 제론(Geron) 연구팀은 텔로머레이스 유전자를 정상 인간 세포주에 추가하는 실험을 하였다. 그 결과, 텔로머레이스를 인간 세포에 삽입했을 때 복제 노화 단계에 들어가지 않아도 무한정 분열하는 세포가 생성된다는 사실을 발견하게 되었다. 즉, 인간 섬유 아세포(fibroblast)에서 hTERT 유전자의 ectopic expression은 텔로미어가 짧아지는 것을 멈추고, 텔로미어 길이를 안정화시키며, 불멸화를 초래한다. 그러나, 인간 표피 각질 세포(human foreskin keratinocytes, HFK) 및 인간 유방 상피 세포

(human mammary epithelial cells, HMEC)에서는 hTERT 단독 발현이 불멸화에 충분하지 않기 때문에 불멸화 현상은 세포 유형(cell type)에 특이적(specific)인 것으로 보인다. 한 연구에서 텔로머레이스 활성 이외에 pRb/p16 경로의 불활성화가 이와 같은 세포 유형들(HFK, HMEC)을 불멸화시키기 위해서는 필요하다는 것이 알려졌다.

(3) 암 세포는 텔로머레이스 발현을 통해 위기(crisis)를 회피한다

살아있는 유기체내에서 암 세포의 행동 양식을 자세히 연구하기는 쉽지 않다. 인간의 섬유 아세포와 같은 배양 세포를 이용한 연구 결과로부터 이들의 행동 양식을 추정하는 것이 가능하다. SV40 large T 항원(LT)을 이용하여 노화를 억제하면 10-20회 정도의 추가적 세포 분열을 유도하고 그 후에 세포가 crisis로 들어가는 것을 관찰할 수 있다. 그러나 드물게 일어나지만 소수의 세포는 이러한 crisis 과정에서 살아남아 무한한 증식을 하는 경우를 볼 수 있다. 이러한 경우는 천만 개 중의 하나 정도의 세포에서 발생한다. 이러한 세포는 그 후 계속 증식을 하고 불멸화(immortalization)하는데 이는 어떤 우연한 현상으로 발생한 듯하다.

이러한 배양 중 세포의 변화는 생체 내 암 세포의 경우와 유사할 것이다. *in vitro*나 *in vivo*(생체 내) 상태의 세포 모두는 얼마간의 복제를 거친 후, crisis로 들어가고 텔로미어의 침식에 의해 제거된다. 그러나 여기서 불멸화되어 살아남은 세포는 이러한 텔로미어 붕괴의 문제를 해결한 것 같다. 어떻게 이런 세포들은 crisis와 텔로미어가 소실되는 문제를 해결했을까? 우선 crisis와 텔로미어 소실은 결코 피해갈 수 없는 비가역적인 현상이다. 밝혀진 대로 불멸화(immortalization)로 가는 방법에 대한 대답은 단순하고 명확하다. crisis를 유발하는 텔로미어 소실 부분을 다시 재생할 수 있게 된다면 crisis로부터 탈출할 수 있게 된다.

텔로미어의 재생은 텔로머레이스라는 효소 활성에 의해 이루어진다. 이 효소는 telomeric DNA의 길이를 신장시킨다. 놀라운 사실은 암 세포의 85-90%가 텔로머레이스의 활성을 나타낸다는 점이다. 이에 비해 정상 세포는 매우 낮은 텔로머레이스 활성을 보인다. 텔로머레이스 효소 활성은 'TRAP assay'라는 방법을 통하여 측정할 수 있다. 정상 세포에서 나타나는 낮은 수준의 텔로머레이스 효소 활성으로는 세포 증식에 의해 짧아지는 텔로미어의 소실은 막을 수는 없다.

성체에서는 몇 가지 예외적인 조직에서 텔로머레이스의 활성이 비교적 높게 나타난다. 예를 들면, 정소의 생식 세포나 기능적으로 활성화된 임파구에서는 높은 텔로머레이스 활성이 관찰되고 있다. 또한, 배아 발생의 초기엔 텔로머레이스가 높은 활성을 보이지만 이후 분화되어 있는 세포에서는 효소 활성이 낮아진다. 역시, cow나 mouse의 배아 발생 과정 중 배반포(Blastocyst) 시기부터 상실배(morula) 시기 동안은 텔로머레이스가 매우 높은 활성을 보이지만 그 이후엔 사라진다. 유사한 발현 양상이 인간의 배아 발생 과정에서도 나타난다. 따라서 대부분의 정상적인 체세포에서는 텔로머레이스(telomerase)를 만들 수 있는 유전자가 존재하고 있지만 그 활성이 낮기 때문에 텔로머레이스 기능을 제대로 수행할 수 없다.

그러나 crisis(위기) 과정에 있는 세포 가운데 극소수는 이렇게 억제되어 있는 텔로머레이스 발현을 다시 증가시켜서 높은 활성을 나타냄으로써 crisis를 벗어날 수 있다(그 기작은 명확하지 않다). 이후 세포는 telomeric DNA의 길이를 늘이고 계속적인 증식을 가능하게 한다. 이러한 일련의 시간이 실제 생체 내에서 암이 되려고 하는 세포에서 일어날 것이다. 즉 많은 세포들이 crisis로 들어가지만, 이 중 소수는 살아남아 불멸화가 일어나고 이들이 이후 종양 세포들의 선조(ancestor)가 되는 것이다.

텔로머레이스 효소는 처음 효모에서 유전학적 방법과 섬모충에서 생화학적 순수 분리 방법으로 확인되었다. 이 효소는 여러 개의 단위체로 구성된 효소 복합체로 이 중 일부는 아직까지 성격이 규명되지 않은 것도 있다. 가장 중심이 되는 텔로머레이스 전효소(telomerase holoenzyme)는 두 개의 소단위체로 구성되어 있다. 하나는 DNA 중합 효소로 더 정확히는 레트로바이러스와 유사한 바이러스나 transposable element 들에 의해서 만들어지는 RNA를 주형으로 하여 DNA를 합성하는 역전사 효소이다. 그러나 텔로머레이스는 다른 역전사 효소와 달리 자신의 RNA component를 포함하고 있다: 이 RNA component는 두 번째 소단위(subunit)에 해당한다. 451개의 뉴클레오타이드로 구성된 이 RNA 분자는 역전사 할 때 주형(template)으로 작용하면서 전체 효소의 역전사 효소 활성을 조절한다.

섬모충(*Euplotes aediculate*)으로부터 얻어진 정제된 텔로머레이스 단백질을 대상으로 한 실험으로부터 텔로머레이스의 촉매 소단위(catalytic subunit)의 아미노산 서열을 결정할 수 있었고, 이후 인간과 섬모충에서 유전자를 클로닝하였다. 인간의 경우 이러한 효소 활성을 가진 촉매 소단위를 'hTERT'라고 명명하였다. 이 효소는 RNA subunit(hTR)을 주형으로 삼아 6개 뉴클레오타이드의 반복적인 DNA를 합성한다. 이 RNA는 3'-overhang 구조에 결합하고 이후 DNA 중합 효소가 이를 합성한다. 세포가 crisis로 들어가려면 세포 내 텔로머레이스의 활성은 없어져 있고, hTERT의 발현도 적정 수준 이하로 유지되어야 한다. 그러나 일부의 불멸화되는 세포에서는 hTERT의 mRNA 발현이 매우 높은 상태로 나타나고, 텔로머레이스의 활성 역시 높은 수준으로 나타난다. 실제로 crisis(위기) 상태에서 벗어난 세포를 보면 hTERT의 발현이 높게 일어나는 것을 확인할 수 있다.

그러나 갑자기 hTERT의 발현이 증가하는 것과 crisis를 벗어나는 것 사이엔 아직 인과관계가 명확하지는 않았는데, 따라서 이러한 인과관계를 확인하기 위하여 cDNA 상태의 hTERT를 crisis에 이르기 전 세포에 과발현시키는 실험이 수행되었다. 이 실험 결과 hTERT를 넣어준 세포들은 텔로머레이스 활성이 회복되었고, 짧아진 텔로미어의 길이가 회복되었으며 crisis로 들어가지 않고 계속적으로 무한 증식을 거듭하였다. 이것은 둘 사이에 인과관계가 있음을 나타내는 것이다.

이러한 실험 결과와 유사한 실험을 통해 3가지 중요한 점이 밝혀졌다. 첫째, 텔로머레이스는 여러 개의 소단위로 구성된 복합체이지만 실제 정상적으로 crisis(위기)에 들어가는 세포에서는 hTERT에 의해 암호화되는 촉매 소단위만이 소실되어 있고 나머지 중요한 소단위인 hTR은 이러한 세포에서도 충분한 양이 존재하였다. 둘째, 텔로머레이스의 발현은 crisis(위기)를 막고, 이 효소는 telomeric DNA에만 작용하는 것으로 보아, 세포가 crisis에 들어가려면 텔로미어 길이가 짧아져야 한다. 셋째, **crisis를 벗어난 소수의 세포에서 텔로머레이스 효소 활성이 다시 회복된 것으로 보아서 텔로머레이스 활성만 충분하면 세포는 crisis를 벗어날 수 있고 이후 불멸화로 진행될 수 있다.**

텔로머레이스를 통해 세포는 crisis를 극복할 수 있고 이는 '세대수를 기록하는 시계(generation clock)'의 기록을 지워버릴 수 있다. 텔로머레이스의 활성이 높은 수준으로 유지되면, 텔로미어의 길이는 무한한 증식이 가능할 정도로 유지되기 때문이다. 그렇게 되면 텔로미어의 점차적 상실로 인해 세대를 세는 generation clock은 더 이상 의미를 상실하게 된다. 암 세포에서 어떻게 hTERT의 발현을 다시 활성화시키고 높은 수준의 텔로머레이스 활성을 유지하는가에 대해서는 아직 이해가 되지 않았다.

이러한 결과로 정상 세포에서 텔로미어의 기능은 매우 확실해졌다. 단세포 진핵미생물인 효모나 섬모충의 경우, 기하급수적 성장을 하려면 염색체의 안정을 유지해주는 높은 수준의 텔로머레이스 활성을 필요로 한다. telomeric DNA의 길이를 늘여, 대량으로 지속적으로 반복되는 DNA 합성으로 인해 발생하는 telomeric DNA의 상실을 보충해야 하기 때문이다. 또한 이런 단세포 미생물에는 암의 위험도 없다. 그러나 인간 같은 복잡한 동물은 텔로머레이스 활성의 발현이 단세포 미생물과는 다르게 조절되어야 한다. 배아 발생 후 텔로머레이스 활성이 제한되기 때문에 세포는 발생 후 복제 능력이 한계가 있고 이를 넘어서면 crisis로 제거되게 된다. 이러한 제한은 암의 발생을 억제하는 중요한 방어 기전으로 생각된다.

이러한 기전은 어떻게 암 세포가 crisis를 회피하고 불멸화될 수 있는가에 대한 설명이 되기도 한다. 그러나 그러한 설명에도 불구하고 hTERT의 과발현으로 암 세포가 crisis를 회피한다는 모델은 또 다른 오래된 질문에 해답이 되지 못했다. 그 질문은 '어떻게 텔로머레이스 발현이 특정한 종류의 배양 세포에서 노화를 막을 수 있는가' 하는 점이다.

⑷ 인간 암 세포의 증식에 있어서 중요한 텔로머레이스의 역할

많은 암 세포에서는 높은 수준의 텔로머레이스 활성이 보이고 이러한 활성이 암 세포의 불멸화 및 종양 성장에 중요한 요소임을 알 수 있다. 이러한 모델은 이미 텔로머레이스의 활성을 억제하거나 이에 상응하는 방법을 통하여 확인하였다. 텔로머레이스의 활성은 안티센스 RNA를 이용하여 억제할 수 있다. 예를 들어 hTR RNA에 대해 상보적인 안티센스 RNA를 세포 내에 넣어주는 방식이다. 이러한 안티센스 RNA는 세포 내에서 상보적인 RNA와 결합하여 RNA-RNA 혼성체를 만들고 hTR의 기능을 억제하여 telomeric DNA 합성을 억제하는 것이다. 비록 이러한 방법이 전체 hTR의 기능을 완벽하게 억제하지는 못하지만 HeLa 세포를 대상으로 한 실험에서 안티센스 RNA를 주입하는 경우, 세포의 성장이 23-26일 사이에서 멈추었다.

또 다른 더 효과적인 방법은 효소 활성이 있는 부위의 아미노산을 변화시킨 돌연변이 hTERT를 이용하는 것이다. 이러한 변이는 효소 활성이 없는 hTERT를 만든다. 높은 텔로머레이스 활성을 보이는 세포에 이러한 돌연변이를 과발현시키면 발현되는 돌연변이 단백질은 우성-음성(dominant-negative, dn)으로 작용하여 기존의 효소 활성도 억제한다. 정상의 hTERT보다 많은 수의 dn hTERT가 세포 내에 발현되면 이 돌연변이 hTERT는 다른 텔로머레이스와 소단위체가 결합하여 기능이 상실된 전효소 복합체를 형성하고, 정상적인 hTERT는 단일체로 떨어져 나와서 효소 활성이 제거된다. 이 때 dn hTERT에 의해 형성된 전효소 복합체는 효소 활성을 나타내지 못한다.

따라서 dn hTERT가 과발현되는 세포에서는 모든 hTERT의 활성이 없어지고 잠시 후엔 crisis가 유발된다. crisis가 약간 지연되어 나타나는 것은 이미 형성된 telomeric DNA가 다 소모가 일어나야 되기 때문이다. 이는 기존의 telomeric DNA의 길이에 의존적으로 나타나고 대략 5-25일 정도 소요된다. 2-3kb 정도의 텔로미어 길이를 가지는 경우 곧바로 crisis가 일어나지만 4kb 정도의 텔로미어를 가지는 경우 dn hTERT를 넣어도 대략 30일 정도 후에 crisis가 일어나게 된다. 이와 같은 crisis 지연현상은 암 세포에 dn hTERT를 발현한다 해도 텔로미어 소실은 점차적으로 일어나고 crisis는 텔로미어가 다 마모된 후에 나타남을 의미한다.

중요한 것은 dn hTERT가 crisis가 일어나기 전까지는 세포의 성장에 영향을 미치지 않는다는 것이다. 이러한 결과는 dn hTERT에 의한 효과가 무작위적인 세포 독성(cytotoxicity)을 통하여 나타나는 것이 아니라는 점을 보여준다. 즉 텔로머레이스의 활성은 암 유전자의 활성화나 종양 억제 유전자의 기능 상실 만큼이나 암 세포의 성장에 중요하다는 것을 나타내는 것이다. 이 결론은 특정한 소아암 연구에 의해서도 강력히 뒷받침된다.

이와 같은 다양한 연구 결과를 토대로 일부 연구자들은 인간 암 세포의 성장을 자동차에 비유하여 설명하기도 한다. 즉, 암 유전자의 활성화는 자동차의 가속 페달을 거의 바닥까지 밟은 상태에 비유할 수 있고, 종양 억제 유전자들(tumor suppressor genes)의 기능 상실은 제동장치(brake)의 결함으로 비유하곤 한다. 텔로머레이스 활성화의 경우는 자체적으로 재충전이 일어나 끝없이 소모가 가능한 연료통으로 비유되고 이런 경우 자동차는 무한질주가 가능할 것이다.

(5) 일부 불멸화 세포는 텔로머레이스 없이도 텔로미어를 유지할 수 있다

85-90%의 인간의 암은 텔로머레이스의 활성이 있는 것으로 나타났다. 나머지 10-15%는 텔로머레이스의 활성이 없으나 이러한 경우에서 최소한 텔로미어의 길이를 유지하고 있다. 최초로 텔로머레이스와 독립적으로 텔로미어의 길이를 유지하는 기전이 효모를 이용한 실험을 통해 밝혀졌다. 효모에서 텔로머레이스 효소 기능과 연관이 있는 몇 가지 유전자를 제거하면 대부분의 효모는 포유동물 세포에서 보이는 crisis와 유사한 형태로 죽게 된다. 그러나 소수의 효모가 살아남는데 이들은 텔로머레이스와 독립적인 방식으로 자신들의 텔로미어를 유지하였고 이러한 기전을 '텔로미어의 대체 연장(ALT, alternative lengthening of telomere)'이라고 명명하였다. 이러한 ALT는 텔로머레이스 활성이 없는 소수의 암 세포에서도 나타난다.

인간의 세포에서 ALT를 이용한 텔로미어 유지에 관한 분자적 기전은 아직까지 명확하게 밝혀지지는 않았다. 그러나 중요한 실험적 단서가 ALT를 이용하는 세포의 텔로미어 중간 부분에 neomycin을 삽입하는 실험을 통하여 얻어졌다. Neomycin marker를 포함하는 텔로미어를 세포에 삽입하고 세포 분열을 시키면, 처음 항생제 marker가 삽입된 텔로미어가 발견된다. 이러한 결과는 ALT를 이용하는 세포에서 텔로미어를 서로 교환하는 현상이 일어남을 의미한다.

이러한 염기 서열의 교환은 염색체 간의 사본-선택(copy-choice) 기전에 의존적인 것으로 보인다. 즉, DNA 복제를 담당하는 DNA 중합 효소가 짧은 기간 동안 다른 염색체를 주형으로 DNA를 복제하고 그 다음에 다시 원래의 염색체의 DNA를 복제하는 것이다. 그 결과, 원래의 염색체에 다른 염색체 서열이 더해져 합성이 된다.

ALT를 이용하는 세포에서 사용되는 효소는 아직 밝혀지지 않았다. 효모의 방식을 차용한다면 이러한 기전에 이용되는 효소는 DNA 복구(DNA repair)에 관여하는 효소일 것으로 생각하며 이러한 효소가 인간의 경우도 비슷하게 적용될 것으로 생각된다. 예를 들어, 효모에서 mismatch repair(불일치 수선)에 관여하는 DNA repair 효소는 ALT에서 활성화된다. mismatch repair에 연관된 효소의 기능이 불완전한 동일성을 지니는 DNA 간의 재배열을 억제하는 것임을 생각할 때,

ALT 상태에서 염색체 간의 재배열에 이들 효소가 중요한 역할을 수행할 것이다.

ALT 기전이 존재한다는 것은 모든 종류의 인간 암 세포의 지속적인 성장을 위해서는 반드시 적정 수준 이상의 텔로미어 길이를 유지해야 한다는 점을 말하고 있다. 대부분의 인간 암 세포는 높은 수준의 hTERT 발현을 보이고 나머지 소수의 암 세포에서는 ALT 기전이 활성화되어 있다. ALT를 보이는 암은 특정한 일부 종류로 이들은 골육종(osteosarcoma)이나 다른 soft-tissue(연조직)에 나타나는 육종(sarcoma)의 반 정도, 그리고 glioblastoma(아교 모세포종) 상당수에서 나타난다. 이러한 사실은 ALT를 나타내는 이들 종류의 암에서 DNA 수선에 관여하는 단백질의 상태가 다른 종류의 암에서 보다 ALT가 잘 일어나는 상태로 변화되어 있음을 시사하는 것이다.

그러나 왜 hTERT의 발현을 증가시키는 기전이 ALT에 비해 흔하게 암 세포에서 나타나는지, 또 왜 ALT 기전이 일반적으로 hTERT의 과발현으로 유지되는 텔로미어(telomeric) DNA(5-10kb)보다 더 길게 유지되는지(30kb 이상)는 아직까지 의문으로 남아있다. 또한 ALT를 이용하는 세포는 dn hTERT를 유발하는 crisis에 저항성을 나타낸다. 이러한 사실은 다음과 같은 점을 시사한다. ① ALT를 이용한 세포는 텔로머레이스와 독립적으로 성장하고 ② dn hTERT 자체는 세포 독성이 없다.

hTERT는 정상 세포에서는 거의 발현되지 않고 암 세포에서만 높아서 hTERT에 대한 저해제(inhibitor)는 매우 선택적으로 정상 세포에는 영향을 주지 않으면서도 암 세포에 영향을 줄 수 있을 것이다. hTERT에 대한 저해제는 암의 치료에 사용될 수 있는 가능성이 있다. 그러나 이미 10% 정도의 암은 이러한 항암제에 저항성을 나타낸다. 이러한 암 세포는 더 이상 hTERT 의존적이지 않기 때문이다.

(6) 텔로미어는 인간 세포와 쥐 세포에서 서로 차이가 있다

인간 세포에서 hTERT의 발현은 배아 발생이 지나면 낮은 수준으로 떨어지는 반면, 실험용 마우스에서 텔로머레이스의 활성은 전체 생애 기간 동안 상당히 높은 수준으로 유지된다. 이러한 현상은 인간과 쥐의 정상 세포가 암 세포로 전환되는 과정에서도 많은 차이를 나타낸다.

쥐 조직에서의 높은 텔로머레이스 활성은 인간보다 5배 이상 긴 telomeric DNA 길이를 나타내게 하고 보통 이러한 telomeric DNA의 길이는 30-40kb 정도 된다. 실제로 쥐의 텔로미어 길이는 매우 길어 텔로미어의 소실에 의해서 나타나는 어떠한 현상도 쥐의 생애 내내 관찰되지 않고 심지어 실험적으로 텔로머레이스 활성을 제거해도 관찰되지 않는다.

쥐의 텔로미어 길이는 매우 긴데 이것은 설치류에서 텔로미어 길이의 감소가 종양 세포 성장의 어떤 제약이 되지 않고, 텔로미어의 소실이 종양 발생을 억제하는 기능을 하지 못함을 의미한다. 쥐의 정상 체세포는 충분한 텔로머레이스 활성이 있고 이미 충분한 길이의 텔로미어를 가지고 있다. 이러한 사실은 텔로머레이스 활성과 긴 텔로미어가 종양을 유발하는 충분한 조건이 되는 것을 보여준다.

실험실 마우스에서 얻어진 세포를 이용한 실험에서 이들 세포의 복제 능력은 텔로미어의 감소로 인해 결정되지 않는다. 인간의 세포와 다르게 마우스의 세포는 단순히 계속적으로 배양을 하면서 자발적으로 불멸화가 나타나는 경우가 종종 있다. 이에 반해 인간 세포가 불멸화되기 위해서는 SV40 large T 항원(LT)이 노화를 회피하는데 필요하고, hTERT가 crisis(위기)를 회피하는데 필요하다.

이러한 차이는 인간 세포에서 세포의 운명을 결정짓는 중요한 기전인 텔로미어의 감소가 적어도 실험용 마우스에서는 별 관련이 없음을 보여준다. 그러나 왜 이토록 중요한 조절 기전이 종간의 차이를 보이는가에 대한 논리적인 설명은 아직까지 부족한 실정이다. 하나의 흥미로운 관찰은 평생 10^{16}번 분열하는 인간이 10^{11}번 분열하는 쥐에 비하면 확률적으로 더 많이 암에 걸릴 수 있을 것이다. 10^{5}이나 많은 분열을 하는 인간이 암에 걸릴 확률이 더 높아 보이는 것은 아마도 긴 수명을 보이는 대형 동물이 짧은 수명의 소형 동물에 비해서 암을 억제하는 기전이 더 절실하게 필요할 것 이라는 점을 보여준다.

마우스에서 텔로미어의 기능을 가장 잘 보여주는 실험은 텔로머레이스의 RNA 소단위인 mTR을 생식 세포에서 불활성화 시킨 것이다. 예상대로 이형 접합 마우스(heterozygous mouse)들 사이의 교배로 태어난 mTR 돌연변이 동형 접합 마우스는 텔로머레이스 활성에 어떤 변화도 나타나지 않는다. 그러나 이들은 살면서 30kb에 달하던 텔로미어 길이가 25kb로 줄어든다. 그러나 이러한 줄어든 텔로미어 길이도 염색체 말단을 보호하기 위해서는 충분한 양이다.

이들 mTR 돌연변이 동형 접합 마우스(mutant homozygous mouse)는 정상과 표현형에서 아무런 차이를 보이지 않으므로 이는 텔로머레이스의 활성이 텔로미어를 유지하는 기능을 하는데 별다른 기여가 없다는 점을 증명한다. Telomerase-negative(mTR$^{-/-}$) 마우스들의 교배로 태어난 3세대(G3)까지 쥐는 아무런 표현형의 차이를 보이지 않는다. 그러나 5세대(G5)에 이르자 이 쥐가 정상과 다른 표현형을 보이기 시작했다. 이것은 텔로머레이스의 활성이 없이 5세대에 이르면 텔로미어의 길이가 짧아져 염색체 보호 기능이 없어지기 때문이다. 이들 5세대와 6세대의 쥐는 병약해지고 상처를 치유하는 능력도 감소하였다. 이는 적절하게 세포 성장 신호를 처리하지 못함을 나타낸다. 6세대(G6) 또한 불임(infertility)을 나타냈다. 6세대의 mTR$^{-/-}$는 이미 태어날 때부터 매우 짧은 텔로미어를 가졌으며, 특히 왕성하게 성장하여야 하는 조직에서 텔로미어를 유지할 수 없음으로 인해 광범위한 세포 죽음과 조직 기능 상실이 나타났다. 예를 들어 왕성한 증식이 일어나야 하는 위장관 상피 세포, 조혈 기관, 정소 등에서 심각한 위축증(atrophy)이 나타났다. 이러한 관찰은 대단히 놀라운 일이며 마우스 유전학에서도 독특한 것으로 생각되고 있는데 그 이유는 생식 세포에 주입한 유전자의 표현형이 5-6세대 후에야 비로소 나타났기 때문이다. 더욱 중요한 사실은 이러한 실험으로 인간과 쥐 사이의 텔로미어 차이가 극명하게 나타난 것이다. 인간은 텔로미어의 길이가 상대적으로 짧고 텔로머레이스 활성이 없으면 이미 그 첫 세대에서 표현형이 나타나기 때문이다.

(7) 텔로머레이스-음성 마우스에서 종양에 대한 감수성

1999년 블라스코(Blasco)가 이끄는 다나파버 암 연구소의 연구원들은 마우스에서 텔로머레이스 유전자를 제거(텔로머레이스-음성, $mTR^{-/-}$)했다. 이와 같은 텔로머레이스 결핍 마우스의 노화는 인간과는 차이가 나는 방식으로 진행되었다. 일반적으로 실험실의 마우스는 림프종이나 백혈병과 같은 암 발생이 빈번하다. 이러한 암에 대한 감수성은 종양 억제 유전자를 불활성화 시키거나 암 유전자를 활성화시키는 식의 특정 유전자 돌연변이를 주입하는 경우 더욱 증가한다. 텔로미어가 매우 짧아진 5-6세대의 텔로머레이스-음성 마우스에서의 암 발생은 어떤가?

이에 대한 해답은 매우 확실해 보인다. $mTR^{-/-}$ 마우스의 경우 조직의 기능을 유지하거나 개체의 수명을 유지할 정도의 정상 세포가 거의 없다. 줄기 세포도 조직을 재생하거나 분화시키는 것이 어려울 것이다. 정상 세포조차도 자신의 조직을 유지하기 어려우므로 암화 가능성이 높은 세포를 형성한다는 것은 더욱이 힘든 일이다. 이는 전암(pre-cancerous) 단계의 세포 클론이 암으로 발달하기 위해서는 많은 수의 성장과 분열 주기가 뒷받침되어야 한다. 이는 정상 세포의 분열보다 더 많은 수의 분열이 필요하다. 결국, 어떠한 세포도 종양이 형성되기 전에 없어질 것이다. 이러한 예상을 확인하기 위하여 마우스에 종양 억제 유전자 $p16^{INK4A}$와 $p19^{ARF}$의 유전자 자리를 없애서 암이 잘 발생하도록 한 마우스를 만들었다. 이 마우스는 예상대로 암이 잘 발생하였다. 실제로 림프종과 섬유육종(fibrosarcoma)이 비교적 이른 시기에 나타난다. 실제 실험에서 쥐에 UVB를 반복 노출하거나 발암 물질인 DMBA를 지속적으로 처리하면, 20주 안에 90%에서 종양이 발생한다. 이에 비해 정상 쥐는 이 시기까지 종양이 발생하지 않았다. 이때 $p16^{INK4A}/p19^{ARF}$ 불활성화된 마우스와 $mTR^{-/-}$의 마우스의 교배로 두 개의 유전자가 모두 불활성화된 마우스를 만들면 $p16^{INK4A}/p19^{ARF}$ 음성이면서 $mTR^{+/+}$인 마우스에서는 64%가 종양을 형성하지만, 모두 불활성화된 경우는 31%만이 종양을 형성한다. 이러한 결과는 16주까지의 생존률을 비교하면 더욱 확실한 차이를 볼 수 있다. 88%의 텔로머레이스-양성 마우스가 종양으로 인해 죽었지만, $mTR^{-/-}$ 5 세대(G5)의 경우는 46%만이 종양으로 인해 죽었다.

이와는 좀 다른 흥미로운 결과는 p53을 제거한 경우에서 나타난다. 일반적으로 p53을 제거한 마우스는 인간의 유전질환인 리-프로메니 증후군과 같이 종양 발생률이 증가하고 이로 인해 생존률이 매우 낮다. 이러한 $p53^{-/-}$에 mTR을 제거한 쥐를 만들었다. 만약 $mTR^{-/-}$의 5-6세대 mouse를 다시 $p53^{-/-}$로 만들면, 전혀 예상치 못한 결과가 나타난다. 종양의 발생률이 p53만 단독으로 제거된 mouse에 비해 급격히 증가한다. 또한 일반적으로 $p53^{-/-}$에서 나타나는 암의 종류별 분포(림프종과 혈관육종)가 인간에서 가장 흔히 나타나는 carcinoma로 변화하는 것을 볼 수 있다. 이러한 경향은 $mTR^{-/-}$ 마우스의 7-8세대가 되면 더욱 잘 나타난다.

이러한 현상을 어떻게 설명할 수 있을까? 우리는 이미 $mTR^{-/-}$ mouse는 5-6 세대가 지나면 자신의 텔로미어를 다 소모하고 세포의 염색체에서는 절단-융합-절단(BFB) 주기가 시작되고 crisis로 들어간다는 사실을 알고 있다. 또한 절단-융합-절단(BFB) 주기가 유발되면 DNA의 이중 나선이 끊어지고 이는 p53에 의한 아폽토시스를 유발한다는 것도 알고 있다. 따라서 정상적인 p53을 가지는 세포라면 BFB 주기를 거치면서 조직으로부터 제거된다.

5-6세대의 $mTR^{-/-}$ $p53^{-/-}$ mouse 경우 역시 절단-융합-절단(BFB) 주기를 거치고 염색체상의 DNA가 지속적으로 끊어져 생존에 심각한 위협을 받을 것이다. 그러나 많은 수의 세포는 이 과정에서 생존할 수 있게 되는데, 이것은 이 과정에서 세포를 아폽토시스에 의하여 제거하는데 중요한 기능을 하는 p53이 없기 때문이다. 이러한 세포는 자신의 염색체가 혼란스런 상황이 되어도 지속적인 성정과 분열의 과정을 힘겹게 이어나갈 것이다. 또한 이 세포의 많은 염색체들은 계속적으로 BFB 주기를 겪게 될 것이다. 이러한 순환은 p53이 이러한 세포를 제거하고 아폽토시스를 유도하는 능력이 없어짐에 따라 지속적으로 진행될 것이다. 그 결과, 이 세포 내 염색체상의 DNA는 절단-융합-절단(BFB) 주기로 인해 지속적으로 염색체의 전좌(translocation)가 생길 것이고 DNA 상의 증폭(amplification)이나 소실(loss)이 발생하게 될 것이다.

비록 BFB cycle(절단-융합-절단)이 p53-음성의 세포에서 치명적이지는 않지만 세포 증식 능력을 억제할 것이다. 따라서 각각의 세포들은 이러한 상황에서 높은 선택압을 받을 것이고 이러한 선택압은 절단-융합-절단(BFB) cycle을 회피하고 다시 염색체의 안정성을 확보하는 방향으로 작용할 것이다. 그러나 이러한 세포에서 mTR이 이미 제거되어 있으므로 텔로머레이스 활성을 다시 얻는 것은 불가능하다. 따라서 이 세포들은 ALT 기전을 활성화할 것이다. ALT 기전을 통하여 세포는 이미 비정상적이 되어있다고 하여도 자신의 염색체 안정성을 확보하고 다시 텔로미어 길이를 증가시킬 것이다.

확실히 염색체상의 혼동으로 형성된 변화들(전좌, 소실, 증폭)을 통하여 얻어진 새로운 유전자들 사이의 조합은 종양이 생존하기 유리하게 작용한다. 다른 말로 표현하자면 유전적 불안정(genetic instability)의 시기에 세포는 암화가 더 잘되는 쪽으로 유전자들의 상황을 바꾸어 생존에 유리하도록 이용한다. 이러한 점이 왜 p53이 없고 $mTR^{-/-}$인 경우 종양이 더 잘 생기는가를 설명한다.

마우스에서 $mTR^{-/-}$의 현상이 인간에서도 나타나는데 이는 선천성각화증후군(dyskeratosis congenital syndrome)으로 이러한 환자들에서는 기능이 상실된 조혈 기관을 골수 이식으로 치환하여도 이후에 종양이 발생하게 된다. 일부는 조혈 기관에서 악성 암이 발생하거나 소화관 내 암종(carcinoma)이 발생한다. 이러한 암의 발생위치는 지속적인 세포 증식이 이루어지는 곳으로 이 지역에서는 텔로머레이스 활성이 없으므로 텔로미어의 소실이 계속 일어나고 이로 인해 BFB cycle이 발생하는 지역들이다.

(8) 텔로머레이스-음성 마우스에서 나타나는 현상과 실제 인간 암에서 나타나는 암 발생 기전

암의 유전자 조작을 통하여 만들어낸 마우스에서 나타난 현상은 왜 인간의 암 세포에서 이수성(aneuploidy)이 발생하는가를 설명하는 중요한 모델을 제시하였다. 처음 암이 발생할 때를 기억해보면 암 세포가 되기 위해서는 세포는 자신의 p53을 제거하게 된다. 초기 암 세포는 산소 결핍증(anoxia)과 p53에 의한 아폽토시스를 경험하면서 선택적으로 p53을 제거하는 쪽으로 선택압(selective pressure)을 받게 된다. 또한 p53은 암 유전자에 의해 유발되는 아폽토시스를 매개하므로, 암 세포는 이러한 환경에서 살아남기 위해 p53을 제거한다.

시간이 지나고 p53의 기능이 상실된 세포는 지속적인 암화 과정에서 텔로머레이스 활성이 없는 관계로 텔로미어가 짧아지고 텔로미어가 더 이상 염색체를 보호하지 못하는 시기에 도달하게 된다. 이 후 세포는 절단-융합-절단(BFB) cycle을 반복하고 이로 인해 염색체는 불안정해지면서 이수성을 나타낸다. 그러나 이러한 혼란에서도 이미 p53이 없기 때문에 세포는 죽지 않고 생존하면서 느리지만 증식을 이어갈 것이다. 이후 BFB cycle을 겪은 세포 중 일부는 hTERT의 발현을 다시 획득하거나 하여 텔로미어 안정성을 다시 확보하고 BFB cycle에서 벗어난다. 또한 텔로머레이스는 염색체의 끝부분을 수선하여 빠른 성장을 유도하게 된다. 물론 뒤늦게 나타난 텔로머레이스 활성도 이미 망가진 이수성을 정상으로 만들지는 못한다(텔로머레이스 없이 일어나는 ALT 기전도 역시 BFB cycle을 막고 세포 증식을 유도한다).

이러한 모델은 어떻게 많은 종류의 암 세포가 높은 염색체 불안정성을 획득하는가를 설명해준다. 비록 직접적으로는 아니지만, 이러한 염색체의 불안정성은 결국 전좌(translocation)를 통하여 새로운 암 유전자 활성화를 일으키기도 하고, 암 유전자의 copy 수를 증가시켜서 활성을 높이기도 하고 종양 억제 유전자의 소실을 유발하기도 하는 것으로 보인다. 따라서 BFB cycle은 암세포에서 돌연변이율을 증가시켜서 암화가 잘되는 방향으로 여러 가지 유전적 변화를 유발하는 것으로 보인다.

[참고문헌]

- Blair, DG, et al. (1981). "Activation of the transforming potential of a normal cell sequence: A molecular model for oncogenesis." Science 212:941.
- Cahilly-Snyder L, et al. (1987). "Molecular analysis and chromosomal mapping of amplified genes isolated from a transformed mouse 3T3 cell line." Som. Cell and Molec. Gen. 13:235-244.
- Clayton, CE, et al. (1982). "A fragment of the SV40 large T antigen gene transforms." Nature 299:59.
- Der, CJ and Cooper, GM. (1983). "Altered gene products are associated with activation of cellular ras genes in human lung and colon carcinoma." Cell 32:201.
- Donehower LA, et al. (1992). "Mice deficient for p53 are developmentally normal but susceptible to spontaneous tumours." Nature 356:215-221.
- Ellman, M, et al. (1984). "SV40 small tumor antigen is localized in the nucleus and cytoplasm of monkey and mouse cells." J. Virol. 50:623-8.
- Galloway, DA and McDougall, JK. (1983). "The oncogenic potential of herpes simplex viruses: Evidence for a 'hit-and-run' mechanism." Nature 302:21.
- Graf, T and Beug, H. (1983). "Role of the v-erbA and v-erbB oncogenes of avian erythroblastosis virus in erythroid cell transformation." Cell 34:7.
- Grisoni, R, et al. (1983). "Expression of the large T protein of polyoma virus promotes the establishment in culture of "normal" rodent fibroblast cell lines." PNAS 80:4354.
- Harvey DM. (1993). "Analysis of p53 function in cellular immortalization." Princeton University Doctoral Thesis.
- Hayflick, L. (1965). "The limited *in vitro* lifetime of human diploid cell strains." Exp. Cell Res. 37:614.
- Hesketh, R. (2013). "Introduction to cancer biology." Cambridge University Press.
- Huschtscha LI, Holliday R. (1983). "Limited and unlimited growth of SV40-transformed cells from human diploid MRC-5 fibroblasts." J Cell Sci 63:77-99.
- Kaplan, PL, et al. (1982). "Transforming growth factor production enables cells to grow in the absence of serum: An autocrine system." PNAS 79:485.
- Land, H, et al. (1983). "Tumorigenic conversion of primary embryo fibroblasts requires at least two cooperating oncogenes." Nature 304:596.
- Lenahan, MK, et al. (1996). "Induction of *c-myc* mediated apoptosis in SV40-transformed rat fibroblasts." Oncogene 12:1847-1854.
- McClure, DB. (1983). "Anchorage-independent colony formation of SV40 transformed BALB/c-3T3 cells in serum-derived factors." Cell 32:999.
- Newbold, RF and Overell, RW. (1983). "Fibroblast immortality is a prerequisite for transformation by EJ-Ha-ras oncogene." Nature 304:648.
- Nikiforov, MA, et al. (1996). "p53 modulation of anchorage independent growth and experimental metastasis." Oncogene 13:1709-1719.
- Perletti, GP, et al. (1998). "Protein kinase C is oncogenic in colon epithelial cells by interaction with the ras signal transduction pathway." Oncogene 16:3345-3348.
- Perucho, M, et al. (1981). "Human-tumor-derived cell lines contain common and different transforming genes." Cell 27:467.

- Pimental, E. (1986). “Oncogenes.” CRC Press.
- Prives, C, et al. (1977). “Cell-free translation of simian virus early messenger RNA coding for viral T-antigen.” PNAS 74:457.
- Pruss, RM and Herschmann, HR. (1977). “Variants of 3T3 cells lacking mitogenic response to epidermal growth factor.” PNAS 74:3918.
- Rittling SR, Denhardt DT. (1992). “p53 mutations in spontaneously immortalized 3T12 but not 3T3 mouse embryo cells.” Oncogene 7:935-942.
- Ruley, HE. (1983). “Adenovirus early region 1A enables viral and cellular transforming genes to transform primary cells in culture.” Nature 304:602.
- Sager, R, et al. (1981). “Genomic rearrangements in a mouse cell line containing integrated SV40 DNA.” Cell 23:41.
- Shay JW, Wright WE. (1989). “Quantitation of frequency of immortalization of normal human diploid fibroblasts by SV40 large T antigen.” Exp Cell Res 184:109-118.
- Smith, HS, et al. (1971). “Induction of cell division in medium lacking serum growth factor by SV40.” Virology 44:359.
- Smith, AE and Ely, BK. (1983). “The biochemical basis of transformation by polyoma virus.” Adv. Viral. Oncol. 3:3.
- Spandidos, DA and Paul, J. (1978). “The relationship between transformation and somatic mutation in human and Chinese hamster cells.” Cell 13:651.
- Stringer, JR. (1982). “Mutant of simian virus 40 large T-antigen that is defective for viral DNA synthesis, but competent for transformation of cultured rat cells.” J. Virol. 42:854.
- Tabin, CJ, et al. (1982). “Mechanism of activation of a human oncogene.” Nature 300:143.
- Wang, E and Goldberg, AR. (1976). “Changes in microfilament organization and surface topography upon transformation of chick embryo fibroblasts with Rous sarcoma virus.” PNAS 73:4065.
- Weber, MJ, et al. (1977). “Decreased adherence to the substrate in Rous sarcoma virus-transformed chicken embryo fibroblasts.” Cell 10:45.
- Weinberg, RA. (1982). “Oncogenes of spontaneous and chemically induced tumors.” Adv. Cancer Res. 36:149.
- Weissman, BE and Aaronson, SA. (1983). “BALB and Kirsten murine sarcoma viruses alter growth differentiation of EGF-dependent BALB/c mouse epidermal keratinocytes lines.” Cell 32:599.
- Yamada, KM and Olden, K. (1978). “Fibronectins: Adhesive glycoproteins of cell surface and blood.” Nature 275:179.
- Yuasa, Y, et al. (1983). “Acquisition of transforming properties by alternative point mutations within c-bas/has human proto-oncogene.” Nature 303:775.
- 오상진. (2005). “인체노화.” 탐구당
- 오상진. (2015). “노화의 생물학.” 탐구당.
- 이한웅. (2012). “암의 생물학.” 월드사이언스.

05

유전과 암

정확히 동일한 환경에서 자란다고 하더라도 모든 사람들이 똑같은 확률로 암이 발생하는 것은 아니다. 이것은 유전적인 요인에 따라서 어떤 사람들은 다른 사람들보다 더 암에 취약하기 때문이다. 전체 암의 약 10% 정도는 유전적 배경과 관련이 있는 것으로 알려진다. 즉 어떤 사람들은 암 발생 위험을 증가시키는 유전자의 돌연변이를 물려받는다는 것이다. 태어날 때부터 특정 유전자의 돌연변이를 지닌 경우, 암에 대한 감수성이 높을 수 있다. 암이 생길 확률이 높고, 보다 이른 나이에 발생할 수 있다. 이처럼 암에 대한 감수성이 높은 유전자는 자손에게 유전될 수 있는데 그러한 유전자 범주에 들어가는 몇 가지 예를 다음에서 살펴보고자 한다.

01 세포 증식의 억제와 관련된 유전자들

암의 약 10% 정도가 유전과 관련이 있다고 하였는데 이것은 암 발생에 대한 감수성의 증가를 의미한다. 이와 같이 유전과 관련하여 발생하는 암을 '가족성 암(familial cancer)' 또는 '유전성 암(hereditary cancer)'이라고 부른다. 유전성 암과 가족성 암은 흔히 같은 뜻으로 쓰이지만, 엄밀히 말하면 다른 개념이다. 유전성 암은 원인이 되는 유전자가 정확하게 밝혀진 암이고, 가족성 암이란 원인 유전자를 확실히 알지는 못하지만 같은 환경에 노출된 가족 구성원들에게 같은 종류의 암이 발생했을 때 그 환경적 요인에 의한 암까지를 포함하는 더 큰 개념이다. 이에 비해 유전적 경향을 나타내지 않는 더 많은 수의 일반적인 암은 '산발성 암(sporadic cancer)' 또는 '비유전성 암(nonhereditary cancer)'라고 한다.

(1) 우성과 열성의 대립 유전자

세포에서 인간 유전자를 포함하고 있는 염색체들은 정자나 난자를 제외하고는 2 copy 씩을 포함하기 때문에 '이배체(diploid)'라고 부른다. 즉, 정상적인 이배체 세포는 23개의 염색체를 두 쌍 포함하여 46개의 염색체를 가진다. 각 염색체 쌍의 두 구성체는 서로 '상동염색체(homologous chromosome)'라고 한다. 각 염색체 쌍의 하나는 아버지로부터, 다른 하나는 어머니로부터 물려받은 것이다. 상동염색체에는 여러 유전자들이 포함되어 있는데, 같은 종류의 유전자이지만 어머니로부터 온 유전자가 아버지로부터 온 유전자와 형태가 같을 수도 있고 다를 수도 있을 것이다. 이 유전자 각각을 '대립 유전자(allele)'라 부르는데, 두 대립 유전자의 형태가 같은 형일 경우는 '동형 접합성(homozygous)', 두 대립 유전자의 형태가 다른 형태라면 '이형 접합성(heterozygous)'이라고 부른다. 이형 접합성일 경우 두 대립 유전자의 형태가 다른데, 표현형을 결정하는 유전자를 '우성(dominant)'이라 부르고, 표현형으로 나타나지 않는 다른 대립 유전자는 '열성(recessive)'이라고 부른다. 다시 말하면 주어진 특성에서 우성 대립 유전자와 열성 대립 유전자를 가지고 있다면 우성 대립 유전자가 표현형을 결정할 것이다. 그런데 열성의 형질이 나타나기 위해서는 두 개의 열성 대립 유전자가 함께 존재할 경우에 열성의 표현형이 나타날 수 있게 된다.

1) **우성 유전**(dominant inheritance): 한 쌍의 염색체에서 한 쪽 염색체의 돌연변이 대립 유전자만으로 표현형이 발현되는 유전 양식을 우성 유전이라 하며 동형 접합체와 이형 접합체 모두 표현형으로 발현된다.
2) **열성 유전**(recessive inheritance): 한 쌍의 염색체에서 양쪽 염색체 모두 같은 동형 접합체 형태의 열성 대립 유전자를 가지고 있을 때 표현형으로 발현하고 이형 접합체에서는 발현되지 않는 유전 양식을 열성(recessive)이라고 한다. 따라서 유전적 발현 특성이 열성인 경우 그 형질이 발현되기 위해서는 부모에게서 같은 대립 유전자가 전달되어야 하므로 부모는 모두 열성 유전자의 'carrier'여야 하며, 그 경우 자손에게서 열성 형질이 표현되는 가능성은 25% 이다.

(2) 유전성 암과 산발성 암

유전성 암(hereditary cancer)은 암 발생의 감수성을 지닌 유전자 돌연변이가 있는 개인에게서 발생한 암을 말하며, 일반적인 암의 발생 시기보다 젊은 나이에 발병하고 이러한 유전성 유전자의 변이는 후대로 전해진다. 또한 유전성 암은 상대적으로 드물지만 높은 '**침투율**(penetrance)'을 보인다. 침투율이란 특정 유전자를 가지는 보인자들 사이에서 **실제 표현형**(여기서는 유방암)**이 발생하는 정도**를 말하는 것이다. 일반적으로 암을 일으키는 것은 한 번 이상의 돌연변이이므로 일단 하나의 돌연변이 유전자를 가지고 태어난 개인은 그렇지 않은 사람보다 한 단계 더 암에 가까이 다가가는 것이 된다. 결국 추가적인 돌연변이가 일어나게 되어 세포 속에 축적되면 세포는 분열을 시작하고 빠르게 암을 형성할 수 있게 된다. 그러므로 암과 연관된 돌연변이를 가지고 태어난 사람들은 돌연변이가 없는 사람들보다 더 쉽게 암이 발생할 위험성을 가지고 있는 것이다. 유전성 암을 유발하는 유전자는 산발성 암에서 돌연변이를 보이는 유전자와 흔히 일치한다. 예를 들어 유전성 암 증후군(hereditary cancer syndrome)의 하나인 리-프로메니 증후군(Li-Fraumeni syndrome, LFS)은 p53 유전자 돌연변이를 포함한다. 또한 p53의 돌연변이는 많은 산발성 암에서도 역시 볼 수 있다. 다시 말하면 산발성 암을 가진 사람에서 p53의 돌연변이는 다음 세대로 전달되지 않지만, 리-프라우메니 증후군에서의 p53 돌연변이는 생식 세포 유전자의 변이로서 다음 세대로 전달될 수 있는 점에서 차이가 있다. 또한 가족성 용종증이라는 질환에서 발생하는 대장암은 *APC*(adenomatous polyposis coli) 유전자의 돌연변이가 그 원인으로 밝혀진 대표적인 유전성 암이다. 비교적 드문 유전성 암으로는 다발성 내분비 종양 증후군, 신경섬유종증(신경에 종양이 발생하는 질환), 망막모세포종(어린 아이의 눈에 발생하는 종양), 폰히펠-린다우 증후군(유전성 신장암) 등이 있다. 유전성 유방암에는 *BRCA1/2* 유전자와 같은 고투과성 유전자(high penetrance gene)가 관여한다. *BACA1/2* 유전자의 경우는 일반 인구 집단에서 그 빈도는 적지만 이 유전자의 존재만으로도 유방암의 발생에 큰 영향을 미친다.

1) **산발성 암**: 산발성 암은 부모와 형제, 자손, 모계와 부계의 삼촌, 조부모를 포함한 2대 이내에 암의 가족력이 없는 상태에서 발생한 암을 말하며, 산발성 암이 발생한 환자는 그들의 부모에게서 암을 유발시키는 돌연변이를 물려받지 않았다. 하지만 그들의 신체 중 특정 부위의 세포들이 암 발생으로 이어지는 돌연변이를 겪은 것이다. 암을 유발하는 돌연변이는 일반적으로 정상적인 세포 분열을 유지하는 작용, 또는 돌연변이 축적을 막는 유전자들 기능을 방해함으로써 발생한다. 암을 유발하기 위해서는 보통 한 번 이상의 돌연변이가 필요하며 만약 다른 돌연변이를 복구하거나 억제하는 유전자에서 첫 번째 돌연변이가 일어났다면 이차적인 변화는 빠르게 축적되어 결국 세포는 조절을 벗어난 분열을 할 만큼 충분한 돌연변이를 경험하게 된다.
2) **유전성 암**: 유전성 암은 암 발생의 감수성을 지닌 유전자 돌연변이가 있는 개인에게서 발생한 암을 말하며, 일반적인 암 발생 시기보다 젊은 나이에 발병하고 이러한 유전성 유전자의 변화는 다음 세대로 전해진다. 유전성 암이 발생한 개인은 그들의 부모에게서 돌연변이가 일어난

유전자를 물려받고 그 개인의 모든 세포는 같은 돌연변이를 포함하게 된다. 가장 중요한 것은 난자와 정자를 만드는 난소와 정소의 세포들은 다음 세대에게 이러한 돌연변이를 전해주는 것이다. 암을 유발하는 것은 한 번 이상의 돌연변이가 축적이 되어 일어나는 것이라고 말할 수 있기 때문에 이와 같이 돌연변이가 유전이 될 수 있다면 돌연변이를 가지지 않는 사람보다 유전자 돌연변이를 물려받은 사람은 암 발생에 대하여 더 취약하게 될 수밖에 없다.

(3) 망막모세포종(Retinoblastoma)

암과 유전과의 관계가 더욱 명확히 밝혀지게 된 것은 망막모세포종(retinoblastoma, Rb)의 연구 덕분이다. 망막모세포종은 눈에서 빛을 흡수하는 망막(retina)의 미성숙세포에서 발생하는 희귀한 암이다. 망막모세포종은 어린아이 약 2만 명당 한 명꼴로 나타나며, 6-7세까지만 발생하는 경향을 보인다. 19세기 중반 이전에는 이러한 암이 뇌에 도달할 때까지 발견이 어려웠기 때문에 망막모세포종은 항상 치명적인 경향이 있었으나 검사 기술의 발달로 지금은 90% 정도가 치료를 받으며 계속 성장하고 정상적인 가정을 꾸릴 수 있게 되었다. 그런데 이들이 가족을 형성했을 때 그 자녀들은 일반적 경우보다 높은 확률로 망막모세포종이 발생하는 것이 발견되었다. 평상시 보통의 아이들의 경우 1/20,000의 확률로 망막모세포종이 발생하는 확률이 낮지만, 망막모세포종 생존자 가계에서는 자녀들 가운데 약 절반가량에서 이 질병이 발생한다. 이런 경우를 '가족성 망막모세포종(familial retinoblastoma)'이라고 부르며, 전체 망막모세포종 가운데 약 40% 정도를 차지한다. 나머지 60%는 비유전성인 산발성 망막모세포종이다. 유전성 망막모세포종의 경우는 빈번하게 양쪽 눈을 침범하고, 한 눈에서도 다발성 병변으로 나타나는 경우가 많다. 산발성의 경우는 단발성이며, 한 쪽 안구만을 침범하는 경우가 많다. 유전학자들은 유전성 망막모세포종 환자 일부에서 정상 세포의 13번 염색체 장완(long arm, 13q14)의 한 대립 유전자에만 유전자 결실이 있음을 발견하였다. 이처럼 염색체 본체에 위치하는 결실을 간질성 결실(interstitial deletion)이라하며, 염색체 13q14 간질성 결실 위치를 추적하여 정상 대립 유전자의 *RB1* 위치를 찾아내게 되었다. 그리고 이 정상의 *RB1*은 망막모세포종이 발생할 때 두 번째 손상이 일어나는 표적이 된다. 유전성 망막모세포종에서 비정상 *RB1*을 포함하는 **이형 접합체**(heterozygote)는 정상 세포에서도 볼 수 있으나, 이형 접합체의 소실(Loss of heterozygosity, LOH)은 종양 세포에서만 볼 수 있다. 정상 세포에서는 13번 염색체가 양쪽 대립 유전자의 상동성을 유지하고 있고, 염색체 13q14 결실은 종양 조직에서 체세포 돌연변이에 의해 발생하는 것으로 추측된다. *RB1*에 의해 코딩된 단백질은 세포 주기 조절에서 중추적인 역할을 하며 *RB1* 양측 대립 유전자의 불활성화가 일어나면 세포 주기의 조절이 제대로 일어날 수 없게 된다. *RB1*의 돌연변이는 암에 문을 열어주는 것과 같은 영향이 있기 때문에 '문지기'라는 호칭을 붙이게 되었고, RB1은 대표적인 'gatekeeper(문지기)' 종양 억제 유전자에 해당된다.

(4) Two-hit hypothesis

1971년에 텍사스에서 소아과 의사였던 너슨(Knudson)은 유전적 망막모세포종에서 암 발생 확률이 높은 이유에 대하여 '2단계 손상 이론(two hit hypothesis)'으로 다음과 같이 설명했다. 그의 이론에 따르면, 망막모세포종이 발생하기 위해서는 두 번의 'hit', 다시 말하면 '돌연변이'가 필요하다. 일반 사람의 경우는 두 번의 돌연변이가 똑같은 유전자 자리에서 두 번 연속해서 일어날 확률은 매우 낮다. 반면, 가족성 망막모세포종(familial retinoblastoma)의 경우는 이미 하나의 돌연변이를 부모로부터 물려받아 태어나면서부터 돌연변이를 보유하기 때문에 생후에는 두 번째로 일어난 한 번의 돌연변이로 말미암아 망막모세포종이 발생하게 된다. 산발성 망막모세포종(sporadic retinoblastoma)의 경우는 대개 한쪽 눈에만 망막모세포종을 가지지만, 가족성 망막모세포종의 경우는 양쪽 눈에 종양을 가지는 경우가 많이 있다. 너슨의 two hit model은 망막모세포종 가계에서 왜 망막모세포종 발생률이 높은지를 잘 설명해주는데, 망막세포종이 발생하기 위해서는 두 개의 대립 유전자에 모두 돌연변이가 발생해야 한다.

(5) 암의 위험을 증가시키는 유전자의 구조적 변이

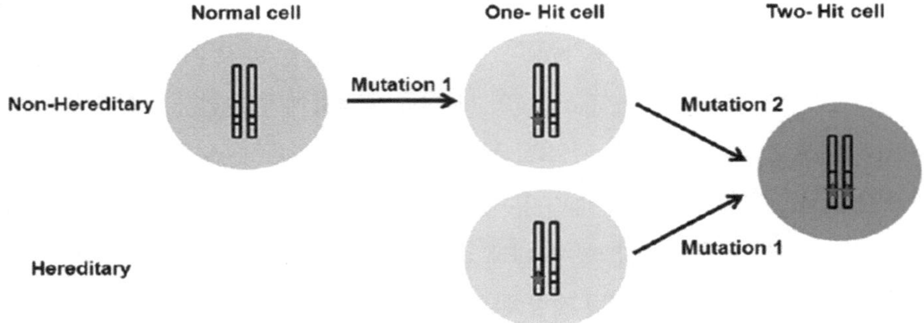

[그림 5-1] Two-Hit model

사람의 세포는 망막모세포종에 관련된 유전자를 두 개씩 가지고 있는데, 이 유전자의 이름은 'Rb'라고 불린다. 각각의 Hit란 유전자를 망가뜨리는 돌연변이를 의미한다. 이 모델에 따르면 암이 일어나기 위해서는 두 개의 Rb 대립 유전자 모두에서 변이가 일어나야 한다(실제로 망막모세포종은 단일 유전자의 두 대립 유전자가 손상되는 것이 매우 결정적인 역할을 하는, 상당히 드문 경우 가운데 하나이다). 보통 사람의 경우에는 수많은 유전자 가운데 Rb 유전자에 첫 번째 돌연변이가 발생해야 하고, 거기에다가 두 번째 돌연변이도 같은 자리에서 일어나야 한다. 이러한 경우는 현실적으로 드물게 발생한다. 유전성 암의 경우 하나의 Rb 유전자에 이미 손상을 가지고 있고 나머지 다른 하나의 Rb 대립 유전자에 돌연변이가 일어날 확률은 비교적 높게 일어날 수 있다.

유전자가 주어진 역할과 기능을 적절히 수행할 때 인체는 정상적으로 발생하고 그 기능을 발휘하며 생명을 유지할 수 있다. 하지만 인간의 유전자는 여러 가지 종류의 유전자 변형을 겪을 수 있다. 유전자 변이는 진화를 유발하기도 하지만 또한 질병도 유발할 수 있다. 유전자는 어떤 변화를 일으키지 않을 수도 있고 또는 유전자의 변화로 인하여 그로부터 만들어지는 단백질의 변화를 유발하여 그 기능의 상실을 초래할 수 있다. 그래서 유전자의 아주 작은 일부분이라도 변화되거나 결손되면서 이상이 초래되면 그 결과 각종 질환과 기형, 심한 경우 사망을 초래할 수 있다. 암은 정상적으로 세포의 기능과 성장에 관여하는 유전자의 변화, 손실 또는 증폭으로 인해 생긴 변화가 오랜 기간 축적됨으로써 발생할 수 있는 질환이다. 유전자 변이는 대체로 유전자가 복제되는 도중에 발생하거나 또는 환경적 인자(방사선, 화학 물질, 감염 인자)에 의해서도 야기될 수도 있다. 큰 구조적 변이로 염색체 이상을 들 수 있는데 염색체 이상은 염색체의 일부 부위가 절단되어 제거되거나 한 염색체의 절단 부위가 다른 염색체로 이동하는 것이 가능하다. 이보다 작은 구조적 변이는 하나 또는 그 이상의 유전자 서열에 변화가 생기는 경우 또는 두 개의 대립 유전자 사이의 교환 등에 의해 생길 수 있다.

1) **염색체의 수적 이상**: 정상의 인간 세포는 이배체(diploid)로 구성된 23쌍으로 46개의 염색체를 지닌다. 특정 염색체의 수가 다른 경우 이를 이수체(aneuploid)라고 부른다. 또 모든 염색체가 세 개씩으로 구성된 삼배체(triploidy), 모든 염색체가 4개씩으로 구성된 사배체(tetraploidy) 등을 예로 들 수 있다. 이수체는 특정 염색체의 수가 정상 이배체 구성을 위배하여 많거나 또는 적게 구성되는 경우를 말한다. 이수성은 감수 분열시 한 쌍의 상동염색체가 양극으로 분리되지 않고, 상동염색체 한 쌍이 모두 한 극으로 이동하는 염색체 비분리현상(nondisjunction)이 원인이다. 대부분의 이수체는 삼염색체(trisomy) 또는 홑염색체(monosomy) 형태로 나타난다.
2) **염색체의 구조적 이상**: 염색체의 구조적 이상은 염색체의 절단이 일어난 후 절단된 일부의 손실이 일어나거나 또는 절단된 부분들이 재결합하는 과정에서 일어나는 비정상적인 조합에 의해 형성된다. 염색체의 조성이 추가되거나 소실되어 불균형 이상의 종류로 결손(deletion), 중복(duplication), dicentric 염색체 등이 나타날 수 있고, 균형 구조적 이상의 경우로 역위(inversion), 전좌(translocation), 삽입(insertion) 등을 예로 들 수 있다.
3) **염기 치환**(base substitution): 점 돌연변이(point mutation)는 가장 간단하고 흔한 형태의 유전자의 구조적 변이로 원래 정상의 염기 서열에서 하나의 염기가 다른 염기로 변화하는 것을 말한다. 이렇게 염기 서열이 변화하면서 생긴 코돈(codon)은 아무런 영향을 미치지 않을 수 있지만 염기 치환

이 특정 단백질 염기 서열을 가지는 유전자 부위에서 생길 경우 원래와는 다른 아미노산을 만들어낼 수 있고 이로 인해 달라진 단백질을 생산하여 결국 다른 표현형을 나타내도록 한다. 염기 치환이 미치는 영향에 따라 다음과 같은 세 가지로 나뉠 수 있다. 첫째는 염기 치환이 아미노산을 코딩하는 부위에 일어났음에도 불구하고 아미노산에 변화가 없는 경우를 말한다. 이 경우를 '침묵 돌연변이(silent mutation)'라고 부른다. 둘째는 변화된 코돈이 정지 코돈(stop codon)을 만들어서 더 이상의 아미노산을 만들어내지 못하게 만드는 유전자 변이이다. 결국 원래 만들어내야하는 단백질의 길이보다 짧아지면서 정상 단백질을 만들어내지 못하게 된다. 이러한 경우를 '정지 돌연변이(nonsense mutation)'라고 부른다. 세 번째는 '과오 돌연변이(missense mutation)'인데, 염기 치환이 일어나게 되면서 하나의 아미노산이 다른 아미노산으로 변화하게 되는 것을 말한다. 때때로 이 유전자 변화가 미치는 영향이 단백질의 기능에 큰 영향을 미칠 수 있으나 또는 그 효과가 미미하거나 아무런 변화가 일어나지 않을 수도 있다. 즉 경우에 따라 그 미치는 영향이 다르다. 다른 정도는 염기 치환이 단백질 3차원 구조에 영향을 미치는 특정 부위에서 일어나는지 또는 대사 작용에 영향을 미치는 부위의 아미노산 생산에 얼마나 큰 변화가 일어나는지 등에 따라 좌우될 수 있다.

4) **삽입 돌연변이**(insertion mutation): 삽입 돌연변이는 하나 또는 그 이상의 뉴클레오타이드가 유전자 염기 서열에 삽입되면서 발생하는 유전자 변이이다. 삽입 돌연변이는 서로 교환 가능한 요소들에 의해 야기되거나 반복되는 요소(AT 반복 등)가 복제되는 과정의 오류로 인하여 발생할 수 있다. 삽입 돌연변이가 유전자를 코딩하는 부위에서 생길 경우 결국 전체적인 구조에 변화를 일으키면서 단백질 생성이 정지되거나 다른 단백질을 만들어내어 정상 단백질의 기능을 방해하여 질병을 일으킬 수 있다.

5) **결손 돌연변이**(deletion mutation): 결손 돌연변이는 하나 또는 그 이상의 뉴클레오타이드가 유전자로부터 제거되면서 생기는 유전자 변이이다. 이러한 변화는 일반적으로 비가역적이다. 결손 돌연변이의 경우는 상당히 무작위적으로 발생할 수 있으나 삽입 돌연변이는 무작위적인 위치가 아닌 좁은 범위의 경계를 갖고 있는 위치에 특정 염기 서열이 삽입된다. 결손은 유전자 코드가 제거될 뿐만 아니라 염색체의 일부가 결손될 수 있다. 결손은 결국 유전적 재료의 손실을 의미하기 때문에 이로 인해 심각한 유전적 질환을 야기할 수 있다.

(6) 종양 억제 유전자 *Rb*

1986년에 *Rb* 유전자가 클로닝 되었고 그 결과 *Rb* 유전자가 인간의 암 발생 과정에서 그 역할을 평가할 수 있게 되었는데 돌연변이 되기 전의 정상적인 *Rb* 유전자의 기능은 **세포의 증식을 억제**하는 역할을 한다. 여러 종류의 암(예를 들면 방광암에서는 3분의 1, 유방암에서는 10분의 1)에서 *Rb* 유전자 기능이 소실된다는 사실도 밝혀졌다. *Rb*와 같이 세포 증식을 억제하는 유전자에 돌연변이가 일어나는 것은 마치도 자동차에서 브레이크 파열에 비유할 수 있다. 즉, 그것으로 말미암아 세포가 증식하는 것을 통제할 수 없게 된다. *Rb* 유전자는 세포 주기의 제한점(restriction point) 통과 조절을 통하여 세포 증식을 조절하는데 중요한 역할을 하는 *Rb* 단백질을 암호화하는 역할을 한다. 세포 주기를 통한 진행 여부를 조절하는 *Rb* 단백질의 역할은 왜 망막모세포종이 오직 어린이에서만 관찰되는지를 설명해준다. 유아가 5~6세에 도달하면, 망막은 충분히 형성되고 대부분 망막세포들은 세포 주기에서 빠져나와 분열이 영구적으로 멈추게 된다. 일단 그렇게 되면, 이 세포들은 더 이상 통제되지 않는 증식을 하는 것이 쉽지 않으며, 이것은 세포 주기가 영구적으로 멈춰버렸기 때문이다. *Rb*와 유사하게 어떤 유전자 기능의 소실로 인해 암으로의 진행을 열어주는 역할을 하는 유전자를 '종양 억제 유전자(tumor suppressor gene, TSG)'라고 부른다.

(7) 종양 억제 유전자 *APC*

Rb 유전자는 돌연변이(또는 결실)가 자손으로 유전되었을 때 희귀한 소아암에 대해 높은 위험도를 주는 유전자의 한 예이다. 또 다른 유전자 집단은 몇몇 공통된 성인암에 대해 유전적 경향을 초래한다. 예를 들어 모든 대장암 환자의 약 5%는 대장암의 위험성을 증가시키는 작은 집단의 유전자들의 유전적 돌연변이와 직접적으로 연관이 있다. 비록 5%가 높은 비율은 아니지만 대장암이 성인들이 자주 만나게 되는 암이기 때문에 그것은 많은 수의 사람들에게 발생할 수 있음을 의미한다. 망막모세포종의 경우, 훨씬 높은 비율의 환자들이 유전성(40%)이지만 망막모세포종은 희귀한 암이라 매년 200명 정도의 망막모세포종 환자가 진단된다. 여러 다른 유전자들에서의 돌연변이가 유전성 대장암에 연관된다. 그중 하나는 대장 안에 다수의 용종이 발생된 상태가 유전된 '가족성 선종성 용종증(familial adenomatous polyposis, FAP)'의 원인이 되는 유전자이다. 대부분의 대장 용종(colon polyp)은 선(glandular)세포로 구성된 양성 종양이다. 이 병을 물려받은 사람들의 대장 내부 표면은 수백 또는 수천의 용종이 생기며 40세가 될 때 까지 그 용종들 가운데 일부가 악성으로 변할 수 있는 확률이 있다. 그 결과 가족성 선종성 용종증(FAP)이 있는 거의 모든 사람들에게서 궁극적으로 대장암이 발생할 가능성이 크다. 가족성 선종성 용종증의 원인이 되는 유전자 돌연변이는 '*Adenomatous Polyposis Coli*(APC)'라는 유전자가 관련이 있다. *Rb*의 유전자와 비슷한 방식으로 'Two-Hit' 모델이 *APC* 유전자 성질에 적용될 수 있는데, 즉 부모로부터 한 개의 *APC*

유전자가 돌연변이 상태로 전달이 된 상태에서 태어나게 되고, 대장 상피에서 두 번째 *APC* 유전자의 돌연변이가 발생하게 된다. 따라서 *Rb* 유전자와 같이 *APC* 유전자는 종양 억제 유전자에 해당된다. *APC* 유전자는 Wnt 신호 전달 경로를 억제하는 'APC'라 불리는 단백질을 생산함으로써 세포 증식을 억제하도록 한다. Wnt 신호 전달 경로는 세포 증식과 분화의 조절에 있어서 중요한 역할을 수행하는데 *APC* 유전자의 돌연변이는 Wnt 경로의 억제되지 않은 활성을 초래하고 세포 증식을 과다하게 진행시키게 된다. 대장 내층을 이루는 상피 세포들은 이러한 영향에 민감하다. 결국 과도한 증식은 다수의 용종들을 생산하고, 이중의 일부가 대장암으로 발전할 가능성이 있는 것이다.

(8) 리-프로메니 증후군

1982년에 다양한 종류의 암이 쉽게 발생하는 가계들이 발견되었다. 일부의 가계에서는 절반 정도의 구성원이 하나 이상의 암을 가지고 있었고 이들 중 65% 이상이 22세가 되기 전에 암이 발생하였다. 일부 가계 구성원들은 유방암, 뇌종양, 백혈병 등 여러 암이 동시에 발생하기도 했다. 이러한 가족력이 있는 암 증후군을 'Li-Fraumeni syndrome(LFS)'이라고 명명하는데 이는 초기 발견한 2명의 유전학자인 리(Li)와 프로메니(Fraumeni) 두 사람의 이름을 딴 것이다.

1990년, 처음 'Li-Fraumeni syndrome'이 발견되고 나서 8년 후, 이러한 증후군을 일으키는 유전자가 정확히 p53 유전자가 존재하는 인간 염색체 17p13에 존재한다는 것이 보고되었다. 약 70%의 이러한 multi-cancer 환자에서, 돌연변이된 p53이 멘델의 유전법칙에 따라 유전되는 것도 밝혀졌다. p53이 전체 몸에서 종양을 억제하는 기능을 수행한다는 점을 고려할 때, 선천적으로 돌연변이가 일어난 p53 유전자를 물려받은 사람에게서 다양한 암이 생성되는 것은 당연한 결과이다. Malkin 등(1990)과 Srivastava(1990) 등은 LFS 가계에서 종양 억제 유전자인 p53의 생식세포 돌연변이(germline mutation)를 확인하였다.

Rb 유전자와 *APC* 유전자는 각각 하나의 주된 형태의 암, 즉 망막모세포종과 대장암에 대한 유전성 암과 연관이 있었으나 '리-프로메니 증후군(Li-Fraumeni syndrome)'의 경우는 그보다는 일반적인 암에 대한 감수성이 부모로부터 자손으로 전달이 된다. 리-프로메니 증후군에서는 p53 유전자의 1개의 copy를 돌연변이인 상태로 부모로부터 물려받고 두 번째 유전자 copy에서 돌연변이가 나타날 때 암이 발생한다. p53 유전자의 두 번째 copy에서 돌연변이가 일어날 확률은 대충 100만 분의 1 정도이다. 리-프로메니 증후군을 가진 사람의 세포는 하나의 p53 돌연변이를 이미 가지고 있고, 수십억의 세포가 일생 동안 수십억 번 이상 세포 분열 하면서 두 번째 p53 유전자 돌

연변이가 체내의 어딘가에서 발생할 가능성은 매우 높을 것이다. 리-프로메니 증후군은 매우 희귀한 질환으로 정상인보다도 50세 이전에 암 발생 확률이 25배 이상 더 높게 일어난다. 리-프로메니 증후군 가계는 전 세계적으로 몇 백 가계들만이 연관되어 있다.

02 DNA 수선과 유전체 안정성에 기여하는 유전자들

DNA 수선과 유전체 안정성에 관련된 유전자들은 모든 유전자에 영향을 미칠 수 있다. 앞에서 언급한 *Rb*, *APC* 유전자의 경우는 이들 유전자 손상이 암으로 가는 문을 직접 여는 효과를 내기 때문에 '**문지기**(gatekeeper)'라는 표현을 사용하였다. 반면에 DNA 유지 및 수선에 관련된 유전자들은 유전체의 안정성을 유지하는 '**관리인**(caretaker)'이라는 용어로 표현될 수 있다. DNA 수선에 관련된 유전자의 손실은 직접 암으로 가는 문을 열어주지는 않지만, DNA 수선을 잘못하게 되면 다른 유전자들에 돌연변이를 일으키고 이로 인해 부가적으로 암 발생을 증가시킬 수 있는 것이다.

(1) 색소성 건피증과 DNA 수선 기작

DNA 수선과 암에 대한 감수성과의 관계는 '색소성 건피증(xeroderma pigmentosum, XP)'에 관한 연구로 밝혀지게 되었다. 색소성 건피증을 지닌 환자는 일광에 포함된 자외선에 대하여 매우 민감한 반응을 보이며 짧은 시간 일광에 노출되는 것으로도 피부암을 일으키기에 충분하다. 색소성 건피증은 부모로부터 하나씩 물려받은 동일 유전자의 두 돌연변이 copy를 포함해야 되기 때문에 매우 드물게 나타난다. 양쪽 부모님이 돌연변이 유전자를 하나씩 가지고 있을 경우 그 자녀들이 아버지와 어머니에게서 돌연변이 유전자를 물려받을 확률은 각각 50%이다. 따라서 어떤 아이가 두 돌연변이를 물려받아 색소성 건피증이 될 확률은 50% x 50%=25%가 된다. 병이 유발되기 위해서는 동일 유전자의 두 돌연변이 copy를 반드시 물려받아야 하기 때문에 색소성 건피증은 '열성(recessive)'으로 유전되는 경향을 보인다. 단 하나의 돌연변이 유전자만을 가진 부모 세대의 경우는 발암 위험도가 그리 높지는 않지만 후손의 25%는 높은 위험 상태에 처할 것이다.

(2) 색소성 건피증과 절제 수선

태양광선에 포함된 자외선에 노출됨에 의해서 피부 세포의 DNA에서는 피리미딘 이량체(pyrimidine dimer)가 생성될 수 있는데, 이 피리미딘 이량체 손상을 복구하는데 10개 정도의 유전자들이 관여한다. 피부 세포에서 만들어진 피리미딘 이량체의 제거는 세포 시스템이 가지는 '절제 수선(excision repair)'을 통해 일어난다. 색소성 건피증의 환자의 경우는 절제 수선을 수행할 수 없다는 연구 결과가 1960년대 말에 보고되었다. 7종류의 *XP* 유전자 돌연변이가 절제 수선에 영향을 미침으로써 색소성 건피증을 유발할 수 있다는 사실이 부가적인 연구를 통해 드러났다. *XPA*에서 *XPG*까지 지정된 이 7개 유전자 각각은 절제 수선 경로의 서로 다른 단계와 연관 효소들을 암호화한다. *XPV*라고 지정된 8번째 유전자는 상이한 형태의 색소성 건피증을 만들어내는데, 이것은 절제 수선 경로가 영향을 받지 않는데도 사람들이 햇빛으로 유도된 암에 대한 증가된 민감성을 물려받는다. *XPV*의 돌연변이는 DNA 중합 효소 eta(η)의 작용에 영향을 주는데, 이 특별한 형태의 중합 효소는 'translesion 중합 효소'라고 부른다. 이 효소는 피리미딘 이량체가 있는 부위에 정확하게 DNA 복제를 할 수 있고, 적절한 염기를 채워 넣을 수 있다. 그러므로 절제 수선의 유전적 결함이 있는 것처럼 DNA polymerase η에 결함이 있다면 피리미딘 이량체의 수선을 방해하는 것이다. 색소성 건피증 환자들은 정상인보다 2000배나 높은 피부암 발생률을 보인다. 게다가 피부암이 발생하는 연령이 보통 사람의 경우는 60세 이상인 반면, 색소성 건피증 환자의 경우는 8세에 시작한다. 색소성 건피증과 관련된 DNA 수선 결함은 백혈병은 물론 몸의 여러 곳에서 암이 발생하는 위험도를 20배나 증가시킨다.

(3) 유전성 비용종성 대장암과 미스매치(부정합) 수선

앞부분에서 *APC* 유전자의 돌연변이와 연관되어 발생하는 '가족성 선종성 용종증(FAP)'으로부터 유전성 대장암 발생에 대해 언급했는데 '유전성 비용종성 대장암(hereditary nonpolyposis colon cancer, HNPCC)'이라는 두 번째 유전성 증후군 역시 대장암 발생 위험을 증가시킨다. HNPCC는 DNA 수선의 유전적 결함으로 발생한다. HNPCC의 원인이 되는 유전적 돌연변이는 일반적으로 DNA 이중 나선의 두 가닥끼리 잘못 짝지어진 염기와 관련된 오류를 수정하는 책임을 지는 미스매치 수선(mismatch repair) 경로를 붕괴시킨다. 미스매치 수선은 다수의 여러 단백질들의 참여를 요구하고, 이런 단백질 중 최소 8개를 암호화하는 유전자 결함이 HNPCC와 밀접하게 연관된다. 8개의 유전자들 가운데 어느 하나만이라도 돌연변이가 일어났을 경우 대장암 발생에 대한 감수성을 높이기에 충분하다. 그러나 암은 영향을 받은 유전자의 두 번째 copy가 대장 내면에 증식하는 상피 세포 안에서 돌연변이가 발생했을 때만 일어난다. 이것으로 인해 미스매치 수선에 결함이 생기며, 이것은 암으로 변할 수 있는 비정상적으로 높은 비율의 돌연변이를 축적한 세포들을 생산할 것이다. HNPCC의 원인이 되는 8개의 변이 유전자 중 하나를 물려받은 사람의 75%에서 결과적으로 대장암이 발생한다.

(4) *BRCA* 유전자와 이중 가닥 절단 수선

전체 유방암 환자의 10% 정도가 *BRCA1*(BRCA는 Breast Cancer susceptibility gene) 유전자 또는 *BRCA2* 유전자 중 하나가 유전적으로 돌연변이 된 것과 관계있다. *BRCA1* 또는 *BRCA2* 유전자가 처음 발견되었을 때 그들이 세포 증식의 조절에 중요한 역할을 하는 것으로 생각했다. 그러나 이 *BRCA* 유전자들에 의해 생긴 단백질들이 DNA 손상 특히 **이중 가닥의 절단**(breakage)을 수선하는 것과 관련 있음이 이후의 연구에 의해 밝혀졌다. *BRCA1* 또는 *BRCA2*와 연관된 돌연변이들이 비유전성 암에서는 거의 보이지 않는데, 그 이유는 아마 그들이 세포 증식을 직접 조절하지 않는 '관리인(caretaker)' 유전자라서 단지 암의 발생에 간접적인 영향을 주기 때문일 것으로 생각된다. *BRCA1*과 *BRCA2* 돌연변이는 여성 유방 및 난소암의 위험성을 증가시키며, 또한 여러 종류의 다른 암 발생 위험 증가와 관련이 있다. *BRCA1*과 *BRCA2* 유전자에 이상을 가진 여성이 유방암에 걸릴 확률은 각각 55~65%와 45%에 이른다.

(5) *ATM* 유전자와 DNA 손상 반응

DNA 수선의 유전적 결함은 여러 가지 암의 위험을 높일 뿐 아니라 다양한 증세에도 관여한다. 이 가운데 대표적으로 '*ATM*(ataxia telangiectasia mutated)' 유전자의 결함은 '**모세 혈관 확장성 운동 실조증**(Ataxia Telangiectasia, AT)'을 일으킨다. 보통 1~3세에 일어나는 모세 혈관 확장성 운동 실조증인 아이들에서 보이는 첫 번째 이상은 천천히 걸을 수 없는 현상이며, 이는 뇌의 근육 기능 조절과 균형을 지배하는 **소뇌의 퇴행성**으로부터 발생한다. 다른 증세로는 비정상적인 안구 움직임, 분명치 않은 발음, 성장 부진 등이 있으며, 이런 증상들과 더불어 암의 위험성이 40% 이상 높아진다. *ATM* 유전자라고 불리는 원인유전자가 이 증후군을 발생시키기 위해서는 부모 각각으로부터 하나씩, 2개의 변이된 *ATM* 유전자를 물려받아만 하는 열성(recessive) 유전 방식의 유전 경향을 나타낸다. *ATM* 유전자는 온전한 DNA가 공격을 받게 되면 보호적인 반응으로써 유도되는 복잡한 세포 신호 전달 네트워크인 DNA 손상 반응(DNA damage response, DDR)에 관여하는 ATM 단백질을 암호화한다. ATM은 DNA 손상 반응, 특히 이중 나선 파손의 감지와 이에 대한 적절한 일련의 단계적인 반응의 활성화 모두에서 중심적 역할을 담당한다. 그러므로 ATM이 손상되면 DNA 손상이 나타나도 제대로 복구가 일어나지 않는다.

DNA 손상 반응의 결핍은 각각 특유한 형태의 증세와 암 위험성을 보이는 다른 유전성 증후군에서도 나타난다. 예를 들어 희귀 유전 질환인 **블룸 증후군**(Bloom syndrome) 환자들은 성장 지연, 햇빛에 의한 안면 발진, 면역 결핍 그리고 20세 이전의 암 발생(특히 백혈병과 림프종) 위험성 증가가 특징이다. 돌연변이 시 블룸 증후군을 일으키는 ***BLM* 유전자**는 열성(recessive) 유전 경향을 나타내며, 이중 나선 절단이나 다른 종류의 DNA를 수선을 하는 동안 DNA 이중 나선을 풀어주는 기능을 하는 단백질인 **헬리케이스**를 암호화한다.

판코니 빈혈(Fanconi anemia, FA)에서는 골수가 충분한 수의 혈구를 생산하지 못하게 하는 것이 주요 증상이며, 골격 기형, 기관 기형, 그리고 백혈병에 대한 두드러진 발생 위험성을 수반한다. 이 질환은 주로 2세-6세 사이에서 진단이 되는데, 골수에서 적절한 양의 혈구와 혈소판을 생성해내지 못해 결국 **재생 불량 빈혈**이 생기게 된다. 판코니 빈혈은 열성 유전 경향을 나타내고 DNA 수선을 책임지는 여러 무리의 단백질들에 유전적 결함이 생겨서 발생한다. 이런 유전자들에 의해 생성된 단백질들은 상호 작용하며, *ATM*과 *BRCA1* 유전자에 의해서 생산되는 단백질들을 포함하여 DNA 손상 반응 경로의 여러 구성 단백질과도 상호 작용한다. 판코니 빈혈을 일으킬 수 있는 16개의 유전자 중 하나가 *BRCA2*이며, 이는 가족성 유방암을 일으키는 유전자이기도 하다. 가족성 유방암 증후군은 *BRCA2*의 단일 돌연변이 유전자의 유전에 의하여 발생하고, 판코니 빈혈은 두 돌연변이 유전자의 유전에 의하여 일어난다.

[참고문헌]

- Achatz, MI, et al. (2007). "The p53 mutation, R337H, is associated with Li-Fraumeni-like syndromes in Brazilian families." Cancer Lett. 245:96-102.
- Guilford, P, et al. (1998). "E-cadherin germline mutations in familial gastric cancer." Nature 392:402-404.
- Hooper, M, et al. (1998). "Tumor suppressor gene mutations in humans and mice." The EMBO J. 17:6783-6789.
- Kamihara, J, et al. (2014). "Germline TP53 mutations and the changing landscape of Li-Fraumeni syndrome." Hum. Mutat. 35:654-662.
- Kemp, CJ, et al. (1994). "p53-deficient mice are extremely susceptible to radiation-induced tumorigenesis." Nat. Genet. 8:66-69.
- Knudson, Jr. AG. (1971). "Mutation and cancer: statistical study of retinoblastoma." PNAS 68:820-823.
- Lalle, P, et al. (1994). "Genomic stability and wild-type p53 function of lymphoblastoid cells with germline p53 function." Oncogene 10:2447-2454.
- Lang, GA, et al. (2004). "Gain of function of a p53 hot spot mutation in a mouse model of Li-Fraumeni Syndrome." Cell 119: 861-872.
- Li, FP and Fraumeni, JF. Jr. (1969). "Soft-tissue sarcomas, breast cancer, and other neoplasms. A familial syndrome?" Ann. Intern. Med. 71:747-752.
- Malkin, D., et al. (1990). "Germ line p53 mutations in a familial syndrome of breast cancer, sarcomas, and other neoplasms." Science 250:1233-1238.
- Olive, KP, et al. (2004). "Mutant p53 gain of function in two mouse models of Li-Fraumeni Syndrome." Cell 119:847-860.
- Palmero, EI, et al. (2010). "Tumor protein p53 mutations and inherited cancer: beyond Li-Fraumeni syndrome." Curr. Opin. Oncol. 22:64-69.
- Senzer, N, et al. (2007). "p53 therapy in a patient with Li-Fraumeni syndrome." Mol. Cancer Ther. 6: 1478-1482.
- Srivastava, S., et al., (1990). "Germ-line transmission of a mutated p53 gene in a cancer-prone family with Li-Fraumeni syndrome." Nature 348:747-749.
- Verselis, SJ, et al. (2000). "Novel p53 splice site mutations in three families with Li-Fraumeni syndrome." Oncogene 19:4230-4235.
- 이민혁 등. (2012). "유전성 유방암." 군자출판사.
- 오상진. (2005). "인체노화" 탐구당.
- 오상진. (2015). "노화의 생물학." 탐구당.

06/

p53의 발견

레티노블라스토마 유전자(*Rb*)를 분리함으로써 **종양 억제 유전자**를 최초로 발견하고 분자적으로 클로닝할 수 있는 길이 열렸다. 두 번째 종양 억제 유전자로 밝혀진 유전자인 p53은 인간의 암에서 일어나는 유전자 변화 중 가장 빈번하게 돌연변이가 일어나는 유전자로 알려져 있다. p53 연구는 길고 복잡한 내력이 있다. 사실 p53은 발견 당시에 '**암 유전자**(oncogene)'로 생각이 되었는데, 그러나 이것이 '**종양 억제 유전자**(tumor suppressor gene)'로 밝혀진 것은 이 유전자가 처음 발견된 후 10년이 지난 후의 일이다. 이러한 변화의 시작은 Vogelstein과 그의 동료들(1989)이 대장암의 중요한 특징으로서 TP53 유전자의 결손(deletion), 삽입(insertion), 점 돌연변이(point mutation)를 발견했던 것에서 시작했다. 이것으로부터 야생형 p53 cDNA가 non-transformed cell로부터 클론이 되었고, 야생형 p53은 세포 형질 전환을 억제하는 역할을 한다는 것이 증명되었다. p53 발견 후 10년이 암 유전자에서 종양 억제 유전자로 변화하는 기간이었다면, 그 뒤 10년은 p53이 스트레스에 의하여 유도되는 **전사 인자**(transcription factor)이며, 세포 주기 정지, 아폽토시스, 노화 등에 관여한다는 것이 밝혀졌다. 그 다음 10년은 p53이 세포 주기 정지, 아폽토시스, 노화뿐만 아니라 대사 조절이나 배아 착상에 필요한 사이토카인을 조절하는 등 다양한 역할에 관여하는 것이 밝혀지는 시기였다.

01 p53의 최초 발견

1970년대 암연구자들은 종양 바이러스(tumor viruses)에 많은 관심을 가졌다. 그들은 종양 바이러스가 암 유전자를 가지고 있다고 확신했다. SV40와 같은 작은 DNA 종양 바이러스에 의해서 유도된 종양에서는 한정된 수의 바이러스에 의해 발현된 단백질들을 포함한다. 이들은 생체 내에서 항체를 유도함으로써 면역계에 의해 탐지된다. 이러한 바이러스의 단백질들을 '**종양 항원**(tumor antigen)'이라고 부른다. SV40의 경우에는 두 종류의 종양 항원이 동정되었는데, 하나는 **large T-antigen**(LT)이고 다른 하나는 small t-antigen(ST)이다. p53 단백질은 SV40 DNA 바이러스에 의해 형질 전환된 세포(transformed cell)에서 SV40의 large T 항원(LT)과 복합체를 형성하는 세포의 단백질(cellular protein)로서 1979년에 처음 발견되었다. p53은 정상적인 세포에서는 적은 양 발현되지만 SV40-형질 전환 세포(SV40-transformed cell)와 다른 많은 형질 전환 세포주들에서는 발현이 상당한 정도로 증가되어 있었다. 따라서 증가된 p53이 형질 전환과 관련이 있다고 생각하여 p53을 초기에 암 유발 유전자로 생각하게 된 것이다.

마우스 세포를 SV40 DNA virus를 이용하여 형질 전환시키고 유전적으로 배경이 동일한 다른 마우스(syngeneic mouse)에 이를 주입하면, 이식을 받은 마우스에서는 면역 체계가 기능하여 항체가 만들어지고 강력한 면역 반응을 일으키게 된다. 이와 같은 현상은 정상 세포를 주입한 경우에서는 관찰이 되지 않았다. 이 경우 면역 반응을 유도한 단백질은 large T antigen(LT)으로서 바이러스 게놈상에서 발현되며 SV40가 감염된 monkey kidney cell에서 바이러스가 감염 증식할 때 생성된다. Large T 항원(LT)은 다기능을 하는 단백질(multifunctional protein)로 세포에서 많은 세포 내 조절 회로들에 그 영향을 미친다. 실제로 LT는 앞에서 언급한 세포 주기를 조절하는 pRb와 결합하여 pRb의 불활성화를 유도한다. SV40에 의해 유발된 종양을 가지고 있는 햄스터나 마우스로부터 Large T 항원(LT)에 대한 항체를 가지고 있는 혈청을 얻어 SV40 DNA 바이러스에 의해 형질 전환된 세포(transformed cell)에서 나타나는 단백질에 대한 분석을 1979년에 시행하였다. 면역 침강법(immunoprecipitation)과 SDS-폴리아크릴아미드 전기영동 실험 결과 53-54 kilodalton(kd) 정도 크기의 단백질이 LT와 함께 복합체를 형성하는 것이 확인되었다. 역으로 53-54 kd 정도 크기의 단백질에 대한 항체를 얻어서 면역 침강 실험을 한 결과, 이 항체와 반응하는 단백질이 SV40에 감염되지 않은 다양한 사람과 마우스의 암 세포와 마우스의 배아 암종(embryonal carcinoma, EC) 세포에서도 만들어지고 있는 것을 알 수 있었다. 그러나 LT만을 인지하는 단클론항체로 면역 침강 실험을 하면 약 53-54 kDa 정도(denaturing SDS-polyacrylamide gel에서)의 단백질은 SV40에 감염된 세포에서만 발견된다. 이러한 사실은 SV40의 large T 항원(LT)이 세포 내 어떤 단백질과 강력하게 결합한다는 것을 보여주는데, 이것을 발견하고 이 단백질의 분자량에서 유래한 'p53'을 이름으로 붙이게 된 것이다.

LT와 p53을 동시에 인지하는 항체를 이용하면 비바이러스 기작(non-viral mechanism)에 의해 형질 전환이 일어난 F9 배아 암종(embryonal carcinoma, EC)에서도 p53이 인지됨을 알 수 있다. 이것은 p53이 바이러스에 의해 발현된 단백질이 아니라 세포가 스스로 생산하는 단백질이라는 것이 명확해진 것이다.

[표 6-1] 랫 배아 섬유 아세포(REF)를 형질 전환시키기 위해 협동으로 작용하는 유전자들

Cytoplasmic oncogenes	Nuclear oncogenes
Ha-*ras*	*myc*
Ki-*ras*	N-*myc*
N-*ras*	L-*myc*
src	p53
Polyoma MT	Adenovirus E1A
	Polyomavirus LT
	SV40 LT
	Papillomavirus E7

[표 6-2] Transformation of early passage REF.

plasmid DNA 종류	Number of transformed foci per experiment									
	1	2	3	4	5	6	7	8	9	10
ras	5	4	3	0		1	0	20	0	0
E7	0									
p53pro193	0									
E7 + *ras*	37	25	40	2	29	15	6	26	7	2
E7 + p53pro193			0				0			
myc + *ras*									5	38
p53pro193 + *ras*	75			29	64	2	12	25	14	55
E7 + p53pro193 + *ras*		513	198	86	116	267	79	169	218	192
E7 + *myc* + *ras*									31	90

[암 유전자의 협동에 의해 형성된 foci 수를 10번의 실험 결과를 표시한 것이다. p53pro193은 돌연변이 p53이다. (from Peacock, 1990)]

02 종양 억제 유전자로서의 p53 재발견

p53 cDNA를 마우스 배아 섬유 아세포(rat embryo fibroblast, REF)에 형질 주입 (transfection)한 실험에서 이 유전자가 암 유전자 *ras*와 함께 들어가면 세포의 형질 전환(transform)을 유도한다는 사실이 밝혀졌다. 이러한 사실은 'p53(그 유전자는 TP53 이라고도 함, TP는 tumor protein을 의미)'이 마치 *ras*와 *myc* 암 유전자로 마우스 세포를 형질 전환 시킬 때와 유사하게 생각하여 p53이 *myc*의 기능을 대신하는 것으로 보고, 이로 인해 p53은 '암 유전자(oncogene)'로 역할을 하는 것처럼 생각하였다. 실제로 지속적인 *ras* 암 유전자의 발현이 있으면 p53은 마치 *myc*처럼 세포의 성장을 촉진하는 기능을 하는 것으로 보였다. 또한 p53은 *ras*와는 독립적으로 배양 중인 랫 일차 세포(primary rat cell)를 불멸화(immortalization)시키는 것도 가능하였다. 이런 결과들은 p53이 세포의 성장을 촉진하는 기능을 한다고 해석할 수 있게 했다. 뿐만 아니라 p53 cDNA를 정상 세포에 주입하여 그 단백질을 과발현시키면 정상 세포가 암 세포로 변형됨이 관찰되었다. 그러나 이러한 해석에는 오류가 있었다. 뒤에서 바로 설명이 되겠지만 야생형 p53의 정상적인 기능은 세포 성장의 촉진이 아니라 반대로 형질 전환을 억제하는 것이었다. 돌연변이형 p53을 세포에 도입하면 세포에 정상적으로 존재하는 야생형의 p53과 복합체를 형성한다는 것이 밝혀졌다. 돌연변이 p53(mutant p53)은 이러한 방법으로 야생형 p53(wild-type p53)의 기능을 저해할 수 있는데 이러한 반응을 '**우성 음성 효과**(dominant negative effect)'라고 부른다.

오류가 일어난 이유는 초기 p53의 cDNA가 암 세포로부터 얻어진 것이기 때문이다(여기서 사용된 p53 cDNA는 돌연변이 p53 유전자였다는 것이 밝혀졌다). 초기에 p53 cDNA를 클로닝하는 시도에서 정상 세포에서는 p53이 조금 발현하고, 형질 전환된 세포는 많은 양이 발현되므로 보다 수월하게 클로닝을 진행하기 위해 형질 전환 세포를 재료로 택했던 것이 원인이었다. 1989년에 이르러, 당시까지 암 세포에서 클로닝된 모든 p53은 돌연변이를 가지고 있음이 밝혀져 정상 세포로부터 야생형의 p53 유전자가 클로닝되었다. Levine과 Oren의 두 연구진은 1989년 야생형 p53(wild-type p53) 유전자를 과발현시키면 형질 전환이 오히려 억제된다고 발표하여 야생형 p53은 암 유전자가 아니라 종양 억제 유전자라고 발표하였다. 암 세포에서 유래한 p53과 정상 세포에서 유래한 p53 유전자 사이에는 단지 하나의 염기쌍(base pair)의 차이를 나타내고 이것은 점 돌연변이(point mutation)로서 판명이 되었다. 따라서 초기에 돌연변이 p53을 이용한 실험은 정반대의 결과를 초래했던 것이다. 즉 정상적인 p53은 세포 성장을 억제하지만 돌연변이에 의해 아미노산이 변화된 p53은 세포 성장을 촉진한다. 이러한 발견을 통하여 p53은 이제 *Rb* 유전자처럼 명실상부하게 종양 억제 유전자(tumor suppressor gene)로 인정되었다. 1989년 Vogelstein 그룹이 대장암 샘플 상당수에서 p53 locus의 loss of heterozygosity(LOH)가 발견됨을 밝히고, 그 이후 p53의 발현이 암 세포화를 억제함이 밝혀짐으로써 종양 억제 유전자의 지위를 확보하게 되었다.

1987년 p53의 돌연변이(mutation)가 광범위한 인간 암 세포에서 발생하고 있다는 사실이 드러났다. 2002년까지 축적된 결과를 보면 대략 30-50% 정도의 흔히 발생하는 인간의 암에서 p53의 돌연변이가 나타나는 것으로 보고되었다. 실제로 현재까지 암 세포에서 연구된 유전자 가운데 p53은 가장 높은 돌연변이율을 보이고 있으며 대략 절반 이상의 암에서 p53 돌연변이가 검출되었다. p53 유전자는 염색체 17p13 유전자좌(gene locus)에 위치하는데, 결장암과 직장암에서 이 유전자좌(gene locus)가 자주 결실이 되어있다. 쥐에서 레트로바이러스에 의하여 유발되는 적백혈병(erythroleukemia)은 레트로바이러스 프로바이러스(provirus)가 p53 유전자를 표적 유전자로 하여 불활성화(p53 유전자 사이로 레트로바이러스가 끼어들어감)를 일으키기 때문에 발생한다. 리-프로메니 증후군(Li-Fraumeni syndrome, LFS)이란 상염색체 우성으로 진행이 되는 가족성 암(familial cancer)을 말하며 종양 억제 유전자인 p53의 germ line mutation과 관련이 있다.

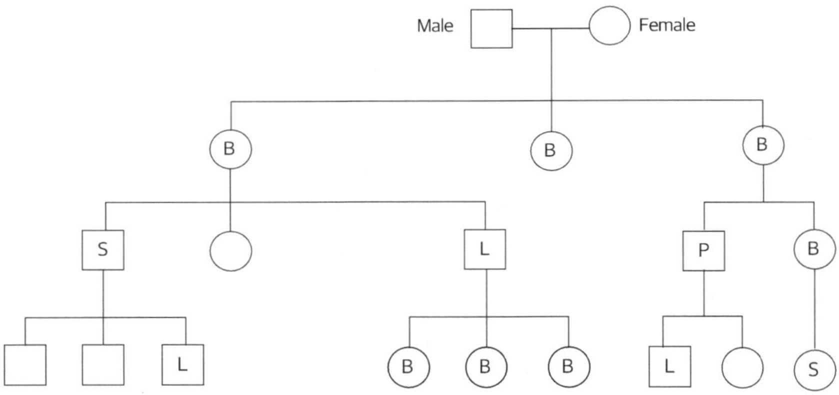

[그림 6-1] Li-Fraumeni 암 가족 증후군의 가계도
B는 유방암, L은 백혈병, P는 췌장암, S는 육종을 의미한다. 하나의 가계에 여러 종류의 암 환자가 존재한다.

이후에 p53 기능 연구를 통해서, p53이 전형적인 종양 억제 유전자가 아니라는 사실이 밝혀진다. 대부분의 종양 억제 유전자를 마우스 생식 세포로부터 제거하여 유전자가 불활성화된 knockout mouse를 제조할 경우, 하나 이상의 조직에서 형태 형성 이상이 유발되어 정상적인 배 발생(embryo development) 과정이 제대로 일어나지 못하고 이로 인해 정상적으로 태어나지 못한다. 이러한 이유는 대부분의 종양 억제 유전자가 다양한 종류의 세포에서 증식의 음성적 조절자

(negative regulator) 기능을 수행하기 때문이며, 종양 억제 유전자가 제거된다면 특정 세포의 비정상적 증식이 일어나고 이로 인해 정상의 발생 과정이 일어나지 못하기 때문이다. 이러한 경우와 비교해서 이배체(diploid) p53 유전자 두 copy를 모두 제거한 p53 **knockout mouse**는 외관상으로 볼 때 문제 없이 정상적인 배 발생(embryogenesis)이 일어나고 정상적으로 태어날 수 있다. 이 경우는 앞의 경우와 큰 차이를 나타내는 것이다. 따라서 p53은 배 발생 과정에서 단순한 세포 증식의 음성적 조절자(negative regulator) 역할을 하는 것은 아닌 것으로 보인다. 그러나 p53은 확실한 종양 억제 유전자 특성을 나타내는데, 이는 p53 knockout mouse($p53^{-/-}$) 경우는 생존 기간이 매우 짧고(약 5개월), 대부분 골육종(osteosarcoma)이나 림프종(lymphoma)으로 죽는 것을 알 수 있었다. 이러한 표현형을 나타내는 것으로 미루어보아 p53은 지속적으로 세포 증식을 억제하는 것이 아닌, 즉 평소엔 일상적으로 세포 증식을 억제하는 기능을 하지는 않으며 특정 환경에서만 이러한 기능의 수행이 이루어지는 것으로 보인다. 이러한 기능에 따라 초기 암이 될 가능성이 있는 비정상적인 형태의 세포들에서 p53의 기능이 수행되어 이들의 암화를 막는 것으로 이해될 수가 있다.

03 p53 유전자와 단백질의 구조

p53 유전자위(gene locus)는 인간 염색체 17번의 short arm(p)에서(마우스의 경우는 11번 염색체에 p53 유전자가 있음) 16-20 kb 정도의 부분에 위치한다. 유전자는 11개의 엑손(exon)으로 구성되며 첫 번째 엑손은 noncoding(단백질을 코딩하지 않음)이며 엑손 2-11보다 8-10 kb 정도 앞부분에 위치한다. 그러므로 첫 번째 인트론은 p53 gene locus의 절반 가량을 차지할 정도로 크기가 크다. 인간과 마우스에서 p53 유전자의 구조는 상당히 진화적으로 보존되어 있음을 확인할 수 있다. 노던블럿(Northern blot) 실험에 의하면 인간의 경우 2.5 kb의 mRNA를, 마우스에서는 2.2 kb의 mRNA를 각각 생산한다. 마우스 mRNA는 번역되어 390개 아미노산을, 인간 mRNA는 393개 아미노산을 포함한 단백질로 번역(translation)이 된다.

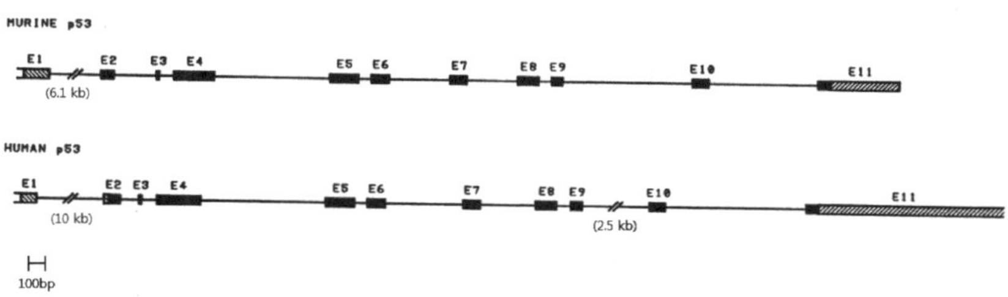

[그림 6-2] 인간과 마우스 p53 유전자

```
                                  10                                 20
MetThrAlaMetGluGluSerGlnSerAspIleSerLeuGluLeuProLeuSerGlnGlu

                                  30                                 40
ThrPheSerGlyLeuTrpLysLeuLeuProProGluAspIleLeuProSerProHisCys

                                  50                                 60
MetAspAspLeuLeuLeuProGlnAspValGluGluPhePheGluGlyProSerGluAla

                                  70                                 80
LeuArgValSerGlyAlaProAlaAlaGlnAspProValThrGluThrProGlyProVal

                                  90                                100
AlaProAlaProAlaThrProTrpProLeuSerSerPheValProSerGlnLysThrTyr

                                 110                                120
GlnGlyAsnTyrGlyPheHisLeuGlyPheLeuGlnSerGlyThrAlaLysSerValMet

                                 130 [Phe]    [Val]                 140
CysThrTyrSerProProLeuAsnLysLeuPhe[Cys]GlnLeu[Ala]LysThrCysProVal

                                 150                 [AlaGlnAlaTrpAla]
GlnLeuTrpValSerAlaThrProProAlaGlySerArgValArgAlaMet[Ala]IleTyr

                      [Gly]      170                                180
LysLysSerGlnHisMetThr[Glu]ValValArgArgCysProHisHisGluArgCysSer

                                 190                                200
AspGlyAspGlyLeuAlaProProGlnHisLeuIleArgValGluGlyAsnLeuTyrPro

                                 210        [ProSerLeuAla]          220
GluTyrLeuGluAspArgGlnThrPheArgHisSerValVal[ValPro]TyrGluProPro

                                 230        [Ile]                   240
GluAlaGlySerGluTyrThrThrIleHisTyrLysTyr[Met]CysAsnSerSerCysMet

                                 250                                260
GlyGlyMetAsnArgArgProIleLeuThrIleIleThrLeuGluAspSerSerGlyAsn

                                 270                                280
LeuLeuGlyArgAspSerPheGluValArgValCysAlaCysProGlyArgAspArgArg

                                 290                                300
ThrGluGluGluAsnPheArgLysLysGluValLeuCysProGluLeuProProGlySer

                                 310                                320
AlaLysArgAlaLeuProThrCysThrSerAlaSerProProGlnLysLysLysProLeu

                                 330                                340
AspGlyGluTyrPheThrLeuLysIleArgGlyArgLysArgPheGluMetPheArgGlu

                                 350                                360
LeuAsnGluAlaLeuGluLeuLysAspAlaHisAlaThrGluGluSerGlyAspSerArg

                                 370                                380
AlaHisSerSerTyrLeuLysThrLysLysGlyGlnSerThrSerArgHisLysLysThr

                                 390
MetValLysLysValGlyProAspSerAsp***
```

[그림 6-3] F9 cDNA clone 으로부터 유래한 p53 단백질의 아미노산 서열구조
box로 표시된 부분은 Meth A 세포주의 아미노산 서열과 차이가 나는 부분을 표시하였다

그림 6-3에서는 F9 세포 cDNA에서 유래한 p53 아미노산 서열을 보여주고 있으며, 다른 세포주와 아미노산 서열의 차이가 있는 부분은 box로 표시하였다. 인간과 마우스의 일차적 아미노산 서열은 약 80% 정도의 유사성(homology)을 나타내고 있다.

p34cdc2 kinase와 casein kinase II가 p53과 결합하는 것이 밝혀졌는데, 이것은 p53의 몇몇 트레오닌과 세린기에서 인산화가 일어남을 의미하는 것이다. 또한 p53은 TATA binding protein(TBP)과 복합체를 형성하는데 이것은 p53이 전사 조절에 관여할 가능성을 시사하는 것이

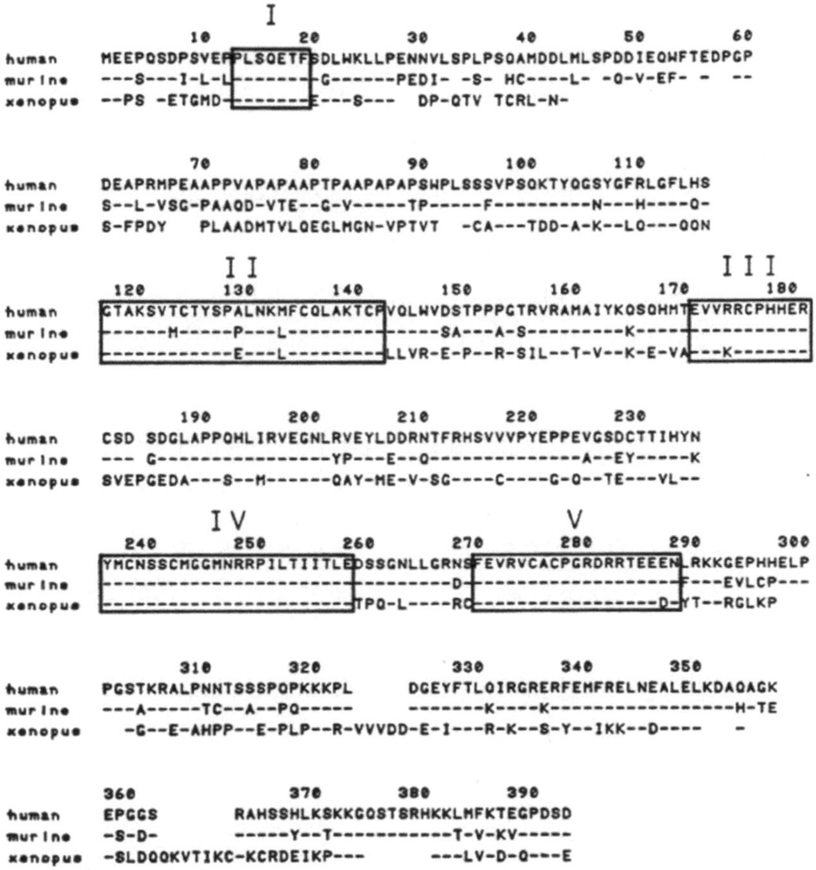

[그림 6-4] p53 단백질의 진화적으로 보존된 부분

전체적으로 인간과 마우스는 80% 정도의 유사성을 , 마우스와 제노푸스의 경우는 57% 정도의 유사성을 보이고 있다. 인간, 마우스, 제노푸스에서 아미노산이 보존된 도메인을 I~V의 박스로 표시하였는데, 90-100%의 유사성을 나타내고 있다.

다. 정상적인 환경에서 야생형 p53은 핵에 위치하고 있다. p53의 아미노 말단은 허피스바이러스의 VP16 단백질이나 효모의 Gal4 단백질과 같이 전사를 활성화시키는 역할을 하는 단백질과 구조적으로 닮아있으며 그리고 산성 도메인(acidic domain)을 가지는 점에서 이들과 유사하다.

그림 6-4는 여러 생물 종(species)에서 높게 보존되고 있는 p53의 도메인을 보여주고 있는데 진화적으로 85-100% 정도의 유사도를 나타낸다. 이와 같은 진화적으로 보존된 5군데의 부분(box로 표시함)은 p53의 기능에 있어서 중요한 역할을 담당할 가능성이 높다. 사실상 p53에 대한 missense 돌연변이 대부분은 p53 단백질의 120번 아미노산부터 290번 아미노산 사이, 즉 도메인 II-V에 위치한다.

04 p53 단백질의 half-life

p53이 대부분의 경우 정상 세포나 암 세포에서 핵 내부에 존재한다는 사실은 이 단백질이 전사인자(transcription factor)로 작용할 가능성을 시사하는 것이다. 정상 세포에서의 p53 단백질의 수준은 낮은 수준으로 유지되고 있으나, 많은 종양과 종양에서 유래한 세포주 그리고 형질 전환된 세포에서는 훨씬 더 높은 p53 단백질 수준을 유지한다. 그러면 p53의 발현량은 어떻게 조절이 되는 것인가? 많은 경우 세포 단백질은 한번 합성되면 수십 시간에서 수백 시간 동안 유지되는 종류도 있다. 그러나 어떤 종류의 세포 단백질은 매우 불안정하여 만들어지자마자 곧 분해가 일어난 종류도 있다. 이러한 차이점을 알아보는 방법 중 하나는 새롭게 단백질 합성이 일어나는 것을 억제하는 사이클로헥시미드(cycloheximide)를 세포에 처리하는 것이다. 이 실험을 야생형 p53이 있는 세포에서 실행하면 야생형 p53의 반감기는 약 20분 정도로 나타난다. 비장(spleen)으로부터 유래한 정상의 림프구(lymphocyte)는 배양 세포 환경에서 측정했을 때 p53 단백질의 반감기가 6분 정도로 짧았다. 이와 같은 사실은 p53이 매우 불안정하여 합성 후 바로 분해가 일어나는 것으로 해석할 수 있다. 이와 같은 짧은 반감기(half-life)는 많은 조절 단백질(regulatory protein)이 가지는 특징이기도 하다. 반면 형질 전환된 세포인 Meth A 또는 F9 embryonal carcinoma 세포의 경우는 p53의 반감기가 4-5시간으로 나왔으며, SV40에 의하여 형질 전환이 된 세포에서는 반감기가 20-40시간에 도달했다. 이것은 SV40 large T 항원과 같은 경우 p53에 결합하여 매우 안정적인 상태를 초래하는 것으로 보인다.

p53이 세포 성장(proliferation)에 영향을 미친다는 증거들이 발견되었다. 신선한 혈청을 가해줌으로써 G0에서 G1기로 전이가 일어나도록 자극했을 때, 혈청이 가해진지 2시간 이내에 p53 항체를 핵 내에 미세 주입(microinjection)하게 되면 세포 주기의 S기로 진입하려 했던 것이 중단되었다. 그러나 SV40에 의하여 형질 전환된 세포의 경우는 p53에 대한 항체를 핵 내에 미세 주입을 하여도 S기로 들어가는 것을 차단하지 못하였다. 이것은 SV40 LT-p53 복합체(complex)가 야생형 p53 기능을 우회시킬 수 있음을 나타내는 것이다. 만약 p53 유전자의 발현이 세포의 생명에 필수적인 것이라면, 이러한 '필수적인 요구'를 우회하는 방법도 DNA 종양 바이러스에 의해 고안이 될 수 있을 것이다. p53 유전자 돌연변이(주로 missense mutation)에 의해 불활성화가 일어나기도 하지만, p53 단백질이 다른 암 유전자 단백질과 결합하여 활성을 잃기도 한다. 이러한 암 유전자 단백질로는 SV40 T 항원, 아데노바이러스(adenovirus) E1B 55 kDa 단백질, 사람 유두종바이러스(human papilloma virus, HPV) E6 단백질과 같은 DNA 종양 바이러스 암 유전자 단백질들이 있다. 또한 세포의 암 유전자 *mdm-2*는 p53과 결합하여 p53의 활성을 억제하는 단백질을 코딩한다. *mdm-2* 유전자는

사람의 육종(sarcoma)에서 증폭되고 과발현되어 있다. 증폭된 *mdm-2* 유전자를 가지고 있는 육종에서는 p53 유전자의 돌연변이가 없는 정상적인 p53 단백질이 발현된다. 그러나 정상적인 p53은 과발현된 MDM-2 단백질과 결합하여 그 기능이 억제된다. 따라서 p53 종양 억제 유전자는 돌연변이에 의해 불활성화가 일어날 뿐 아니라 단백질 수준에서도 억제가 일어날 수 있다는 것을 알 수 있다.

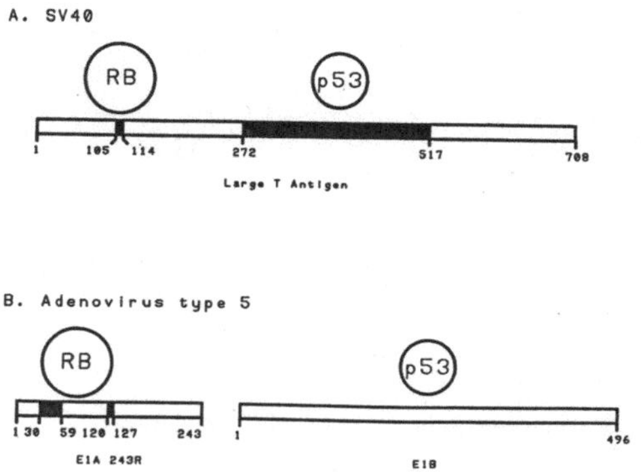

[그림 6-5] DNA 종양 바이러스의 암 유전자 산물과 p53 및 pRb와의 상호 작용

(A) SV40 large T antigen, (B) Adenovirus E1A와 E1B.
(Hinds, 1989)

SV40의 large T antigen(LT)가 p53 단백질과 안정적인 구조를 형성하는 것은 p53 발견에 기여했다. LT-p53 복합체 형성을 통해서 p53 단백질은 눈에 띄게 안정화가 이루어졌다. LT의 결손(deletion) 실험을 통해서 LT의 591-634 residue 부분이 p53과 결합하기 위해 필요하다는 것이 밝혀졌다. p53의 경우 conserved domain II(아미노산 117-142)와 IV(236-258)가 LT와의 상호 작용에 필요하며, p53 아미노 말단의 66개 아미노산은 LT와의 결합에 필요하지 않다는 것도 알아냈다. p53 단백질은 아데노바이러스 type 5 E1B 단백질(55 kDa)과 복합체를 형성할 수 있다. HPV의 E6 단백질은 p53과 결합을 하는데, 이와 같은 바이러스 암 단백질과 p53의 상호 작용은 야생형 p53 단백질의 기능을 파괴한다.

05 p53 증가를 유도하는 신호들

1990년대 초반, p53 단백질의 빠른 증가를 유도할 수 있는 다양한 물질들이 발견되었다. 이러한 것들의 예로는 X선, 자외선(UV), 화학 치료약(chemotherapeutic drug) 등이 있다. 이러한 물질들에 노출되면 짧은 시간 안에 거의 발견되지 않을 정도로 낮았던 양의 p53이 매우 높게 증가한다. 그러나 이때 p53의 mRNA 수준의 변화는 별로 일어나지 않는다. 이러한 p53의 증가는 정상적으로는 매우 불안정한 p53이 post-translation을 거치는 동안에 안정화가 일어나는 post-translational modification(번역 후 수식) 현상이다. 이러한 결과들을 종합해보면 p53은 방사선 또는 자외선 조사와 DNA 손상에 대한 반응에 대하여 중심적 역할을 하고 있다는 것을 추측케 한다. 정상 세포에 자외선 또는 감마선을 조사(irradiation)하면 세포 내 p53의 농도가 크게 증가한다. 이것은 번역 후

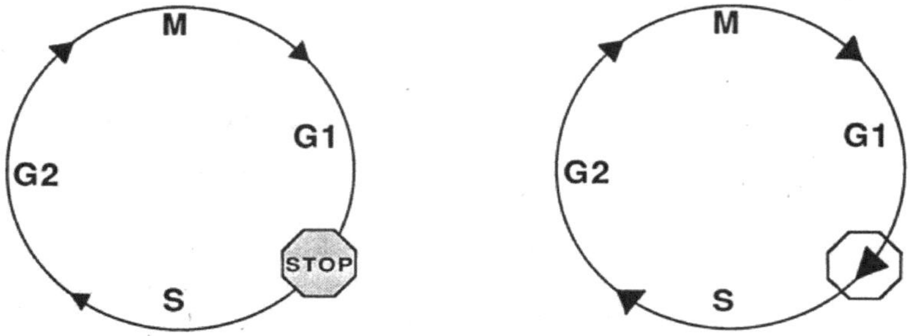

Slow Growth or Cell Cycle Arrest
Inhibition of Transformation

Enhanced Growth of Established Cells
Increased Tumorigenic Potential
Immortalization of Primary Cells
Cooperative Transformation of Primary Cells

[그림 6-6] 야생형의 p53과 돌연변이형 p53의 생물학적 활성

그림의 원형 구조는 세포 주기를 의미한다. 야생형 p53(왼쪽)은 G1기에서 S기로 진입하는 것을 차단할 수 있다. 돌연변이형 p53(오른 쪽)의 경우는 이러한 차단 기능을 상실한다. 정상 세포에서 p53은 세포 주기에 크게 관여하지 않으나 DNA 손상이 발생하면 세포 주기를 정지시키는 중요한 일을 한다.

수식(post-translational modification, PTM)에 의하여 p53 단백질의 반감기가 길어진 까닭이다. 증가된 p53 단백질의 수준은 DNA 손상에 반응하여, 세포 주기를 중단(cell cycle arrest)시키고 손상된 DNA의 수선에 집중하게 된다. 만약 효과적인 DNA 수선 기작이 없는 상태에서 세포 주기가 계속 진행을 한다면 염색체 불안정성(chromosomal instability)을 촉진하게 될 것이다. 정상 세포는 유전자의 증폭을 일으키지 않고 안정된 핵형(karyotype)을 유지한다. 그러나 p53 단백질이 결여된 세포에서는 유전자의 증폭(gene amplification)이 일어나는데, 이것은 야생형 p53가 DNA 손상이 일어났을 때 세포 주기의 G1과 S기 중간에서 검문소(checkpoint)와 같은 역할을 해서 DNA 손상이 있는 상태에서는 S기로 들어가는 것을 막아준다. p53은 이러한 때에 아폽토시스(세포 사멸)를 통해서도 비정상적인 세포가 생겨나는 것을 차단할 수 있다. 그렇기 때문에 p53을 '유전자의 수호자(guardian of the genome)'라는 별명을 얻게 되었으며 형질 전환(transformation)으로 진행하는 것도 야생형 p53은 막아준다. 이후 아주 다양한 종류의 세포에 생리적 자극을 일으키는 신호들이 p53의 증가를 유도한다는 것이 밝혀졌다. 이들 중에는 'hypoxia(낮은 산소 농도의 경우)'도 있는데, 이는 혈액으로부터 산소 공급을 받아야 하는 정상 세포, 또는 암 세포가 혈관으로부터 너무 멀리 떨어져 있을 경우에 발생할 수 있다. 또 다른 연구에서는 Myc이나 아데노바이러스 E1A와 같은 암 단백질(oncoprotein) 역시 p53을 증가시킬 수 있다는 결과가 나왔다. 현재는 p53을 증가시키는 자극들이 매우 많아졌다.

정상보다 지나치게 높은 E2F1 전사 인자의 발현, 염색체 DNA의 광범위한 탈메틸화, DNA를 구성하는 핵산 전구 물질(nucleic acid precursor) 고갈 등도 p53을 증가시킬 수 있다. 또한 산화질소(nitric oxide)에 노출, 산성화된 배양액에 노출, 세포 내의 리보뉴클레오타이드(ribonucleotide) 고갈, RNA 및 DNA 합성의 억제도 p53 양을 증가시킨다. p53의 양을 증가시키는 DNA 손상과 같은 genotoxic agent(유전 독성 물질)나 생리적 신호는 어떤 조건에서는 이미 '성장 억제(growth arrest)'라고 불리는 cytostatic fashion(cyto '세포' + static '멈춤')으로 나타낸다. 그러나 다른 상황 또는 다른 세포형(cell type)에서는 아폽토시스를 유발하기도 한다. 이러한 관찰은 서로 평행한 관계로 보였다. 즉, growth arrest나 아폽토시스를 유도하는 독성물질들은 모두 p53을 증가시킬 수 있었다.

p53의 좀 더 자세한 기능 연구를 통하여 이러한 원인이 p53과 관계가 있다는 것이 확인이 되었다. 예를 들어 유전 독성을 주는 X선의 경우, p53의 양을 증가시켜 $p21^{Cip1}$의 발현을 증가시킨다. 이러한 $p21^{Cip1}$의 발현 증가는 돌연변이된 p53을 가지는 세포에서는 관찰할 수 없는 현상이다. 이러한 결과는 p53이 $p21^{Cip1}$이라는 CDK 저해제(CDK inhibitor)를 통하여 세포 주기를 억제한다는 것을 나타낸다. 실제로 지속적인 방사선 노출에 대한 세포의 반응은 p53의 상태에 의해 영향을 받는다. 동일하게 노출되어도 정상 세포보다 p53 유전자가 돌연변이된 세포에서는 성장 억제나 아폽토시스가 일어나는 정도가 현저히 낮다. 이러한 이유로 대부분의 암 세포는 p53의 정상적 기능이 완전히 또는 부분적으로라도 불활성화가 일어나도록 방법을 모색한 것으로 볼 수 있다. p53이 없으면 암 세포는 hypoxia(저산소성), 광범위한 유전체의 손상, 심각한 성장 조절 인자들 사이의 불균형에 대하여 내성을 가질 수 있다. 세포가 한번 이러한 내성을 얻게 되면 이후 이들의 자손들은 더 쉽게 악성으로 진행하도록 길을 열어주게 되는 것이다.

06 p53의 우성-음성 돌연변이와 기능 획득 활성

야생형 p53(wild-type p53)이 세포 증식의 억제에 관여하는데, p53 돌연변이가 종양 세포의 유전체에서 흔하게 관찰이 된다는 점은 암으로의 진행을 촉진하기 위해서 세포로부터 p53의 기능을 제거하거나 억제가 일어나야 할 필요성을 나타내는 것이다. 그렇다면 '암 세포는 어떻게 p53을 제거할 수 있는가' 하는 의문이 생긴다. 또 하나의 이상한 사실은 p53이 종양 억제 유전자의 '두 copy의 유전자(두 부모로부터 물려받은 유전자를 의미)'가 모두 제거되어야 암이 발생한다는 너슨(Knudson)의 'two-hit hypothesis'를 따르지 않는다. 예를 들어, 앞서 말한바와 같이 정상의 p53 유전자를 가진 랫 배아 섬유 아세포(REF)에 돌연변이 p53을 넣어 주었을 때 세포 내부에 존재하던 야생형 p53이 제

기능을 하지 못하고 세포의 암화가 진행될 수 있다는 것은 사실이다. 너슨의 가설에 의하면 종양 억제 유전자는 열성(recessive)의 성질을 지님으로 두 개의 유전자 모두 상실이 일어나야 암화 과정으로 들어갈 수 있다는 이론인데, p53 경우는 이것으로 완전한 설명이 곤란해진다. 즉 앞서 설명한 마우스 배아 섬유 아세포(REF)에서 돌연변이 된 p53은 야생형 p53을 포함함에도 돌연변이 p53이 세포 안에서 우성의 형질을 보이는 것으로 나타난 것이다. 인간 암 세포에서 시행된 p53의 DNA 염기 서열 분석 결과를 보면 대부분의 p53의 돌연변이는 아미노산을 바꾸는 'missense 돌연변이'로 조기에 종결 코돈을 만드는 'nonsense'보다 훨씬 높게 나타나는 것으로 보고된다. 현재까지 15,000개의 종양 조직에서 p53의 유전자를 분석한 결과 75%의 돌연변이가 'missense mutation'으로 나타났다. 이에 비해 단백질을 코딩하는 부분에서의 결실(deletion)은 매우 드문 것으로 나타났다. 이러한 사실로 암 세포가 우선적으로 선호하는 선택은 이 p53 유전자를 완전히 결실시키는 것보다 약간의 변화를 일으키는 'missense mutation'을 선호한다는 결론에 도달하게 된다. 어떻게 p53의 돌연변이가 세포에서 암을 유발할 수 있는가에 대한 설명이 두 가지 경우를 통하여 가능하다. 첫 번째 경우는 효모를 이용한 실험으로 특정 유전자의 돌연변이가 일어났을 때, 이 돌연변이를 통하여 정상적으로 활성이 존재하던 유전자 산물의 기능이 방해가 일어날 수 있는데 이러한 상황을 'dominant-negative(우성-음성)' 현상이라 부른다. 두 번째 경우는 p53 단백질에 대한 생화학적 분석을 통하여 그 모델이 제안이 되었다. 정상적인 p53 단백질은 핵 안에서 homotetramer(동형 4량체)로 존재한다. 우성-음성(dominant-negative) 현상과 p53이 핵 안에서 4량체(tetramer)를 형성한다는 사실은 '어떻게 해서 돌연변이 p53 단백질이 정상 기능을 가진 p53을 억제가 가능할 수 있는가'하는 문제에 대하여 해답을 제시할 수 있다. 우성-음성 현상은 돌연변이 유전자 산물이 정상 유전자 산물을 억제해 정상적으로 작용하지 못할 때 나타난다. 예를 들어서 돌연변이 p53이 원래의 4량체를 구성할 수 있는 능력은 그대로 가지고 있다고 가정했을 때, 야생형 p53 단백질과 돌연변이된 p53 단백질이 같은 세포 안에 공존하는 상황이라면 세포 내부에서 p53의 4량체(tetramer)는 다양한 경우의 수에 의거하여 복합체(complex)를 구성하는 것이 가능해진다: 이 경우에 4량체 가운데 하나라도 돌연변이 형태의 단량체(monomer)가 포함되게 되면 전체 4량체의 기능 상실이 초래된다. 두 종류의 단량체를 가지고 4량체를 구성할 때 생길 수 있는 경우의 수 조합은 16 종류이다. 16 종류 중 15 종류에는 하나 이상의 돌연변이 p53 단량체를 포함하게 되는데, 이 경우 야생형 p53의 기능 상실이 초래된다. 결국, 1/16의 확률로만 야생형(wild type)의 p53 4량체가 만들어질 수 있으므로 원래 야생형으로서의 기능을 수행할 수 있게 된다. 이와 같은 논리로 인해, 많은 암 세포에서 p53은 야생형과 돌연변이된 상태의 p53을 가지는 것이 가능하다. 실제로 상당수의 암 세포에서 p53은 돌연변이가 되어 있고, 나머지 야생형 p53은 LOH(loss of heterozygosity, 이형 접합 소실)를 통하여 제거된다. 즉, p53 변이가 일어나는 순서는 처음에는 돌연변이, 이후에는 LOH(이형 접합 소실)를 통한 정상 유전자의 제거로 나타난다. 이것은 남은 정상 대립 유전자의 제거가 암 발생에 유리하게 작용함을 의미하는 것이다. 돌연변이에 의한 우성-음성(dominant-negative) 효과는 초기 암 세포에서는 유전자를 완전히 제거하는 것보다 효과적인 것으로 판단될 수 있는데, 이것은 돌연변이에 의한 우성-음성 돌연변이는 15/16(93.75%)의 기능을 제거할 수 있지만 p53 유전자 결실은 절반(50%)의 기능을 제거할 수 있기 때문이다. 그렇다면 '왜 남아있는 소수의 야생형 p53마저 완전히 제거하는 것이 필요한 것일까?' 하는 의문이 생기게 되는데 이에 대한 해답은 남아있는 6.25%(1/16)의 야생형 p53 때문으로 생각할 수 있다. 비록 작지만 암 세포가 이를 포함하면서 살아나가기엔 부담스러움이 존재할 수 있을 것이다. 따라서 적당한 기회가 되면, 암 세포는 정상 p53 대립 유전자를 완전히 제거함으로써 세포 증식이 더 잘 일어날 수 있는 기회를 꾀하는 것으로 생각된다.

p53 돌연변이 특성 가운데 'gain-of-function(획득 형질, GOF)' 가설이라는 것이 있는데, 이것은 p53의 돌연변이가 일어났을 때 원래 야생형 p53 기능의 상실이 일어나 원래의 기능이 상실될 뿐만 아니라 종양 형성을 촉진할 수 있는 새로운 활성을 부여받아 암화에 기여할 수 있게 되는 것을 일컫는다. 이러한 가설을 뒷받침 할 수 있는 다음과 같은 실험이 있다. L12는 Abelson murine leukemia virus에 의해 형질 전환된(transformed) 세포주(cell line)이다. 이 세포주는 p53의 발현이 일어나지 않는데 그 이유는 레트로바이러스가 양쪽의 p53 대립 유전자 중간에 삽입하여 p53을 불활성화했기 때문이다. L12 세포주를 syngenic animal(유전적으로 배경이 같은)에 주입했을 때 종양의 생성이 작고 시간이 지나며 쪼그라들어 제대로 종양을 생성하지 못하였다. 그런데 돌연변이 p53 유전자를 도입했을 경우는 종양을 형성하는 능력이 매우 증가하였다. syngenic animal에서 만들어진 종양은 매우 공격적이었으며, 시간이 지나도 작아지지 않았고 심지어 치명적 결과를 초래하였다. 그러므로 야생형 p53의 기능이 없는(p53-negative) 가운데 돌연변이 p53을 발현시키면 종양을 형성할 수 있는 활성이 크게 증가하였음을 의미하는 것이다. 유사하게 p53 대립 유전자가 없어서 p53 단백질이 만들어지지 않는 Saos-2(골육종세포주)에 돌연변이 p53 유전자가 도입이 되었을 때 soft agar suspension에서 증진된 성장 능력을 나타낸다. 모든 p53 돌연변이에 대하여 특성을 측정하지는 못하였는데, R248W와 D281G 돌연변이는 soft agar 속에서 세포가 성장하도록 하지는 못하였으나 R175H와 R273H 돌연변이는 soft agar에서 세포가 성장하도록 했다. 자연적으로 불멸화가 일어난 마우스 세포주 (10)3은 p53이 발현되지 않는데, 이 세포를 syngenic 마우

스에 주입을 했을 때 종양을 형성하지 못했다. 그런데 여기에다 인간의 암에서 많이 발견이 되는 hot spot 돌연변이를 포함한 돌연변이 p53 유전자를 도입했을 경우, syngenic 마우스에서 종양을 형성할 수 있었다. 돌연변이 p53은 *ras* 암 유전자와 협력하여 **일차 마우스 배아 섬유 아세포**(primary Mouse Embryo Fibroblast)를 불멸화(immortalize) 시킬 수 있었으며 이 세포를 syngenic 마우스에 주입하면 종양을 생성할 수 있었다. 이러한 결과는 돌연변이 p53이 야생형 p53이 가지지 못하는 새로운 기능을 부여받아 세포 증식을 더 촉진하고 형질 전환에 기여하고 있을 가능성을 뒷받침하는 것이다. p53의 돌연변이는 유전체의 변형을 촉진하는 세포환경을 허용함으로써 종양 형성에 기여할 것으로 생각된다. 일차 세포(primary cell)에서 돌연변이 p53이 여러 유전자들과 협동하여 형질 전환을 일으키는 것은 종양 형성의 다단계 과정을 모방하는 것인 만큼, 돌연변이 p53의 발현은 형질 전환의 초기 단계에서 필요하며 'foci(포싸이)'를 형성하는데 요구될 가능성이 있다. 다시 말하면, 형질 전환된 상태를 유지하기 위해서 돌연변이 p53의 발현이 지속적으로 필요할 가능성이 제기된다.

[표 6-3] 암 유전자들의 협동을 통한 형질 전환(transformation). **from Hinds, 1989**

Genes Transfected	Average Number of Foci
Ras + p53^{mutant}	14
Ras + p53^{wt}	0
Ras + p53^{mutant} + p53^{wt}	0
Ras + E1A	69
Ras + p53^{mutant}	26
Ras + p53^{wt}	0
Ras + E1A + p53^{mutant}	165
Ras + E1A + p53^{wt}	23

p53의 돌연변이는 가장 일반적으로 missense mutation을 나타내고 있으며, 일부 작은 결실(deletion)이 일어나거나 삽입(insertion)에 의한 경우도 있다. 이러한 돌연변이는 conserved domain II에서 V 사이(대략 아미노산 120번에서 290번 사이에 해당함)에서 주로 발견되는 것이 알려져 있다. 인간의 암에서 가장 많이 발견되는 돌연변이 위치를 'hot spot' 이라고 부르는데, 코돈 175, 248, 273, 282에

서의 돌연변이가 해당된다. hot spot codon 모두가 conserved domain II-V 에 포함되는 것이다.

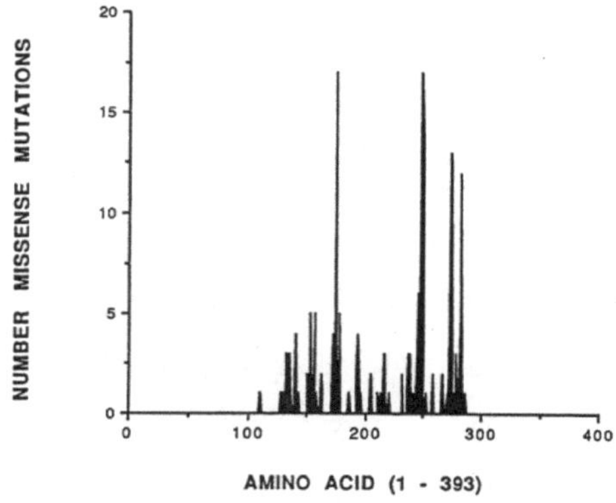

[그림 6-7] 인간의 암에서 발견된 p53 hot spot 돌연변이

p53 돌연변이는 무작위적으로 일어나는 사건이 아니고 DNA와 결합하는 DBD(residues 200-300)에서 hot spot을 형성한다. 대표적인 missense hot spot은 R175, R248, R273, R282 등이다. 이러한 변이는 기능의 소실뿐 아니라 새로운 형질을 획득하여 암세포의 발생에 긍정적으로 기여할 가능성을 제시한다.

07 MDM-2에 의한 p53 단백질 조절

p53 단백질은 세포 성장의 '음성 조절자(negative regulator)'이며 세포 형질 전환의 억제자(inhibitor of cellular transformation)이다. 종양을 생성할 수 있는 세포주에 야생형 p53을 외부로부터 도입을 하면 종양을 생성할 수 있는 능력을 사라지게 만든다. 1992년 잠재적 암 단백질로 알려진 MDM-2 단백질이 p53과 결합하여 그 생화학적 활성을 저해한다는 것이 발견되었다. *ras*와 p53에 의해서 형질 전환된 마우스 배아 섬유 아세포에서 p53과 함께 면역 침강(immunoprecipitation)이 일어나는 p90이라는 단백질이 발견되었는데 이것은 murine *mdm-2* 유전자의 산물로 밝혀졌다(그림 6-8).

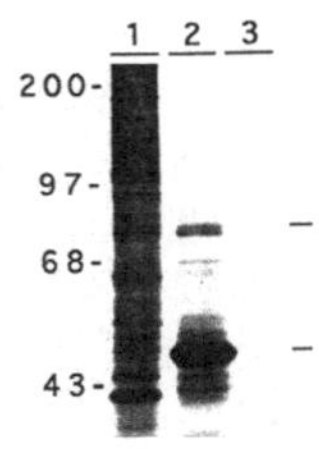

[그림 6-8] p90 단백질의 정제

from Olson, 1993

mdm-2 유전자는 자발적으로 형질 전환이 일어난 세포주 3T3DM(자발적으로 형질 전환이 일어난 Balb/c3T3 세포주)에서 증폭된 암 유전자로 처음으로 알려졌다. 3T3DM 세포에서는 *mdm-2* 유전자의 과발현(overproduction)이 일어난다. 야생형 p53을 발현하는 세포에서 *mdm-2* 유전자를 과발현(overexpression)시키면 야생형 p53의 기능이 억제되었는데 이것은 MDM-2가 p53의 조절 및 종양 생성(tumorigenesis) 조절에 관여하고 있음을 시사하고 있는 것이다. 실제로 이러한 가정은 사실로 증명되었는데, p53의 증가된 양의 단백질 수준은 *mdm-2* 유전자 전사를 촉진시키며, 증가된 MDM-

2 단백질은 p53 단백질을 분해시키는 '자동 조절 되먹임 회로(autoregulatory feedback loop)'를 형성하고 있음이 나중에 밝혀졌다.

p53의 분해는 정상적인 세포(마우스의 경우)에서는 MDM-2(인간에서는 Hdm2라 불리는 단백질)에 의하여 조절된다. MDM-2나 Hdm2는 p53을 인식하며 합성과 동시에 유비퀴틴을 결합시켜 분해한다. MDM-2는 mouse double minutes(증폭된 암 유전자를 포함하는 것으로 알려진 작은 extra-chromosomal element)의 약자이며 많은 인간의 육종(sarcoma)에서 증폭(amplification)이 일어난다는 보고가 있다. MDM-2는 처음으로 유전자 증폭(gene amplification)으로 인해 직접적으로 암 세포의 성장에 이득을 주는 암 유전자로 분류되었다. MDM-2의 발견으로부터 한참 후 이 단백질이 p53의 분해에 영향을 준다는 사실이 입증되었다. p53은 전사 인자(transcription factor)로 작용한다. MDM-2는 p53과 빠르게 결합하여 이러한 p53의 기능을 억제한다. MDM-2는 유비퀴틴(ubiquitin)이 붙을 자리에 직접 결합하여 p53을 빠르게 핵에서 세포질로 뽑아낸다. 이어서 폴리유비퀴틴화(polyubiquitination)가 일어난 p53은 세포질의 프로테아좀(proteasome)에서 빠르게 분해된다. 이러한 지속적이고 매우 효과적인 MDM-2의 기능으로 인해 p53은 20분이라는 짧은 반감기를 정상 세포에서 나타낸다.

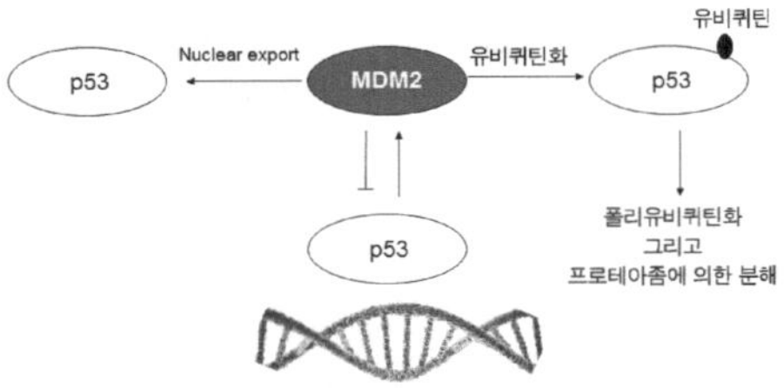

[그림 6-9] p53과 MDM-2의 자동 조절 되먹임 회로

MDM-2는 p53의 전사 활성화 도메인에 결합하여 그 기능을 저해하고 p53의 유비퀴틴화로 프로테아좀에 의해 분해되도록 한다. p53은 MDM-2 발현을 촉진하고 MDM-2는 반대로 p53을 분해하는 역할을 하므로 'MDM2-p53 loop'라고 부른다.

세포가 스트레스를 받거나 손상을 입은 상태가 되면, p53은 MDM-2의 분해로부터 보호를 받아야 하고 이렇게 되어야 p53은 그 기능을 수행할 정도의 양이 축적될 수 있게 된다. 이와 같은 안정화 효과는 p53의 인산화를 통하여 이루어지는데 이는 p53이 MDM-2와 결합하는 것을 막고 따라서 p53의 유비퀴틴화도 억제할 수 있다. 좀 더 자세히 말하면 ATM, Chk1, Chk2 등의 인산화 효소는 p53의 아미노 말단을 인산화시키게 되는데, 이와 같은 일이 일어나면 MDM-2에 의해 인지될 수 있는 도메인을 변형시킬 수 있게 된다. 이렇게 인산화가 일어난 p53은 MDM-2와 결합하는 것으로부터 벗어날 수 있게 된다. 동시에 ATM은 MDM-2를 인산화시켜서 불활성화시켜 버린다. 따라서 이들 두 단백질(p53과 MDM-2)의 인산화는 p53의 유비퀴틴화를 막아 p53의 분해가 일어나지 않게 하고, 이것은 p53 단백질이 세포 내에 빠르게 축적될 수 있도록 해준다. 일단 상당량 이상의 p53 단백질의 축적이 일어나면 p53은 하위 단계의 반응을 일으킬 수 있다. 그러므로 MDM-2는 종양 형성을 촉진하는 암 단백질(oncoprotein)로 작용한다. 그러나 MDM-2의 기능은 다른 일반적 암 단백질의 작용 기작과는 다르게 작용한다. 다른 암 단백질의 경우는 유사 분열 신호 연쇄 반응의 일부로서 작용하고 정상적으로는 외부 성장 인자로부터의 신호를 증폭시켜서 세포 성장을 유도하는 경우가 일반적이다. 이에 비해 MDM-2는 p53의 억제자(inhibitor)로 작용하여 p53에 의해 유발되는 반응(세포 주기 정지, 노화 상태로 진입, 아폽토시스)을 억제하는 역할을 한다.

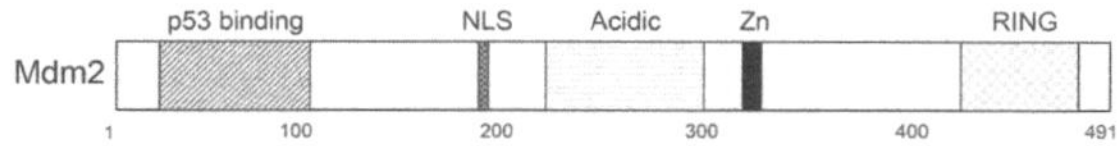

[그림 6-10] MDM-2 단백질 도메인
p53과 결합하는 도메인이 아미노 말단 쪽에 위치한다. nuclear localizing signal(NLS), zinc finger domain(Zn)을 표시하였다.

또 다른 MDM-2의 기능에 영향을 미치는 기전이 밝혀졌다. 이는 p19^{ARF}(마우스의 경우) 또는 p14^{ARF}(인간의 경우)라는 단백질로 MDM-2의 억제자이다. 앞으로 ARF로 부를 이 유전자는 염기 서열 분석을 통하여 발견되었다. 원래 유전자를 코딩하는 지역은 p16^{INK4}라는 pRb의 초기 인산화를 유도하는 CDK4/6의 중요한 저해제(inhibitor)를 코딩하는 지역과 일치한다.

p16^{INK4A} 상위의 13kb 가량의 위치에 존재하는 프로모터와 선택적 스플라이싱 기전을 이용하여, ARF(alternative reading frame)를 만들어내는 mRNA가 발현된다. ARF cDNA를 쥐 세포에서 강력하게 발현시키면 세포의 증식이 억제되는 강력한 효과를 얻을 수 있다. 그러나 이러한 ARF에 의한 증식 억제 효과는 정상적인 p53이 없는 세포에서는 관찰되지 않는다. 이러한 결과는 ARF에 의한 성장 억제 효과가 p53의 정상적인 기능에 절대적으로 의존하여 나타남을 의미하는 것이다. 이 후의 연구에서 ARF의 발현은 정상 세포에서 p53의 발현을 촉진한다는 사실도 발견되었다.

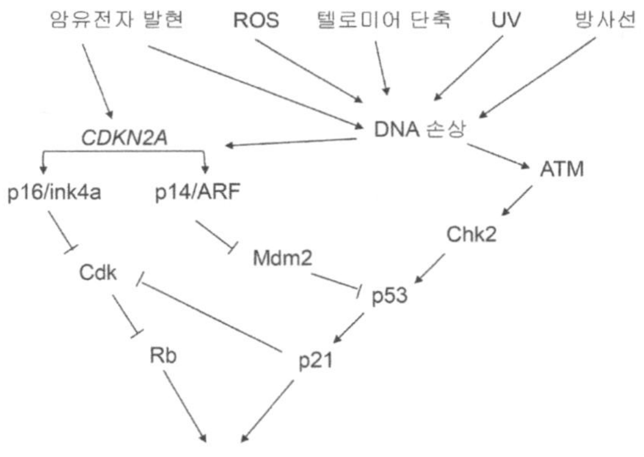

[그림 6-11] 종양 억제 유전자에 의한 노화의 유도
종양 억제 유전자의 역할은 노화를 유도할 수 있다. 암 유전자 발현, ROS, 텔로미어 단축, UV, 방사선 등은 종양 억제 유전자를 자극한다.

이제 이들의 분자적 기전을 알아보자. ARF는 MDM-2와 결합하여 기능을 억제한다. 특히 MDM-2를 핵 내의 인에 묶어둠으로 MDM-2의 기능을 억제한다. 중요한 점은 정상 세포에서는 반드시 MDM-2가 p53을 분해하여 낮은 수준의 p53을 유지해야 한다. 만약 그렇지 않으면 p53은 높은 농도로 축적되고 부적절하게 세포 증식 억제와 아폽토시스를 유발하게 될 것이다. 즉, 정상 세포에서도 아폽토시스와 성장 저해가 나타나게 될 것이다. ARF는 MDM-2를 억제하고, MDM-2는 p53을 억제하는 이런 관계는 ARF와 p53이 서로 동맹 관계의 '**종양 억**

제 유전자'로서 작용하도록 한다. 많은 인간의 암에서 $p16^{INK4A}$와 $p14^{ARF}$의 유전적 변이에 의한, 또는 프로모터의 메틸화에 의한 불활성화(inactivation)가 보고되었다. 만약 세포가 MDM-2를 억제하는 ARF의 기능을 상실하면, MDM-2는 p53을 계속적으로 분해하고 더 이상 p53은 기능을 할 수 없을 정도로 축적되지 않아 그 기능을 수행할 수 없게 된다. ARF는 p53의 양을 조절하는 중요한 역할을 수행함으로써 ARF 역시 p53과 같은 종양 억제 유전자 카테고리에 포함이 된다. 실제로 많은 암 세포에서 정상적인 p53을 가지더라도 ARF를 만드는 유전자 두 copy가 모두 불활성화가 일어남으로써 p53의 기능이 제거되는 것을 볼 수 있다. 또한 ARF가 $p16^{INK4A}$ 유전자와 같은 gene locus에 위치한다는 사실은, 두 가지 중요한 것을 한 군데 집중함으로써, 정상 세포에서 한 군데 손상으로 두 가지 중요한 것을 상실할 수 있는 취약점이 될 가능성도 존재한다.

08 스트레스와 p53의 안정화

p53에 경고 신호를 보내는 것으로 알려진 3가지의 시스템이 연구되었다. 첫째는 DNA 이중 나선의 끊김(DNA double-strand breakage)에 반응하는 것이다. 이러한 현상은 X선과 같은 방사선 노출에 의해서 발생한다. 실제로는 한 번의 DNA 이중 나선의 끊김으로도 상당량의 p53 증가를 유도할 수 있다. 이러한 DNA의 끊김 현상을 인지하는 신호는 결국 **ATM**이라는 키네이스(kinase)가 관여한다. 이후 ATM은 신호를 **ATR**에 전달하여 p53의 인산화를 유도한다. ATM 역시 직접 p53을 인산화 시킬 수 있는 능력이 있다. 이러한 인산화는 p53을 빠른 분해로부터 보호한다. 두 번째 신호 경로는 특정 항암제나 UV 등과 같은 다양한 DNA 손상 유발 인자에 의해 활성화된다. 특정한 kinase 억제 물질도 역시 유사하게 이 기전을 활성화한다. 이러한 기전은 ATR을 활성화하고 이 신호는 casein kinase II(CKII)로 전달되어 p53을 인산화 시킨다. 세 번째, p53을 활성화하는 기전은 **비정상적인 성장 신호**이다. 가장 눈에 띄는 것이 pRb-E2F 경로의 조절 이상으로 생기는 것이다. 이러한 기전은 앞선 키네이스와 독립적으로 p53을 증가시킨다.

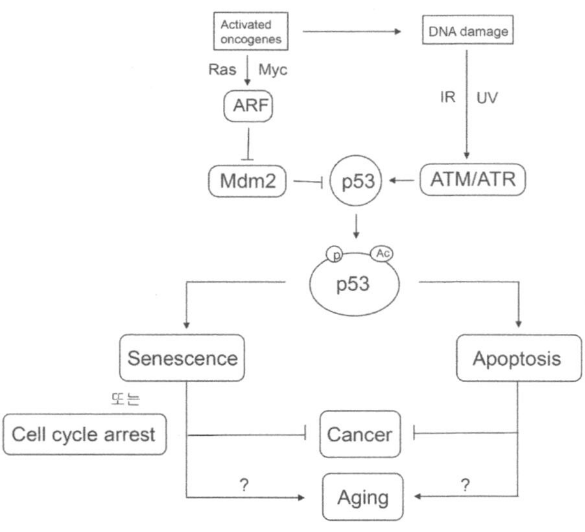

[그림 6-12] 활성화된 암 유전자, DNA 손상의 영향
활성화된 암 유전자와 같은 스트레스는 p53을 안정화시킨다. 안정화된 p53은 senescence, cell cycle arrest, apoptosis를 유도할 수 있다.

다른 자극이나 불균형에 의한 p53의 증가 즉 hypoxia 같은 경우의 p53 증가는 아직까지 잘 연구가 되어 있지 않다.

이러한 신호 경로들이 수렴하는 현상은 포유동물 세포에서는 취약한 부분이다. 세포 내 시스템 내의 중요한 생리학적 혹은 생화학적 변화로 유발되는 신호는 p53이라는 하나의 단백질로 신호를 전달한다. 이러한 기전은 세포 내의 여러 자극을 하나의 단백질에 의해서 종합적으로 처리하는 방식으로서 매우 경제적이고 잘 짜인 기전처럼 보이지만 이 또한 세포에게는 매우 위험할 수 있다. 즉 하나의 단백질에 이상이 생기면 곧바로 여러 가지 신호 경로들에 심각한 혼란을 유발하고 다양한 신호를 처리할 수 없게 되어 전체 시스템에 충격을 줄 수 있기 때문이다.

한 번의 충격으로 인해 세포는 자신의 여러 가지 문제에 대하여 반응성을 잃게 된다. 이로 인해 정상 세포라면 당연히 세포의 성장이 멈춰지거나 아폽토시스로 들어가야 할 상황에서 p53의 기능이 상실된 상태에서는 지속적으로 성장이 가능하게 된다. 또한 p53에 의한 DNA 수선과 유전체 안정성 유지라는 기능이 상실되면 $p53^{-/-}$ 세포는 이후에 또 다른 유전자의 돌연변이를 축적하고 이로 인해 더욱 빠르게 악성 암의 길로 들어설 것이다.

09 ARF와 p53에 의한 아폽토시스

p53의 양을 조절하는 ARF의 기능은 또 다른 질문을 만드는데 ARF는 어떻게 조절이 일어나는가 하는 점이다. 진화적으로 지나치게 높은 E2F 활성을 보이는 세포는 pRb 기능이 상실되었음을 나타냄으로 여러 가지 방법으로 이 세포를 제거한다. 지나친 E2F1의 활성은 몇 가지 직접적인 방법으로 아폽토시스를 유도하는 유전자의 발현을 촉진하는데 예를 들면 카스파제(type 3,7,8,9)와 아폽토시스를 촉진하는 Bcl-2 family protein(bim, Noxa, PUMA), APAF-1, 그리고 p53 family 유전자인 p73이 있다. 이러한 단백질들에 의한 세포에서의 아폽토시스 유도에 관한 기전은 8장에서 서술하기로 한다.

또한, p53을 통한 아폽토시스도 E2F 활성 증가에 의해 유도되기도 한다. 실제로 $p14^{ARF}$의 프로모터에는 E2F에 의해 인지되는 서열이 존재한다. 아직까지 완전히 밝혀지진 않았으나, 비정상적으로 높은 E2F1이나 E2F2의 활성은 $p14^{ARF}$의 mRNA 발현 증가를 유도한다. 증가한 $p14^{ARF}$는 MDM-2를 막고 p53의 축적을 유발하여 아폽토시스를 유도한다(화살표는 촉진을, blunt end는 억제 의미).

pRb ⊣ E2F → ARF ⊣ MDM-2 ⊣ p53 → 아폽토시스

이러한 신호 전달은 p53과 독립적으로 아폽토시스를 유발하는 몇 가지 기전과 함께 정상적인

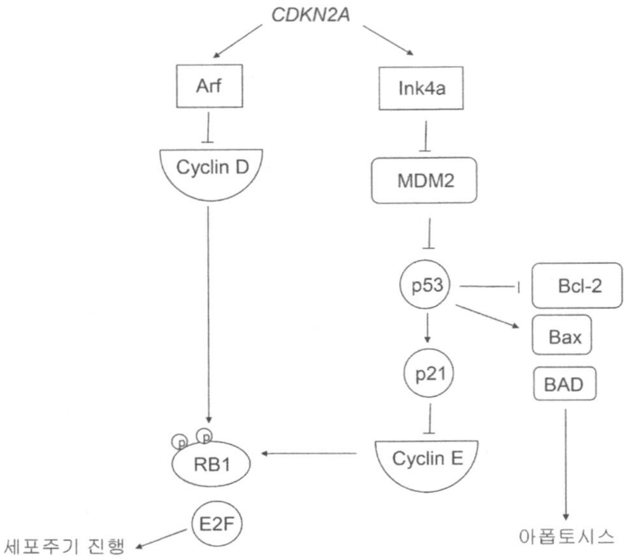

[그림 6-13] CDKN2A 유전자 자리는 2개의 산물, 즉 Arf와 Ink4a를 코딩한다

ARF는 사이클린 D를 억제함으로써 세포 주기를 정지시킨다.
p53은 p21, Bax를 촉진하고 Bcl-2는 억제한다.

pRb의 기능을 나타내지 못하는 세포를 제거한다. ARF의 p53을 조절하는 중요한 기능은 ARF가 암 세포에서 여러 가지 분자적 기전을 통하여 제거될 것이라는 가능성을 제시한다. 왜냐하면 ARF의 제거는 곧 p53 자체에 돌연변이가 나타난 것과 유사한 효과를 암 세포가 제공할 수 있기 때문이다. 실제로 ARF의 조절은 매우 복잡하고 따라서 다양한 변이를 통해 기능이 상실될 수 있다.

정리하면 한 세포 내에서의 pRb 기능 상실은 주변 조직에 위협이 될 수 있으므로, 세포는 E2F1의 지나친 활성화로 인해 아폽토시스를 일으킨다. E1A나 *myc*의 경우도 pRb를 억제하지만 아폽토시스도 효과적으로 유발한다. 아데노바이러스 E1A는 pRb 및 pRb의 family protein과 결합하여 기능을 효과적으로 억제하고, Myc도 부분적이지만 pRb를 인산화시켜 불활성화 시킨다는 점과 연관이 있다.

많은 연구에서 *myc*은 유사 분열을 촉진하는 특성과 아폽토시스를 유도하는 두 가지 기능을 모두 나타내는 것이 확인되었다. 실제로 아폽토시스를 유발하는 능력은 매우 강력해서 *myc*이 암 유전자로 변환되면 거의 모든 세포는 아폽토시스를 통해 제거된다. 따라서 아폽토시스 프로그램에 이상이 생기거나 불활성화가 일어난 세포에서만 Myc에 의한 증식 촉진 작용을 볼 수 있다. 예로, 마우스의 림프조직에서 Myc이 활성화되면, 세포의 증식은 상당히 증가한다. 그러나 실제로 세포 수의 증가는 일어나지 않는다. 이는 새롭게 생성되는 세포가 빠르게 아폽토시스를 통하여 제거되기 때문이다. 만약 *myc*을 암 유전자로 가진 세포에서 p53이 연속적으로 불활성화되면, *myc*에 의한 아폽토시스는 사라지고 *myc*에 의한 세포 수 증가

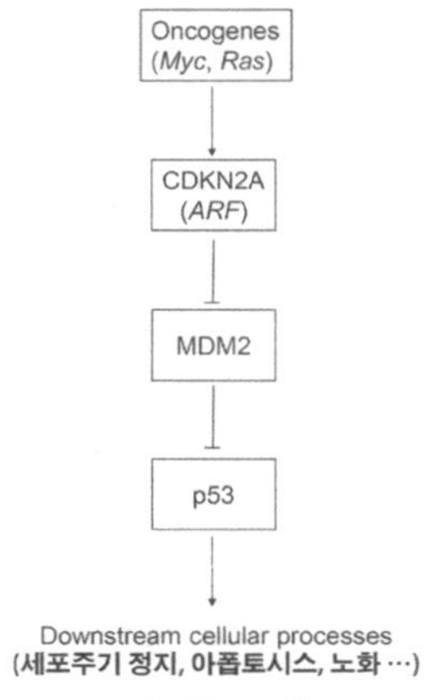

[그림 6-14]

암 유전자의 활성화는 ARF를 유도하고, ARF는 p53을 유도하여 세포 주기 정지 또는 아폽토시스를 유도할 수 있다.

가 일어나게 된다.

10 p63과 p73

p63과 p73은 나중에 발견된 p53 family에 속하는 단백질로 p53과 유사한 구조를 가지고 있다. 특히 DNA binding domain(DBD)의 경우 60% 이상 p53과 동일하며 p53의 표적 유전자 중 상당수가 *p63*이나 *p73*에 의해 활성화가 일어날 수 있다. 이러한 구조적, 기능적 유사성에도 불구하고 생체 내에서의 기능에는 차이가 존재한다. p53이 주로 체세포의 암 세포화를 억제하는 역할을 하는데 비해, p63, p73은 각각 **상피 발달**(epithelial development)과 **신경 형성**(neurogenesis)에서 중요한 역할을 하는 것으로 알려져 있다. 다시 말하면, p53은 종양 억제자 및 체세포의 종양 형성을 억제하는 보호자로 발달한 반면, p63은 상피 세포형성에 관여하고 p73은 중추 신경계의 발달에 중요한 역할을 수행한다. 따라서 p53은 어디에서나 존재하고 스트레스가 있을 때 반응하는 단백질로 작용하는데 비해 p63과 p73은 조직과 분화특이적인 방식으로 발현이 된다. p63이나 p73의 경우도 p53의 경우와 마찬가지로 사량체(tetramer)를 형성하여 작용한다. 단백질의 도메인도 아마노 말단에 전사 활성화 도메인, 중앙에 염기 서열 특이적으로 DNA에 결합하는 DNA-binding domain, 카복시 말단 쪽에 oligomerization domain을 포함하고 있다. p53과 달리 p63과 p73은 카복시 말단에 sterile alpha motive(SAM)라고 불리는 단백질-단백질 상호 작용 도메인을 가지고 있다.

p63과 p73 사이에 heterodimer를 형성하는 것이 가능하다고 보고되었으나 p53은 p63이나 p73과 heterodimer를 만들지 않는다. 그러나 흥미로운 사실은 돌연변이 p53의 일부가 p63, p73과 heterodimer를 만든다는 사실이다. 따라서 돌연변이 p53이 p63, p73과 결합하여 이들의 작용을 억제함으로써 돌연변이 p53이 치료제 내성이나 전이 등에 영향을 줄 가능성이 제시되었다. 이들 세포에서 p73을 제거하는 경우 돌연변이 p53에 의한 이러한 효과는 사라지는 것으로 보고되었다.

[참고문헌]

- Baker, SJ, et al. (1989). “Chromosome 17 deletions and p53 gene mutations in colorectal carcinomas.” Science 244: 217-221.
- Brachmann, RK, et al. (1996). “Dominant negative p53 mutations selected in yeast hit cancer hot spots.” Proc. Natl. Acad. Sci. U.S.A. 93: 4091–4095.
- Bullock, AN, et al. (2001). “Rescuing the function of mutant p53.” Nature Reviews Cancer 1: 68-76.
- Cahilly-Snyder L, Yang-Feng T, et al. (1987). “Molecular analysis and chromosomal mapping of amplified genes isolated from a transformed mouse 3T3 cell line.” Som. Cell and Molec. Gen. 13:235-244.
- Carter, S, et al. (2007). “C-terminal modifications regulate MDM2 dissociation and nuclear export of p53.” Nat. Cell Biol. 9: 428-435.
- Crawford LV, Pim DC, et al. (1981). “Detection of a common feature in several human tumor cell lines - a 53,000-Dalton protein.” PNAS 78:41-45.
- DeLeo, AB, et al. (1979). “Detection of a transformation-related antigen in chemically induced sarcomas and other transformed cells of the mouse.” Proc. Natl. Acad. Sci. U.S.A. 76: 2420–2424.
- Deng, G, et al. (1994). “Loss of heterozygosity and p53 gene mutations.” Cancer Res. 54:499-505.
- Dittmer, D, et al. (1993). “p53 gain of function mutation.” Nat. Gen. 4:42-46.
- Eliyahu, D, et al. (1984). “Participation of p53 cellular tumor antigen in transformation of normal embryonic cells.” Nature 312: 646–649.
- Eliyahu, D, et al. (1985). “Overproduction of p53 antigen makes established cells highly tumorigenic.” Nature 316: 158–160.
- Eliyahu, D, et al. (1989). “Wild-type p53 can inhibit oncogene-mediated focus formation.” PNAS 86: 8763-8767.
- Finlay, CA, Hinds, PW, and Levine, AJ, (1989). “The p53 proto-oncogene can act as asuppressor of transformation.” Cell 57: 1083-1093.
- Finlay, CA, et al. (1988). “Activating mutations for transformation by p53 produce a gene product that forms an hsc70-p53 complex with an altered half-life.” Mol. Cell Bio. 8:531-539.
- Fiacher, NW, et al. (2016). “p53 oligomerization status modulates cell fate decisions between growth, arrest and apoptosis.” Cell Cycle 15:3210-3219.
- Hinds PW. (1989). “Biological consequences of mutation of the p53 proto-oncogene.” Princeton University Doctoral Thesis.
- Hinds, P, et al. (1989). “Mutation is required to activate the p53 gene for cooperation with the ras oncogene and transformation.” J. Virol. 63:739-746.
- Hu, W, et al. (2012). “The regulation of multiple p53 stress responses is mediated through MDM2.” Genes Cancer 3: 199–208.
-
- Jenkins, JR, et al. (1984). “Cellular immortalization by a cDNA clone encoding the transformation-associated phosphoprotein p53.” Nature 312: 651–654.
- Jost, CA, et al. (1997). “p73 is a human p53-related protein that can induce apoptosis.” Nature 389:191.
- Kraiss S, Quaiser A, et al. (1988). “Oligomerization of oncoprotein p53.” J. Virol. 62:4737-4744.

- Kress, M, et al. (1979). "Simian virus 40-transformed cells express new species of proteins precipitable by anti-simian virus 40 tumor serum." J. Virol. 31: 472-483.
- Lahav, G, et al. (2004). "Dynamics of the p53-Mdm2 feedback loop in individual cells." Nat. Genet. 36:147-150.
- Lane, DP and Crawford, LV, (1979). "T antigen is bound to a host protein in SV40-transformed cells." Nature 278: 261-263.
- Laptenko, O, et al. (2015). "The p53 C terminus controls site-specific DNA binding and promotes structural changes within the central DNA binding domain." Mol. Cell 57:1034-1046.
- Levine, AJ and Lane, DP. (2010). "The p53 family." Cold Spring Harbor Laboratory Press.
- Li, D, et al. (2011). "SAHA shows preferential cytotoxicity in mutant p53 cancer cells by destabilizing mutant p53 through inhibition of the HDAC6-Hsp90 chaperone axis." Cell Death Differ. 18: 1904-1913.
- Li, D, et al. (2011). "Functional inactivation of endogenous MDM2 and CHIP by HSP90 causes aberrant stabilization of mutant p53 in human cancer cells." Mol. Cancer Res. 9: 577-588.
- Li, FP, et al. (1988). "A cancer family syndrome in twenty-four kindreds." Cancer Res 48: 5358-5362.
- Li, Y, et al. (2007). "Are interactions with p63 and p73 involved in mutant p53 gain of oncogenic function?" Oncogene 26:2220-2225.
- Linzer DIH, Levine AJ. (1979). "Characterization of a 54K dalton cellular SV40 tumor antigen present in SV40-transformed cells and uninfected embryonal carcinoma cells." Cell 17:43-52.
- Linzer, DI and Levine, AJ. (1979). "The SV40 A gene product is required for the production of a 54,000 MW cellular tumor antigen." Virology 98:308-318.
- Lozano, G and Levine, AJ. (2016). "The p53 protein: from cell regulation to cancer." Cold Spring Harbor Laboratory Press.
- Mantovani, F, et al. (2019). "Mutant p53 as a guardian of cancer cell." Cell Death Differ. 26:199-212.
- Mayo, LD, et al. (1996). "Wild-type p5 protein is unable to activate the *mdm-2* gene during F9 cell differentiation." Oncogene 13:2315-2321.
- Melero, JA, et al. (1979). "Identification of new polypeptide species (48-55K) immuneprecipitable by antiserum to purified large T antigen and present in SV40-infected and -transformed cells." Virology 93: 466-480.
- Michael, D and Oren, M, (2003). "The p53-Mdm2 module and the ubiquitin system."
- Cancer Biol. 13: 49-58.
- Miyashita, T, et al. (1994). "Identification of a p53-dependent negative response element in the bcl-2 gene." Cancer Res. 54:3131-3135.
- Montenarh M, Kohler M, et al. (1986). "Complex formation of simian virus 40 large T antigen with cellular protein p53." J. Virol. 60:761-764.
- Muller, PA, et al. (2014). "Mutant p53 in cancer: new functions and therapeutic opportunities." Cancer Cell 25:304-317.
- Nigro, JM, et al. (1989). "Mutations in the p53 gene occur in diverse human tumor types." Nature 342: 705-708.
- Oliner, JD, et al. (1992). "Amplification of a gene encoding a p53-associated protein in human sarcomas." Nature 358: 80-83.

- Olson DC. (1993). "Functional and molecular analysis of p53 and MDM-2 proteins." Princeton University Doctoral Thesis.
- Oren, M and Levine, AJ, (1983). "Molecular cloning of a cDNA specific for the murine p53 cellular tumor antigen." Proc. Natl. Acad. Sci. U.S.A. 80: 56–59.
- Parada, LF, et al. (1984). "Cooperation between gene encoding p53 tumor antigen and ras in cellular transformation." Nature 312: 649–651.
- Peacock JW, Matlashewski GJ, et al. (1990). "Synergism between pairs of immortalizing genes in transformation assays of rat embryo fibroblasts." Oncogene 5:1769-1774.
- Pennica, D, et al. (1984). "The amino acid sequence of murine p53 determined from cDNA clone." Virology 134:477-482.
- Picksley, SM, et al. (1994). "Immunochemical analysis of the interaction of p53 with MDM2; – fine mapping of the MDM2 binding site on p53 using synthetic peptides." Oncogene 9: 2523–2529.
- Prosser J, Thompson AM, et al. (1990). "Evidence that p53 behaves as a tumor suppressor gene in sporadic breast tumours." Oncogene 5:1573-1579.
- Raj, N, et al. (2017). "The transactivation domains of the p53 protein." Cold Spring Harb. Perspect. Med. 7, pii:a026047.
- Sakakura, K, et al. (2007). "Toward the development of multiepitope p53 cancer vaccines: An *in vitro* assessment of CD8(+) T cell responses to HLA class I-restricted wildtype sequence p53 peptides." Clin. Immunol. 125: 43–51.
- Scheffiner M, Werness BA, et al. (1990). "The E6 oncoprotein encoded by human papillomavirus types 16 and 18 promotes the degradation of p53." Cell 63:1129-1136.
- Shieh, SY, et al. (1997). "DNA damage-induced phosphorylation of p53 alleviates inhibition by MDM2." Cell 91: 325-334.
- Smith, AE, et al. (1979). "Characterization of different tumor antigens present in cells transformed by simian virus 40." Cell 18: 335–346.
- Sturzbecher H, Chumakov P, et al. (1987). "Mutant p53 proteins bind hsp 72/73 cellular heat shock-related proteins in SV40-transformed monkey cells." Oncogene 1:201-211.
- Sur, S, et al. (2009). "A panel of isogenic human cancer cells suggests a therapeutic approach for cancers with inactivated p53." Proc. Natl. Acad. Sci. U.S.A. 106: 3964–3969.
- Wang, C and Chen, J, (2003). "Phosphorylation and hsp90 binding mediate heat shock stabilization of p53." J. Biol. Chem. 278: 2066–2071.
- Wang EH, Friedman PN, et al. (1989). "The murine p53 protein blocks replication of SV40 DNA *in vitro* by inhibiting the initiation of SV40 large T antigen." Cell 57:379-392.
- Weinberg RA. (1989). "Oncogenes, Antioncogenes, and the Molecular Bases of Multistep Carcinogenesis." Cancer Res. 49:3713-3721.
- Werness BA, Levine AJ, et al. (1990). "Association of human papillomavirus types 16 and 18 E6 proteins with p53." Science 248:76-79.
- Wolf D, Harris N, et al. (1984). "Reconstitution of p53 expression in a nonproducer Ab-MuLV-transformed cell line by transfection of a functional p53." Cell 38:119-126.
- Wu, X, Bayle, JH, Olson, D and Levine, AJ, (1993). "The p53-*mdm-2* autoregulatory feedback loop."

Genes Dev. 7: 1126–1132.

- Xirodimas, DP, et al. (2004). "Mdm2-mediated NEDD8 conjugation of p53 inhibits its transcriptional activity." Cell 118: 83-97.
- Zhang, R, et al. (2005). "Novel antisense anti-MDM2 mixed-backbone oligonucleotides: Proof of principle, *in vitro* and *in vivo* activities, and mechanisms." Curr. Cancer Drug Targets 5: 43–49
- 송호석 (2012). "Gain of function by p53 cancer mutants in cancer." 분자세포생물학뉴스레터.
- 오상진. (2005). "인체노화." 탐구당
- 오상진. (2015). "노화의 생물학." 탐구당.
- 이한웅. (2012). "암의 생물학." 월드사이언스.

07

전사 인자로서의 p53

p53 종양 억제 유전자는 종양 증식을 저해하는 전사 인자로 작용한다. p53은 전사 활성화 인자로서 기능하기 위한 염기 서열-특이적으로 DNA와 결합할 수 있는 도메인, 사량체(tetramer) 형성에 관여하는 도메인(tetramerization), 전사 활성화 도메인 등을 구별하여 포함하고 있다. 이러한 전사 인자로서의 활성은 대부분의 암에서는 불활성화가 일어난다. 돌연변이와 리포터를 이용한 실험은 전사 활성화 도메인(transcriptional activation domain, TAD) 내에서 기능에 결정적인 두 개의 별개의 TAD 도메인(TAD1과 TAD2)과 특정 소수성 잔기(hydrophobic residues)를 가지고 있음을 알아냈다. 두 개의 TAD 중 하나 또는 둘을 가진 p53 돌연변이체를 발현하는 knockin 마우스 연구를 통하여 TAD1(residues 1-40)은 급성의 DNA 손상 반응에 결정적이며, TAD1 및 TAD2(residues 40-61)는 모두 종양 억제에 관여한다는 것을 밝혀냈다. p53에 대한 생화학 및 구조 연구에서는 TAD 하나에 또는 양쪽 TAD에 결합하는 여러 가지 인자들을 발견하였는데, 이 가운데는 일반 전사 인자들(general transcription factors, TAFs), 염색질 수식자들(chromatin modifiers), 음성 조절자들(negative regulators) 등이 포함되며 이들은 p53이 전사를 활성화하는 기작을 섬세하게 조절하도록 돕는다. 인산화를 통한 p53 전사 활성화 도메인(TADs)의 번역후 수식(posttranslational modifications, PTMs)도 TAD 활성 조절에 관여한다.

p53 종양 억제 유전자의 가장 잘 알려진 특성은 유전자 전사를 활성화하는 능력이다. p53은 DNA에 결합하는 도메인을 가지고 있고 DNA 상에 10개의 특이적 염기로 구성된 서열이 두 번

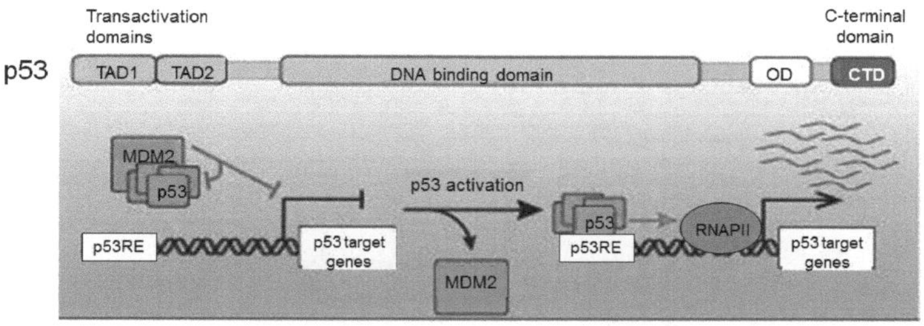

[그림 7-1] p53에 의한 전사 조절

p53은 두 개의 전사 활성화 도메인, TAD1과 TAD2에 의해 전사를 조절한다. DNA에 결합에는 중심에 있는 DNA binding domain과 카복시 말단의 CTD가 관여한다. MDM2는 p53과 결합하여 p53의 기능을 저해한다. p53에서 MDM2가 떨어지면 p53 단백질이 안정화되고 p53RE에 결합하여 p53 target genes의 전사를 활성화한다. p53RE는 p53 response element를 의미하고, OD는 Oligomerization Domain을 의미한다. 정상 상태의 p53 단백질 수준은 MDM2에 의해 낮게 유지된다. 그러나 DNA 손상 상태에서는 p53에 인산화와 아세틸화가 일어나 MDM2에서 떨어지고 p53 단백질 수준은 상승한다. from Sullivan, 2018.

연속적으로 반복되는 지역에 결합한다. p53이 발견되고 지금까지 수십 년 동안 p53이 결합하여 전사를 활성화하는 유전자들은 계속 발견되고 있다. p53에 의하여 전사 활성화가 일어나는 유전자들은 p53의 기능들 가운데, 세포 주기 정지(cell cycle arrest), 노화(senescence), 아폽토시스(apoptosis), 대사 조절(regulating metabolism), DNA 수선(DNA repair), 세포 이동과 침윤(inhibiting cell migration and invasion)을 억제하는 기능 등에 관여하고 있다.

01 p53은 전사 활성화 도메인을 포함한다

1989년 까지 p53은 종양의 억제에서 중요한 역할을 하고 있음이 분명했다. 그러나 그때까지 p53의 형질 전환 억제 활성의 저변에 깔려있는 p53의 분자 기작은 아직 명확하지 않았다. p53은 핵에 존재하며, 그것의 DNA binding 도메인(DBD, residues 100-300)을 통하여 염기 서열 특이적으로 DNA에 결합할 수 있다. 그러나 p53이 전사 활성 인자로 작용할 수 있다는 증거는 p53의 아미노산 조성 분석을 통하여 얻어졌다. 즉 p53의 아미노 말단의 아미노산 조성은 highly acidic(약 20% 정도)하였다. 이러한 성질은 Gal4나 Fos와 같은 전사 인자의 특징과 유사했다. 이와 더불어 p53은 proline-rich 도메인(PRD, residues 64-92)을 가지는데 이것은 다른 전사 인자 가운데 하나인 CTF/NF-1의 특징과 유사하기도 하다. 비록 p53 아미노 말단의 전체 서열이 종(species)간에 고도로 보존되어 있지는 않지만, 산성 특성(acidic character)은 보존되어 있다.

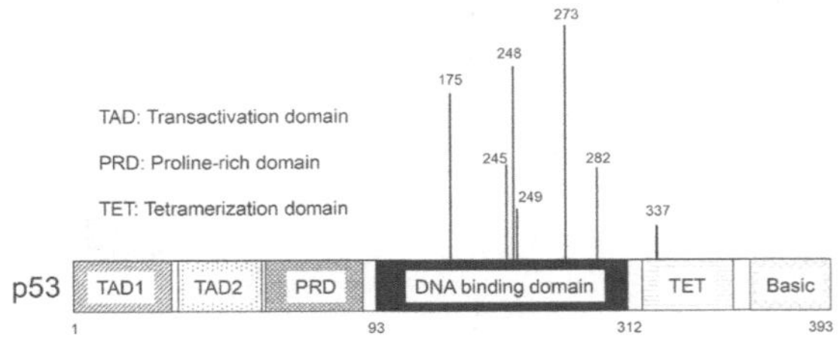

[그림 7-2] p53 단백질의 기능적 도메인

전사 활성화 도메인 TAD1과 TAD2 아미노 말단쪽에 표시되었다. TAD1과 TAD2에는 transcriptional cofactor들이 연합한다. 중앙에는 DNA 결합 도메인이 위치하고 있다(residues 100-300). 사량체를 형성하는데 관여하는 oligomerization 도메인과 (residues 323-355) C-terminal domain(CTD, residues 364-393)은 표시하였다. 복합체 형성 부위(TET:tetramerization domain)는 4개의 p53 단백질 분자가 서로 모여 tetramer를 이루도록 한다. 카복시 말단 부위는 아세틸화, 메틸화, 인산화, 유비퀴틴화, 수모화 등에 의하여 p53 단백질의 전사 활성을 조절에 관여한다. 또 카복시 말단 도메인(CTD)은 non-specific하게 DNA에 결합하는 특성도 가지고 있다.

p53 전사 활성화 가능성에 대한 직접적인 증거는 효모 GAL4의 DNA 결합 도메인과 p53 전체 또는 일부 부분의 융합한 리포터가 전사 활성화에 충분한지 여부를 결정함으로써 처음으로 나타나게 되었다. 정말로 그 자체로는 전사 활성화 기능이 없는 GAL4의 DNA 결합 도메인과 인간 또는 마우스 p53 서열을 융합시킨 리포터(reporter)가 효모와 포유동물 세포에서 전사 활성 기능을 나타냈다. 처음에 그러한 실험은 p53의 아미노 말단의 73개 아미노산 잔기가 허피스바이러스의 VP16의 전사 활성화 도메인과 유사한 정도로 전사 활성화 기능을 가지고 있다는 것이 밝혀졌다. 이러한 실험은 p53이 전사 활성화 도메인(transactivation domain, TAD)을 포함하고 있는 전사 인자라는 것을 확인시켜 주었다. p53의 전사 활성화 도메인을 추가로 특성화하기 위한 실험에 따르면, GAL4와 p53 아미노 말단 1-42 아미노산 잔기의 융합한 리포터는 GAL4와 전체 p53를 융합한 리포터와 유사한 전사 활성을 나타냄으로써 p53의 전사 활성화 기능을 담당하는 도메인을 아미노 말단의 1-42 residue로 생각하게 되었다. 그 다음으로 종양 억제 기능과 전사 활성화 기능을 서로 연관하기 위하여 다양한 p53 종양 유도 돌연변이에 대한 GAL4 융합체(fusion constructs)를 생성하였다. 흥미롭게도 특정 종양에서 유래한 p53 돌연변이체는 reporter assay에서 전사 활성화 기능을 나타내지 못했다. 예를 들어 이들 종양으로부터의 p53 돌연변이체 가운데 mouse $p53^{A135V}$, human $p53^{V143A}$, $p53^{R175H}$ 등은 구조적으로 변형이 일어나 전사 활성을 잃은 것으로 나타났다. 이와는 대조적으로, 접촉 돌연변이체(human $p53^{R273H}$, mouse $p53^{R245W}$)로 알려진 종양 유도 p53 돌연변이체는 여전히 GAL4 DBD와 융합했을 때 전사 활성을 계속 나타내었는데, 그 이유는 단

순히 p53이 DNA와 상호 작용하는데 필요한 핵심잔기를 변경하지만 p53 전체 구조에는 영향을 주지 않기 때문이다. 이러한 연구 결과들을 종합하여 분석한 결과 전사 활성 기능에 관여하는 p53 영역을 찾아내었으며 p53의 종양 억제의 분자생물학적 기작이 전사 활성 기능과 직접 관련이 있음을 알게 되었다. 이 연구는 야생형 인간 및 마우스 p53이 *in vitro* transcription 또는 transfection assay에서 특정 프로모터로부터의 전사를 활성화하고 정의된 DNA element에 결합할 수 있음을 후속 연구에 의해 확인이 되었으나 종양으로부터 유래한 p53 돌연변이들은 그렇게 하지 못하였다.

p53의 전사 활성화 도메인을 허피스바이러스 VP16의 전사 활성화 도메인으로 대체한 키메라(chimera)의 생성은 p53이 전사 활성화 인자라는 개념을 뒷받침했다. p53 아미노 말단 쪽의 79개 아미노산 잔기들을 결실시키면 p53의 기능이 파괴되지만 대체할 수 있는 전사 활성화 도메인을 재구성하면 p53의 기능이 작동할 수 있다. *in vitro* assay를 통해서 p53과 VP16의 키메라 construct를 p53이 결여된 섬유 아세포에 넣었을 때 세포 주기 정지나 아폽토시스를 유도할 수 있음이 확인되었다. 또한 이러한 결과는 *in vivo* 연구에서도 확인이 되었는데, p53-VP16 키메라 construct를 발현하는 knockin 마우스의 연구에서 이 키메라가 많은 고전적인 p53의 표적 유전자들뿐만 아니라 세포 주기 정지(cell cycle arrest) 그리고 노화(senescence) 반응을 활성화 했다. 다른 잘 정의가 된 전사 활성화 도메인이 자신의 아미노 말단이 결여된 p53 돌연변이체의 생물학적 기능을 회복시켰다는 사실은 아미노 말단의 다른 활성보다는 전사 활성화 기능이 p53의 생물학적 기능에 결정적이라는 아이디어를 강하게 뒷받침하고 있는 것이다.

02 염기 서열-특이적 DNA 결합의 구조적 근거

p53 사량체는 염기 서열 특이적 방식으로 그의 표적 이중 나선 DNA에 협동적(cooperatively)으로 결합한다. 표적 결합 부위는 0-13 개의 염기쌍으로 분리된 일반적인 형태 RRRCWWGYYY(R=A, G; W=A, T; Y=C, T)의 2 개의 데카머 모티프(decameric motif)로 구성된다. 대부분의 p53 반응 요소는 두 개의 연속되는 half-site를 가지는데, 이 모티프에 대한 정의가 p53 결합 자리에 대한 genome-wide mapping과 palindromic 부위 내에서 모든 단일 염기쌍 치환의 효과를 체계적으로 측정함으로써 개선이 되었다. 그리고 TIGAR, NOXA의 p53 response element(RE)에서 나타난 것처럼 decamer half-site 사이의 spacer 길이를 증가시켜 보았을 때 p53의 결합력과 전사 활성화 정도가 감소하는 것을 나타내었다. 보다 최근의 연구는 표적 유전자의 활성화 또는 억제를 담당하

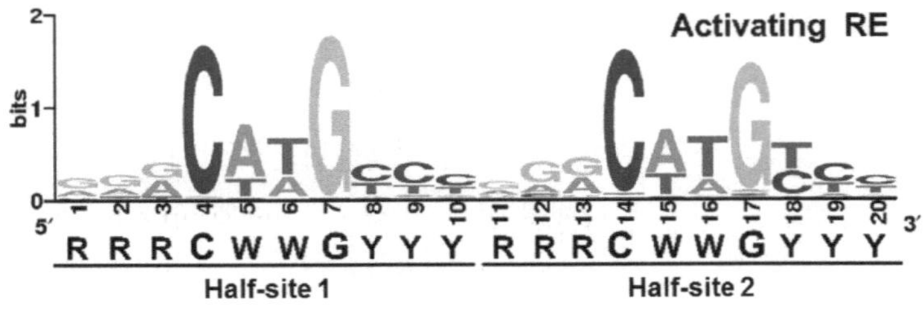

[그림 7-3] p53 response element(RE)
p53에 의해 활성화가 일어나는 target gene의 프로모터에 위치한
consensus 염기 서열. from Wang, 2009

는 반응 요소를 구별하기 위한 일련의 예측 규칙도 제안하였다. 전사 억제(transcriptional repression)를 위한 p53 반응 요소(response element, RE)는 일반적으로 약한 친화성으로 표준 RE(반응 요소) 서열과는 특징적인 편차를 갖는 것으로 보인다.

크리스탈로그래픽 데이터는 p53 사량체에 의한 서열-특이적 DNA 인식의 구조적 기초에 대한 상세한 통찰을 제공하였다. 2개의 코어 도메인은 half-site DNA에 결합하여, Pro177, His178, Arg181, Met243 및 Gly244를 포함하는 비교적 작은 자기-상보적인 코어 도메인-코어 도메인 인터페이스를 갖는 대칭 이량체(symmetrical dimer)를 형성한다. L3 루프는 Arg248을 통해 DNA minor groove에 결합하여 DNA 골격과 직접 또는 물(water)을 매개로 접촉을 할 수 있다. Arg249의 구아니디늄(guanidinium)기는 수소 결합 네트워크 및 Glu171과 salt bridge를 통해 loop L3의 헤어핀 형태를 안정화 시키는데 필수적이며, DNA 결합을 위해 Arg248이 위치를 잡아야 한다. Arg249의 중요한 구조적 역할은 아플라톡신에 의해 유도되는 R249S 암 유래 돌연변이의 유해한 효과에 의하여 확연히 드러났다. L3 부분의 구조적 완전성이 이 돌연변이 때문에 심각한 손상이 일어났다. 그래서 L3 loop는 매우 유연하게 되고 원래의 형태에서 벗어나 DNA 결합에 손상을 초래하게 되었다. Ser241과 Arg273의 곁사슬(side chain)은 phosphate backbone과 접촉한다. 물 분자 역시 단백질과 DNA 사이의 경계면으로 중요한 역할을 담당한다. 특히 하나의 구조적 물 분자는 DNA 골격, Cys277의 주쇄, Arg280의 측쇄 및 Asp281의 측쇄 사슬과 총 4 개의 수소 결합을 형성하며, 이는 차례로 Arg273과 Arg280의 구아니디늄과의 salt bridge(염교) 네트워크를 통해 안정화가 일어난다. 염기 서열-특이적인 major groove 접촉은 카르복시-말단 나선으로부터의 잔기들(Ala276, Cys277, and Arg280) 및 DNA 결합에 있어서 작은 유도-맞춤(induced-fit) 운동을 나타내는 L1 loop의 Lys120에 의하여 중재된다. Arg280은 고도로 보존된 구아닌 염기와 2개의 불변 수소 결합을 형성하는 반면, 다른 잔기들은 half-site의 염기 서열에 따라서 상호 작용에 변

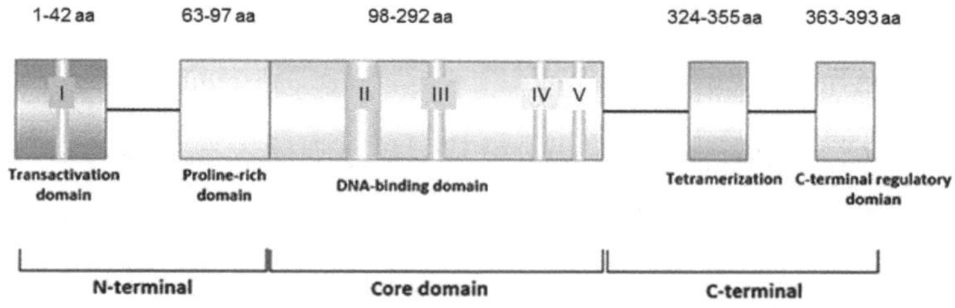

[그림 7-4] p53 protein domain

화가 있다.

결정에서, half-site 사이에 2 개의 염기쌍의 스페이서를 갖는 연속된 반응 요소(RE)에 p53 사량체가 결합하는 것을 모방하듯이, half-site dimer는 염기-스태킹 및 단백질-단백질 상호 작용에 의해 안정화된 사량체(tetramer)를 형성한다. p53-DNA 복합체를 모델링한 연구는 스페이서 길이가 0-2 bp 인 반응 요소에 대한 상당한 이량체-이량체 접촉을 예측하지만, 더 긴 스페이서가 존재하면 결합 에너지의 감소로 인해 이량체-이량체 접촉이 약화될 것을 예측한다. 예를 들어, 5-bp 스페이서는 2 개의 코어-도메인 이량체를 DNA-이중 나선의 반대 면에 배치하는 반면, 10-bp 스페이서일 경우 이량체를 DNA의 동일한 면에 배치하지만 이량체 접촉을 위해서는 DNA의 상당한 굽힘(bending)이 요구된다. 또한, 상이한 스페이서 길이는 사량체로서의 결합시 중심 Core 부분과 tetramerization 도메인 사이의 링커 영역에 상이한 형태적 제약을 부과할 수 있다.

03 p53이 매개하는 전사의 기작

(1) DNA에 결합

p53이 중재하는 전사에서 반응이 일어나려면 첫 단계가 p53이 그것의 반응 요소(response element, RE)에 결합하는 것이다. 여러 종류의 DNA에 손상을 미치는 유전자 독성 손상(genotoxic insult)이 일어난 후, p53의 안정화가 일어나고 핵으로 이동해서 사량체(tetramer)의 형태로 반응 요소(RE)에 결합하게 된다. p53의 RE는 다음과 같이 초기에 결정이 되었는데 하나 또는 그 이상의 염기쌍에서 차이가 있는 요소들도 발견된다: RRRCWWGYYY(n=0–13)RRRCWWGYYY(R은 아데닌 또는 구아닌, W는 피리미딘염기, Y는 피리미딘염기를 의미함)[연속적으로 나오는 서열 사이엔 0-13개 정도의 염기쌍으로 구성된 gap이 존재한다].

p53의 반응 요소(RE)가 유전자의 noncoding region에 위치하는 경향이 있을지라도 사실상 유전자 부위의 어떤 곳에라도 위치할 수 있다. p53 RE는 전사 시작 지점으로부터 upstream에 위치한 프로모터 부위에서 대부분 발견이 된다. 어떤 경우는 전사 시작 지점으로부터 매우 가까운(300bp 이내) 곳에 위치할 수도 있고(예; hdm2, pcna) 또는 초기 인트론에 존재하는 경우도 있다(예; puma, pig3 microsatellite RE). 심지어는 엑손 중간에 있는 경우도 있다(예; miR-34a). 보편적 법칙은 아니지만 일반적으로 전사 시작 지점으로부터 p53RE가 멀리 떨어질수록 전사 활성화 능력은 감소한다.

p53 RE의 1차 서열 및 게놈 위치에 추가하여, p53 및 DNA 위상학적의 몇몇 다른 특징들은 그의 target site에 대한 p53의 친화 정도에 영향을 준다. DNA에 대한 p53 결합은 C176(176번 시스테인), C238, C242를 통하여 단일 Zn^{++} 이온을 coordinate하는 DNA 결합 능력에 의존하는 것으로 나타났으며, 만약 이들 잔기(C176, C238, C242)에서 돌연변이가 일어난 p53의 경우는 DNA 결합에 결함이 있는 것으로 나타났다. 전사 활성화에서 p53 DNA 결합 도메인의 시스테인 잔기의 중심 역할에 대한 추가적 지지를 제공하는 산화-환원(Redox) 단백질 Ref-1은 p53의 산화-환원 상태를 변경함으로써 *in vitro*에서 p53 결합을 자극 할 수 있다. DNA에 결합할 때, p53의 DNA 결합 도메인은 DNA의 상당한 구조적 굽어짐(bending)을 유도할 수 있어서, p53 tetramer가 보다 입체적으로 적절한 방식으로 결합할 수 있게 한다. 따라서 유연한(flexible) DNA 형태를 갖는 반응 요소(RE)가 p53 결합에 유리한 것으로 추정되었다.

다양한 형태의 스트레스를 가한 후 p53 단백질이 안정화 될 때 그의 표적 유전자에 대한 p53 결합이 명백히 증가하지만, 놀랍게도, 상당한 양의 p53이 또한 세포에서의 낮은 수준에도 불구하고 기저 조건(basal condition) 하에서 선택 부위에 결합되는 것으로 밝혀졌다. p53은 이 복잡한 염색질 맥락(context) 내에서 어떻게 표적 서열을 찾아내는가? 하나의 실마리는 p53이 두 개의 별개의 DNA 결합 도메인을 포함한다는 사실에서 착안할 수 있다: central 위치에 있는 DBD는 p53 RE를 특이적으로 인식하는 능력을 가지고 있으며, p53 단백질의 카복시 말단의 마지막 30개 아미노산에 존재하는 매우 염기적인 CTD(highly basic CTD, residues 360-393)는 DNA를 비특이적으로(nonspecifically) 인식할 수 있다. 이 비특이적 CTD 결합 영역은 노출된 DNA 상에 미끄러지듯이 확산하는 p53의 능력에서 역할을 하는 것으로 나타났다. 이러한 슬라이딩이 p53의 결합 부위 위치화(localization)에 기여하는지 여부는 더 연구가 진행되어야 한다. 그럼에도 불구하고 p53의 CTD는 수 년 동안 흥미로운 관심의 대상이었다. 초기의 *in vitro* 연구에 따르면, 이 리신이 풍부한 영역(CTD)은 중간 부분에 있는 코어 도메인(DBD)에 의한 결합을 증가시키는 p53의 다른 자리 입체성(allosteric) 변화를 촉진한다고 알려졌다. 이어서, CTD를 변형시키면 *in vitro* 연구에서 짧은 올리고뉴클레오타이드에 결합하는 코어 도메인의 능력을 음성적으로(negatively) 조절하며, CTD의 아세틸화는 p53 표적의 전사 활성화를 향상시킬 수 있음을 보여 주었다. 이것은 p53 CTD의 아세틸화가 p53이 DNA에 결합하는 능력을 증가시킬 수 있음을 의미한다. 이와 같은 가설은 카르복시-말단 변형이 짧은 올리고뉴클레오타이드에 p53이 결합하는 데에는 영향을 미치지만 세포에서 발견되는 긴 DNA 세그먼트에는 영향을 미치지 않는다는 주장에 의해 도전 받았다. 생체 내에서도 아세틸화된 p53이 프로모터에서 발견되기는 하였지만, p53의 아세틸화가 p53 RE에 결합하는 데 요구되는지 또는 DNA에 결합한 p53이 p300과 같은 히스톤 아세틸화 효소에 의하여 더 아세틸화되기 쉬운지 이런 점은 명확하지는 않다. 또한, CTD는 아세틸화된 p53의 증가된 활성의 대체기작으로서 TRRAP 히스톤 아세틸기 전이 효소 함유 복합체의 증가된 끌어들임을 촉진할 수 있다. p53의 CTD는 또한 단일 가닥 DNA 돌출부, hemicatenated DNA, 미니 원형 DNA 및 슈퍼 코일 DNA를 포함하여 세포에서 발견될 수 있는 독특한 DNA 구조에 대한 p53 결합을 양성으로(positively) 조절한다. 카르복시-말단이 소실된 p53(carboxy-terminally truncated p53)은 p53 표적 프로모터에 결합하는 능력에 있어서 현저하게 손상되어 있으며, 이것은 p53 CTD가 실제로 염색질과 관련하여 프로모터와의 결합에 명시적으로 요구됨을 나타내는 것이다.

(2) transcription의 initiation

p53이 RNA 중합 효소 II(RNAPII)가 전사하는 유전자들에 대한 전사 촉진 작용은 잘 알려져 있다. 히스톤의 수식은 염색질이 열려서 일반 전사(general transcription) 기작에 작용하는 GTFs가 접근할 수 있도록 허용한다. DNA 손상에 반응하여, p53은 p21 유전자의 완전한 활성화를 위해 필요한 사건인, 히스톤 변이체 H2A.Z의 모집에 관여한다. 자외선 조사 후에 *gadd45* 유전자 전사를 용이하게 하도록 p53-의존적 방식으로 p300/CBP와 협력하는 히스톤 메틸트랜스퍼레이스(HMT)인 PRMT1 및 CARM1의 역할을 추가로 설명했다. 이러한 HMT들의 작용이 다른 p53에 반응하는 유전자들의 전사 활성화에 요구되는 것도 가능하다. 히스톤의 수식 가운데 가장 잘 알려진 것은 아세틸화(acetylation)이다. p53이 그것의 인식 자리(RE)에 결합한 후에 아세틸 전이 효소(HAT)인 p300/CBP, pCAF, GCN5, 또는 TIP60 등이 p53에 의존적인 방법으로 모집되어 그 주위를 아세틸화한다.

p53과 비교적 잘 연구가 된 p300과 CBP와의 관계는 다소 복잡하다. 그들은 히스톤을 아세틸화할 뿐 아니라 p53 자체도 target transactivation의 증가에 비례하게 인산화시킨다. DNA 손상 시, p53의 아미노 말단의 인산화가 일어나고 이것은 다시 p300/CBP에 의해 매개되는 CTD의 인산화를 증가시킨다. 또한, p53의 음성적 조절자인 MDM-2는 p53의 아미노 말단에 결합하기 위해 p300과 경쟁함으로써 p300과 p53의 상호 작용을 방해할 수 있다. MDM-2와 복합체를 형성하

면 p300/CBP도 p53에 대하여 E4 ubiquitin ligase로서 작용하여 p53의 분해를 촉진할 수 있다. 이러한 것을 생각해볼 때, p300은 DNA 손상이 일어난 후 p53을 안정화시키는 positive control에 관여할 수도 있고, 한편으로 p53의 분해에 작용하여 negative control에도 관여할 수 있는 양면성이 있다는 것이다.

일단 염색질이 수식되고 리모델링(remodel)이 일어나면 전사 개시전 복합체(preinitiation complex, PIC)의 요소들이 모집되고 어떤 변화를 통하여 전사의 시작을 허용하게 한다. TFIID가 프로모터의 TATA 부분에 결합하여 PIC의 중심을 이루고, 여기에 TFIIB가 결합하고, 다른 개시 인자들(TFIIF, TFIIE, TFIIH)이 결합하여 인산화되지 않은 RNAPII와 복합체를 이룬다. SAGA 및 Mediator와 같은 어댑터 복합체(adaptor complex)는 이러한 일반적 개시 인자(general transcription factors)들을 유전자좌

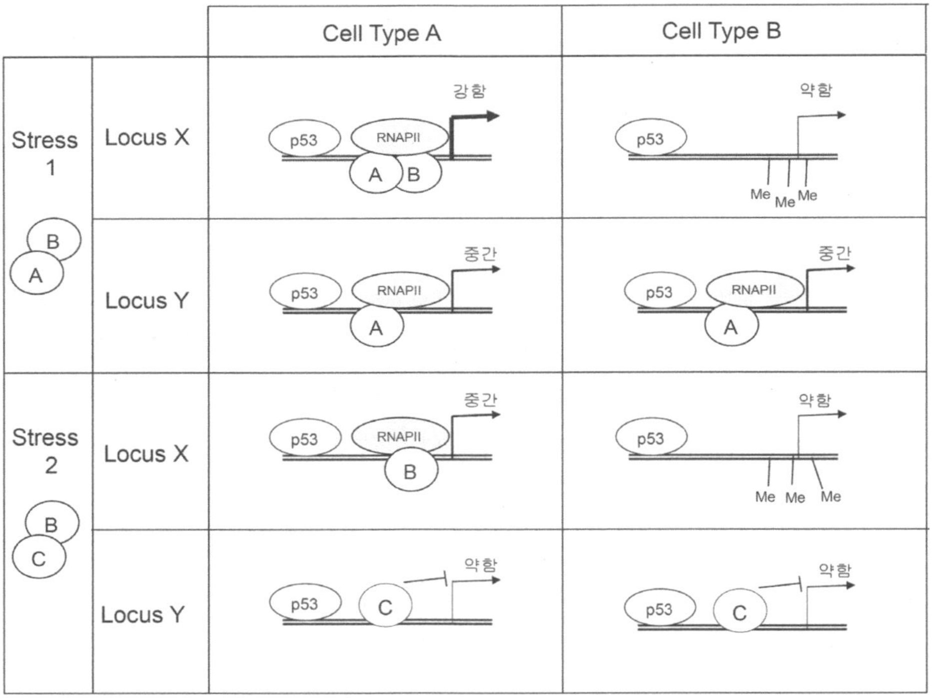

[그림 7-5] p53의 target gene은 자극-특이적, 위치-특이적, 맥락-특이적 방식으로 조절이 된다

세포형 A와 B에서 유전자 자리 X와 Y에서 유사한 양의 p53이 결합한 것으로 보이지만 그들의 전사 강도에는 차이가 있다. 스트레스 1의 경우 coactivator A와 B가 존재할 때 강한 전사 반응을 유도할 수 있다. 세포형 A에서 X 유전자 자리의 경우 두 coactivator가 모두 결합할 수 있기 때문에 강한 반응을 유도할 수 있다. 세포형 B에서 X 유전자 자리에서는 메틸화가 일어나 전사가 일어나지 않는다. 세포형 A, B에서 Y 유전자 자리의 경우는 coactivator B가 없어서 중간정도의 전사 output을 산출한다. 스트레스 2는 coactivator B와 corepressor C가 존재하는 상황에서 유도할 수 있다. X 유전자 자리에서 corepressor C에 대한 자리를 포함하지 않으므로 전사 output은 중간을 유지한다. 반면, 유전자 자리 Y의 경우 corepressor C에 대한 결합 자리를 포함하므로 A형과 B형 세포 모두에서 강한 전사를 저해하기 때문에 p53이 충분한 수준으로 결합하고 있더라도 약한 전사 반응을 유도한다.

로 모집하는 것을 돕는다. p53 자체는 프로모터에 다양한 PIC 구성 요소들(TBP, TAFs, TFIIA, TFIIH)의 모집을 도울 수 있다. 적어도 하나의 TFIID 서브 유닛, TAF1은 코어 프로모터에 루핑되기 전에 p21 유전자상의 p53RE에 아세틸화된 p53-의존적 방식으로 모집된다. 스트레스가 발생한 후 p53 결합의 동역학은 프로모터, 세포 유형 및 자극의 성질에 따라 변할 수 있다는 것은 잘 확립되어있다. 그러나 p21과 같은 많은 유전자의 경우, 결합된 p53의 수준이 후속 전사 반응의 유일한 결정 인자가 아님이 명백하다. 사실 유사한 수준의 결합된 p53은 [그림 7-5]처럼 유전자좌 및 자극-특이적인 차등 PIC 어셈블리를 지시 할 수 있는 것으로 보인다. 어떻게 이것이 이루어질 수 있을까?

한 가지 이유로, 낮은 수준의 RNAPII가 특정 p53 표적에 위치하고 다른 것에는 해당되지 않으며, 이들 유전자에 대한 활성화 장벽을 낮춘다. 또한, 전사 개시기구의 선택된 기본 성분은 자극의 성질에 관계없이 p21과 같은 특정 p53 표적 유전자로 모집되는 반면, 다른 인자들의 조립은 스트레스의 성질에 크게 의존한다. 예를 들면, TFIIB와 cdk8은 DNA 손상이 발생한 후에 p21에 모집이 일어나지만, 자외선과 같은 더 완화된 형태의 손상이 일어난 경우에는 모집이 일어나지 않는다. 이러한 두 인자들의 모집은 p21 RNA 전사 활성화와 일치한다. 반면에 TBP 또는 MED1과 같은 다른 보조 인자는 유사한 조건 하에서 그러한 차별적 행동을 나타내지 않는다. 이들 상이한 스트레스들은 상이한 신호 전달 연쇄 반응의 활성화로 이어질 수 있고, 따라서 특정 유전자좌의 전사에 필요한 주요 자극-특이적 coregulator들(Mediator, GTFs 등)의 이용 가능성을 변경시킨다. p53 표적의 성질과 전사 활성화에 요구되는 자극-특이적 조절자 사이에 어떠한 일관된 패턴이 나타나는지 여부를 결정하기 위해, 다수의 p53 표적 유전자좌를 이러한 유형의 분석에 적용하는 것이 큰 관심이 될 것이다.

유전자좌 내의 다른 *cis*-acting 조절 요소가 표적 유전자의 전사 활성화 잠재력에 영향을 미칠 수 있음에 유의해야한다. 예를 들어, Myc이 그것의 보조 인자 Miz와 결합하여 p21 유전자 자리에 결합하여 억제를 유도할 수 있다. 중요하게도, Myc의 모집은 p53과 p21의 결합에 영향을 미치지 않으며, 다른 많은 p53 표적의 활성화에 영향을 미치지 않는다. 또한, 별개의 후성 유전학적 배경은 p53 활성화에 대한 반응을 추가로 정의 할 수 있다. 예를 들어 p53-MDM2 상호 작용에 길항작용(antagonize)을 하는 작은 분자인 nutlin-3를 처리한 후, p53의 아미노 말단 인산화 없이도 p53을 상당히 안정화시켜 상당량의 p53이 HCT116, BV173 세포에서 14-3-3 p53 RE에 결합하였다. 그러나, RNAPII는 HCT116 세포에서 14-3-3 전사 시작 부위에만 모집된다. 왜냐하면 BV173 세포에서 14-3-3 프로모터는 심하게 메틸화가 일어났기 때문이다. 유사하게, hCAS/Cse1L은 p53과 독립적으로 다양한 프로모터(pig3, p53R2, p53AIP1)에 결합하고 이들 위치에서 p53과 협력하여 히스톤 H3의 K27에서 히스톤 메틸화를 감소시킨다. 따라서, p53 표적 유전자를 포괄하는 염색질의 구조는 유전자좌의 전사 활성화를 정의하는데 중요한 역할을 한다.

일단 그의 인식 자리에 결합되면, p53 단백질의 다양한 영역은 상이한 방식들을 통하여 전사 활성화 능력에 기여한다. TAD-1 내의 L22/W23에서 돌연변이가 일어난 p53 단백질은 대체로 불활성이지만, 놀랍게도 여전히 선택된 proapoptotic 유전자를 전사 활성화를 할 수 있으며, 그 이유는 TAD-II 및 / 또는 proline-rich 도메인과 같은 다른 영역들이 독립적으로 transactivational 활성화에 작용할 수 있기 때문이다. 반면에 TAD-II의 W53/F54에서 특이적 이중 돌연변이(double mutation)는 효모 및 인간 세포에서 특정 proapoptotic target의 전사 활성화를 선택적으로 변화시킨다. p53의 TAD-1, TAD-II 및 CTD는 STAGA 복합체를 모집하여 다양한 표적 프로모터를 전사 활성화시키는 역할을 한다. 결과적으로, p53의 proline-rich 도메인은 p300/CBP 히스톤 아세틸 전이 효소 그리고 Pin1 프롤릴 이성화효소(prolyl isomerase)뿐만 아니라 corepressor mSin3A와의 상호 작용을 담당한다.

(3) transcription의 enlongation

비록 전사의 개시 단계가 원래 대부분의 조절 사건이 일어나는 단계인 것으로 생각되었지만, 보다 최근의 발견은 전사 연장(transcription enlogation)이 또한 중요한 제어점 일 수 있음을 보여준다. 유사하게, p53-매개 전사 조절이 개시 단계에 국한되지 않음이 명백해지고 있다. RNAPII가 프로모터를 클리어(clear) 한 후, 그의 진행도는 중합 효소의 머뭇머뭇함 및 일시 정지를 억제하는 기능을 하는 몇몇 enlongation factor들에 의해 촉진된다. p53은 cdk9, FACT, mediator 복합체의 여러 요소들을 포함해서 이러한 factor들과 물리적 또는 기능적으로 상호 작용한다. 출아 효모에 대한 한 연구는 p53의 이러한 기능이 포유동물 시스템에 아직 나타나지 않았지만, p53을 유전자 코딩 영역을 통해 RNAPII와 함께 enlongation을 돕는 신장인자(enlogation factor)로 확립하였다. 그러므로 최근의 몇몇 연구가 전사 연장의 자극-특이적, 그리고 유전자 자리-특이적 제어에서 p53의 역할에 대해 기술한 것은 놀라운 일이 아니다. 크롬(Cr) 노출의 경우, DNA-PK를 포함하는 과정에서 puma RNA는 아니지만 p21 RNA의 신장은 억제되고, 반면 복제 스트레스 후의 p21 신장은 Chk1 의존적 방식으로 억제된다. 전사 연장의 조절이 p53에 의한 미세 조정이 주요 조절단계로서 나타나기 때문에, 이러한 관찰을 다른 p53 표적에 까지 확장시키기 위해 추가적 연구가 필요하다.

(4) p53-mediated repression

p53은 전사 활성화에서 잘 알려진 역할 이외에도 다양한 표적과 연관이 되고 여러 유전자들의 억제와도 관계가 있는 것으로 나타났다. p53에 의한 repression은 아직 여전히 잘 이해되지 않았지만, 이에 대한 몇 가지 메커니즘이 등장했다.

1) p53은 반응 요소(response element, RE)에 직접 결합하여 corepressor를 모집 할 수 있다. 하나의 이러한 예는 p53-의존적으로 mSIN3A와 상호 작용을 통하여 HDAC1가 특정 프로모터(map4, p21, HSP90-beta, myc)에 모집이 되고, p21 억제의 경우에는 Zbtb4를 포함한다. 이 시나리오에서 결합한 p53이 활성화가 아닌 대상의 억제를 촉진하도록 재촉하는 것은 무엇인가? 어떤 경우에는 p53 결합 부위의 방향에 답이 있을 수 있다(더 일반적인 "head to head" 방향보다는 "head to tail" 방향이 타겟의 억압과 관련이 된다). 2개의 half site 사이에 있는 spacer 길이는 또한 유전자를 활성화시키는 것이 아니라 유전자를 억제하는 결정에 기여할 수도 있다.
2) p53은 억제 단백질의 활성화를 통하여 어떤 유전자들의 발현을 억제할 수 있다. 이것의 가장 잘 연구 된 예는 p53-매개하는 p21의 전사 활성화이며, 이는 레티노블라스토마 단백질의 CDK-의존적 인산화를 억제하여 E2F에 의하여 활성화가 일어나는 유전자를 비활성 상태로 유지시킨다. 이러한 유형에 의한 억제의 다른 예는 슬러그(Slug) 단백질의 p53-의존적 전사 활성화이다. 감마선 조사 후에 슬러그 단백질은 puma 프로모터에 결합하여 puma 활성을 억제함으로써 아폽토시스를 막는다.
3) p53은 그의 반응 요소에 결합하여 다른 전사 활성화 인자의 활성을 억제할 수 있다. 다른 말로 말하면, p53 결합으로 하여금 다른 더 강한 전사 인자가 결합하는 것을 막을 수 있다. 예를 들면, p53은 알파-페토 프로테인(AFP) 프로모터에 결합하고 전사 활성화 인자인 HNF3을 대체함으로써 AFP 발현을 억제한다. 이러한 유형의 메카니즘은 cdc25C를 비롯한 여러 다른 유전자에서 언급이 된다.
4) p53은 p53 반응 요소(p53 RE)를 포함하지 않은 유전자를 단백질-단백질 상호 작용을 통하여 억제할 수 있다. 예를 들면, cyclin B2 프로모터는 NF-Y 인식 자리를 포함하지만 p53RE는 포함하지 않는다. 프로모터에 결합한 NF-Y는 p53과 상호 작용하고, 이 경우 p53은 HDAC1을 모집하여 사이클린 B2 프로모터를 억제한다.

흥미롭게도, p53은 RNAPII에 의해 유도된 유전자에 작용할 뿐만 아니라 RNAP-I 및 RNAP-III 프로모터의 억제를 지시 할 수 있다. RNAP-I의 경우에 p53은 TAFI 110에 결합하여 SL1 및 UBF와의 연관을 방지하여 전사 개시전 복합체(preinitiation complex, PIC) 어셈블리의 속도를 감소시켜 rRNA 프로모터에서 전사를 억제한다. RNAPIII에 기반한 전사의 경우, p53의 NTD는 TFIIIB에 결합하여 격리되어 5S RNA 및 tRNA의 전사를 방지 할 수 있다.

04 특정 소수성 잔기는 p53 전사 활성화 도메인에 중요하다

일단 p53 아미노 말단의 42개 아미노산 residue가 전사 활성화에 충분하다고 정의되면, 후속 연구는 이 전사 활성화에 중요한 이 영역 내의 잔기를 확인하는 것을 목표로 한다. VP16 TAD와 마찬가지로, p53 TAD는 부피가 큰 소수성 잔기가 산재된 다수의 산성 아미노산들을 가진다. 그러므로 p53의 아미노 말단 42개 아미노산 residue 내의 산성 및(또는) 소수성 잔기를 변경시키는 방대한 p53 TAD 단일(single), 이중(double) 및 다중(multiple) 점 돌연변이를 리포터 분석을 사용하여 그들의 전사 활성에 대하여 분석하였다. 흥미롭게도, 이들 연구는 p53 아미노 말단의 산성 잔기가 전사 활성화 효율에 기여함에도 불구하고 p53 전사 활성화 기능에 결정적이지는 않음을 발견하였다. 대신에 전사 활성화에 필요한 특정 소수성 잔기들(L22, W23)이 요구된다는 것을 발견하였다. 주목할 만하게도, 코돈 22 또는 코돈 23에서의 단일의 점 돌연변이체 각각은 전사 활성화에 약간의 영향을 미치지만, L22Q 및 W23S 돌연변이를 같이 지녔을 경우(double mutant, QS1 mutant)는 리포터의 활성화가 상실되었다(22번 코돈이 류신에서 글루타민, 23번 코돈이 트립토판에서 세린으로 변화된 double mutant의 경우 전사 활성 기능이 상실이 일어났음). 유사하게 GAL4 DBD-p53(1-73) 융합체의 돌연변이 유발은 소수성 아미노산 F19(19번 페닐알라닌), L22(22번 류신), W23(23번 트립토판), L25(25번 류신) 그리고 L26(26번 류신)이 활성화에 중요하다는 것을 보여주었다. 흥미롭게도 VP16, NTF-1, Sp-1, Gcn4와 같은 전사 인자의 경우에도 소수성 residues가 중요한 역할을 하고 있음을 보였다. 이러한 연구들을 통하여 암에서 나타나는 p53의 돌연변이는 TAD(전사 활성화 도메인) 보다는 DBD(DNA 결합 도메인)에서 일어나는 경향을 설명해 준다. 하나의 아미노산의 변화로 불활성화가 일어날 수 있는 DBD와는 대조적으로, 다수의 TAD 잔기에서의 돌연변이들이 전사 활성화에 유의하게 영향을 준다. 암 발생 동안에 TAD에 여럿의 돌연변이가 요구되는 것보다 DBD에 하나의 돌연변이를 유지하는 것이 훨씬 더 큰 가능성을 가진다. 인간 p53 돌연변이 p53L22Q,W23S가 전사 활성화에 대해 심각하게 손상된 것으로 밝혀지면서 p53의 생물학적 기능에 대한 p53 전사 활성화의 역할을 평가하는 유용한 도구를 제공했다. 다양한 연구들에서, 인간의 $p53^{L22Q,W23S}$ mutant와 쥐의 $p53^{L22Q,W23S}$ mutant는 다양한 p53의 기능들(DNA 손상 반응, 아폽토시스, 콜로니 형성의 억제 등)에서 완전히 결함이 있는 것으로 밝혀졌고, 이것은 p53의 전사 활성화 기능이 세포의 반응을 유도하는데 중요하다는 것을 의미하는 것이기도 하다. 그런데, 세포 배양 실험의 경우 이 돌연변이들이 때때로 아폽토시스나 형질 전환 억제의 기능을 나타내기도 하면서 전사 활성화가 항상 p53 기능에 요구되지 않을 수 있다는 의견도 나오게 되었다. 다른 말로 말하면, 이러한 문맥에 의존적(context-dependent)인 활성은 특정 유전자들에 대해서는 내재적 전사 활성을 보유한다는 사실과 관련될 수 있다. 앞의 내용을 종합하면, 이러한 발견들은 적어도 일부 상황에서 p53 기능에 대한 전사 활성화의 중요성을 제시하고 생체 마우스 실험에서 나중에 명확하게 밝혀진 전사 활성화 기능의 복잡성에 대하여 예고하는 것이다.

몇몇 전사 인자들이 돌연변이 p53을 크로마틴으로 끌어들이도록 돕는 것이 알려졌는데, 그들은 E2Fs, HSF1, MAFF, NFY/p300/TopBP1, NFY/YAP, NRF2, PELP1, SP1, SREBP2, PML, ETS2 등이다. Lozano 그룹에서는 ETS2를 결손시켰을 때 돌연변이 p53을 발현하는 mice의 특징인 metastatic phenotype을 제거하는 것을 발견했다.

05 p53은 2개의 분리된 전사 활성화 도메인을 포함한다

이들 연구를 통해서 p53의 전사 활성화 기능을 residue 1-42에 존재한다고 정의한 직후, p53이 실제로는 2개의 전사 활성화 도메인을 갖는 것으로 밝혀졌다. 이러한 생각은 원래 2개의 독립적인 전사 활성화 도메인을 포함하는 허피스바이러스의 VP16의 활성화 도메인(residues 413-490)과 p53의 residues 1-83 간에 현저하게 유사성이 관찰됨으로써 유래되었다. p53의 residues 40-83이 독립적으로 전사 활성화 역할을 할 수 있는지에 대하여 연구가 진행되었다. 그래서 p53의 residue 1-40과 residues 43-73 또는 residues 40-83을 GAL4 DBD에 융합시키고, 이 fusion constructs를 효모와 포유동물 시스템에서 전사 활성 기능에 대해 검정하였다. 실제로 다음의 각 reporter constructs, 즉 GAL4-p53(1-40), GAL4-p53(43-73), GAL4-p53(40-83)은 reporter assay에서 각각 전사 활성을 나타내었다. 전체 길이의 p53 및 2개의 TAD(p53$^{\Delta 1\text{-}39}$, p53$^{\Delta 34\text{-}78}$) 부분에 대한 기능을 조사한 결과 야생형의 p53에 비해 유의하게 감소한 것으로 나타났지만 두 돌연변이체(p53$^{\Delta 1\text{-}39}$, p53$^{\Delta 34\text{-}78}$)는 유사한 활성을 나타내었다. 이 연구는 두 개의 서브도메인(두 서브도메인을 각각 TAD1과 TAD2로 부르기로 함)이 전체 길이 p53 단백질에 대하여 기능적으로 작용하며, 두 개의 도메인이 서로 상승적(synergistically)으로 작용한다는 것을 보여주었다. TAD1 기능에 중요한 L22 및 W23 잔기와 같이, 산성 아미노산으로 둘러싸인 TAD2의 2개의 연속적인 소수성 잔기들[W53(53번 트립토판)과 F54(54번 페닐알라닌)] 이 TAD2 활성에 중요하다는 것이 또한 밝혀졌다. 이러한 연구 결과는 p53에서 두 부분으로 구분된 TAD1과 TAD2가 유의하게 p53 전사 활성에 기여하고 W53과 F54를 TAD2에 중요한 잔기로 정의한다는 것을 보여주었다.

이러한 연구들은 세포 배양 실험을 통하여 여러 돌연변이체들의 생물학적 활성에 대한 후속 연구에 의하여 확장되었다. 한 연구에서 아미노 말단 1-42 residue가 결손된 p53$^{\Delta N1\text{-}42}$와

p53L22Q,W23S가 아폽토시스를 유도할 수 있지만 $p53^{\Delta N1-63}$에서 이 능력이 상실된 것으로부터 TAD2의 존재에 대해 예상하였다. 또 다른 연구에서는 $p53^{L22Q,W23S}$ 돌연변이체가 콜로니 성장을 억제하며 아폽토시스를 유도하고 일부 유전자의 전사 활성화를 촉진할 수 있음을 발견했다. p53 TAD2가 과연 생물학적 활성을 나타내는가를 검정하기 위해 $p53^{L22Q,W23S,W53Q,F54S}$(22번, 23번, 53번, 54번의 네 군데에서 아미노산이 바뀐 돌연변이)와 $p53^{W53Q,F54S}$(53번과 54번 아미노산이 변화된 돌연변이체, QS2 mutant)가 만들어지고 그들의 전사 활성 능력이 검정되었다. $p53^{W53Q,F54S}$ 돌연변이는 wild-type p53과 $p53^{L22Q,W23S}$ 돌연변이의 중간정도의 전사 활성을 나타내었으며 $p53^{L22Q,W23S,W53Q,F54S}$ 돌연변이(4개 아미노산의 돌연변이)는 전사 활성 능력을 상실했다. $p53^{L22Q,W23S}$ 돌연변이와 $p53^{W53Q,F54S}$ 돌연변이는 각각 아폽토시스를 유발하고 콜로니 성장을 서로 유사한 수준으로 억제하였으나 야생형 p53 만큼의 활성을 나타내지는 못했다. $p53^{\Delta N1-41+W53Q,F54S}$ 돌연변이와 $p53^{L22Q,W23S,W53Q,F54S}$ 돌연변이는 세포 주기 정지, 아폽토시스, 콜로니 성장의 억제 등 p53의 생물학적 기능을 전혀 나타내지 못하였다. 이것은 p53의 residue 53과 54, 그리고 TAD2의 기능적 중요성을 뒷받침하는 것이다. 두 TAD의 돌연변이를 통해 전사 활성을 제거하는 것이 p53 생물학적 활성을 무력화 시킨다는 증명은 p53 기능에 대한 전사 활성화 활성의 중요성을 강조하는 것이다.

06 p53의 전사 활성 도메인과 상호 작용하는 단백질들

전사 활성화 인자들은 정확히 조율된 일련의 단계를 통해 유전자 전사를 자극한다. 염기 서열-특이적 DBD(DNA-binding domain)를 통해 특정 DNA 자리에 결합한 후에, 전사 활성자(transcriptional activators)는 인접한 부위의 염색질을 열고 RNA 합성을 촉진하기 위한 전사 기구를 모집해야 한다. 전형적으로 그들의 전사 활성 도메인(TAD)을 통해 전사 활성자들은 전사의 여러 단계에 관여하는 다양한 단백질들을 모집해야 한다. 이러한 단계들은 히스톤 수식, 염색질 리모델링, 전사의 시작과 전사의 연장 등을 포함하며, 아미노 말단 p53 TAD는 전사의 다른 단계에 관련된 여러 단백질들과 상호 작용한다. 특히, p53 TAD는 MDM-2나 E1B와 같이 p53의 작용을 저해하는 단백질들과도 결합할 수 있으며, 다른 수준의 전사 조절 작용을 제공한다.

[표 7-1] p53과 상호 작용이 일어날 수 있는 세포 단백질들

	Interaction partner	Category	Interaction site on p53
전사 기구 요소	TBP	GTF	TAD1
	TFIIH	GTF	TAD2
	Mediator(Med17)	Coactivator	TAD1
염색질 수식	p300/CBP	HAT	TAD1 and TAD2
	GCN5	HAT	TAD2
	PRMT1	Methyltransferase	TAD1
DNA 대사 단백질	RPA	DNA 대사와 전사	TAD2
	HMGB1		
	PC4		
p53 저해제	MDM2	E3 ubiquitin ligase	TAD1 and TAD2
	E1B	oncoprotein	TAD1

진핵생물의 유전자 전사가 일어나기 위해서는 유전자 프로모터 위에 일반 전사 인자들과 Pol II가 결합하여 전사 개시전 복합체(preinitiation complex, PIC)가 형성되어야 한다. PIC 형성의 중심을 형성하는 최초의 일반 전사 인자(GTF)는 TATA box에 결합하는 TFIID이다. p53은 TFIID 복합체의 다른 요소들과 직접 상호 작용하여 전사의 개시를 촉진할 수 있다. 야생형 인간 p53의 TAD는 보존된 소수성 잔기들을 통해 TBP와 상호 작용한다. 그래서 TAD1의 페닐알라닌, 트립토판

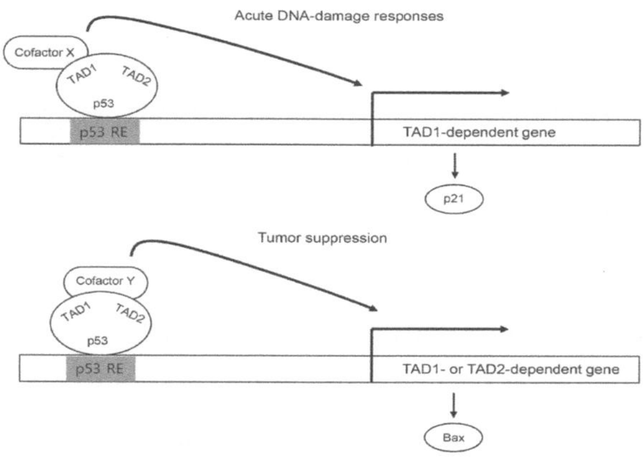

[그림 7-6] p53작용의 모델

p53의 TAD1이 전형적인 p53의 target gene들(p21, puma, Noxa 등)을 강력하게 전사하는데 요구된다. 이것은 cofactor X가 TAD1과 상호 작용하기 때문이다. 이들 target gene들은 아폽토시스와 세포 주기 중단에 관여할 수 있다. 반면에 종양 억제(tumor suppression)에 관여하는 Bax와 같은 유전자의 경우는 TAD1 또는 TAD2 어느 한쪽만 포함하더라도 전사가 일어날 수 있다. 이것은 cofactor Y가 TAD1 또는 TAD2와 상호 작용하는 것이 가능하기 때문이다. TAD1 또는 TAD2 어느 한쪽만 돌연변이를 시켜도 이들 유전자의 전사는 영향을 받지 않았다.

과 같은 아미노산을 다른 아미노산으로 바꿀 때 TBP와의 결합이 감소한다. 흥미롭게도, 전체 길이의 p53의 L22Q;W23S 돌연변이(22번 류신이 글루타민으로, 23번 트립토판이 세린으로 변화)는 TBP와의 상호 작용이 손상되지 않아, TBP가 TAD1을 넘어서 다른 p53 도메인(예를 들면 카복시 말단)과도 결합이 가능함을 암시하고 있다. p53 TAD1은 TFIID의 다른 subunit인 TAF6와 TAF9과 결합할 수 있다. TAD1에서 L22A;W23A, L22Q;W23S, 또는 L14Q;F19S 돌연변이를 제조하면 TAF6와 TAF9과 상호 작용을 깨트린다. p53 TAD가 TFIID 성분들과 상호 작용하는 능력과 전사를 활성화시키는 능력 사이의 상호 관계는 이러한 상호 작용이 전사를 활성화하는데 중요하다는 것을 시사하는 것이다. p53의 TADs는 일반 전사 인자 IIH(TFIIH)와도 역시 상호 작용할 수 있다. TFIIH는 p53 TAD1(residues 1-40)과 결합할 수 없는데 이것은 TFIIH가 TAD2와 결합할 수 있다는 것을 시사하는 것이다. 이런 내용을 종합하면, p53 TAD1과 TAD2가 협동하여(cooperatively) TFIID와 TFIIH를 프로모터에 모집함으로써 전사 개시를 촉진할 수 있다는 것을 나타낸다.

일반 전사 인자들(GTFs)과 직접적으로 작용하는 특성에 덧붙여서 p53은 Mediator를 통하여 GTFs와 상호 신호 교환(communicate) 하는 것이 가능하다. 이를 통해 전사 활성 인자로부터의 신호를 중합 효소 II(pol II)로 전달하여 전사를 개시할 수 있다. Mediator의 subunit인 Med1과 Med 17은 야생형의 p53과 직접적으로 상호 작용할 수 있다. Med 17은 p53의 TAD1과 상호 작용하는데 비해, Med1은 p53의 카복시 말단 도메인과 상호 작용한다. 전자현미경적 분석은 Med17에 p53의 TAD가 결합하면 Med17의 구조에 큰 변화를 촉진한다는 것을 보여주었는데, 큰 변화란 Med17이 Pol II와 결합하는 부위에서 큰 'pocket'을 형성하는 것을 말한다. 결국 p53이 Med17에 극적인 변화를 일으켜 Pol II를 끌어들이고 생산적인 enlongation 상태를 이끌어 낼 수 있는 것이다. 이 연구들은 총체적으로 p53-TADs가 핵심 전사 기구를 직접적으로 그리고 간접적으로(Mediator를 통하여) 모집하고 활성화시키는 'p53이 매개하는 전사 활성 기작'을 확립하는데 기여를 했다.

p53이 일반 전사 인자들(GTFs)을 끌어들여 활성화하기 전에 p53은 염색질(chromatin)을 열기 위해 chromatin-modifying protein과 상호 작용해야 한다. 염색질 수식과 관련하여 p53과 상호 작용하는 가장 잘 알려진 단백질은 CREB-binding protein(CBP)과 p300(histone acetyltransferase, HAT)이다. 초기 연구에서 p300과 CBP는 p53과 안정적으로 복합체를 형성하고 p53의 전사 활성 능력을 강화시키기 때문에 p53의 coactivator로 기능한다고 생각했다. 히스톤의 아세틸화에 의하여 염색질을 open하는 기능 외에도 DNA 손상 신호가 오면 p300/CBP는 p53의 TAD에 결합하여 p53의 카복시 말단의 여러 자리에 아세틸기를 붙여줌으로써 이 자리가 유비키틴화 되는 것을 방지하고 이에 따라 p53을 안정화시킨다.

p53은 KIX, TAZ1/CH1, TAZ2/CH3, IBiD 도메인들을 포함하여 p300과 CBP에 존재하는 다수의 보존된 도메인들과 상호 작용을 한다. p53의 TAD1과 TAD2(amino acids 1-57)는 p300/CBP의 각 도메인과 상승 작용을 일으킬 수 있다. p53은 tetramer(4량체)를 형성하여 DNA에 결합하기 때문에 p53의 TADs는 p300/CBP에 존재하는 4개의 도메인들과 다중의(multivalent) 상호 작용을 형성할 수 있다. 전체 p53 유전자에서 TADs를 결손시키거나 또는 L22Q;W23S 돌연변이, W53Q;F54S 돌연변이를 일으키면 CBP와의 결합은 감소된다. p53 residues 1-57의 분석을 통하여 p53의 전사 활성화에 장애를 초래하는 L22Q;W23S;W53Q;F54S 돌연변이들은 4개의 p300 도메인 각각과 상호 작용을 할 수 없다는 결과를 얻었으며, 이것은 p53의 전사 활성 기능과 생물학적 기능을 제대로 수행하지 못함을 의미한다.

p53의 TADs는 여러 종류의 다른 염색질 수식효소들과 상호 작용 할 수 있다. 예를 들어, human "SPT3-TAF9-GCN5 Acetyltransferase" (STAGA) complex의 두 요소인 GCN5와 TAF9은 p53 TAD의 residue 1-73과 직접적으로 작용한다. 이와 같은 상호 작용은 염색질 개방 및 p53-매개 전사 활성화를 허용하기 위해 프로모터에 STAGA를 loading하기 위해 필요하다. TAD1의 돌연변이(L22Q;W23S) 또는 TAD2의 돌연변이(W53Q;F54S)는 p53에 대한 STAGA의 결합을 약화시킨다. 만약 이 두 돌연변이를 동시에 가질 경우는 그 결합력이 더욱 약화되는 것을 초래한다. 이것은 결국 전사 활성화에 p53과 STAGA의 결합이 중요하다는 것을 뒷받침하는 것이다. 이러한 결과는 p53 TADs가 효모에서 전사 활성화를 위해 GCN5 HAT 활성을 필요로 한다는 것을 보여주는 이전의 관찰과 일치한다. 또한 p53은 PRMT1(아르기닌 메틸전이 효소)을 residue 1-43을 통하여 결합시킴으로써 p300/CBP 아세틸 전이 효소에 의한 p53 표적 유전자 발현을 촉진한다. 이것을 종합하면 p53 표적 유전자들의 프로모터 근처에 p53의 TADs가 여러 가지 종류의 특별한 조절자들을 끌어들임으로써 염색질 지형을 수식하고 이에 따라 전사 개시전 복합체(PIC) 형성을 지원할 수 있다.

전사 기구를 조절하는 여러 조절자들과 결합하는 것 외에 p53은 p53의 기능을 억제하는 몇몇 음성적 조절자(negative regulator)와도 결합할 수 있다. 예를 들면, p53의 아미노 말단 52개 아미노산들은 MDM-2와 상호 작용할 수 있다. MDM-2는 E3 ubiquitin ligase로서 p53과 결합하여 유비퀴틴을 카복시 말단의 여러 개의 리신에 붙이게 되며, 리신에 유비퀴틴이 붙은 p53은 프로테아좀에 의해 분해가 일어나게 된다. 돌연변이 연구를 통하여 p53의 F16, W23, L26 아미노산 residue들이 MDM-2와의 상호 작용에 중요하다는 것이 밝혀졌다.

MdmX(Mdm4로도 알려짐)와 그것의 human counterpart인 HDMX도 역시 p53의 negative regulator이다. MdmX는 p53이 매개하는 전사 활성화를 저해하지만 MdmX는 E3 ubiquitin ligase 활성은 결여하기 때문에 p53을 분해하지는 않는다. MDM-2와 유사하게 MdmX는 p53의 TAD residue 1-52에 직접 결합하여 L22Q;W23S 돌연변이의 경우 이러한 상호 작용이 일어나지 못한다. MDM-2와 MdmX는 p300/CBP와 같은 coactivator에 의한 p53 아세틸화를 저해함으로써 p53의 전사 활성화 기능을 저해할 수 있다. 또 다른, 그러나 잘 알려진 p53의 negative regulator로서 아데노바이러스의 E1B 55-kDa 단백질이 있다. 이 단백질은 p53의 아미노 말단 123개 아미노산들과 결합해 p53 전사 활성을 억제하고 형질 전환을 촉진한다. 흥미롭게도, 소수성 아미노산들인 W23(트립토판), K24(리신), P27(프롤린)이 E1B 단백질과 결합하는데 중요하며, E1B에 의해 p53의 전사 활성은 저해된다.

07 p53 전사 활성화 도메인의 구조 분석

p53 TADs의 기능에 대한 더 깊은 이해를 얻기 위해 TAD에 대해서 그리고 상호 작용하는 단백질들에 대해 다양한 구조생물학적 접근이 이루어졌다. 다른 전사 인자들처럼 TADs가 본래의 기능을 수행하기 위해서 다른 단백질들과의 interaction이 요구된다. 사실상 결합 파트너가 존재하지 않을 때 p53의 TADs 부분은 프로테아제에 의해 쉽게 분해될 수 있다. TADs의 unstructured nature는 여러 단백질 파트너들과의 상호 작용을 촉진할 수 있고, TADs로 하여금 다양한 효소에 의한 번역 후 수식(PTM)을 가능하도록 했다. 번역 후 수식은 p53으로 하여금 특정 파트너 단백질과 반응을 촉진할 수도, 그리고 반대로 방해할 수도 있으며, 이 방법을 통해 p53의 기능을 조절할 수 있다. p53의 구조는 MDM2-p53 복합체를 X-ray crystallography를 사용하여 처음으로 얻어졌다. p53의 TAD1(아미노산 15-29)과 MDM2이 반응하는데 최소한의 부분을 가지고 co-crystalize(공동결정화)가 이루어졌다. MDM2는 양친매성 알파 나선으로 구성된 p53의 insert가 삽입할 수 있는 소수성의 깊은 틈새를 형성하는 것으로 알려졌다. p53과 MDM2의 상호 작용에는 F19, W23, L26과 같은 소수성 아미노산들이 중요한 역할을 하는 것으로 밝혀졌다. 이러한 내용은 NMR 연구를 통해서도 뒷받침되었다. 앞서 언급한 이와 같은 p53의 아미노산들은 전사 기구 인자들과의 상호 작용에, 그리고 전사 활성화에서 중요한 역할을 하고 있다. 이러한 연구들은 p53이 양친매성(amphipathic) 알파-헬릭스 구조를 통해 전사 보조 인자들과 결합할 수 있을 것이라고 제안했다. 이러한 연구들은 p53의 전사 활성 도메인인 TAD에 대한 초기 단계의 정보를 제공했다.

TADs가 자연적으로 unfolded 구조를 이룬다는 관찰은 p53 TAD에 대한 여러 연구들에 의해 뒷받침 되었다. 이러한 연구들에서 p53 TADs는 생리학적 조건에서 2차 및 3차 구조가 거의 없는 것으로 나타났다. 그러나 p53 residue 1-73을 분석한 어떤 NMR 분석에 의하면 p53 TADs가 3차 구조를 결여하고 있을지라도, 양친매성 알파-헬릭스 구조와 같은 이차구조(secondary structure)는 포함한다고 제안하였다. 이러한 구조들은 전사 활성화 기능에서도 중요한 역할을 하는 것으로 생각된다. 결합하지 않은 TAD1 알파-나선은 MDM2-결합한 TAD1과 유사하게 나타나, 표적에 대한 p53의 결합이 알파-나선을 보다 안정한 형태로 단단히 조여지는 역할을 할 수 있을 것이다. MDM2는 TAD1에 있는 알파-나선과 결합을 할 뿐 아니라, 이보다는 더 약한 친화력을 나타낼지라도 TAD2와도 결합할 수 있다.

이 후에 계속된 연구들을 통하여 p53 TAD1 또는 TAD2는 MdmX, TFIIH, p300, CBP 등과 같은 다른 단백질들과도 결합이 가능하다. p53 TAD1 residue 15-29에 결합한 MdmX의 p53 결합 도메인의 결정 구조는 소수성 잔기 F19, W23, L26이 상호 작용을 위한 primary contact surface를 형성하고 있는 것으로 나타났다. 효모 TFIIH(Tfb1)의 PH 도메인에 결합하고 있는 p53 TAD2의 구조를 NMR로 분석한 결과, 결합이 이루어지지 않은 경우는 구조가 형성되지 않았지만, p53의 TAD2 residue 47-55는 Tfb1에 결합할 때 양친매성 알파 나선을 형성하는 것으로 나타났다. 이러한 구조에 관여하고 있는 아미노산이 변화가 일어나면 전사 활성에 영향을 주게 된다. p300/CBP의 KIX, TAZ1/CH1, TAZ2/CH3, 또는 NCBD 도메인과 복합체를 이루는 p53의 TADs 구조를 분석하는데 상당한 관심이 집중되었다. 한 연구에서, p300 TAZ2 도메인과 p53 TAD1의 NMR 구조는 p53이 소수성 잔기 F19, L22, 및 L25를 통해 TAZ2와 상호 작용하는 α-helix를 형성함을 보여주었다. p300 TAZ2 도메인과 p53 TAD2 residue 35-59가 복합체를 형성한 NMR 구조는 TAD2 역시 I50, W53, F54를 통하여 TAZ2와 상호 작용할 때 α-helix를 형성함을 보여주었다. 유사하게, p53의 TAD1 및 TAD2가 CBP의 KIX, NCBD 도메인과 복합체를 형성할 때의 NMR 구조는 p53 TADs가 한 쌍의 helix를 형성함을 밝혔다. 이런 연구들은 p53에 대한 번역 후 수식 과정(posttranslational modification)이 p300과 p53의 상호 작용을 어떻게 향상시킬 수 있는지를 강조한다.

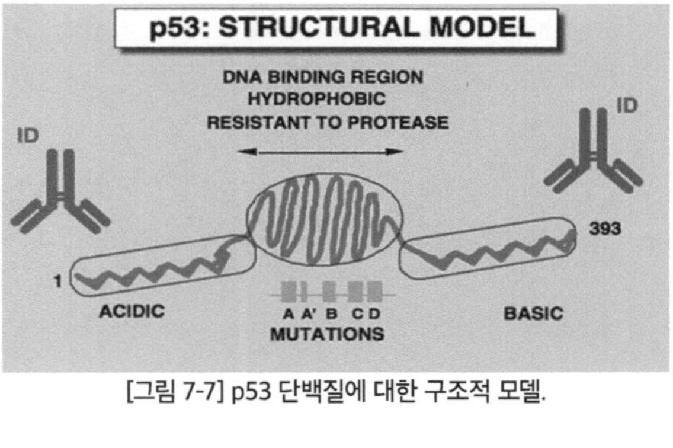

[그림 7-7] p53 단백질에 대한 구조적 모델.

p53 TADs의 흥미로운 구조적 측면이 단일 가닥 DNA와 결합하는 RPA, high mobility group B1(HMGB1), 전사 및 DNA 복제, 그리고 DNA 수선 등에 관여하

는 단백질들과의 상호 작용을 특성화 하는데 도움이 되었다. 초기 생화학적 연구 결과에 따르면 p53 TAD residue 1-73은 RPA와 상호 작용 하는데 충분하다. p53 TAD-RPA 복합체의 NMR 분석 결과, p53 TAD(residue 47-57)가 이러한 상호 작용에 관여할 때 양친매성 α-helix 구조를 채택하였다.

08 돌연변이 p53에 의한 조절

대부분의 p53 돌연변이는 DNA와 결합하는 부위에서 발견되며, 이들 대부분은 생리적 조건에서 정상 p53이 결합하는 부위를 인식하지 못한다. 그러나 여전히 전사 활성화 도메인을 유지하고 있으며, 정상 p53과 상호 작용하는 다른 전사 촉진제나 전사 보조 인자와의 상호 작용 역시 유지 가능하다. 이러한 변이의 결과로 정상 p53이 관여하지 않는 다른 유전자를 활성화 또는 억제함으로써 발암 과정에 관여할 가능성이 제기되어 왔다. 실제 많은 보고들을 통해 세포의 증식에 관여하는 유전자들(*Myc, Fos, EGFR, CDK1, Cdc25c, TERT* 등)이나, 세포 사멸억제 유전자(*NFkB, Bcl2L1, IGF2* 등), 전이와 관련된 유전자(*MMP3, MMP13, PXN*) 등을 포함한 많은 유전자들의 발현이 돌연변이형 p53에 의해 조절될 수 있다고 알려져 왔다. 이들 유전자의 발현 조절이 돌연변이 p53이 전사 촉진제와 염기 서열 특이적인 결합에 의한 것인지는 아직 분명하지 않으며, DNA 구조적 특징을 인지하거나 다른 인자와의 결합을 통해 전사 조절에 관여할 가능성이 제시되고 있다.

[참고문헌]

- An, W, et al. (2004). "Ordered cooperative functions of PRMT1, p300, and CARM1 in transcriptional activation by p53." Cell 117:735-748.
- Ashcroft, M, et al. (1999). "Regulation of p53 stability." Oncogene 18:7637-7643.
- Baker, SJ, et al. (1989). "Chromosome 17p deletions and p53 gene mutations in colorectal carcinoma." Science 244:217-221.
- Bargonetti, J, et al. (2019). "Gain-of-function mutant p53:history and speculation." J. Mol. Cell Biol. 11:605-609.
- Bassett, EA, et al. (2008). "Structural and functional basis for therapeutic modulation of p53 signaling." Clinic. Cancer Res. 14:6376-6386.
- Bykov, VJ, et al. (2002). "Restoration of the tumor suppressor function to mutant p53 by a low-molecular-weight compound." Nat. Med. 8:282-288.
- Chuikov, S, et al. (2004). "Regulation of p53 activity though lysine methylation." Nature 432: 353-360.
- Dittmer, D, et al. (1993). "Gain of function mutations in p53." Nature Genet. 4:42-45.
- el-Deiry, WS, et al. (1993). "WAF1, a potential mediator of p53 tumor suppression." Cell 75: 817-825.
- Feng, L, et al. (2005). "Functional analysis of the roles of post-translational modifications at the p53 C terminus in regulating p53 stability and activity." Mol. Cell Biol. 25:5389-5395.
- Fields, S, et al. (1990). "Presence of a potent transcription activating sequence in the p53 protein." Science 249:1046-1049.
- Giaccia, AJ, et al. (1988). "The complexity of p53 modulation: emerging patterns from divergent signals." Genes Dev. 12:2973-2983.
- Jasson, M, et al. (2008). "Arginine methylation regulates the p53 responses." Nat. Cell Biol. 10: 1431-1439.
- Kussie, PH, et al. (1996). "Structure of the MDM2 oncoprotein bound to the p53 tumor suppressor transactivation domain." Science 274:948-953.
- Kim, MP, and Lozano, G. (2018). "Mutant p53 partners in crime." Cell Death Differ. 25:161-168.
- Lambert, JM, et al. (2009). "PRIMA-1 reactivates mutant p53 by covalent binding to the core domain." Cancer Cell 15: 376-388.
- Levine, AJ and Lane, DP. (2010). "The p53 family." Cold Spring Harbor Laboratory Press.
- Levine, AJ, et al. (2006). "Coordination and communication between the p53 and IGF-1-AKT-TOR signal transduction pathways." Genes Dev. 20:267-275.
- Lozano, G and Levine, AJ. (2016). "The p53 protein: from cell regulation to cancer." Cold Spring Harbor Laboratory Press.
- Luo, J, et al. (2001). "Negative control of p53 by Sir2-alpha promotes cell survival
- under stress." Cell 107:137-148.
- Melchior, F and Hengst, L, (2002). "SUMO-1 and p53." Cell Cycle 1:245-248.
- Muller, PAJ and Vousden, KH, (2013). "P53 mutations in cancer." Nat. Cell Biol.
- 15:2-8.
- Murphy, M, et al. (1996). "Wild-type p53 negatively regulates the expression of a microtubule-associated protein." Gene & Develop. 10:2971-2980.

- Pietenpol, JA, et al. (1994). “Sequence-specific transcriptional activation is essential for growth suppression by p53.” PNAS 91:1998-2002.
- Roy, B, et al. (1996). “Positive and negative regulatory elements in the murine p53 promoter.” Oncogene 13:2359-2366.
- Tang, Y, et al. (2008). “Acetylation is indispensable for p53 activation.” Cell 133:612–626.
- Vogelstein, B, et al. (2013). “Cancer genome landscapes.” Science 339:1546-1558.
- Vogelstein, B, Lane, D and Levine, AJ, (2010). “Surfing the p53 network.” Nature 408: 307-310.
- Wang, B, et al. (2009). “Redefining the p53 response element.” PNAS 106:14373-14378.
- Wang, P, et al. (1994). “p53 domains: structure, oligomerization, and transformation.” Mol. Cell Biol. 14:5182-5191.
- Wang, XJ, et al. (1998). “Expression of a p53 mutant in the epidermis of transgenic mice accelerates chemical carcinogenesis.” Oncogene 17:35-45.
- Yang, WH, et al. (2006). “Modification of p53 with O-linked N-acetylglucosamine regulates p53 activity and stability.” Nat. Cell Biol. 8:1074-1083.
- Zaubermann, A, et al. (1995). “Identification of p53 target genes through immune selection of genomic DNA: the cyclin G gene contains two distinct p53 binding sites.” Oncogene 11:2361-2366.
- 송호석 (2012). “Gain of function by p53 cancer mutants in cancer.” 분자세포생물학뉴스레터.
- 오상진. (2005). “인체노화.” 탐구당
- 오상진. (2015). “노화의 생물학.” 탐구당.
- 이한웅. (2012). “암의 생물학.” 월드사이언스.

08

종양 억제에 관한 p53의 기능

p53 단백질은 암의 발생에 근본적이고 다각적인 역할을 하는 중요한 종양 억제 인자이다. 30년 이상 이에 대한 연구가 이루어져 왔지만 p53의 종양 억제 인자로서의 기능은 아직도 명확하게 정의할 수 없으며 더 많은 연구를 필요로 하고 있다. 이러한 연구는 p53의 분자생물학적 기작을 이해하는 것으로 끝나지 않고 야생형 p53 기능을 이용한 암의 치료 및 예방의 분야까지 그 영역을 확대할 것으로 기대한다. p53이 종양 억제 기능을 발휘하기 위해서 다양한 경로들이 상호간에 협력하고 있으며 p53은 context-specific한 기능들을 가지고 있다는 것이 점점 더 명확해지고 있다. 여기서는 p53이 종양 억제 기능을 수행하기 위하여 어떤 기능들을 할 수 있는가를 살펴보기로 한다.

01 p53의 종양 억제 역할

p53 단백질은 바이러스로 형질 전환된 암 세포에서 simian virus 40(SV40) large T 항원과 연합함으로써 1979년에 처음 발견되었다. 발견될 당시 암 유전자로 생각이 되었으나 야생형 p53은 종양 억제 유전자로 작용하는 것으로 최종 결론이 났다. 이런 혼란은 1979년 발견될 당시 사용된 p53 유전자가 돌연변이 p53이었기 때문에 초래된 것이다. 종양 억제자로서 그 역할을 확인하게 된 것은 다수의 중요한 관찰들에서 나왔다. 1989년에 인간 대장암에서 p53 유전자가 있는 염

색체 17번의 short arm(p)이 자주 결손이 발생하고 이 때 나머지 다른 p53 유전자는 50% 이상이 missense mutation을 포함하고 있음을 알게 되었다. p53이 높은 빈도로 암에서 불활성화가 일어나는 것은 그것이 종양 억제 기능을 가지고 있음을 시사하는 것이다. 또한 같은 해에 일차 마우스 배아 섬유 아세포에서 암 유전자에 의해 형질 전환이 일어난 상태를 야생형 p53을 도입하면서 그 진행을 멈추게 할 수 있었다.

종양 억제에서 p53 단백질의 역할은 실험적으로 입증되었으며 유전자 타겟팅(gene targeting)에 의해 생성된 마우스 모델을 사용하여 추가로 조사되었다. p53 knockout 마우스(p53$^{-/-}$)와 p53 기능 상실 돌연변이를 가진 마우스의 경우에 생후 9개월까지 100%의 확률로 자발적으로 암이 발생함으로써 p53이 종양을 억제하는 기능을 하고 있음을 확인했다. 흥미롭게도 마우스의 유전적 배경이 암의 spectrum에 영향을 미치는 것으로 나타났다. C57BL/6의 p53 knockout 마우스는 흉선 림프종(thymic lymphoma)이 주로 발생한데 비해, 129Sv나 BALB/c 마우스의 경우는 육종(sarcoma), B세포 림프종(B cell lymphoma), 유암(breast cancer)이 발생했다. p53 knockout 마우스는 또한 발암 물질에 대한 감수성(sensitivity)이 증가하고 감마선 조사(irradiation)는 종양 발생을 유도하였는데, 이것은 DNA 손상에 대한 세포의 반응에서 p53 단백질의 결정적인 역할과 일치한다. 자발적으로 암이 발생하는 것에 덧붙여서, 이미 확립된 종양에 야생형 p53을 발현하면 종양의 퇴축을 일으키고, 마우스의 수명을 연장시켰다. 흥미롭게도, 마우스 생체 내에서 p53의 기능을 회복시켰을 때 극적으로 맥락 의존성(context dependence)을 나타냈는데, 림프종에서는 아폽토시스(apoptosis)를 유도하였지만 육종에서는 세포 노화(cellular senescence)를 유도하였다. 맥락 의존성은 형질 전환된 세포의 유형(type) 또는 형질 전환을 유도한 발암성 병변의 특성과 관련이 있을 수 있다. 생체 내에서 p53의 기능을 회복시키는 실험을 통하여 p53이 생체 내에서 종양 억제 기능을 수행함을 확인했다.

p53 유전자는 다양한 암 유형에서 가장 일반적인 돌연변이로 확인이 되며 이것은 종양 억제 인자로서 인간의 암에서 중요하게 생각되고 있다. p53 유전자에 돌연변이가 일어나 p53 단백질의 기능이 상실되면, 세포 게놈이 불안정해져서 돌연변이가 축적되고 이는 결과적으로 발암을 유도하게 된다. 특히 DNA-결합 부위에 돌연변이가 생기면 p53의 여러 타겟 유전자가 발현되지 않아, 인간의 장, 유방, 폐, 방광, 신장, 위, 식도 등과 같은 다양한 장기에서 암의 생성의 원인이 된다. p53의 불활성화는 돌연변이 그 자체뿐만 아니라 다른 요인들에 의해서도 이루어져 발암의 원인이 된다. 게놈 상에서 MDM-2 유전자의 수가 비정상적으로 증가하여 MDM-2 단백질이 과발현되면 p53의 과다한 분해가 유도되고, 이는 뇌암이나, 육종(sarcoma)의 원인이 된다. 게놈 상에서 p14^{ARF} 유전자가 비정상적으로 결여될 경우에도 MDM2가 활성화되어 p53의 과다한 분해가

유도되고 이는 유방암, 뇌종양, 폐암 등의 원인이 된다. 어떤 암에서는 p53이 야생형으로 존재하지만 바이러스의 암 단백질들과 결합하거나, 음성 조절자이며 E3 ubiquitin ligase 기능을 하는 MDM-2의 과발현으로 인해 p53 기능을 제대로 발휘하지 못한다. 그러므로 대부분의 인간의 암에는 p53 경로를 손상시키는 유전적 또는 후성유전학적 변화를 포함하고 있다. 발암 유전자를 가진 바이러스가 세포에 감염되면 그 바이러스 암 단백질이 p53을 직접 불활성화 시키거나 p53의 분해를 유도하는데, 이 경우에는 자궁경부암, 간암, 림프종 발생의 원인이 된다. 다른 경우에는 p53 유전자의 돌연변이가 p53 단백질의 불활성화가 아니라 오히려 새로운 기능을 활성화시키어(gain of function) 발암을 촉진하기도 한다. 정상 p53 단백질은 특정 세포 증식 관련 유전자에 매우 약하게 결합하거나 결합을 하지 않는데, 돌연변이가 생긴 p53 단백질은 그 유전자에 강하게 결합하여 세포 증식 관련 단백질 (예, 사이클린, CDKs)의 발현을 유도함으로써 비정상적으로 세포의 증식을 촉진하여 결과적으로 암의 원인이 된다. 또한 DNA 손상을 수선하기 위하여 생성된 복합체(MRN 복합체)에 정상 p53 단백질은 결합을 하지 않으나 돌연변이가 생긴 p53은 결합하여 복합체의 기능을 저해함으로써, 손상된 DNA가 수선되지 않아 결과적으로 게놈 상에 돌연변이를 유도하여 암의 발생을 촉진한다.

종양을 억제하는 정상 p53의 기능이 필요한 것을 리-프로메니 증후군 가계에서 확실히 볼 수 있다. 리-프로메니 가계에서는 하나의 기능 상실한 p53 유전자를 부모로부터 물려받음으로써 자발적으로 종양 형성이 일어나기 쉽다는 것이다. 리-프로메니 증후군 환자에서는 전형적으로 연조직 또는 뼈 육종, 유방암, 뇌종양, 부신피질 암종 또는 백혈병으로 대표되는 암들을 45세 이전에 발병하게 된다. 더 광범위한 역학 조사에서, 리-프로메니 증후군의 영향을 받은 가족들은 훨씬 더 광범위한 악성 종양과 발병 연령대를 가질 수 있으나 때때로 암도 없으며 장수하는 개체를 포함하기도 한다. 이러한 점은 p53의 네트워크의 복잡성을 나타내는 것이다.

02 p53-매개의 종양 억제에서 요구되는 사항

(1) 발암성 스트레스에 대한 탐지 및 반응

p53 종양 억제 인자는 다양한 세포 스트레스들(암 유전자 발현, DNA 손상, 저산소증, 대사적 기능 이상, 복제 스트레스 등)에 의해 활성화될 수 있는데, 이에 따라 암 개시에 반대하는 적절한 반응을 수행한다. p53의 활성화는 아폽토시스, 세포 노화, 세포 주기 정지, DNA 손상, 대사적 적응, 분화 상태와 같은 세포 특성에 변화를 이끌어낼 수 있다. p53 활성화 후 세포의 운명은 스트레스 신호의 유형, 신호의 길

고 짧음, 신호의 강약 뿐 아니라 세포의 유형과 같은 그 현상이 일어나는 상황도 그 결정에 참여할 수 있다. 나타나는 결과는 다른 신호 경로들과의 상호 작용 그리고 통합(integration)을 통해서도 변조될 수 있다. p53 단백질은 스트레스 신호에 의한 '활성화' 전에도 정상 상태에서 세포의 항상성에 대한 실질적인 조절을 한다. p53 단백질 활성의 조절은 인산화, 아세틸화, 유비퀴틴화 등을 포함하는 정교한 번역 후 수식 과정(PTM)을 통해서 이루어진다. 번역 후 수식은 DNA의 특정 자리에 p53이 결합하는 것, 단백질의 회전률, 다른 단백질과의 상호 작용 등에 영향을 줄 수 있다.

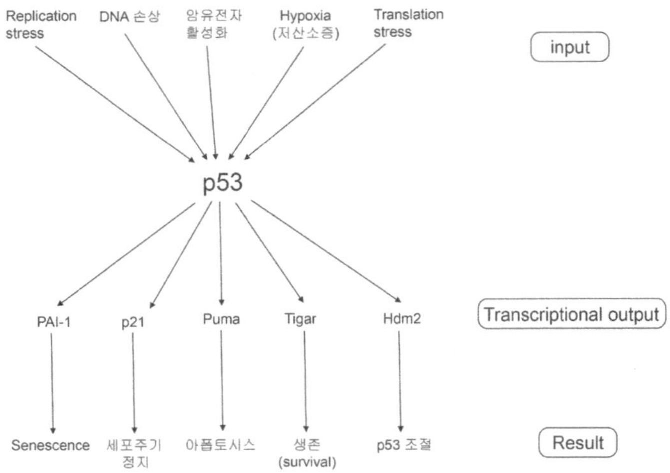

[그림 8-1] p53의 활성화가 이끌어내는 반응들
노화, 세포 주기 정지, 아폽토시스, 생존 등에 영향을 줄 수 있다.

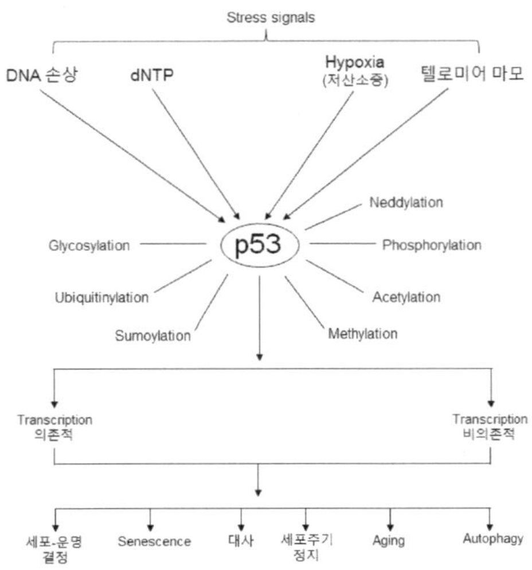

[그림 8-2] 스트레스에 의해 유도되는 p53의 modification
(1) p53의 인산화는 DNA 손상시에 ATM/ATR, DNA-PK, Chk1/Chk2 등과 같은 인산화 효소에 의하여 주로 Ser-15와 Ser-20에서 이루어지며 이는 MDM-2와의 결합을 억제함으로써 p53 단백질을 안정화시킨다. (2) p53의 아세틸화는 DNA 손상을 포함한 다양한 스트레스 상태에서 CBP/p300과 같은 아세틸화 효소에 의하여 일어나는데, 이 또한 MDM2와의 결합을 억제함으로써 p53 단백질을 안정화시킨다. p53의 아세틸화는 그의 전사 활성을 촉진하는 역할도 한다. (3) 메틸화는 Set7/9, Set8, PRMT1, PRMT5 등과 같은 메틸화 효소들에 의해 일어나는데, 이는 주로 p53 단백질의 전사 활성을 경우에 따라 촉진 또는 억제한다. p53 단백질은 화학 물질뿐만 아니라, 76개의 아미노산으로 구성된 유비퀴틴과 그와 매우 유사한 작은 크기의 단백질에 의하여 변형되며, 이들도 p53의 안정성, 전사 활성, 다른 단백질 또는 DNA와의 결합 등에 연관된다. p53의 유비퀴틴에 의한 변형은 MDM2에 의하여 일어나며, 유비퀴틴이 결합된 p53은 프로테아좀이라는 거대 단백질 효소에 의하여 분해된다. (4) p53은 SUMO에 의해서도 변형이 되는데, 이는 p53의 전사 활성을 증가시킨다는 보고와 p53의 세포질로의 이동에 관여한다는 보고가 있었으나 그 역할이 아직 불분명한 상태이다.

(2) 종양 억제 및 전사 조절

활성화 후 p53 단백질은 주로 전사 인자로서 기능한다. p53 단백질은 게놈 DNA의 특정 염기 서열을 포함하는 p53 response element(p53RE)에 결합하여 수많은 유전자들의 전사를 지시할 수 있는 homotetramer(동형사량체)를 형성한다. 종양 억제 기능을 수행하는데 p53의 전사 활성이 요구되는지 여부를 검사하기 위해 전사 활성화 도메인을 체계적으로 돌연변이 시켜 부분적으로 또는 전체적으로 전사에 결함을 초래할 수 있다. 중요한 점은 p53의 전사 활성에 결함을 초래하는 돌연변이는 종양을 억제하는 기능도 상실이 된다는 것이다. 이것은 p53의 종양 억제 기능의 핵심이 전사를 조절하는 능력과 관련이 있다는 것을 의미한다. 전사에 의존하지 않는 p53 기능들도 있다고 제안이 되기도 하였으나 그것의 생물학적 중요성에 대해서는 아직 불분명하다. 대부분의 증거에 의하면 p53이 중재하는 종양 억제 기작은 전사 조절에 따른 것이다. 그러므로 p53이 조절하는 유전자들이 무엇인지와 전사 조절의 중심 기작을 이해하는 것이 중요한 과제이다. p53 매개 전사 조절은 스트레스 자극 유형 및 세포 유형에 따라 다양하므로 적절한 교정과정이 구현될 수 있다. 예를 들어, 그렇게 크지 않은 DNA 손상은 세포 주기를 정지시키고 DNA 수선 기작을 작동 시킬 수 있는 반면, 더 강한 p53 활성화 신호는 아폽토시스 또는 세포 노화를 유도하게 된다. 따라서, p53의 전사 반응은 활성화 신호의 성질 및 세포 유형에 따라 다양한데, 이러한 표적 유전자들의 전사 유도 차이를 설명하는 상세한 메커니즘은 아직 밝혀지지 않았다. 그러나 염색질 면역 침강, DNA 및 RNA sequencing과 같은 차세대 기술을 사용하고 p53 단백질 DNA 결합과 전사 조절 분석을 통해 이 과정에 대한 전례없는 통찰력을 얻을 수 있었다. 예를 들어 보다 더 최근에 p53 단백질의 기능은 유전체 전체를 통해 인핸서(enhancer) 영역의 광범위한 결합 및 조절 그리고 비코딩 RNA의 전사 활성화 등을 포함하게 되었다. 흥미롭게도, p53에 의해 활성화된 long noncoding RNA, *lincRNA-p21*는 유전자 발현을 광범위하게 억제한다. 이미 연구를 통하여 알려진 p53 표적 유전자 목록은 광대하며, 아폽토시스, 세포 주기 정지, 노화, DNA 손상의 복구, 대사, 그리고 유전자 발현의 전반적인 조절 등을 포함하는 다양한 세포 과정들에 영향을 미치는 것으로 알려져 있다.

p53은 다른 단백질들을 이용하여 세포 주기 진행을 억제할 수 있다. 예를 들어 Siah는 p53에 의해 발현이 유도되어 베타-카테닌(β-catenin)의 분해에 관여하게 된다. 베타-카테닌은 사이클린 D의 합성을 돕고 이를 통해 G1기에서 세포 주기를 촉진한다. 베타-카테닌의 소실은 *myc*의 발현 감소를 초래하고 이로 인해 세포 주기 진행을 더디게 만든다.

p53의 다른 두 target 유전자 *14-3-3σ*와 *Reprimo*는 G2/M 전이를 조절한다. 14-3-3σ은 부분

적으로 사이클린 B-CDC2 복합체를 세포질에 억제하고 핵 안으로 이동을 막는다. 이러한 기전 역시 손상된 염색체 DNA가 완전히 수선이 될 때 까지 핵의 분열을 멈추게 한다. 이러한 다양한 p53의 기능은 하나의 기능으로 축약되는데 이는 '**유전체, 즉 genome을 지키는 수호신**'이다. DNA 손상이 있는 동안 세포 주기의 진행을 막고 DNA 복제를 억제하고, 또한 DNA 수선에 관련된 유전자를 증가시킴으로 p53은 세포 내에 돌연변이가 축적되지 않도록 해준다. 반대로 세포에 p53의 기능이 사라지게 되면, 세포는 수선이 되지 않은 DNA를 합성하고 이로 인해 세포 내 유전체의 돌연변이가 비정상적으로 빠르게 축적될 것이다. 또한, p53이 정상인 세포에서 지나치게 심각한 DNA 손상이 지속되면 아폽토시스를 유발할 것이다.

이것에 대한 실험의 예로, $p53^{+/-}$와 $p53^{+/-}$의 교배로 임신한 마우스에 'ENU(ethyl nitroso urea)'라는 발암 물질을 처리한 경우, 전체 168 마리의 자손을 얻었고 이중에서 70%의 $p53^{-/-}$ 마우스에서 뇌종양이 관찰되었다. $p53^{+/-}$에서는 3.6%로 나타났고, $p53^{+/+}$ 에서는 암이 발생하지 않았다. 이는 p53의 기능이 없는 경우, ENU에 의해 돌연변이된 fetal cell이 생존할 수 있으며 이러한 세포로부터 발생된 자손은 태어나면서부터 치명적인 암의 위험을 안고 있다는 것을 말해 주고 있는 것이다. p53이 없는 경우에는 ENU에 의해서 유발되는 점 돌연변이보다 더 심각한 유전체의 변형이 축적된다. 예를 들어 p53의 기능이 없는 마우스의 섬유 아세포에서는 매우 높은 확률로 염색체 손실, 중복을 보이고 염색체 상의 현미경적 소실이 많이 관찰된다.

(3) miRNA 생성 과정의 조절

p53의 작용은 주로 전사의 조절을 통해 일어나지만, 전사 조절과 관계없는 p53의 기능들 역시 p53에 의한 암 억제 과정에서 중요한 역할을 한다. 마이크로 RNA(miRNA)는 20-25개의 뉴클레오타이드로 이루어져 있으며, mRNA와 염기 서열 특이적으로 결합하여 mRNA 분해를 조절하거나 번역(translation)을 저해함으로써 유전자 발현 조절에 관여한다. miRNA는 크게 두 단계를 거쳐 만들어지는데, 전사된 RNA(pri-miRNA)는 Drosha complex에 의해 hairpin 형태의 pre-miRNA로 만들어지며, pre-miRNA는 Dicer에 의해 miRNA로 만들어진다.

DNA 손상에 의해 증가하는 miRNA들은 p53의 직접적인 조절을 받는 miR-34a를 포함하여 이미 여러 개가 알려져 있다. 이중에서 miR-16-1, miR-143, miR-145, miR-206 등의 경우 전사되는 pri-miRNA의 양은 큰 변화가 없으나 pre-miRNA와 mature miRNA의 양이 증가하여 이 과정에서 p53이 중요한 역할을 한다. p53에 의한 pri-miRNA의 posttranscriptional processing은 p53이 Drosha complex의 작용에 영향을 미치기 때문인 것으로 생각된다. 실제로 p53은

Drosha complex, 그중에서 특히 일부 pri-miRNA의 processing에 관여한다고 알려져 있는 p68/p72 RNA helicase와 상호 작용한다. 이렇게 생성된 miRNA 일부는 세포의 증식을 억제하는 역할을 하는 것으로 알려져 있다.

03 종양 억제를 위한 핵심적인 효과기

(1) 아폽토시스

아폽토시스는 p53 매개 종양 억제 반응의 가장 초기에 확인된 구성 요소 가운데 하나이다. 세포 사멸의 유도는 p53 단백질에 의해 활성화된 가장 광범위하게 연구된 세포 과정 중 하나이며 종양 억제 효과에 대한 많은 연구의 초점이 되어 왔다. 손상된 세포 사멸과 아폽토시스로부터 회피를 초래하는 유전자 변형은 악성 종양의 핵심적인 특징이며 이를 통해 종양 발생이 현저하게 촉진된다. 다수의 p53 표적 유전자들이 p53이 매개하는 아폽토시스와 관련되어 있다. 이와 같은 유전자들에는 *Puma, Noxa, Bax, Apaf1, Fas, TNFRSF10B/DR5, TP53AIP1, Pidd, Pig3, Siva* 등이 포함된다. 이 가운데 *Puma, Noxa, Bax, Apaf-1*은 intrinsic(내인성) apoptosis pathway(mitochondrial pathway)에 관여하는 반면, *Fas, TNFRSF10B/DR5*는 죽음 수용체(외인성) 아폽토시스 경로를 유발할 수 있는 종양 괴사 수용체군의 구성원을 코딩한다. 이러한 모든 p53 표적 유전자 중 proapoptotic BH3-only 패밀리 구성원인 *PUMA*와 *NOXA*만이 유전자 표적 마우스에 대한 연구로 p53-매개 아폽토시스에 필수적이라는 것이 입증되었다. *Bax*와 *Apaf-1* 유전자들이 직접적인 p53의 표적이기는 하지만, p53이 결핍된 세포에서도 여전히 이러한 아폽토시스의 effector들이 발현되고 있다. 따라서 그들의 유도는 p53 매개된 아폽토시스 신호를 증폭하는 기능을 하는 것으로 보인다. 마이크로 RNA의 miR34 계열은 다양한 유전자들의 전사 후 조절(posttranscriptional regulation)을 통해 아폽토시스를 민감하게 하거나(예를 들면 Bcl-2를 down-regulation하여) 세포 주기의 진행 및 분화 조절을 함으로써 광범위한 anti-oncogenic effect를 발휘할 것으로 예상이 되는 p53의 표적이다. 그러나 놀랍게도 모든 miR34 계열 구성원이 결핍된 마우스는 자발적 또는 암 유전자-유도 종양 발생에 영향을 받지 않는다.

암 유전자가 유도하는 암 발생을 예방하는데 p53이 매개하는 아폽토시스가 어떤 역할을 하는지에 대해서는 *Eμ-myc* transgenic mouse model을 사용하여 연구되었다. 여기에서 면역 글로불린 heavy chain 유전자의 인핸서(Eμ)는 c-*myc* 유전자의 과발현을 일으키고 그 결과로 B세포 림프종이 빠르게 진행된다. *Eμ-myc* 마우스 모델에서 자발적인 p53의 불활성화(p53 자체의 돌연변이를 통하여)는 전체 림프종의 20% 정도로 나타난다. 따라서 p53의 불활성화는 Myc이 유도하는 림프종을 현저하게 촉진시킨다. *Eμ-myc* hematopoietic stem/progenitor cell에서 CRISPR/Cas9을 이용하여 p53을 완전한 결손을 일으키면 매우 빠르게 림프종이 진행된다. 종양 억제 기능에 있어서 p53의 아폽토시스 target 유전자들의 필요성을 *Eμ-myc* 마우스 모델을 통해 분석했는데, Bax, *Puma*, *Noxa*를 각각 결여한 경우 p53을 결여한 경우와 같은 정도는 아니지만 림프종 발생을 가속화시켰다. 이와 같은 결과는 Myc이 유도하는 림프종 발생에 있어 종양을 억제하는 추가적인 경로들이 매우 중요한 역할을 담당하고 있음을 나타내는 것이다.

흥미롭게도, p53 아폽토시스 표적의(Puma, Noxa) 특정 유전자만을 knockout한 마우스는 종양 형성에 대해 편향성을 나타내지 않았다. 지속적인 발암성 스트레스가 없는 경우, p53에 의존적인 아폽토시스 중재자인 *Puma*, *Noxa*, 그리고 세포 주기 억제에 관여하는 p21을 한꺼번에 knockout 시켰을 때도 $p53^{-/-}$ 마우스가 보여주는 종양 편향성은 나타나지 않았다. 아폽토시스는 확실히 종양을 억제하는데 중요한 기능을 하고 있지만 p53이 완전히 결손이 일어났을 때의 결과를 되풀이하기 위해서는 아폽토시스 외의 추가적인 경로들의 비활성화가 더불어 일어나야 할 것으로 보인다. *Puma*, *Noxa*, *Bax*가 p53가 유도하는 아폽토시스의 주요 표적 유전자이지만 아직 확실히 규명되지 않는 또 다른 proapoptotic 인자들이 있을 것으로 생각된다. proapoptotic BH3-only protein Bim은 p53에 의해 간접적으로 유도되고, DNA 손상을 유도하는 화학 요법 치료제에 의해 암 세포를 죽이는데 응용되고 있다.

(2) 세포 주기 조절과 DNA 손상 복구

암은 점진적인 유전적 변이의 획득과 축적으로 인한 질병이며, p53 단백질은 '유전체의 수호자'로서 유전체 무결성을 유지하고 암의 발생에 대항한다. p53 단백질은 DNA 손상에 대한 세포 반응에서 친숙한 역할을 담당한다. p53은 뉴클레오타이드 절제 수선, 염기 절제 수선, 비상동 말단 결합수선과 같은 장기간 감시 기구뿐만 아니라 세포 주기 정지, 아폽토시스, 노화를 포함하는 급성 반응(acute response)에도 중요하다. 많은 세포에서 급성 DNA 손상에 대한 초기 p53 매개 반응은 일시적인 G1 세포 주기 정지의 유도이며, 이것은 S기 및 연속적인 세포 분열에서 게놈의 복제 전에 DNA 손상의 검출 및 수리를 위한 시간을 허용한다. p53 단백질은 또한 G2/M 전이 동안(이 기간은 DNA 복제가 이미 일어나고 유사 분열을 준비하는 단계이다) 검문소(checkpoint) 조절을 시행한다. 손상된 DNA의 감지 및 수선에 실패하면 가장 재앙적인 시기이다. G1/S checkpoint 및 G2/M checkpoint 모두는 게놈의 무결성(integrity)을 유지하는데 중요하며, 게놈의 안정성(genome stability)을 유지하는데 있어서 p53이 매개하는 세포 주기 정지가 중요한 역할을 한다. p53이 유도하는 G1 세포 주기 정지의 key mediator는 *CDKN1a*(p21)이다. 이것은 *CDKN1a*$^{-/-}$ 마우스가 DNA 손상과 p53의 활성화에 반응하여 손상된 G1 세포 주기 정지 반응을 나타냈다. DNA 수선에서 세포 주기 정지의 중요한 역할을 고려하면 CDKN1a는 p53 매개 종양 억제에 기여하는 것으로 제안되었다. 그러나 *CDKN1a*(p21)을 결여한 마우스가 자발적으로 종양을 형성하는 경향은 없었다. p21 외에도 G1기 세포 주기 정지에 관여하는 p53의 target gene들은 *PML*(promyelocytic gene), *PTPRV*(protein tyrosine phosphatase receptor type-V gene), *Cav1*(caveolin-1), *Btg2* 등을 포함하는데, 단지 이에 국한되지는 않는다. 이에 덧붙여 또 다른 p53의 표적인 *Gadd45a*, *Reprimo*, *14-3-3σ* 등은 G2/M 세포 주기 정지를 특이적으로 유도한다. *GADD45a*, *PTPRV*, *PML*, *CAV1*에 대하여 각각 knockout 마우스를 만들어 그 기능을 점검했지만 어느 경우도 자발적으로 암을 발생하지는 않았다. 그러나 다른 p53 target 유전자들과 유사하게, 이들의 결손은 특정 발암성 스트레스의 조건하에서 종양 형성을 가속화시킬 수는 있다.

p53에 의해 유도된 세포 주기 정지는 적절한 DNA 수선 과정이 일어나기 위해 필요하다고 생각된다. 전암성 병변(precancerous lesions)은 DNA 손상의 축적과 p53이 매개하는 DNA 손상 반응의 활성화를 특징으로 한다. 종양의 개시 동안 돌연변이의 획득은 돌연변이 및 후성유전학적 수식을 통하여 일어나는데, DNA 수선 기작의 결함으로 인해 이러한 변화의 전파가 뒤따르게 된다. p53 단백질은 이러한 과정들에서 중요한 역할을 하며 유전체 안정성에 중요하기 때문에, p53에 결함이 있는 많은 인간의 암뿐만 아니라 p53$^{-/-}$ 마우스로 부터 유래된 세포들은 광범위한 유전체 변형의 특징을 가진다. 이에 따라 p53은 DNA 수선 경로를 중재하는 많은 유전자들(예를 들면 *Polk, MGMT, FANCC, ERCC5, XPC, DDB2, GADD45a, MSH2, PolH* 등)의 직접적으로 전사에 관여한다.

특정 세포 유형에서 p53 단백질의 활성화는 아폽토시스를 유도하여 돌이킬 수 없는 손상을 입은 세포를 제거할 수 있다. 그러나 급성 DNA 손상 반응은 여러 조사 라인을 통해 p53 종양 억제 인자 기능에서의 기능에서 크게 제외되었다. 종양을 억제하는데 급성 DNA 손상 반응의 역할은 p53$^{-/-}$ 마우스에서 흉선 림프종을 유도하기 위해 감마선을 조사한 후 p53 단백질의 시간 복원을 사용하여 평가되었다. 급성 DNA 손상 반응 동안 일시적으로 p53의 기능을 회복시켜도 종양을 억제하는 효과를 나타내지 못했다. 반면에 분명한 세포 주기 정지 또는 아폽토시스가 없었던 시점에서 급성 DNA 손상 반응이 끝날 때까지 지연되었던 p53 기능의 일시적인 회복은 종양을 억제하는데 충분했다. 더구나 지연된 종양 억제 기능은 p19/ARF에 의존적이다. 이것은 전사

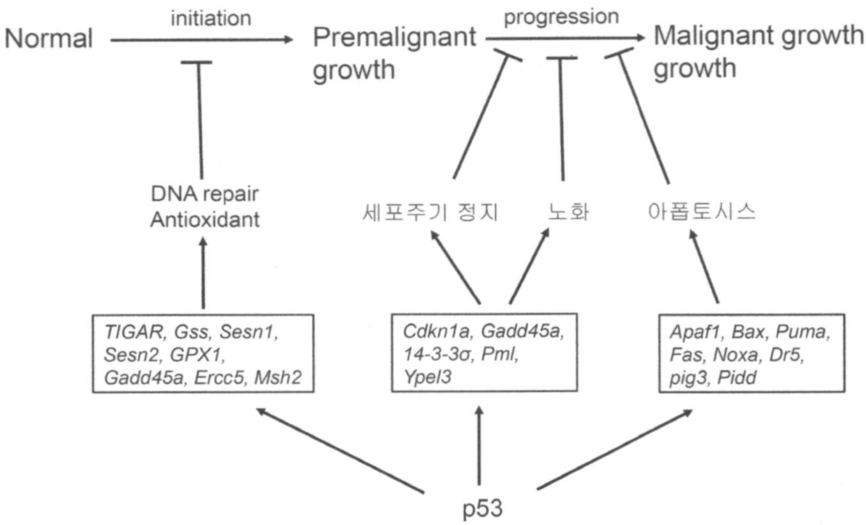

[그림 8-3] p53은 종양의 다른 단계에 관여하는 여러 다른 target gene들을 유도한다

DNA 수선 기능과 항산화 기능은 암 발생의 시작 단계에 관여하고,
세포 주기 정지, 노화, 아폽토시스는 암의 진행 단계에 관여한다.

활성에 결함이 있고 아세틸화에 결함이 있는 돌연변이 p53 연구를 통해 더욱 확인되었다. 따라서 급성 병리학적 DNA 손상 반응은 암 억제에 중요하지 않은 것으로 보이는데, 이것은 암 치료에 중요한 영향을 미치는 놀라운 발견이다.

암 유전자 과발현의 결과는 두 가지로 나타날 수 있다. 첫째로, 획득된 돌연변이는 암 유전자의 활성화를 초래할 수 있으며, 암 유전자를 발현하는 세포들은 세포의 생존과 증가된 증식 능력을 통해서 선택될 수 있다. 둘째로, 만성적 암 유전자 활성화는 비정상적 세포 증식을 촉진하게 되고, 이것은 또 다른 암 유전자나 종양 억제 유전자를 불활성화 시킬 수 있는 돌연변이를 생산할 수 있는 기회를 얻게 된다. p53은 암 유전자의 과발현으로 인하여 DNA 손상, 조절되지 않는 세포 증식, 대사 조절 이상 등을 가지는 세포들을 제거하거나 증식을 억제하기 위한 것일 수 있다.

(3) 노화(Senescence)

세포 노화 유도는 적백혈병(erythroleukemia) 마우스 모델에서 p53-매개 종양 억제에 중요한 역할을 하는 것으로 보인다. 또한, 생체 내에서 확립된 고형 기관 종양에서 p53 기능을 회복시키면 종양의 크기를 줄이는데 관계하는 세포 노화를 유도한다. 세포 노화는 영구적인 세포 주기 정지를 포함하는 별개의 세포 상태를 일컫는다. 이들은 오래 살아있거나 대사적으로 능동적이며 구별된 전사 프로파일을 포함한다. p53은 *CDKN1a*, *PML*, *Pai1*, *E2F7* 등을 포함한 다양한 표적 유전자들을 활성화함으로써 세포 노화를 조절할 수 있다. 이러한 부류 중 일부(예, *CDKN1a*)는 세포 주기 조절에서 추가 기능으로 주목할 만하다. 노화는 종종 악성 종양으로 진행하는 것을 예방하는 전암 병변과 연관이 있고, 억제 기능을 나타내는 것으로 생각된다. p53이 매개하는 세포 노화 유도는 *BRAF* 암 유전자가 이끄는 폐선암의 마우스 모델에서 악성 형질 전환을 예방하는데 중요한 역할을 하는 것으로 보인다. 또한 전립선 암 발병시 *PTEN*과 p53 결손의 기능적 상호 의존성을 조사한 연구에서 *PTEN* 결손 설정시 암 발병을 예방하기 위해서는 p53-매개 노화가 필요했다. p53-매개 노화에 관여하는 모든 target gene들을 완전히 제거하면 $p53^{-/-}$에서 나타난 자연적인 종양 발생을 재현시킬 수 있을지 여부와, 노화와 종양의 억제 사이의 강한 관련성이 인과 관계인지 여부 또는 이것이 다른 p53이 매개하는 효과들과의 연합인지 여부는 검사를 할 필요성이 있다.

(4) 대사(Metabolism)

세포의 급속한 증식, 동화적 성장, 신생물성 질환을 대표하는 대사성 스트레스는 실질적인 대사 재프로그래밍을 필요로 한다. 더구나 대사적 탈조절화(metabolic deregulation)는 에너지 생산과 세포 성장 뿐 아니라 거대 분자 생합성, 후성유전학적 조절, 항산화 경로 등은 지속적인 암 성장에 중요한 추가적인 과정들에 영향을 미친다. p53은 세포 대사와 대사 스트레스에 의해 영향을 받는 앞서 언급한 여러 과정들에서도 중요한 조절자로 작용한다. 암과 관련한 재프로그래밍에 대해 가장 잘 특징을 묘사한 것은 와버그 효과(Warburg effect)이다. 와버그 효과란 100년전 와버그 박사가 암 세포가 정상 세포보다 많은 양의 포도당을 소비하며 주로 산소가 필요하지 않는 해당(glycolysis)과정을 통해 ATP를 만들어 낸다는 사실을 밝힌 것을 말한다. 실제 암 세포가 정상 세포에 비해 산소 소모량이 적다는 사실과 암 환자에서 젖산(lactate)이 많이 존재한다는 것을 관찰해 암 세포가 정상 세포와 다른 대사 경로를 사용한다는 사실을 증명한 것이다. 이를 와버그 효과(Warburg effect)라 부른다.

p53의 활성화는 GLUT1, GLUT3, GLUT4를 포함해서 몇 가지 glucose transporter의 발현을 조절하는데, 이것은 포도당의 수송을 손상하여 해당과정을 감소시킨다. p53은 역시 *TIGAR*(TP53-induced glycolysis and apoptosis regulator gene)를 전사 활성화 하는데, 이것은 해당과정을 억제하고 NADPH 생성을 증가시키는 fructose phosphatase 효소를 암호화한다. NADPH는 활성 산소종(ROS)의 제거에 중요하며 *TIGAR*의 이러한 항산화 효과는 ROS가 중재하는 세포 사멸의 환경에서 세포 생존을 돕는다. p53은 시토크롬 c 옥시다제2(Sco2) 합성에 관여한 유전자의 전사를 활성

화시킴으로써 미토콘드리아의 산화적 인산화를 직접적으로 촉진한다. 흥미롭게도, 불규칙한 산화적 인산화가 리-프로메니 증후군 환자의 세포에서 관찰이 되었는데, 이것은 변형된 Sco-2 발현에 일부 원인이 있다.

세포 내 신호 전달 경로를 유지하고 활성 산소종(ROS) 관련 독성을 피하기 위해서는 세포 항산화 기전의 엄격한 조절이 중요하다. 따라서 이러한 과정의 조절 장애(dysregulation)는 암 발생에 기여할 수 있다. Gls2, Sestrin 1, Sestrin 2를 포함해서 항산화 기능을 가지는 효소를 코딩하는 유전자들이 p53에 의하여 전사 활성화가 일어나는 target gene으로 밝혀졌다. 이것은 p53이 산화적 신호를 조절할 수 있음을 의미한다. 흥미롭게도 항산화 요법으로 p53 knockout 마우스를 치료한 결과 종양 형성의 발병이 지연되었다. 암과 관련한 대사성 스트레스 및 저산소증은 내인성 아폽토시스 경로를 포함한 다양한 메커니즘들을 통해 별개의 세포 사멸 경로를 활성화시킬 수 있다. p53은 여러 메커니즘을 통해 대사성 스트레스에 의해 유도된 세포 사멸을 조절할 수 있다. p53 단백질은 *ADORA2B* 유전자의 발현을 유도하여 영양분 가용성을 탐지하며 세포를 PUMA-매개 아폽토시스에 민감하게 한다.

마지막으로 자가 포식(autophagy)는 종양 억제에 기여할 수 있는 또 다른 p53의 조절 기작이다. 자가 포식은 영양분이 제한된 조건에서 세포의 무결성을 유지하기 위해 손상된 단백질 및 세포 소기관과 같은 세포 내 내용물을 재활용하여 세포가 적응하고 생존할 수 있도록 해준다. 자가 포식은 아폽토시스 경로 및 게놈의 안정성에 영향을 줌으로써 종양 억제에 더 영향을 미칠 수 있다. p53은 *DRAM*(damage-associated autophagy mediator)와 *ULK1*을 포함하여 많은 수의 유전자들의 transactivation에 관여함으로써 여러 단계에서 자가 포식을 조절한다. 흥미롭게도, siRNA를 이용하여 DRAM을 knockdown 시켰을 때 p53이 매개하는 아폽토시스는 감소하는 것으로 나타났다.

04 마우스 모델과 인간 암과의 차이점

세포 노화 및 불멸화의 과정을 지배하는 분자 기작은 종 및 세포 유형에 따라 다양하다. 마우스 배아 섬유 아세포(MEF)에 비교하여 인간의 섬유 아세포는 세 배나 긴 증식 능력을 나타내고 있다. 또한 인간 섬유 아세포는 마우스 섬유 아세포에 비교하여 노화를 우회하여 불멸화되는 일이 거의 일어나지 않는다. 인간의 경우는 암 유전자가 매개하는 형질 전환에 대하여 더 저항성을 나타내고 염색체가 더욱 안정한 상태를 유지한다. 배양 중인 세포에서 복제 노화(replicative senescence)는

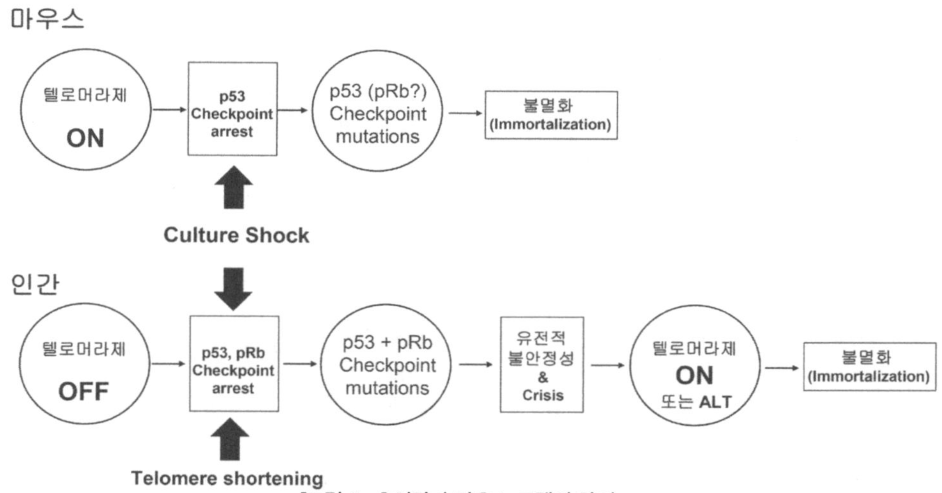

[그림 8-4] 인간과 마우스 모델의 차이

마우스 세포는 텔로머레이스 활성을 지니고 있으며 p53의 돌연변이가 일어나면 불멸화로 들어갈 수 있다. 인간의 세포는 노화로 들어가기 전에 더 많은 세포 분열이 일어날 수 있다. 인간 세포는 텔로머레이스 활성을 지니고 있지 않으며 마우스보다 더 훨씬 짧은 텔로미어를 갖게 된다. 이와 같이 짧은 텔로미어는 DNA 손상 반응을 유도하게 되고 p53-의존적, 그리고 pRb-의존적 체크포인트를 활성화 시켜 노화를 유도한다. 만약 이러한 p53 또는 pRb 경로가 바이러스의 암 단백질에 의하여 불활성화가 일어나면 crisis에 도달할 때까지 증식을 거듭할 수 있다. crisis로부터 드물게 생존하는 세포는 텔로머레이스를 활성화하거나, 또는 대안적인 재조합 기작(ALT)을 통하여 텔로미어를 유지할 수 있다.

두 가지 다른 신호와 관계가 있다. 그 하나는 population doubling(집단 배가)에 따라 텔로미어가 짧아지는 것이고, 다른 하나는 세포 배양과 관련된 비생리학적 성장 조건과 관련된 외부적 신호(extrinsic signals)이다. 이러한 신호는 "culture shock(배양 충격)"라는 용어로 표현된다. 이들은 세포-세포 접촉의 붕괴, 다른 세포 유형 간의 이형 상호 작용의 부재, 미토겐에 의한 지속적인 *Ras* 활성화, 적절한 생존 인자의 부재 등의 상태를 포함한다. 인간과 마우스의 세포는 각기 다른 반응을 나타낼 수 있다.

더 짧은 수명의 설치류는 수명이 긴 인간에 비하여 더 효과적인 손상 복구 기작을 진화시키지 않았을 수 있기 때문에, 마우스 세포는 배양 충격에 비교적 더 민감할 수 있다. 마우스 세포는 텔로머레이스를 발현하고, 이들 세포에서 p53 경로의 파괴는 불멸화에 들어가기에 충분하다. 인간 세포에서, pRb 및 p53 경로 둘 다의 파괴는 불멸화에 충분하지는 않지만, 수명 연장을 초래할 수 있다. 이러한 인간 세포는 결국 많은 염색체가 텔로미어 침식을 겪는 단계인 "Crisis"에 도달하게 된다. 드물게 텔로머레이스의 활성화 또는 대안적인 재조합 메커니즘에 의해 텔로미어 불안정성 문제를 해결할 능력을 추가로 획득하는 클론의 경우는 이 단계를 벗어나 불멸화될 수 있다. 인간의 경우는 마우스의 경우보다 불멸화가 더 어렵게 일어남을 알 수 있다.

[참고문헌]

- Appella, E, et al. (2001). “Post-translational modification and activation of p53 by genotoxic stresses.“ Eur. J. Biochem. 268: 2764-2772.
- Aubrey, BJ, et al. (2016). “Tumor-suppressor functions of the TP53 pathway.” Cold Spring Harbor Persect. Med. 6:a026062.
- Baker, SJ, et al. (1989). “Chromosome 17 deletions and p53 gene mutations in colorectal carcinomas.” Science 244:217-221.
- Bargonetti, J and Prives, C. (2019). “Gain-of-function mutant p53: history and speculation.” J. Mol. Cell Biol. 11:605-609.
- Bazan-Peregrino, M, et al. (2008). “Comparison of molecular strategies for breast cancer virotherapy using oncolytic adenovirus.“ Hum. Gene Ther. 19: 873-886.
- Belyi, VA, et al. (2010). “The origins and evolution of the p53 family of genes.” Cold Spring Harbor Perspect. Biol. 2:a001198.
- Bieging, KT, et al. (2014). “Unravelling mechanisms of p53-mediated tumor suppression.” Nat. Rev. Cancer 14:359-370.
- Bischoff, JR, et al. (1996). “An adenovirus mutant that replicates selectively in p53-deficient human tumor cells.” Science 274: 373-376.
- Brady, CA, et al. (2011). “Distinct p53 transcriptional programs dictate acute DNA-damage responses and tumor suppression.” Cell 145:571-583.
- Brown, CJ, et al. (2009). “Awakening guardian angels: Drugging the p53 pathway.” Nat Rev. Cancer 9:862-873.
- Chen, Z, et al. (2005). “Crucial role of p53-dependent cellular senescence in suppression of Pten-deficient tumorigenesis.” Nature 436:725-730.
- Cho, Y, et al. (1994). “Crystal structure of a p53 tumor suppressor-DNA complex: Understanding tumorigenic mutations.” Science 265:346-355.
- Deng, C, et al. (1995). “Mice lacking $p21^{CIP1}$/WAF1 undergo normal development, but are defective in G1 checkpoint control.” Cell 82:675-684.
- Donehower, LA, et al. (1992). “Mice deficient for p53 are developmentally normal but susceptible to spontaneous tumors.” Nature 356: 215-221.
- Dudgeon, C, et al. (2014). “The evolution of thymic lymphomas in p53 knockout mice.” Genes Dev. 28:2613-2620.
- Eischen, CM, et al. (2001). “Bax loss impairs Myc-induced apoptosis and circumvents the selection of p53 mutations during Myc-mediated lymphomagenesis.” Mol. Cell. Biol. 21:7653-7662.
- el-Deiry, WS, et al. (1992). “Definition of a consensus binding site for p53.” Nat. Genet. 1:45-49.
- el-Deury, WS, et al. (1995). “WAF1, a potential mediator of p53 tumor suppression.” Cell 75:817-825.
- Eliyahu, D, et al. (1989). “Wild-type p53 can inhibit oncogene-mediated focus formation.” PNAS 86:8763-8767.
- Feng, Z, et al. (2005). “The coordinate regulation of the p53 and mTOR pathways in cells.” PNAS 102:8204-8209.
- Finlay, CA, et al. (1989). “The p53 proto-oncogene can act as a suppressor of transformation.” Cell 57:1083-1093.

- Friedman, PN, et al. (1993). “The p53 protein is an unusually shaped tetramer that binds directly to DNA.” PNAS 90:3319-3323.
- Gorgoulis, VG, et al. (2005). “Activation of the DNA damage checkpoint and genomic instability in human precancerous lesions.” Nature 434:907-913.
- Halazonetis, TD, et al. (2008). “An oncogene-induced DNA damage model for cancer development.” Science 319:1352-1355.
- Hemann, MT, et al. (2004). “Suppression of tumorigenesis by the p53 target PUMA.” PNAS 101:9333-9338.
- Hoffmann, TK, et al. (2002). “Frequencies of tetramer+ T cells specific for the wild-type sequence p53 (264–272) peptide in the circulation of patients with head and neck cancer.” Cancer Res. 62: 3521–3529.
- Hsiao, M, et al. (1994). “Gain-of-function mutations of the p53 gene induce lymphohematopoietic metastatic potential and tissue invasiveness.” Am. J. Pathol. 145: 702-714.
- Jacks, T, et al. (1994). “Tumor spectrum analysis in p53-mutant mice.” Curr. Biol. 4:1-7.
- Jackson, SP and Bartek, J. (2009). “The DNA-damage response in human biology and disease.” Nature 461:1071-1078.
- Levine, AJ and Lane, DP. (2010). “The p53 family.” Cold Spring Harbor Laboratory Press.
- Levine, AJ, et al. (2006). “Coordination and communication between the p53 and IGF-1-AKT-TOR signal transduction pathways.” Genes Dev. 20:267-275.
- Lozano, G and Levine, AJ. (2016). “The p53 protein: from cell regulation to cancer.” Cold Spring Harbor Laboratory Press.
- Lujambio, A, et al. (2013). “Non-cell-autonomous tumor suppression by p53.” Cell 153:449-460.
- Riley, T, et al. (2008). “Transcriptional control of human p53-regulated genes.” Nat. Rev. Mol. Cell. Biol. 9:402-412.
- Sablina, AA, et al. (2005). “The antioxidant function of the p53 tumor suppressor.” Nat. Med. 11:1306-1313.
- Shay, JW and Roninson, IB. (2004). “Hallmarks of senescence in carcinogenesis and cancer therapy.” Oncogene 23:2919-2933.
- Suzuki, HI, et al. (2009). “Modulation of microRNA processing by p53.” Nature 460: 529-533.
- Taylor, WR and Stark, GR. (2001). “Regulation of the G2/M transition by p53.” Oncogene 20:1803-1815.
- Ventura, A, et al. (2007). “Restoration of p53 function leads to tumor regression *in vivo*.” Nature 445:661-665.
- Warburg, O. (1956). “On the origin of cancer cells.” Science 123:309-314.
- Yonish-Rouach, E, et al. (1991). “Wild-type p53 induces apoptosis of myeloid leukemic cells that is inhibited by interleukin-6.” Nature 352:345-347.
- Yu, X, et al. (2012). “Allele-specific p53 mutant reactivation.” Cancer Cell 21: 614-625.
- 송호석 (2012). “Gain of function by p53 cancer mutants in cancer.” 분자세포생물학뉴스레터.
- 오상진. (2005). “인체노화.” 탐구당
- 오상진. (2015). “노화의 생물학.” 탐구당.
- 이한웅 등. (2012). “암의 생물학.” 월드사이언스.

09

DNA 손상과 p53

인간 체내의 세포들은 여러 '유전 독성(유전자에 해를 끼치는, genotoxic)'의 스트레스에 의하여 끊임없이 공격당하고 있다. DNA 수선에서의 실패는 암 유전자와 종양 억제 유전자의 기능을 변화시킬 수 있는 돌연변이와 염색체의 변화를 유발할 수 있다. p53은 대표적인 종양 억제 유전자로서 **DNA 손상 반응**(DNA damage response, DDR)에 대한 기작을 조율함으로써 **유전체 안정성**을 꾀한다. 이미 진화의 과정에서 유전체에 심각한 손상을 입은 세포는 p53에 의하여 아폽토시스를 진행할 수 있게 되었다. 또한 p53은 DNA에 손상이 있을 때 세포 주기 진행을 잠시 멈추고 DNA 수선을 꾀할 수 있도록 중심적 역할을 할 수 있게 되었다. 이를 통하여 유전체 안정성에 중대한 영향을 줄 수 있는 것이다. 덧붙여서 p53은 여러 가지 DNA 수선 기작에 직접적으로 영향을 줄 수 있는 다양한 역할을 할 수 있다. p53은 유전체 안정성을 유지함으로써 암의 발생으로부터 생체를 보호하기 위한 여러 기능들을 수행(multitasking)하면서 인체를 보호하는 안전 장치라고 볼 수 있다.

01 DNA repair와 p53

p53의 기능을 상실했을 때 인체는 암 발생이 증가하게 되는데 이것은 유전체의 수호자 역할을 하는 p53 기능의 상실로 인하여 돌연변이와 유전체의 비정상으로부터 적절한 보호 작용이 이루어지지 않게 되었기 때문이다. 이미 가장 고전적인 p53 형태는 DNA 손상에 반응하는 기능을 부여받게 되었다. 진화하면서 p53의 homolog도 출현하게 되었고 이들은 생식 세포 및 체세포의

유전체를 완전한 상태로 유지하려는 과제를 수행하게 된다. 이러한 예는 예쁜꼬마선충(C. elegans)의 경우에서 볼 수 있는데, DNA 손상에 대한 검문소가 특별히 생식 세포에서의 DNA 손상에 대하여 반응한다. ionizing radiation(IR, 전리방사선)에 의하여 DNA 이중 가닥 절단이 발생했을 때, DNA 손상 검문소 역할에 의하여 생식 세포에서의 분열이 중단이 일어난다. 세포 주기의 정지는 생식 세포의 줄기 세포 역할을 하는 부분에서 국한되어 일어나는데, DNA 수선이 완료되면 다시 분열을 시작할 수 있다. DNA 이중 가닥 절단의 손상이 존재할 때 감수 분열의 태사기(pachytene) 단계에 들어간 세포들은 아폽토시스를 경험하게 된다. 전리방사선이 유도한 세포 주기 정지는 예쁜꼬마선충에서 p53의 homolog인 CEP-1이 존재하든 또는 존재하지 않든지에 상관없이 일어날 수 있다. CEP-1은 DNA 손상과 연관된 아폽토시스에 필요하다. CEP-1/p53의 아폽토시스를 유도하는 능력은 오직 meiotic pachytene(감수 분열의 태사기)에 들어간 세포들에 국한된다. 이중 가닥 절단이 존재할 경우 CEP-1/p53은 전사적으로 BH3-only 단백질인 EGL-1과 CED-13을 유도하게 된다. 감수 분열의 태사기에서는 상동염색체 간의 염색체 교환이 일어나는 시기인데 이 기간에 부적절한 재조합이나 유전적으로 안정하지 못한 세포들이 나타날 경우 아폽토시스를 일으킴으로써 유전체의 안정을 꾀하는 기작이 수행된다.

고전적 형태의 p53은 감수 분열에서 이중 가닥 절단에 대하여 민감하게 반응하지만 유사 분열에서의 다른 형태의 DNA 손상에도 민감하게 반응한다. 전리방사선이 DNA의 이중 가닥 절단을 생성하는데 반해, UV(자외선)는 싸이클로부탄 이량체와 티민-시토신 6-4 산물을 유도한다. 이 두 가지 산물은 DNA 이중 가닥의 비틀림을 일으켜 DNA 복제와 전사에서 종종 문제를 일으킨다. CEP-1/p53은 아폽토시스에 관여할 뿐 아니라 이와 같은 UV가 유도한 DNA 손상이 나타

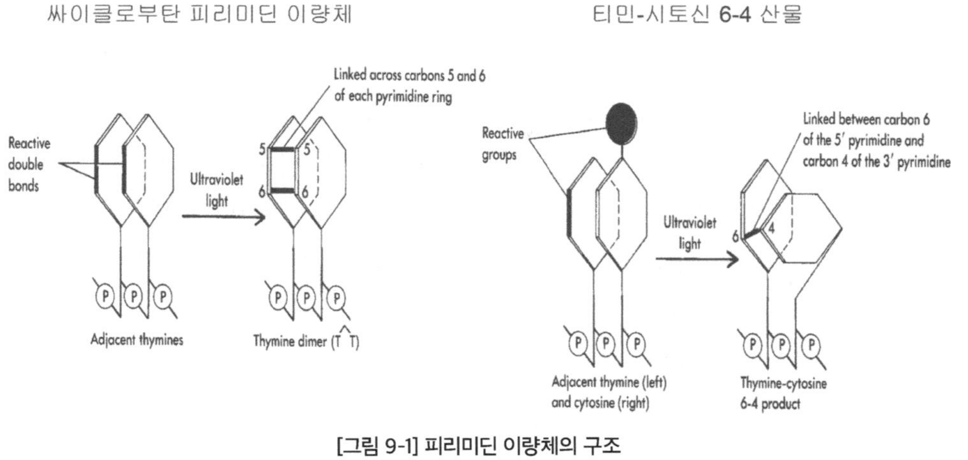

[그림 9-1] 피리미딘 이량체의 구조

날 때 세포 주기를 정지시키는데 필요하다. DNA의 수선이 일어나기 전에 반드시 세포 주기의 정지가 먼저 일어나야 한다. 세포 주기의 정지를 일으키는 CEP-1/p53의 중요한 target gene으로 'growth-arrest-specific 1(Gas1)'이 있다.

역시 포유동물에서도 DNA 손상에 따라 DNA 손상 checkpoint가 가동이 되어 p53의 안정화와 활성화가 유도된다. p53의 proapoptotic 기능은 아폽토시스를 실행하는데 관여하는 BH3-only 단백질을 전사적으로 유도하는 기능과 관련하여 진화적으로 보존이 되어있으나 세포 주기를 정지시키는 기능은 다양한 표적유전자들과 연관되어 있다. 사실상 p53의 유전체의 안정에 기여하는 부분은, 손상이 발견될 때 세포 증식을 정지시키며 DNA를 수선을 추진하고 수선이 완료되었을 때 다시 세포 증식을 추진하는 것이다. 세포 주기의 S기로 진입하기 전에 DNA 손상이 발견되었을 때, p53은 cyclin-dependent kinase inhibitor(CDKI)인 p21을 전사적으로 유도한다. 세포 주기가 정지되었을 때 전문화된 DNA 수선 기작이 작동하여 DNA 손상을 제거하는데, p53은 이러한 DNA 수선 기작에도 영향을 미친다. 뉴클레오타이드 절제 수선(nucleotide excision repair, NER)은 자외선에 의해 초래된 피리미딘 이량체와 같이 DNA 구조를 뒤틀리게 만드는 그러한 손상 부위를 수리한다. 염기 절제 수선(base excision repair, BER)은 산화적으로 염기가 수식된 부분을 수리한다. 불일치 수선(mismatch repair, MMR)은 복제기간 동안 잘못 삽입이 일어난 염기쌍을 수정한다. DNA 이중 가닥의 절단은 상동 재조합 수선(Homologous recombination, HR) 또는 비상동 말단 연결 수선(Non homologous end joining, NHEJ)에 의하여 수선이 일어난다. RecQ 헬리케이스는 재조합 수선이나 복제기간 동안 유전체를 유지하는데 여러 가지 역할을 담당한다.

(1) 뉴클레오타이드 절제 수선(NER)과 p53

20년 이상 동안 p53이 자외선이 유도하는 DNA 손상에 대하여 전사의 활성화 및 전사의 억제를 유도함으로써 이와 같은 수선 기작에 중요한 역할을 하고 있음이 알려져 왔다. 이러한 DNA 수선에서의 역할을 암시하듯, p53은 염기 서열 특이적으로 그리고 염기 서열 독립적으로 DNA에 결합할 수 있음이 알려졌다. 이러한 능력은 손상된 DNA 구조를 인식하는데 관여할 수 있다. p53의 기능을 잃은 인간 세포주에서 자외선 조사 후에 심각하게 적응과 생존에 위협이 초래된 상태를 연구하던 중 NER과 p53의 관계를 잇는 계기가 마련되게 되었다. 이 연구에서 p53의 생체내(*in vivo*) 그리고 배양 세포 상태(*in vitro*)에서의 기능을 보여주는 것이 가능하였다. 숙주 세포 재활성화 실험을 통하여 *in vivo* 상태에서 p53이 중요한 역할을 하고 있으며, p53을 결여하는 세포에서는 자외선이 유도하는 손상에 대하여 적절한 대응을 하지 못하는 것이 발견되었다. 물론 이 실험에서 p53이 직접적으로 작용하였는지, 또는 관련 인자들을 통한 간접적인 작용이었는지에 대해 결론을 내지 못하였으나 NER과 p53의 연관성에 대하여 귀중한 근거를 제공하였다.

이러한 NER과 p53과의 연관은 Phil Hanawalt의 실험실에서 나오게 되었는데 p53은 global genome NER(GG-NER)에서는 중요하게 관여하지만, 대체로 transcription-coupled NER(TC-NER)에서는 없어도 상관없다. 첫 번째 연구에서 Ford와 Hanawalt(1995)는 p53 heterozygous fibroblast 그리고 heterozygous Li-Fraumeni fibroblast에서 p53의 기능에 대하여 연구를 했는데, p53 heterozygous fibroblast를 계대 배양 하는 중에 p53 homozygous mutant fibroblast를 얻었다. 이 p53 homozygous mutant fibroblast의 경우 피리미딘 이량체를 제거하는 기능에 결함이 있음이 발견되었고 이러한 성질은 이것의 전구체인 p53 heterozygous fibroblast와 달라진 것이며 global-genome NER에 문제가 있음을 의미하는 것이다. 그렇지만 p53 homozygous mutant fibroblast가 활발하게 전사가 일어나는 DNA 가닥의 손상을 능숙하게 수선을 하는 것으로 보아 transcription-coupled NER은 문제 없이 수행을 하는 것을 보여준다. 그들은 이러한 관찰을 피리미딘 이량체와 티민-시토신 6-4 산물에 대한 항체를 사용하여 실험한 결과 이러한 추측이 사실임을 증명하였다. 그 뒤에 Mirzayans과 그 동료들은(1996) DNA 중합 효소 δ와 ε에 의한 DNA 수선과정에 p53이 관여하고 있음을 알아내었다. 그런데 이들은 Hanawalt의 결과와는 달리 p53이 GG-NER 뿐 아니라 TC-NER에서도 p53의 역할이 중요하다는 결론을 얻었다. 이러한 내용은 XPC, XBP, CSB 등과 p53이 결합할 수 있다는 실험 결과에 의해

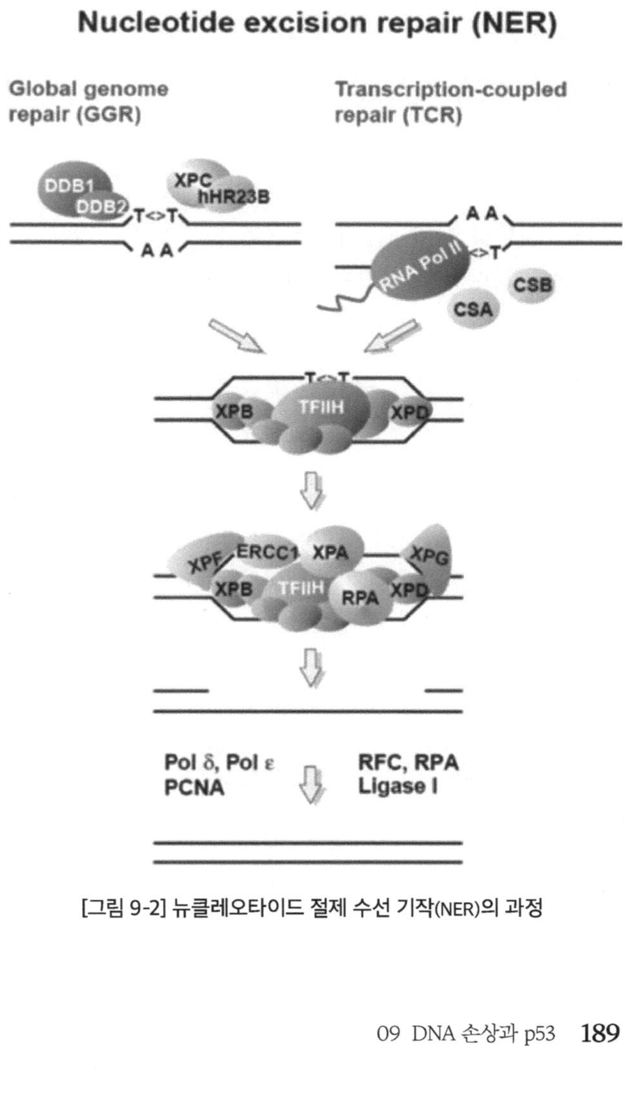

[그림 9-2] 뉴클레오타이드 절제 수선 기작(NER)의 과정

이미 예견된 것이었다(Wang, 1995).

앞에서 언급한 논문에서 서로 다른 결과로 혼동이 있는 것은 p53의 TC-NER 관여 여부이다. GG-NER에서 p53의 역할이 중요하다는 것은 여러 논문들을 통하여 확실하게 증명되었다. 그러나 Transcription-coupled NER의 경우는 'p53이 관여한다'와 '하지 않는다'의 두 가지 결과가 얻어졌다. 과연 이런 오락가락하는 결과를 어떻게 설명할 수 있는가? 이에 대해 가능한 설명은 조사(irradiation)에 사용한 UV source에 따라 다른 결과가 나왔다고 추론 가능하다. p53이 GG-NER에 중요하다는 것은 모두가 인정하는 사실이지만, broad spectrum 자외선 source(290-324 nm)에서는 p53의 상실이 TC-NER에 영향을 미쳤지만, narrow spectrum 자외선 source(254 nm)를 사용한 실험에서는 TC-NER에 영향을 미치지 않았다. 흥미롭게도 254 nm의 자외선은 오존층에서 흡수되어 대체로 태양으로부터 지구표면에 도달하지는 못한다.

이와 같은 초기의 연구는 p53이 NER에 중요하다는 것은 확실하게 하였으나 그것이 p53의 전사 활성화에 근거한 것인지, 아니면 직접적으로 손상된 DNA에 작용하는 것인지에 대한 근거는 제시하지 못하였다. 사실상 p53은 위의 두 가지 기작 모두에 관여하는 것처럼 보인다. NER에서 p53이 전사와 관련된 조절로서 관여되는 경우는 단지 DDB2 단백질과 XPC 단백질의 경우에 한정된다. GG-NER의 초기 단계에서 DDB2는 DDB1과 heterodimer를 형성함으로써 피리미딘 이량체에 결합할 수 있고, 이어서 XPC를 끌어들이게(recruit) 된다. UV에 의한 DNA 손상이 일어났을 경우 p53은 전사 활성화를 통하여 DDB2와 XPC를 유도함으로써 DNA 손상 부위를 찾아내는 세포 능력을 상승시켜 수선을 돕게 된다.

p53은 전사 수준에서 유전자 조절에 많이 관여함으로, p53이 NER에 관여하는 인자들의 전사 조절에 관여한다는 것은 그렇게 생소한 이야기도 아니다. 그런데 p53이 전사와는 독립적으로 NER에 관여할 수 있다는 것이 다소 예상외로 생각될 수 있다. 이와 연관된 두 가지의 결과가 보고되었는데, 하나는 XPB와 XPD 헬리케이스 활성을 조절하는 것이고, 다른 하나는 염색질(chromatin)의 접근을 조절하는 것이다. GG-NER과 TC-NER은 초기에는 경로에 차이가 있지만 이후에는 동일한 과정을 공유하고 있다. 즉 손상 부위를 인식하는 기작에서 차이가 있지만, 그 이후는 같은 과정을 통해 일어난다. 손상이 인식이 되면 그 자리에 전사 인자 TFIIH가 결합하여 그것의 XPB와 XPD subunit을 이용하여 DNA 이중 나선을 풀어준다. 적어도 *in vitro*에서는 p53이 XPB와 XPD와 상호 작용을 통하여 헬리케이스 활성을 감소시키는 것으로 나타났으며 이러한 변화는 TFIIH의 기능에도 영향을 미칠 수 있는 것으로 추청된다. p53이 TFIIH와 함께 시공간적으로 염색질의 이완(relaxation)에 관여하고 이러한 변화는 DNA 손상 부위를 찾아내는데 도움

이 될 수 있다는 것이다. 이러한 활성은 p53-의존적으로 p300 히스톤 아세틸레이스를 손상 부위에 끌어들여 히스톤 H3의 아세틸화를 일으킬 수 있다. 이런 방법으로 p53은 전체 유전체에 있어서 lesion detection을 용이하게 하고 이를 통하여 유전체 안정성에 도움을 줄 수 있다.

(2) 염기 절제 수선에서 p53의 기능

염기 절제 수선(BER)에서 보고된 p53의 역할은 더욱 다양한 형태로 나타난다. NER에서와 같이 BER에서도 전사-의존적, 그리고 전사-비의존적인 형태로 나타난다. 손상된 염기를 제거하는 OGG1과 같은 DNA glycosylase의 하위에서 작용하는 apurininc 또는 apyrimidinic (AP) endonuclease가 BER의 중심 작용자(player)이다. 이와 같은 AP endonuclease의 작용으로 apurinic(퓨린 염기가 없는) 그리고 apyrimidinic(AP) site가 초래된다. 흥미롭게도 AP endonuclease와 p53의 상호 작용에 대한 연구가 있다. Jayaraman 등(1997)은 산화환원-의존적 또는 산화환원-비의존적인 방법으로 p53이 APE1/Ref-1에 의하여 조절이 된다고 보고하였다. Gaiddon 등(1999)은 Ref-1이 *in vitro*에서 p53의 DNA 결합을 촉진하였으며 이것은 생체내에서도 유사하게 일어나는 것으로 나타났다. 이러한 작용을 통하여 APE1/Ref-1은 p53의 trans-activation과 proapoptotic function을 조절하였다. 2005년 연구에 의하면 APE1/Ref-1의 기능은 p53의 tetramerization을 촉진하였다. 흥미롭게도 산화환원-의존적인 기작을 통하여 APE1/Ref-1이 돌연변이 p53의 DNA 능력을 조절할 수 있다는 것도 알려졌다. p53과 APE1/Ref-1의 관계가 추가적으로 밝혀졌는데, selenomethione(SeMet)이 Ref-1 의존적인 방법으로 p53을 활성화할 수 있다는 것이다. 이같은 결과는 식이적으로 섭취하는 selenium이 DNA 수선에 관여할 수 있음을 시사한다. 사실상, selenomethione이 방사선 조사에 대한 보호 효과가 있음을 나타내는 것이다. 결국 전사와는 독립적으로 APE1과 상호 작용하는 것에 덧붙여 p53은 APE1 유전자를 직접 억제할 수 있는 것으로 보인다. 이것은 상반된 결과이기도한데, '왜 DNA 손상에 직면하였을 때 세포는 DNA 수선을 억제하는가?'하는 질문을 할 수 있을 것이다. 사실상 그러한 기능은 p53의 tumor suppressor로서의 기능에 공헌할 수 있다. 왜냐하면 p53 의존하는 DNA 수선 활성 감소는 아폽토시스 방향으로 DNA 손상 반응을 왜곡함으로써 고도로 손상된 게놈을 제거할 수 있기 때문이다.

앞에서 언급한 내용은 BER이 p53 활성에 영향을 미칠 수 있다는 내용인데, 그러면 p53은 BER을 조절할 수 있는가? *in vitro* 실험인데, p53을 과발현하였을 경우 BER 활성이 증가하는 것을 볼 수 있었다. p53과 BER의 관계는 p53의 전사 활성 기능과는 독립적인 것으로 보인다. 왜냐하면 전사 활성을 결여한 단백질 ($p53^{L22Q,W23S}$)은 야생형보다 오히려 BER 활성이 더 효과적이기 때

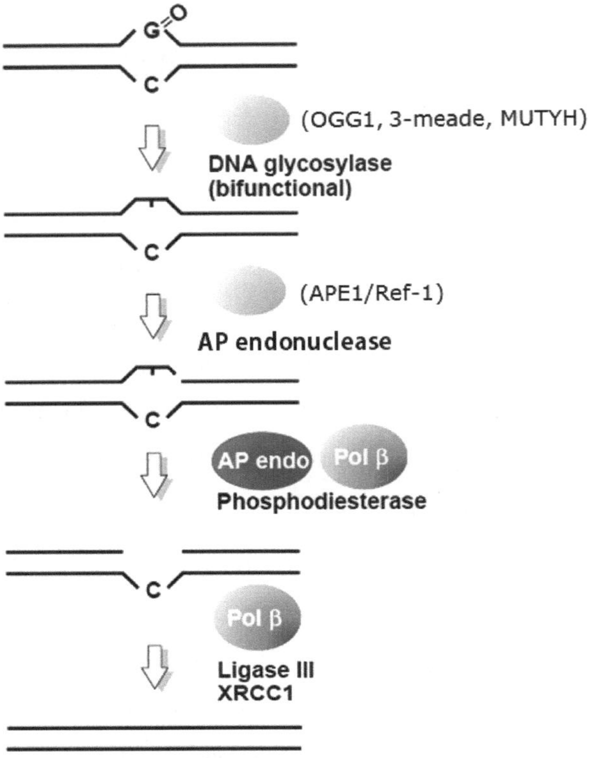

[그림 9-3] 염기 절제 수선 기작(BER)의 과정

문이다. 전사 활성과 독립적인 기능으로도 DNA 손상에 대하여 예민하게 반응할 수 있다고 결론을 냈다. DNA 손상의 양은 어떤 영향을 미칠까? DNA 손상 인자(감마선-조사)의 낮은 양에서는 BER 활성의 즉각적인 증가를 초래하였으며, 반대로 높은 조사량에서는 BER 감소와 p53-의존적인 아폽토시스를 유도하였다. 이러한 생물학적 기능과 부합하게 세포 주기의 G0-G1기에서는 p53이 BER을 증가시켰으며, G2-M기 동안은 BER은 감소시키고 아폽토시스를 유도하였다. 그러므로 p53은 세포 주기의 전체에 걸쳐서 BER 활성을 조절하는 조절자(modulator)의 역할을 담당하였다.

이에 덧붙여서, 어떤 연구에서는 p53이 두 개의 BER 유전자를 전사 수준에서 조절할 수 있음을 보였다: 그 하나는 *OGG1*(8-oxoguanine glycosylase에 대한 유전자)이고 다른 하나는 *MUTYH*(아데닌 DNA gylcosylase)이다. p53과 *MUTYH*의 상호 작용이 꽤 흥미가 있는데, 그것은 *MUTYH*가 최근에 유전성 대장암과 연관이 있음이 밝혀졌기 때문이다. 최근에 발암원 노출과 p53의 상관 관계에 대한 연구가 나왔다. 중금속인 카드뮴에 노출되었을 때 p53은 OGG1과 APE1을 조절함으로써 BER에 영향을 끼칠 수 있다. p53이 APE1의 발현에 직접적인 영향을 주고 있지만 OGG1에는 간접적 영향만을 준다.

위의 결과는 p53이 BER의 다양한 측면을 조절할 수 있음을 보여주지만, 그 단백질을 수선부위에 직접 위치하게 할 수 있는가? p53과 몇 가지 BER 인자들 사이에 일어나는 단백질-단백질 상호 작용, 그리고 단백질-DNA 사이의 상호 작용을 보면 그러한 것이 가능할 것으로 보인다. 야생형의 p53은 *in vitro*와 *in vivo*에서 OGG1의 활성을 증가시키는 것으로 나타난다. 세포들이 같은 수준의 활성 산소종(ROS)에 노출이 되었을 때 야생형 p53을 가진 세포는 p53을 결여하고 있는 세포들보다 8-oxoG lesion을 더 빨리 제거할 수 있는 것으로 나타났다. 이러한 증가는 p53이

OGG1과 AP endonuclease(APE)와 합쳐서 DNA에 결합하고 있을 때 나타났으며, 따라서 p53이 OGG1과 AP endonuclease의 활성을 촉진시킬 가능성도 있다.

DNA polymerase β(DNA pol β)는 short patch BER에 관여하는 중심 DNA 중합 효소이며, 새로운 상보적 염기를 삽입하기 위해 글리코실라제와 AP 엔도뉴클레아제의 하위(downstream)에서 작용한다. p53은 생체 외(*in vitro*) 및 생체 내(*in vivo*) 모두에서 BER을 촉진할 수 있으며 그 활성은 p53의 양과 비례한다. 이 연구의 새로운 측면은 DNA pol β와 상호 작용하지 않는 p53 아미노 말단 돌연변이형이 BER을 자극하지 못하기 때문에 이 효과가 DNA pol β와 직접 상호 작용하는 p53의 능력에 의존한다는 것을 또한 보여주었다. 이 효과의 근거로서 가능한 하나의 제안은 p53이 결핍된 세포에서는 DNA pol β의 수준이 급격히 감소하기 때문에 DNA pol β와 p53 사이의 상호 작용이 중합 효소의 안정성에도 영향을 미칠 수 있다고 하는 것이다. 이 경우, p53과 BER 구성 요소 사이의 직접적인 상호 작용은 적절한 BER 기능을 보장하는 중요한 단계이다.

(3) Mismatch repair에서 p53의 기능

전형적인 DNA 수선경로 가운데 p53가 DNA MMR(미스매치 수선)과 상호 작용이 가장 적은 것으로 알려진다. p53과 MMR 사이의 관계는 MMR 중심성분 MSH2에 집중되는 것으로 보인다. 그러나 MSH2도, 뉴클레오타이드 절제 수선(NER), 상동 재조합 수선(HR), 염기 절제 수선(BER)등의 과정에서 어느 정도 기능을 수행하므로 MSH2에 대한 p53 의존적 영향은 다른 DNA 수선 경로에도 영향을 미칠 수 있다. p53과 MMR과의 연결은 다양한 시스템 안에서 이루어져 왔으며 몇몇 예는 p53 연관 과정에서 MMR 단백질들에 대한 기능을 드러냈다. 예를 들자면, Cranston 등(1997)은 생쥐에서 p53과 MMR이 서로 상승 작용을 나타냄을 보였다. Msh2$^{-/-}$ p53$^{-/-}$ 이중 돌연변이(double mutant)의 암컷(female)은 배아 상태에서 정지가 일어나며, 수컷(male)의 경우는 생존하기는 하지만 단일 돌연변이보다 더 빨리 종양이 발생한다. 비슷한 시기에 Lin 등(2001)은 MMR을 결여하고 있는 대장암 세포주를 이용하여 시스플라틴의 유전 독성에 대한 민감도를 조절하기 위하여 p53이 MMR과 함께 작용한다는 것을 보였다.

DNA 손상 후 DNA 손상 반응 검문소 단백질 ATM에 의해 MMR 단백질 hMutL 및 PMS1/2가 안정화가 일어나 p53 활성화가 촉진된다. 흥미롭게도, MSH2-MSH6 복합체는 위상학적 뒤틀림(distortion)을 통하여 p53이 DNA 기질에 결합을 하도록 돕는다(적어도 *in vitro* 실험에서는 그렇다). 이러한 상태는 p53의 인산화 상태에 따른다.

어떤 연구에 의하면 p53과 MSH2가 초기 재조합 중간체에 공동으로 위치(colocalize) 하였는데 이

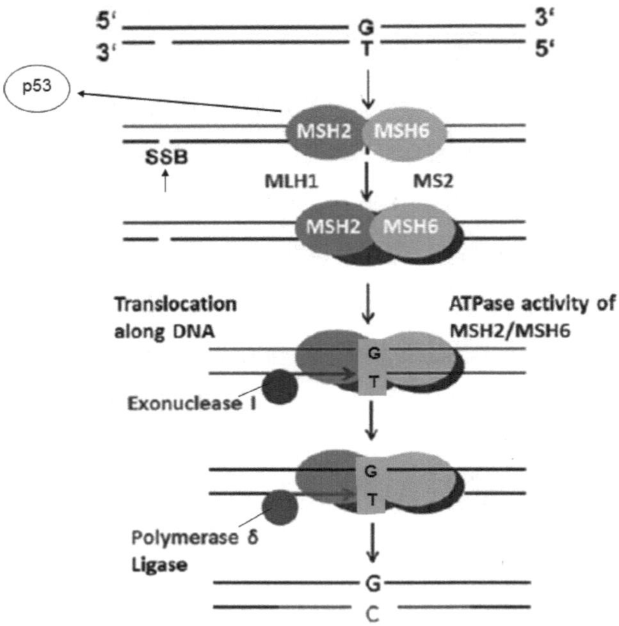

[그림 9-4] 미스매치 수선(MMR)과정과 p53
화살표는 촉진을 의미한다.

것은 p53이 MSH2와 함께 재조합에 관련되어 있음을 시사하는 것이다. 최근에 p53 신호 경로가 MSH2를 결여하는 세포에서는 억제되어 있음이 밝혀졌다. p53의 전사 활성 기능은 MMR 요소들을 조절할 수 있다. p53은 c-Jun과 함께 hMSH2의 프로모터 부분에 결합한다. 이와 같은 결합의 효과는 UV 조사 후에 hMSH2의 상승 조절(up-regulation)로 나타난다.

(4) 이중 가닥 절제 수선과 재조합 과정에서 p53의 기능

DNA 이중 가닥 절단은 세포 주기의 상황에 의존해서 두 가지 경로로 수선된다: 비상동 말단 연결 수선(NHEJ)와 상동 재조합(HR). NHEJ의 경우는 세포 주기의 전체 과정에서 중요하지만, 특히 G1기에서 중요하다. HR의 경우 S기 후기와 G2기에서 가장 활발하게 일어난다. HR-의존적인 수선은 실수가 없는 'error-free' 수선이지만 NHEJ의 경우는 부정확하여 유전체의 불안정성을 초래한다. p53은 이 두 가지 경로에서 다양한 역할을 수행한다.

1) Nonhomologous end joining(NHEJ)과 p53

XRCC4와 DNA ligase IV가 결여된 mice에서는 이중 가닥 절단(double-strand break, DSB) 부분이 유지되고 이것은 p53-의존적인 아폽토시스를 유도하여 배아 치사(embryonic lethality)를 초래한다. 이것을 배경으로 생각하면 만약 p53을 상실했을 때는 배아 치사(embryonic lethality)로부터 구제될 수 있을 것이다. 이 경우 비록 유전체의 불안정성이 초래가 되는 경우가 나타날 수 있겠지만. p53과 NHEJ에 결함이 있는 mice에서는 B-세포 림프종(progenitor B-cell lymphoma)을 포함한 다양한 병리적 현상이 발생한다고 보고되었다.

Artemis(endonuclease)는 p53 조절에서 DNA 수선과 독립적인 부가적 기능을 가진다. Artemis를 결여하는 U2-OS 세포에서 p53이 축적되어 cell cycle arrest와 아폽토시스를 일으킨다. 그러므로 NHEJ의 적어도 하나의 요소(element)는 p53에 대하여 조절 역할을 할 수 있다.

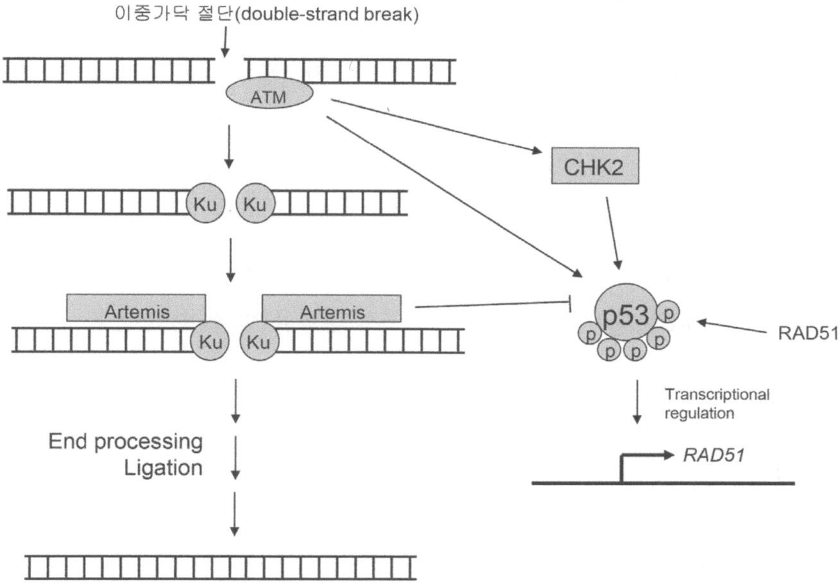

[그림 9-5] 비상동 말단 연결 수선(NHEJ) 과정과 p53

화살표는 촉진을, blunt end는 억제를 의미한다. ATM은 p53을 활성화하고, Artemis는 p53을 억제한다.

2) Homologous recombination(HR)과 p53

HR에서 p53의 역할을 NHEJ에서 보다도 더 잘 알려져 있다. 현재까지 HR에서의 p53의 대부분의 역할은 그것의 전사 활성화 기능과는 독립적이다. 그런데 몇몇 연구에서는 HR의 조절에 p53의 transactivation 기능이 중요한 역할을 하고 있다고 주장한 논문도 존재한다. p53이 DNA 이중 가닥 절단 수선을 전사적으로 조절할 수 있다는 것은 p53과 Rad51 프로모터 사이의 직접적인 상호 작용을 나타내는 여러 연구에서 제시되었는데, 이러한 상호 작용이 RAD51 발현에서 상응하는 변화를 이끌어냈다. 더 최근에 Hine 등(2014)은 p53이 직접적으로 RAD51 발현에 영향을 미칠 수 있음을 밝혔다. p53의 isoform인 Δ133p53은 RAD51을 포함한 몇 가지 DNA repair gene들을 up-regulate할 수 있다. Δ133p53은 p53 유전자 내부의 프로모터로부터 발현되며 전체 p53(full-length p53)의 조절 표적이 된다.

Rad51 발현을 조절하는 것에 덧붙여, p53은 RAD51과 RAD54 단백질과 직접적 상호 작용을 통하여 HR을 조절할 수 있는 것으로 보인다. 같은 연구에서 p53과 RAD54가 p53의 카복시 말단 도메인을 통하여 서로 상호 작용이 일어남이 보고되었다. 또한 그 연구자들은 p53이 RAD51 및 RAD54와 억제적 상호 작용에 의해 불법적인 재조합을 억제할 가능성이 있다고 결론지었으며 p53이 유전체의 불안정성을 억제할 수 있는 또 다른 메카니즘을 제시했다. 이 연구는 p53이 HR

을 조절할 수 있다는 것을 명확히 했다. RAD51과 p53 사이의 상호 작용은 가닥 전달 중간체의 생산동안 p53의 5'→3' 엑소뉴클레이스(exonuclease) 활성을 자극할 수 있음이 또한 밝혀졌다. p53이 RAD51에, 그리고 RAD51이 p53에 영향을 미칠 수 있는 상호적 관계에 있는 것이다.

다른 연구에서는 RAD51과의 상호 작용을 명시적으로 포함하지 않는 HR 조절에서 p53의 기능을 밝혔다. p53의 전사 활성화 도메인이 불활성화된 그런 상태에서도 p53이 HR 조절이 가능했다는 것이다. 그들은 p53이 기질서열에 따라 HR을 억제하고 촉진할 수 있음을 보였고, DNA 토포이소머레이스(topoisomerse)와의 상호 작용에 의해서 영향을 받을 수 있음을 보여주었다. 그들은 p53이 rDNA 염기 서열의 무결성(integrity)을 조절하는 p53의 기능을 나타내는 리보솜 유전자 클러스터 반복에서 HR을 자극한다는 것을 보여주었다. 이것들을 종합해서, 연구진은 p53이 topoisomerase1과의 병소-특이적 상호 작용(lesion-specific interaction), 돌연변이체 유전자 가닥 교환의 억제, rDNA를 유지하기 위한 직접 재조합 증진 등의 기작을 통해 유전체의 안정성을 촉진한다고 주장했다.

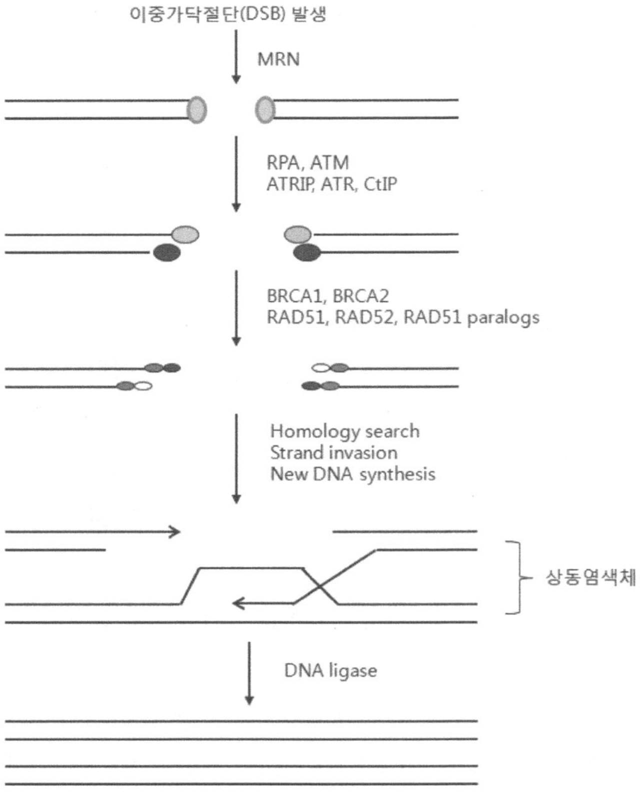

[그림 9-6] 상동 재조합수리(HR)에 의한 수리 과정

(7) p53과 RecQ helicase

인간 유전체는 RecQ helicase 군(family)에 속하는 5개의 헬리케이스들을 코딩한다. 각각의 헬리케이스는 특정 재조합(recombination) 기능을 통한 유전체 안정성에 중요한 역할을 한다. 이 헬리케이스들 가운데 3종의 결핍은 잘 알려진 유전성 인간 질병(hereditary human diseases)을 초래한다: BLM(Bloom syndrome), WRN(Werner syndrome), RECQL4(Rothmund-Thompson syndrome). 그 질병들은 다양한 표현형, 특히 발달 및 면역학적 결함, 유전체 불안정, 암 위험 증가 등을 유발한다. 이에 덧

붙여서 WRN의 결핍은 조로증을 초래한다. 흥미롭게도 이 세 가지 질병관련 헬리케이스와 p53 사이의 상호 작용이 확인이 되었다.

BLM은 상피 종양(유방, 대장, 폐), 혈액 세포 암(백혈병, 림프종), 결합 조직 종양(육종), 여러 가지 배아 종양을 포함해서 다양한 유형의 암에 대한 소인(predisposition)과 관계 있다. BLM과 p53의 관계는 BLM 상태에 따라 DNA 손상 후 p53 수준의 변화가 다르게 나타나는 것을 보임으로써 확립되었다. p53과 BLM은 직접 상호 작용하며 전사와 세포 성장을 조절하기 위해 함께 작용한다. BLM은 stalled replication fork에서 p53 localization을 조절함으로써 HR에 영향을 미치고 Holliday junction processing을 조절한다. 덧붙여 BLM은 아폽토시스에 영향을 줄 수 있으며 많은 임상적으로 중요한 맥락에서 p53과 상호 작용할 수 있다.

위에서 언급하였듯이 WRN의 주요 임상적 특징은 조로증이다. BLM과 같이 WRN 결핍은 증가된 암 발생 위험을 초래한다. 몇 가지 연구를 통하여 WRN 활성과 p53 사이에는 중요한 연관이 있음이 밝혀졌다. WRN과 p53은 물리적으로 상호 작용하며, 이 상호 작용은 p53의 trans-활성화 기능에 영향을 줄 수 있다. WRN이 결핍된 세포는 DNA 손상 후에 p53의 유도가 일어나지 않는다. 이러한 특성은 WRN 환자에서 암의 소인(predisposition)이 증가하는 것에 대한 부분적인 설명이 될 수 있다. WRN 환자의 조기 노화에 대한 분자생물학적 토대에 대한 통찰력은 WRN 결핍이 p53이 없을 때 노화를 가속화 할 수 있다는 것을 보여주는 마우스 모델에서 유래되었다. 나중에 연구한 결과 p53은 WRN의 생화학적 활성을 조절할 수 있으며 WRN의 홀리데이 접합 처리 활성을 조절할 수 있음을 보였다.

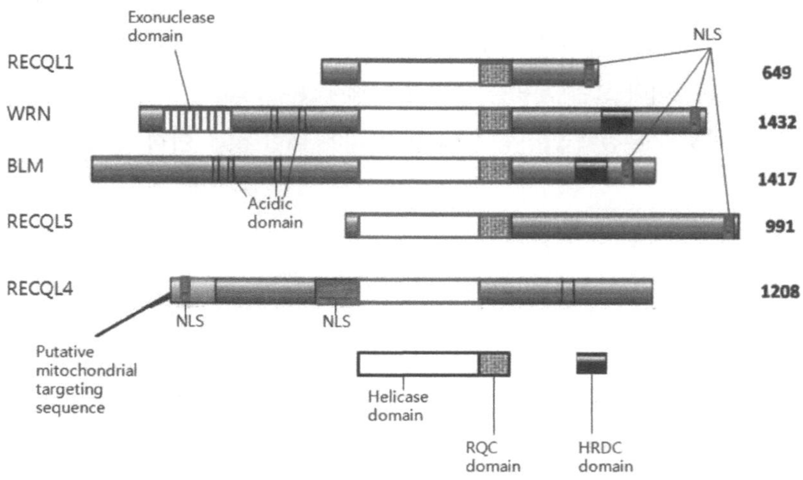

[그림 9-7] 인간의 5종류의 RecQ helicase

이 가운데 WRN, BLM, RECQL4 돌연변이는 인간의 질병과 관계가 있다.

RecQL4와 p53 사이의 상호 작용이 최근에 보고되었다. RECQL4는 p53과 관련해서 DNA 손상과 무관한 기능을 가지고 있다. 정상의 스트레스를 받지 않는 인간 세포에서 p53을 미토콘드리아로 수송하는데 중요한 역할을 한다. 흥미롭게도, p53은 RECQL4 발현을 억압하고, 그 자체의 cellular localization을 조절하는데 관여한다.

02 유전체 안정성과 p53

최근에 유전체의 불안정성은 암의 주요 원인으로 인식되었다. 유전체 불안정성은 염색체의 숫자 및 구조적 문제를 포함한다. 세포들이 이와 같은 염색체의 비정상적 상태를 축적하면 염색체의 불안정성이 촉진되는 것이다. 많은 암의 경우 염색체의 이수성 및 배수성 등의 비정상적 상태를 보유한다. 이러한 염색체의 변화는 DNA 손상 인자들과도 관련이 있다. 많은 유전체 불안정성과 p53의 결여는 p53의 불활성화가 유전체 불안정성과 관계가 있다는 가정을 도출하게 되었다. 지난 20년 동안 세포 주기의 조절이나 DNA 손상 반응에 관여하는 수많은 유전자들이 유전체 안정성에 기여하고 있음을 알게 되었다. 이러한 유전자들은 안정적인 유전체를 유지하고 자손에게 정상적인 유전자들을 물려주도록 기여하고 있다. p53 종양 억제 유전자가 이러한 유전자 가운데 하나이다. 여러 가지 DNA 손상과 유전체 안정을 해칠 수 있는 스트레스들이 p53에 전달이 되고 p53은 이에 대해 반응을 유도한다. 50%가 넘는 암 발생에 p53이 관여하고 있다고 알려지는데, 이것은 p53을 불활성화함으로써 유전체의 불안정성을 유도할 수 있고 이것은 곧 암의 발생에 기여할 수 있기 때문이다.

제대로 기능을 하는 p53을 보유하는 것은 종양 발생의 위험으로부터 유전체를 보호하기 위하여 매우 중요하다는 것은 이미 오랜 연구를 통해서 명확해졌다. 그러나 수많은 스트레스들 및 경로들과 함께 p53이 어떻게 유전체 안정성을 지켜내는지에 대한 것은 아직 더 많은 연구를 필요로 한다.

(1) p53은 유전체 불안정성을 차단한다

주로 전사 인자 기능을 통해 p53은 유전체 불안정성을 유발하는 DNA 손상으로부터 세포와 유기체를 보호하는 세포 주기 정지와 아폽토시스를 유발하는 능력을 가지고 있다.

p53에 의해 유도되는 세포 주기 억제제인 p21(*Cdkn1a*)에 의하여 세포 주기 정지(cell-cycle arrest)가 일어나게 되고 이것은 여러 형태의 DNA 손상 및 세포 스트레스에 대한 잘 특성화된 반응이다. p53은 세포 주기 진행을 억제하는 *Gadd45a*를 비롯한 다른 유전자들의 전사를 상향 조절한다. 아직 명확하지는 않으나 p53은 Cdk4와 같은 세포 주기와 관련된 유전자의 번역을 억제하는 것으로 보고되었다. 노화(senescence)는 세포 주기로부터 영구적으로 빠져 나오는 것인데 이것도 p53에 의해 매개된다. 노화는 p53의 매개에 의하여 일어나지만 아직 그 기작에 대해서는 잘 알려져 있지는 않으며, 텔로미어 단축, 암 유전자의 과발현, 산화적 스트레스 등에 의하여 유도된다. p21은 p53가 매개하는 노화에 관여하는 것으로 나타났다. PML과 PAI-1과 같은 다른 표적 유전자들도 노화에 관련된다.

세포 주기 정지에 덧붙여서, p53은 DNA 손상을 받은 세포를 사멸시키기 위해 아폽토시스를 진행할 수 있다. p53에 의해 중재되는 아폽토시스는 그동안 많이 연구가 진행되었으나 아직도 분명하지 않은 점들이 있다. 여러 가지 종류의 DNA 손상이 일어난 다음에, p53은 전사적으로 proapoptotic 유전자들을 촉진한다. 이와 같은 유전자들에는 *Bax*, *Noxa*, *Puma*와 같은 유전자들이 들어가는데 이들은 anti-apoptotic 기능을 하는 Bcl-2를 억제함으로써 아폽토시스를 유도한다.

p53은 necrosis와 autophagy와 같은 다른 형태의 세포 사멸에도 관련되어 있어 유전체 유지에 기여할 수 있다. p53은 세포 주기를 차단하고 DNA 수선이 필요한지 또는 손상이 너무 크거나 오래 지속이 되어 세포 사멸이 발생해야 하는지를 결정하는 것으로 보이는 점에서 '문지기(gatekeeper)' 또는 '허브 단백질(hub protein)'로 분류

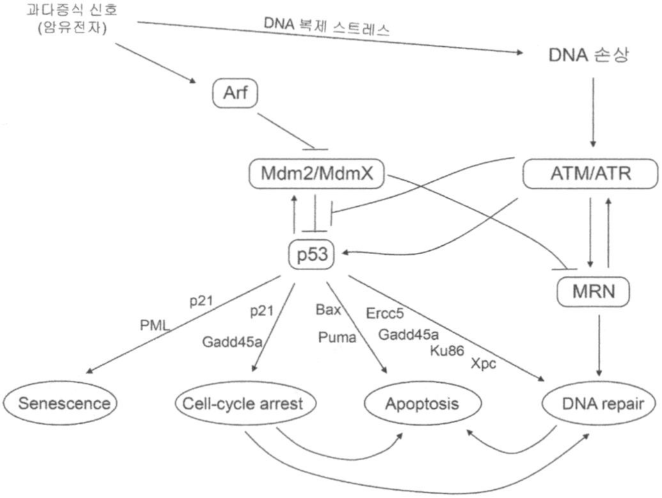

[그림 9-8] p53의 활성화와 p53 상위조절자 및 하위 조절자

p53은 유전체 안정성에 기여하며 회복 불가능의 손상에는 아폽토시스를 초래한다.

된다. p53이 어떤 조건일 때, 각각 세포 주기 정지, 아폽토시스, 노화를 유도할 수 있는지는 아직 명확하지 않으나 다음과 같은 요건들이 관여할 것으로 추정한다: 전달되는 신호의 세기 및 지속 시간, 세포 손상의 종류와 크기, 함께 참여하는 전사 보조 인자와 후성유전학적 수식자의 종류, 프로모터에 대한 p53의 친화력, 세포형태 등.

(2) DNA 손상은 p53을 활성화한다

많은 세포의 스트레스들이 p53을 활성화한다. 그러나 이들 중 모든 것이 유전체의 불안정성에 기여하는 것은 아니다. DNA 손상은 유전체 불안정성을 초래하는 주된 요인이 된다. DNA 손상은 다음과 같은 것으로부터 나타날 수 있다: DNA 단일 가닥 절단, DNA 이중 가닥 절단, DNA 교차결합(cross-links), replication fork 붕괴, 복제 스트레스, 텔로미어 마모, 뉴클레오타이드 부족. p53은 DNA 수선을 촉진하는 DNA 손상 신호 전달의 중요한 중재자(mediator)이다. DNA 손상이 일어나면 DNA 수선 단백질들은 빠르게 활성화가 일어난다. 특별히 ATM, ATR과 같은 DNA-손상 키네이스(kinases)들은 활성화가 일어나 Chk1과 Chk2 kinase, MRN DNA repair complex, Mdm2, p53과 같은 단백질들의 인산화를 촉진한다. ATM에 의하여 Mdm2가 인산화되어 Mdm2와 p53의 상호 작용이 파괴됨으로써 p53은 안정화되고 전사 활성 기능이 촉진된다. p53은 전사적으로 DNA 수선에 관계하는 다음과 같은 수많은 유전자들을 상향-조절(upregulation)한다: *Ercc5, Fancc, Gadd45a, Ku86, Mgmt, Msh2, Polk, Xpc*, 그 외 다수. 정상적으로 기능하는 ATM을 상실했을 때 DNA 손상 뒤에 p53의 활성화와 G1 cell-cycle arrest가 감소한다. ATM을 상실한 인간 세포는 감마선 조사에 대해 민감하다. p53에서의 돌연변이도 ATM 활성화를 감소시키고 유전체 불안정성을 초래한다. 특별히, U2OS 세포에서 돌연변이 p53($p53^{R248W}$, 즉 p53의 248번 코돈 아미노산이 아르기닌에서 트립토판으로 바뀐 돌연변이)을 발현시키면 DNA 손상 부위로 ATM의 localization을 감소시키고, ATM의 표적인 H2AX의 인산화를 감소시켰다. 더구나, p53 돌연변이체 p53R248W를 발현하도록 조작된 마우스의 흉선 세포는 T-cell receptor 사이의 염색체 전위(translocation)를 증가시켰는데 이것은 유전체의 불안정성을 의미하는 것이다. 이러한 현상은 DNA 손상이 있을 때 세포가 증식을 계속할 때 발생할 수 있다. 왜 일부 DNA 손상을 제대로 수선할 수 없는지, 그리고 야생형 p53을 가진 세포가 정확한 수선을 위해 세포 주기 정지를 일으키지 못하거나, 그것을 할 수 없을 때 아폽토시스를 유도하게 되는지는 그 이유를 잘 모른다. 감소된 p53의 아세틸화는 DNA 손상 후 표적 프로모터에 대한 결합을 억제하여 어떤 상황에서는 G2/M 세포 주기 정지가 일어나지 않을 수 있다. p53의 전사 활성을 조절하는 단백질들은 유전체의 안정성에 중요한 역할을 할 가능성이 있으므로 조사를 해야 한다. 그러므로 p53을 포함하는 기능적 DNA 손상 반응(DNA-damage response, DDR)은 DNA를 수선하고 유전체 불안정성을 유발하는 DNA 이상이 생기지 않도록 보호해 준다.

세포 증식을 촉진하며 DNA 복제 스트레스를 초래하는 암 유전자들은 p53을 활성화시킨다. 예를 들어, *Myc* 유전자의 증가된 발현이나 비정상적 발현은 p53을 유도하고 아폽토시스를 일으킴으로써 과다증식으로부터 세포를 보호한다. 암 유전자는 Mdm2를 저해하는 Arf를 유도함으로써 p53을 활성화한다. Mdm2는 E3 ubiquitin ligase인데, 유비퀴틴을 p53에 중합함으로써 p53의 분해를 촉진한다. 과다증식에 의한 복제 스트레스는 대장암 세포에서 염색체 불안정성을 유도하고, 활성화된 p53은 암 유전자가 유도하는 염색체 불안정성을 막아준다. p53이 유도하는 아폽토시스는 암 유전자의 조절 장애로 비정상적으로 성장하는 세포들이 출현하는 것을 막아준다. 그러므로 p53은 암 유전자 그리고 DNA 손상에 의해 초래될 수 있는 cellular transformation을 막는 역할을 할 수 있다.

(3) 염색체 이수성, 배수성과 p53

세포 주기가 적절하게 조절되는 것은 안정적인 유전체를 유지하고 염색체가 정상으로 유지되도록 해준다. p53이 불활성화 되었을 때, 그곳에는 세포 주기의 checkpoint 기능의 상실이 일어나게 되고 염색체의 이수성과 배수성이 나타날 수 있다. 이와 같은 상황을 뒷받침할 수 있는 마우스 모델이 있는데, $p53^{-/-}$으로부터 유래한 종양은 하나의 p53 대립 유전자를 가진 종양에서보다 5배 정도의 염색체 이상 빈도를 나타내고 있다는 것이다. 또 MMTV-*ras* transgenic mice가 30% 정도에서 이수성을 나타내는데 비해 $p53^{-/-}$ MMTV-*ras* transgenic mice에서 유래한 종양의 경우 80%에서 이수성을 나타낸다. 이것은 p53의 결손이나 불활성화는 배양 중인 세포의 배수성에 빠르게 영향을 미친다. $p53^{-/-}$ 마우스로부터 유래한 섬유 아세포는 몇 세대의 배양하는 동안에 tetraploid(4배체)로 빠르게 변화되었다. 더구나 p53의 상실이 이수성의 세포가 생존하는데 필요하다는 것이다. 즉 p53의 상실은 유전체 불안정성을 유도한다는 것이다. 돌연변이 p53(p53R171P, 171번 코돈 아미노산이 아르기닌에서 프롤린으로 바뀜)를 가진 마우스를 제조했을 때 세포 주기 기능은 일부 가지지만 아폽토시스 기능이 상실되었는데, 이것은 p53이 유전체 안정성에 중요하다는 것을 말해 주는 것이다. $p53^{R172P/R172P}$ MEF에서 또 다른 세포 주기 저해제(cell-cycle inhibitor)인 $p16^{ink4a}$의 knockdown이 일어날 경우 유전체의 불안정성은 더욱 증가하였다.

이수성(aneuploidy)은 유사 분열 동안의 염색체의 오분리(missegregation)에 의해서 일어나는데, 특히 유사 분열 후기 동안에 지연 염색체의 존재로부터 발생할 수 있다. 방추 조립 검문소(spindle assembly checkpoint, SAC)에서의 결함은 염색체의 오분리와 이수성을 초래한다. 제대로 분리되지 않는 염색체는 p53을 포함하는 DNA 손상 반응을 활성화시키는 DNA 이중 가닥 절단을 초래할 수 있다. 이러한 상황에서 p53이 상실되면 염색체의 전좌(translocation)와 이수성(aneuploidy)을 초래할 수 있게 된다. p53이 없는 마우스에서 유래한 organ의 세포들은 종종 이수성(aneuploidy)를 나타내고 이것은 '유전체의 불안정성(genomic instability)'이라고 일컫는다. p53의 소실은 이수성 세포의 생존 및 증식에 필수적인 것으로 나타났다. 더구나 p53의 소실은 이수성으로 유도되는 종양 생성을 가속화한다. 배수성(polyploidy)은 이수성에 대한 전구체로 생각되며, 둘 다 기능적인 p53이 결여된 세포에 존재할 수 있다. 또한 마우스의 유선에서 Mdm2 과발현을 시키면 p53가 존재하던 존재하지 않던지 간에 배수성이 초래되었다. 이러한 표현형은 Mdm2가 p53을 저해해서 일어날 수도 있고, p53과는 독립적인 Mdm2의 기능에 의해서도 일어날 수 있다.

다극 유사 분열(multipolar mitosis)은 중심체의 증폭으로부터 초래되며 이것은 지연된 염색체와 이수성을 이끌 수 있다. 종양 세포에서 p53의 불활성화와 중심체의 증폭은 관련이 있는 것으로 나타났다. p53을 결여하는 mouse embryo fibroblast(MEF)는 여러 개의 중심체를 가지며, 비정상적인 mitotic spindle을 포함하는 것으로 나타났다. 이러한 세포에 p53을 회복시켰을 때 이러한 상황의 교정이 나타났다. 세포 주기 단백질인 Cdk2와 Cdk4 단백질은 세포 주기에 중요하며, p53을 결여하는 세포에서 중심체 증폭을 위해 요구된다. G2/M 진행에 관계하는 *Gadd45a*는 p53의 표적유전자이다. 이것이 소실되면 중심체의 증폭과 이수성이 초래된다.

4배수체(tetraploidy)는 정확히 이해되고 있지 못하는 유사 분열의 우회로부터 일어난다. 세포질분열이 일어나지 못하고 유사 분열이 끝날 때, 손상된 세포질 분열은 4배수체를 유도할 수 있다. p53의 소실은 4 배체화(tetraploidization)를 유도하는데, 이것은 p53이 매개하는 4배체 검문점(tetraploidy checkpoint)이 손실된 것에 따른 것이다. p53은 유사 분열 방추 검사점(mitotic spindle checkpoint)에 관여하고 있다. p53이 없는 섬유 아세포에서는 완전한 염색체의 분리가 일어나지 않고 여러 번의 DNA 합성이 수행된다. p53이 없는 쥐에서 4배체 세포가 나타난다.

DNA 복제 인자들의 조절 장애(dysregulation)는 한번의 S기에 재복제(rereplication)가 일어나게 하고 p53의 활성화를 가능케한다. 정상적인 p53의 기능이 이러한 재복제를 저해한다. 변화된 배수체는 종양 생성에 기여한다. 이러한 과정에는 하나 또는 그 이상의 종양 억제 유전자의 소실, 또는 이와 더불어 하나 또는 그 이상의 암 유전자의 활성화를 요구할 수 있다. p53의 불활성화가 변화된 배수체를 이끌지만 배수체 자체가 세포 형질 전환을 일으키지는 못한다.

(4) p73은 유전체의 안정성을 돕는다

p53 family member인 p73은 p53과 아폽토시스를 유도할 수 있거나 세포 주기를 정지시키는 기능을 공유한다. p73의 결손(deletion)은 발생적 결함과 사망을 일으키지만 p53-null mice처럼 종양을 일으키지는 않는다. 그러나 p73의 isoform이며 전사 활성화 도메인을 포함한 TAp73을 결여하는 마우스는 종양을 일으킨다. p73을 knockdown하거나 전사적 기능을 저해하면 유사 분열의 완료를 지연시키는데, 이것은 p73이 유사 분열 종결을 위해 중요함을 나타낸다. p73을 결여하는 MEFs는 p53이 매개하는 노화를 일으킨다. p53 및 p73을 동시에 결여하는 MEF는 p53만 결여할 때보다도 이수성과 배수체에 있어서 더 증가하는 경향을 보인다. TAp73 isoform을 결여하는 마우스로부터 얻은 MEF는 유사 분열의 정지에 결함이 있고, 노코다졸(nocodazole) 처리 후에 이수성이 약간 증가함을 보였다. 더구나 *TAp73-/-* MEF는 야생형에 비해 증가된 이수성을 나타내었다. 이러한 결과들은 p73이 유전체를 유지하는데 중요한 역할을 수행하고 있으며 p53과 협동하여 이와 같은 작업을 수행함을 암시하고 있다.

(5) 돌연변이 p53은 ATM 경로 억제를 통해 유전적 불안정성을 증가시킨다

세포는 수시로 세포 내외의 요인들에 의하여 DNA 손상을 입을 수 있다. 그 중에서 이중 가닥 DNA의 절단은 문제가 되는데, 제대로 복구되지 않는 경우 절단된 DNA가 다른 부분과 연결이 될 수 있으며, 이러한 전좌(translocation)은 형질 전환의 원인이 되어 발암 과정에 관여하게 된다. 따라서 세포는 DNA 손상을 정교한 방식을 통해 제어한다. ATM은 이중 가닥 DNA 절단에 대한 세포 반응의 가장 중심적인 역할을 하는 단백질로 알려져 잇다. ATM의 활성화가 일어나면 수백 개의 단백질을 인산화시켜 세포 분열 주기의 조절, 손상의 복구, 세포 사멸 및 노화 등 다양한 세포 반응을 이끌어낸다. ATM의 활성화 기작은 아직 명확하지 않지만 이중 가닥 DNA 절단이 생성된 경우 세포핵 전 부분에서 ATM과 그에 의해 인산화가 일어난 단백질들이 손상 부위로 이동한다. ATM과 손상된 DNA와의 결합은 MRN(Mre11, Rad50, Nbs1) 복합체와 Mdc1 등에 의해 매개되는 것으로 알려져 있다.

Humanized p53 mouse model은 쥐와 p53의 아미노 말단과 카복시 말단 일부를 제외한 나머지 부분을 인간 p53으로 교체한 것으로 이를 기반으로 제조한 knock-in mouse는 인간의 p53 돌연변이에 의한 획득 형질(gain of function)을 연구하는데 여러 장점을 가지고 있다. R248W, R275H, R175H 돌연변이 p53을 발현하는 humanized p53 knock-in model들은 p53 knockout mouse와 구별되는 세 가지 형질이 관찰된다. 우선 발생하는 암의 종류가 다르며, 감마선에 의한

G2/M checkpoint에 이상이 있으며, T세포 수용체(TCR)의 translocation이 발견된다. 이중에서 checkpoint 이상과 T세포 수용체의 translocation은 ATM 경로와 밀접한 관계가 있다. 실제로 이들 mouse에서 분리된 섬유 아세포(fibroblast)의 경우 DNA 손상 부위에서 ATM이 감소하였으며 이는 MRN 복합체가 효율적으로 손상 부위에 결합하지 못하였기 때문으로 생각된다. 돌연변이 p53이 이들 단백질들이 DNA damage-induced foci 형성을 어떻게 억제하는지는 아직 분명치 않다. 그러나 한 가지 가능성은 돌연변이 p53이 MRN 복합체와 결합하여 손상된 부위에 결합하는 것을 억제하는 것이다. 실제로 *in vitro* 연구에서 돌연변이 p53의 존재는 MRN 복합체와 ATM이 linear DNA에 결합하는 것을 억제하는 것으로 나타난다.

ATM 경로는 DNA 손상에 대응하여 세포의 유전적 안정성을 유지하는데 중요한 역할을 한다. ATM 경로에 이상이 있는 세포의 경우 DNA 손상에 민감하게 반응하여 세포 사멸이나 노화가 일어나며 그 과정에 p53도 중요한 역할을 한다. 따라서 ATM 경로의 이상은 세포 생존에 불리하게 작용할 수 있다. 그러나 한편으로는 유전적 불안정성을 증가시켜 다양한 변이의 출현에 기여할 것이다. p53 돌연변이의 경우 ATM 경로의 억제에 더하여, 정상 p53 기능의 소실로 인하여 DNA 손상이 축적된 세포의 제거를 어렵게 함으로써 유전적 불안정성을 더욱 증가시킬 수 있을 것이다. 이러한 형질은 항암 치료에 저항성을 갖는 암 세포의 출현에 중요한 역할을 한다.

[참고문헌]

- Bakkenist, C. J. and M. B. Kastan. (2003). "DNA damage activates ATM through intermolecular autophosphorylation and dimer dissociation." Nature 421:499-506.
- Bargonetti, J and Prives, C. (2019). "Gain-of-function mutant p53: history and speculation." J. Mol. Cell Biol. 11:605-609.
- Farmer, H, et al. (2005). "Targeting the DNA repair defect in BRCA mutant cells as a therapeutic strategy." Nature 434: 917–921.
- Foster, BA, et al. (1999). "Pharmacological rescue of mutant p53 conformation and function." Science 286: 2507–2510.
- Friedberg, EC, et al. (2000). "Defective nucleotide excision repair in Xpc mutant mice and its association with cancer predisposition." Mutat. Res. 459: 99–108.
- Gaiddon, C, et al. (1999). "Ref-1 regulates the transactivation and pro-apoptotic functions of p53 *in vivo*." EMBO J. 18: 5609-21.
- Gensler, H.L. and Bernstein H. (1981). "DNA damage as the primary cause of aging." Q Rev Biol 56(3):279-303.
- Hart, R. W. and R. B. Setlow. (1974). "Correlation between deoxyribonucleic acid excision-repair and life-span in a number of mammalian species." Proc Natl Acad Sci U. S. A. 71(6):2169-73.
- Hollander, MC, et al. (2005). "Deletion of XPC leads to lung tumors in mice and is associated with early events in human lung carcinogenesis." Proc. Natl Acad. Sci. U.S.A. 102: 13200–13205.
- Irwin, MS, et al. (2003). "Chemosensitivity linked to p73 function." Cancer Cell 3: 403-410.
- Karin, M and FR Greten. (2005). "NF-κB in cancer: From innocent bystander to major culprit." Nature Reviews 2:301-310.
- Lane, DP, (1992). "p53, guardian of the genome." Nature 358, 15–16.
- Levine, AJ and Lane, DP. (2010). "The p53 family." Cold Spring Harbor Laboratory Press.
- Levine, AJ, et al. (2006). "Coordination and communication between the p53 and IGF-1-AKT-TOR signal transduction pathways." Genes Dev. 20:267-275.
- Lim, D, et al. (1996). "A mutation in mouse Red51 results in an early embryonic lethal that is suppressed by a mutation in p53." Mol. Cell Biol. 16:7133-7143.
- Liu, DP, et al. (2010). "A common gain of function of p53 cancer mutants in inducing genetic instability." Oncogene 29: 949-956.
- Lombard, D. B., K. F. Chua, et al. (2005). "DNA repair, genome stability, and aging." Cell 120:497-512.
- Lozano, G and Levine, AJ. (2016). "The p53 protein: from cell regulation to cancer." Cold Spring Harbor Laboratory Press.
- Luo, JL, et al. (2001). "Knock-in mice with a chimeric human/murine p53 gene develop normally and show wild-type p53 responses to DNA damaging agents: a new biomedical research tool." Oncogene 20: 320-328.
- McKinnon, P. J. (2009). "DNA repair deficiency and neurological disease." Nature 10:100-12.
- Melis, JP, et al. (2008). "Mouse models for xeroderma pigmentosum group A and group C show divergent cancer phenotypes." Cancer Res. 68: 1347–1353.
- Menck, C. F. and V. Munford. (2014). "DNA repair diseases: What do they tell us about cancer and

aging?" Genet Mol Biol 37:220-233.
- Misteli, T. and E. Soutoglou, E. (2009). "The emerging role of nuclear architecture in DNA repair and genome maintenance." Nat Rev Mol Cell Biol 10(4):243-54.
- Sedelnikova, O. A., I. Horikawa, et al. (2008). "Delayed kinetics of DNA double-strand break processing in normal and pathological aging." Aging Cell 7:89-100.
- Seo, YR, et al. (2003). "Implication of p53 in base excision DNA repair: *in vivo* evidence." Oncogene 21: 731-737.
- Shieh, SY, et al. (2000). "The human homologs of chechpoint kinases Chk1 and Cds1 (Chk2) phosphorylates p53 at multiple DNA damage-inducible sites." Genes Dev. 14: 289-300.
- Song, H, et al. (2007). "p53 gain-of-function cancer mutants induce genetic instability by inactivating ATM." Nat. Cell. Biol. 9: 573-580.
- Tang, W, et al. (1999). "p53 directly enhances rejoining of DNA double-strand breaks with cohesive ends in gamma-irradiated mouse fibroblasts." Cancer Res. 59: 2562-2565.
- Tron, VA, et al. (1998). "p53-dependent regulation of nucleotide excision repair in murine epidermis *in vivo*." J. Cutan. Med. Surg. 3, 16-20.
- Yoon, T, et al. (2005). "Tumor-prone phenotype of the DDB2-deficient mice." Oncogene 24: 469-478.
- 송호석. (2012). "Gain of function by p53 cancer mutants in cancer." 분자세포생물학뉴스레터.
- 김태호. (2016). "DNA 손상에 의한 암 발생을 막아주는 BRCA." 분자세포생물학뉴스레터.
- 오상진. (2005). "인체노화" 탐구당.
- 오상진. (2015). "노화의 생물학." 탐구당.
- 이한웅 등. (2012). "암의 생물학." 월드사이언스.

10/

p53과 대사

종양 발달에서 대사 재프로그래밍(metabolic reprogramming)의 중요성을 고려할 때, 많은 암 유전자(oncogene) 및 종양 억제 유전자(tumor suppressor gene)가 이들 경로의 제어에 관여하고 있는 것은 그렇게 놀라운 일은 아니다. 대부분의 경우, 이러한 효과, 즉 암 유전자가 암 발생을 촉진시켜 악성 종양과 관련된 대사 변형을 유발하거나, 또는 이에 반대 작용을 하는 종양 억제 단백질의 영향은 상당히 명확하다. p53은 암 발생을 막는데 중심적 역할을 하지만 대사 조절에 대한 p53의 역할은 그렇게 자세히 연구되지는 않았다. 지난 수년간 p53의 세포 대사 경로 연관성은 더욱 확실하게 나타났다.

01 대사와 암

암 세포가 정상 세포와는 다른 대사 경로를 사용한다는 사실이 밝혀진 것은 1920년 대 노벨상을 수상한 독일의 생화학자 Otto Warburg에 의해서 이다. 암 세포는 정상 세포에 비해 산소 소모량이 적으며 해당과정을 통해 ATP를 생산할 뿐만 아니라 세포 분열에 필요한 구성성분들(핵산, 아미노산, 지질, 등)도 만들어 낸다. 암 발달에서 대사 재프로그래밍의 역할은 이 분야에서 상당히 흥미가 있는 주제였다. 대사에서의 변화는 세포의 모든 면(세포의 성장 및 생존을 포함해서)에 영향을 주는 기본적인 것이다.

(1) 에너지 생산의 조절

Warburg(와버그) 효과를 참조하지 않고 암의 대사 변화를 해결하려고 하는 것은 거의 불가능하다. 와버그 효과란 거의 모든 암 세포에서 보이는 호기성 조건 하에서 비정상적으로 높은 해당과정 속도를 말하는 것이다. 해당과정은 포도당이 세포질에서 분해되어 피르브산으로 전환하는 과정을 말하는데 이것은 중요한 에너지 생산과정이며, ATP 생산을 위한 산화적 인산화(oxidative phosphorylation)의 유일한 대체 방법이다(사람의 경우에는). 산화적 인산화는 호기적으로 미토콘드리아에서 일어나는 과정으로서 NADH와 $FADH_2$를 산화하면서 ADP에 인산을 붙여서 ATP로 전환하는 과정을 말한다.

산화적 인산화가 한 분자의 포도당을 사용하여 더 많은 ATP를 산출하지만, 해당과정은 더 빠르게 일어난다. 해당과정은 에너지 수요가 급증할 때 선호되는 생체 에너지 ATP/ADP 비율을 유지하기 위해 빠르게 인산 가수 분해된 ATP를 재활용하는 가장 빠른 방법이라고 할 수 있다. 이는 해당과정이 수백 배 정도로 빠르게 촉진될 수 있는 고도로 조절이 가능한 과정이기 때문이다. 그렇지만 정상적 인체 생리 조건에서 산화적 인산화는 포도당, 지방산, 아미노산 등으로부터 ATP를 생산하는 가장 에너지 효율적인 방법이며, 대부분의 정상적으로 에너지를 요구하는 세포에서 주된 에너지 생산 장치에 해당한다. 다른 많은 빠르게 증식하는 세포들처럼 종양의 크기가 증가

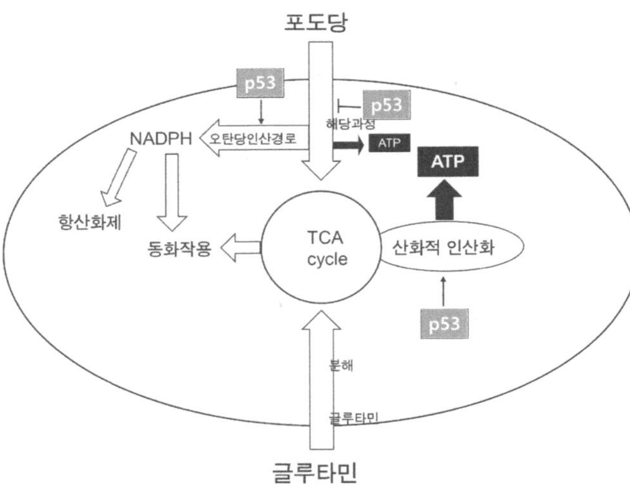

[그림 10-1] 주된 에너지 대사 경로들과 그에 대한 p53의 조절

산화적 인산화를 촉진하고 해당과정을 저해함으로써, p53은 많은 암에서 나타나는 'Warburg effect'에 저항할 수 있음을 나타낸다. 오탄당인산경로(PPP)를 촉진하는 것은 생존(survival) 기능을 공급할 수 있고 손상의 회복에도 요구되는 동화작용에 기여할 수 있다. 암 세포는 정상 세포의 약 200배 이상, 포도당과 글루타민을 흡수할 수 있다. 암 세포의 대사는 ATP 합성의 효율성보다는 성장에 초점을 맞추어 재프로그래밍(reprogramming) 되어 있으며, 이를 통하여 암 세포는 빠른 세포 분열과 성장이 가능하게 된다.

하고 또 세포가 빠르게 분열하면서 많은 에너지를 필요로 한다. 놀랍게도 많은 암 세포들의 에너지 공급측면에서 해당과정이 훨씬 중요한 역할을 담당하는 것으로 나타났다.

왜 암 세포는 더 효율적인 산화적 인산화보다 해당과정을 선호하는가? 그 이유는 아직 명확히 밝혀지지 않았다. 해당과정은 그의 최종산물인 피르브산(pyruvic acid)을 젖산(lactic acid)으로 전환한다. 피르브산을 세포질에서 젖산으로 환원하는 것으로부터 미토콘드리아에서 아세틸-CoA로 산화되도록 전환시킬 수 있게 되면, 암 세포에서 해당과정을 억제하고 산화적 인산화를 증가시키고 또한 종양 진행을 늦출 수 있게 된다. 몇몇 암 유전자(특히 *Myc*이나 *Akt* 등)는 직접적으로 해당과정을 촉진시키는데, 암 세포가 생존을 위하여 포도당 소모 증가에 의존하는 것을 보여주는 것이다. 더구나 hypoxia inducible factor(HIF)는 직접적으로 해당과정에 관여하는 대부분의 효소들의 생산을 활성화시킨다. HIF 자체는 대부분의 종양에서 관찰되는 저산소 상태(hypoxia), 또는 정상 상태에서 비정상적으로 활성화되는 경우 암의 병리학에서 결정적인 역할을 한다. 종양 형성에서 저산소증의 중요성은 해당과정이 산소 독립적 기전이기 때문에 해당과정에서 유래된 ATP에 대한 증가된 필요성에 대해 일부 설명을 제공 할 수 있다.

(2) 저산소에서의 세포 반응

산소 농도를 항상 일정하게 유지가 될 수 있도록 하는 것은 세포와 개체의 생존에 필수적일 뿐만 아니라 이들의 정상적 기능 유지에도 중요하다. 산소 농도가 낮아진 상태, 즉 저산소 상태(hypoxia)는 발생 과정에서 정상적인 혈관발달을 유도하며, 이러한 저산소 상태는 암이나 허혈 관련 질환과 같은 병적 상태와도 관계가 깊다. 산소를 완전히 제거해줄 경우(Anoxia) 세포는 세포 사멸을 거치게 된다. 이는 산소가 전혀 없는 상태에서는 세포 내 ATP 합성은 일어나지 않는다. 그러나 저산소 상태에서 세포는 낮은 산소 농도에 적응하여 생존할 수 있는 적응 기작을 진화해 왔다.

포유동물 세포는 저산소 상태에 반응하여 Hypoxia-inducible factor(HIF)라는 전사 인자를 활성화한다. 활성화된 HIF는, 수백 개의 유전자 프로모터에 존재하는 Hypoxia-responsive elements에 결합하여, 저산소 상태에서 적응하고 살아남는데 필요한 유전자들을 발현시킨다. 대표적으로 GLUT1, GLUT3, pyruvate dehydrogenase kinase 1 등 해당과정에 관여하는 10여종의 단백질 발현을 증가시킨다는 것이 밝혀져 있다.

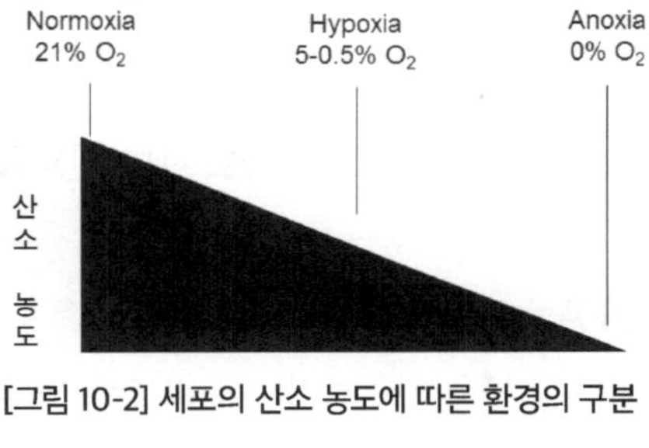

[그림 10-2] 세포의 산소 농도에 따른 환경의 구분

HIF는 HIF-1, HIF-2, HIF-3, 이렇게 세 종류가 알려져

있는데, 이 가운데 HIF-1이 가장 많이 연구가 되어있다. HIF-1은 α와 β로 이루어진 heterodimer로 구성되며 두 subunit(HIF-1α, HIF-1β)가 dimer를 형성해야 핵으로 이동하여 전사 인자로 작용할 수 있다. 이 중 HIF-1β는 산소 농도와 관계없이 항상 안정적이나, HIF-1α는 정상 산소 농도에서 oxygen-dependent degradation domain에 위치한 프롤릴 잔기에 hydroxyl(OH)기가 붙어 분해되게 된다. HIF에 -OH기를 전달하는 효소를 prolyl hydroxylase(PHD)라고 부르며, PHD에 의하여 -OH기가 붙은 hydroxylated proline에는 E3 유비퀴틴 리가제(ubiquitin ligase)인 pVHL(von Hippel-Lindau protein)이 결합하여 프로테아좀에 의하여 분해를 유도한다. PHD는 저산소 상태에서 활성을 잃어버리며, 이 때문에 HIF-1α가 안정화되어 저산소 상태에서 적응하기 위한 유전자들을 전사할 수 있게 된다.

암 세포들은 빠르게 성장하는 특성상 저산소에 빠지기 쉽지만 정상 세포와 달리 끄떡없이 성장한다. 일반적으로 저산소 상태에서는 세포가 사멸하기에 적절하지만 암 세포들은 자체 저산소 적응 시스템을 가동하여 계속 성장할 수 있고 더 악성화해 간다. 이때 암 세포 주변의 산소 상태를 감지하고 저산소 적응 유전자들에게 총출동 명령을 내리는 역할을 하는 것이 HIF이다. 암 세포들은 저산소 대처의 대장격인 HIF를 이용해 살아남을 수 있다. 우리 세포는 일시적 산소 부족, 즉 저산소 상태에서도 살아남고 필요한 산소를 얻기 위해 새로운 혈관을 만들고 적혈구 생성을 증가시킨다. 이러한 과정이 저산소 적응 반응이고 이 일을 하는 것이 HIF라는 전사 인자이다. 몸 안에 HIF가 많으면 암 세포가 계속 성장하고 혈관을 새로 만들 수 있다. 또 끌어당긴 혈관을 따라서 다른 부위로 퍼져 나갈 수 있다. 이것이 암의 전이(metastasis)이다.

암 세포의 또 다른 특징으로는 미토콘드리아로부터 시작되는 세포 사멸조절 기작인 미토콘드리아 세포막 투과화(Mitochondrial Membrane Permeabilization, MMP) 과정이 비활성화 되어 있다고 알려진다. 미토콘드리아에서 산화적 인산화의 비활성화는 proapoptotic 단백질인 Bax와 Bak 등의 활성을 저해하며, 미토콘드리아 complex V 단백질인 ATP synthase의 비활성화를 통한 미토콘드리아 세포막의 MMP 활성화를 저해한다. 또 다른 기작으로 해당과정 단백질 가운데 하나인 hexokinase(HK)와 MMP를 이루는 미토콘드리아 막단백질 가운데 하나인 VDAC(voltage-dependent anion channel)와의 결합이 알려져 있는데, HK와 VDAC의 결합은 해당과정을 증가시키며 MMP 활성화를 저해함으로써 세포 사멸 신호를 억제한다.

(3) Anabolic 경로의 조절

물론 증식을 지원하기위한 과도한 에너지의 신속한 제공은 암 세포가 직면한 문제 중 하나일 뿐이다. 증식을 위해서는 먼저 세포가 자라야 한다. 이것은 세포가 그들의 DNA를 복제하거나 여러 필요한 단백질들을 합성할 수 있는 동화작용(anabolic reaction)의 급격한 증가를 요구하게 된다. 암 세포의 주된 탄수화물 공급원은 포도당과 글루타민이다. 해당작용(glycolysis)에 의한 포도당의 분해는 중요한 생체 에너지 과정이지만 글루타민의 분해(glutaminolysis)도 마찬가지이다. 그들의 에너지를 생산하는 기능에 덧붙여서 해당과정과 글루타민 분해과정의 중간체는 여러 종류의 아미노산과 지질을 합성하는데 사용되는 중요한 전구 물질로 사용되어지게 된다. 그러므로 암 세포에서 관찰되어지는 포도당과 글루타민의 증가된 흡수는 에너지 생산과 동화작용이라는 대사과정에 공동으로 사용되게 된다.

포도당과 글루타민에 의해 지지되는 하나의 중요한 동화과정은 지방산 생합성이다. 크렙스 경로에서 유래한 시트르산은 지방산의 전구 물질인 아세틸-CoA를 합성하는 주된 원료가 된다. 더구나 NADPH는 지방산 생합성에서 요구되는 중요한 인자이다. 실시간으로 NADPH/$NADP^+$ 비율을 유지하는 것은 지질생산을 유지하는 데 중요하며, 포도당과 글루타민 대사는 NADPH/$NADP^+$의 신진대사 비율을 유지하는 데 기여한다. 오탄당인산경로(pentose phosphate pathway, PPP)를 통과하는 '우회로(bypass)'로의 포도당 대사의 전환은 NADPH의 중요한 공급원이 된다. NADPH를 생성하는 2 개의 다른 반응은 크렙스 경로의 중간체인 말산(malate)과 이소시트르산을 포함한다. 세포질에서 말산은 피르브산으로, 이소시트르산은 알파-케토글루타레이트로 전환이 일어나는데, 여기서 사용이 되는 malic enzyme과 isocitrate dehydrogenase-1은 $NADP^+$를 NADPH로 환원시킨다. 크렙스-회로 중간체의 수준을 유지하는데 있어서 글루타민의 역할을 고려하면, 이러한 두 반응에서 글루타민의 중요성을 분명히 확인할 수 있다. 따라서, 암 세포에 의한 포도당 및 글루타민의 소비는 에너지와 동화반응을 위한 전구체를 제공할 뿐만 아니라, 동화과정이 요구하는 보조 인자를 만들어낼 수 있다.

(4) 호전적 세계로 부터의 보호

불리한 환경 및 내부 조건과 다양한 발달 신호들은 정상 세포로 하여금 팽창을 막는 체크 포인트(checkpoint)를 활성화하도록 한다. 그러나 '대사 형질 전환(metabolic transformation)'은 암 세포로 하여금 제한되지 않고 증식할 수 있는 메커니즘을 제공한다. 여기에는 영양소 또는 산소 결핍 상태에서 정상적으로 성장을 억제하는 신호를 무시하는 기능이 포함된다. 대사적 형질 전환은 부적절한 증식 형태에 반응하여 세포 사멸이나 노화를 일으키는 경고에 대항하도록 하고 종양 세포가 증식할 수 있는 상황을 만들어 준다. 암 세포에 특히 중요한 것은 활성 산소종(ROS)의 역할이다. 활성 산소종(ROS)은 산소로부터 유래하는 활성화된 분자로 세포 운명(cell fate)에 있어서 복수의 역할을 할 수 있다. 한편으로 수용체 티로신 인산화 효소 경로에 의해 중재되는 세포 증식(proliferation)과 생존(survival)의 신호 경로에 활성 산소종이 역할을 할 수 있다. 다른 한편으로 높은 농도의 활성 산소종은 세포에 독성을 줄 수 있어 아폽토시스(apoptosis)나 괴사(necrosis)를 일으킬 수 있다. 환원된 분자 대 산화된 분자의 비(ratio)에 의해 정의되는 세포의 산화 환원 상태(redox state)는 생존 및 사멸 메커니즘을 결정적으로 조절할 수 있다. 환원된 글루타치온(GSH)은 항산화 역할을 하는 물질로 반응성 있는 pro-oxidant에 전자를 공급하고 자신은 글루타치온 이량체(GSSG)로 전환한다. 결과적으로 GSSG가 GSH로 환원되는 속도는 산화 스트레스로부터 보호 작용을 하는데 중요한 인자로 생각된다. 이러한 반응은 글루타치온 환원효소(glutathione reductase)에 의해 촉매되는데, 이 반응은 NADPH 의존적이다. 앞서 언급한 지방산 생산 경로에서와 같이 세포의 산화 환원 상태는 오탄당 인산경로(PPP)를 통한 포도당의 대사 그리고 글루타민 분해에 의해 제어된다. 오탄당인산경로는 NADPH를 생성함으로써 GSH/GSSG ratio를 결정하고 글루타치온의 환원을 일으키는 주된 경로이다. 그러므로 당분해를 향해 해당과정으로 주로 포도당 대사를 진행하고 오탄당인산경로(PPP)를 피하는 것은 세포 생존에 치명적인 결과를 초래할 수 있는 반면, 오탄당인산경로를 통해 더 많은 포도당을 전환시키는 것은 산화 스트레스로부터 세포를 보호하는 역할을 하는 것이다.

전반적으로 대사에서의 변화는 종양 진행에 필수적이다; 정상 세포의 성장주기를 중지시키거나 아폽토시스를 일으키게 되는 악조건에서도 세포가 계속 생존하고 성장하고 증식하도록 한다. 그러나 이러한 강력한 힘은 대사 형질 전환에 의해 제공되는 능력에 의존한다. 대사에서 형질 전환된 대사 경로를 불활성화 또는 차단함으로써 이러한 지지 메커니즘을 방해하는 것은 우리로 하여금 더 효과적인 암 치료 방법을 고안할 수 있도록 도울 것이다. 최근의 연구에 따르면 p53은 세포 대사 단계에서 중요한 역할을 하는 것으로 나타났다. 그것의 대사에 있어서의 역할과 치료의 잠재력에 대해서는 다음에서 생각해 본다.

(5) 암과 젖산(lactate) 대사

호기성 해당과정(aerobic glycolysis)을 통해 생산된 젖산은 암 세포가 산성화가 되는 것을 막기 위해서 빠르게 밖으로 배출된다. 암 세포로부터 분비된 젖산은 암 세포 주변 환경을 산성화시켜 혈관신생, 전이, 면역억제 등을 촉진한다. 일부 암에서는 에너지 대사과정이 두 가지 형태로 존재하는 것이 관찰된다. 호기성 해당과정으로 암 세포에서 젖산을 생성하고, 다른 한 부류는 이렇게 생산된 젖산을 TCA 회로로 들여보내 에너지원으로 사용한다. 그러한 이유로 호기성 해당과정(Warburg effect)에 의해서 증가된 젖산은 다양한 암의 악성도와 암의 예후에 영향을 미친다. 예를 들어 세포의 젖산 농도가 증가하면 젖산탈수소효소(LDH)에 의해서 젖산이 피르브산으로 변환이 된다. 이렇게 변환된 피르브산은 2-oxoglutarate(α-ketoglutarate)을 억제함으로써 HIF1α의 발현을 증가시킨다. 산소의 상태와 독립적으로 HIF1α는 VEGF의 분비를 증가시켜 혈관신생(angiogenesis)을 촉진하게 함으로써 궁극적으로 암의 예후에 영향을 미친다.

02 p53의 역할

지금까지, p53의 가장 잘 이해되는 기능은 악성의 형질 전환을 겪고 있는 세포의 증식을 억제하는 기능이다. 암의 진행에는 p53이 그러한 역할을 수행 할 수 있는 많은 지점(point)들이 있다. DNA 손상을 일으킬 수 있는 유전 독성(genotoxic stress), 암 유전자 활성화, 텔로미어 단축, 영양분과 산소의 부족 등은 p53의 활성화를 일으킨다. p53의 활성화는 궁극적으로 아폽토시스(apoptosis)나 노화(senescence)를 유도함으로써 무한정 증식하는 암화를 차단한다. 종양 진행을 제어하는 p53의 능력은 더 복잡한 측면이 있는 것으로 보이는데, 이것은 스트레스 받은 세포를 제거하는 것 외에도, p53은 적당한 스트레스 수준에 노출된 세포의 보호 및 생존에 역할을 할 수 있다. p53의 이보다 건설적인 측면은 세포에서 단일 DNA 이중 가닥 파괴(double strand break)조차도 p53을 유발할 수 있는 반응의 예민함이다. 이러한 민감성은 약간의 도전을 불러올 수 있는데, 그것은 우리가 숨을 쉬는 것 자체로도 미토콘드리아에서 활성 산소종(ROS)의 생성을 일으킬 수 있고 이것은 또 어떤 정도의 p53이 유도되는 상황을 만들 수 있는 것이다. p53이 유도하는 죽음 또는 노화를 통해 이들 세포를 모두 제거하는 것만으로도 유기체가 견딜 수 없게 될 것이다. 그래서 낮은 일상적인 스트레스 수준에 대처하기 위해 p53은 ROS 수준을 낮추고 생존을 촉진하며 특정 유형의 DNA 복구 프로세스에 참여하는 기능을 갖춘 기구를 개발하도록 했다. 발암 진행으로부터 보호 할 수 있는 능력으로 인해 p53이 "분자 경찰관(molecular policeman)"으로 불리게 되었지만, 결과적으로 p53은 좋은 경찰(good cop)과 나쁜 경찰(bad cop), 모두의 역할을 수행할 수 있는 것처럼 보인다. 그러나 p53에 대한 이 기능의 이중성(duality) 안에는 더욱 심하게 손상이 일어난 세포에서 부적절하게 발현되는 경우 적당히 손상된 세포를 구하도록 설계된 p53-반응이 또한 종양 진행에 기여할 수도 있다는 약점을 내포하고 있다.

(1) p53과 산화적 인산화의 조절

산소 존재 하에서 성장하는 세포에 의한 산화적 인산화의 사용은 정상 조건하에 존재하는 정상 세포의 큰 특징이며, 매우 효율적인 에너지 생성 경로의 획득을 반영한다. 그러나 앞서 언급한 바와 같이, 산소가 존재하는 상황에서도 해당과정의 사용이 암 세포에 유익한 것처럼 보이고, 종양을 유지하기 위해서는 높은 해당과정율(high glycolytic rate)이 필요한 것으로 나타난다. 이러한 관찰은 우리로 하여금 해당과정 및 산화적 인산화의 조절 효과를 다시 생각해보도록 이끌고 있다. 즉, 산화적 인산화의 촉진이 해당과정을 감소시키고 암으로의 진행에 대한 장벽으로 작용할 가능성이 있다. 이러한 관점에서 볼 때, p53이 산화적 인산화를 촉진시키는 역할을 하는 것은 놀라운 일이 아니다. p53을 발현하는 세포는 p53을 발현하지 않는 세포보다 산화적 인산화를 통해 훨씬 더 큰 비율의 ATP를 만들어낸다. 그리고 미토콘드리아 DNA의 사본수(copy number) 및 미토콘드리아 mass 유지에 p53이 중요한 역할을 하는데, 몇 가지 p53의 기능이 미토콘드리아 유지와 산화적 인산화 유지에 기여할 수도 있을 것인데, 이러한 예에는 p53에 의하여 COXII 소단위가 전사 후 조절이 일어나고, cytochrome c oxidase2(SCO2), p52R2(ribonucleotide reductase의 소단위)와 같은 단백질의 전사가 p53에 의해 촉진이 일어난다는 것들이다. p53은 핵에서 기능을 할 뿐 아니라 미토콘드리아에서도 기능한다. p53은 또한 미토콘드리아에 위치하여 Bcl-2 단백질 및 VDAC(voltage-dependent anion channel)와 상호 작용할 수 있는 것으로 나타났다. VDAC는 세포질과 미토콘드리아 사이의 대사산물과 ATP, 이온 등을 통과시키는 통로(gate)로서 hexokinase-2와 VDAC 단백질이 결합하여 아폽토시스를 저해하고 암 세포의 생존과 증식을 도울 수 있다. p53이 궁극적으로는 apoptotic 반응의 유도에 관여하지만, 스트레스를 받지 않은 세포에서 기저 수준의 p53이 mitochondrial localization을 통하여 미토콘드리아의 안정과 활동의 유지에 p53이 직접 기여할 가능성이 크다.

(2) p53과 해당과정의 조절

산화적 인산화를 촉진하는 p53의 능력에 대하여 해당과정은 p53에 의하여 저해가 일어난다. 포도당은 먼저 헥소키네이스(hexokinase)에 의하여 포도당 6인산(glucose 6-phosphate)으로 전환되고, 포도당 6인산은 이성화효소에 의하여 fructose 6인산(fructose 6-phosphate)으로 전환된다. fructose 6인산은 phosphofructokinase의 작용으로 인산기가 첨가되어 fructose bisphosphate(FBP)으로 전환되며, fructose bisphosphate(FBP)는 알돌라제(aldolase)의 작용으로 두 개의 글리세르알데하이드 3-인산으로 쪼개지는 과정을 거친다. 글리세르알데하이드 3-인산이 피르브산으로 산화되는 과정에서 기질수준인산화가 일어나면서 ATP가 생성된다. 피르브산은 산소가 충분히 있는 상태에서 미토콘드리아 기질에서 아세틸-CoA로 전환되고 산화적 인산화를 거치면서 에너지를 생산한다. 산소가 없는 상태에서는 혐기성 대사과정이 일어나는데 포도당을 혐기성으로 분해하여 젖산을 생성하는 대사를 이용하여 ATP를 생성한다. 일반적으로 산소가 풍부한 정상의 세포는 효과적으로 에너지를 생산하기 위하여 산화적 인산화 과정을 통하여 에너지를 얻기 때문에 젖산은 거의 생산하지 않는다. 그러나 Warburg 등은 종양이 주변조직에 비해 많은 양의 포도당을 가지고 있는 것을 발견하였으며 말기 암 환자의 복수에 젖산이 많은 현상을 반복적으로 관찰함으로써 최초로 '암 세포는 새로운 경로, 호기성 해당과정(aerobic glycolysis, Warburg effect)을 통해 포도당을 대사한다'고 보고 하였다.

포도당은 **포도당 수송체**(glucose transporter, GLUTs)에 의해서 세포 내로 운반된다. GLUT 중에서 포도당 유입을 담당하는 GLUT1의 발현은 다양한 암에서 증가되고 이를 통해 포도당의 유입이 증가한다. p53는 GLUT1 및 GLUT4를 암호화하는 유전자의 직접적인 전사 억제 및 IKK의 억제를 통한 GLUT3 발현의 간접 감소에 의한 여러 포도당 수송체(glucose transporters)의 발현 조절에 관여한다. TIGAR(TP53-inducible glycolysis and apoptosis regulator)의 p53-의존적 발현과 유사하게, 해당과정 효소인 포스포 글리세레이트 뮤타제(PGM)의 유비퀴틴화 및 불활성화를 유도하는 p53의 능력은 추가로 해당과정 속도를 낮추는 기능을 한다. TIGAR는 fructose 2,6-bisphosphate(FBP)의 수준을 낮추는 fructose 2,6 bisphosphatase(FBPase) 역할을 한다. 언뜻 보기에, p53에 의한 해당과정을 제한하는 능력은 대부분의 암에서 보이는 호기성 해당 작용의 획득에 반대하기 때문에 종양 억제제로서의 기능과 완전히 일치하는 것으로 보인다. hexokinase-2(HK2)와 포스포 글리세레이트 뮤타제(PGM)는 p53이 유도 가능한 프로모터로부터 발현되었다. hexokinase-2는 포도당(glucose)을 해당과정에 사용될 수 있도록 포도당 6인산으로 변환시키는 효소로서, 활성 산소를 제거하는데 필요한 NADPH의 생산과 더불어 핵산의 주요 전구 물질인 리보오스 5탄당을 합성하는 오탄당 인산회로(pentose phosphate pathway, PPP)로 유입된다. phosphofructokinase-1(PFK1) 활성의 감소와 함께 HK2 활성의 증가는 PPP(오탄당 인산회로)의 사용을 촉진할 것이다. 또한, 오탄당인산회로의 억제는 p53의 활성화를 초래할 수 있으며, 이것은 p53 및 TIGAR를 통해 오탄당인산화회로 활성을 회복시키는 기능을 할 수 있는 feedback loop(되먹임 회로)가 존재함을 암시하는 것이다.

(3) 항산화제로서의 p53

오탄당인산화경로(PPP)를 촉진하는 p53의 활성은 산화 스트레스 수준을 제한하는 p53의 또 다른 중요한 기능을 강화한다. TIGAR, sestrins, p53INP1 등의 유전자 발현이 p53-의존적으로 활성화가 일어나는 것은 세포 내 ROS 수준을 낮추어 생존 기능을 제공하고 암과 노화에 기여할 수 있는 ROS 관련 손상으로부터 세포를 보호할 수 있다. 산화 스트레스 조절하는데 p53이 간접적으로 영향을 줄 수 있음이 알려졌는데, 여기서 p21(p53에 의해 직접적으로 유도됨)은 전사 조절제 Nrf2의 활성을 안정화시키고 향상시키는 기능을 한다. Nrf2는 항산화 유전자 발현의 복잡한 프로그램의 마스터 레귤레이터(master regulator)이며, p53/p21 경로에 Nrf2가 연결된 것은 활성산소종을 제한하는 기능에 p53이 관련되어 있음을 나타낸다. p53의 이러한 항산화 및 생존 활성(survival activities)의 중요성은 p53이 없는 마우스에서 명백히 나타나며, 여기서 높은 수준의 산화 스트레스는 불리한 병리(adverse pathologies)와 관련이 있다. 가장 명백하게, 이들은 증가된 종양 감수성(tumor susceptibility)을 포함하지만, p53의 이러한 기능의 상실이 건강 및 질병의 다른 측면에도 기여할 수 있다.

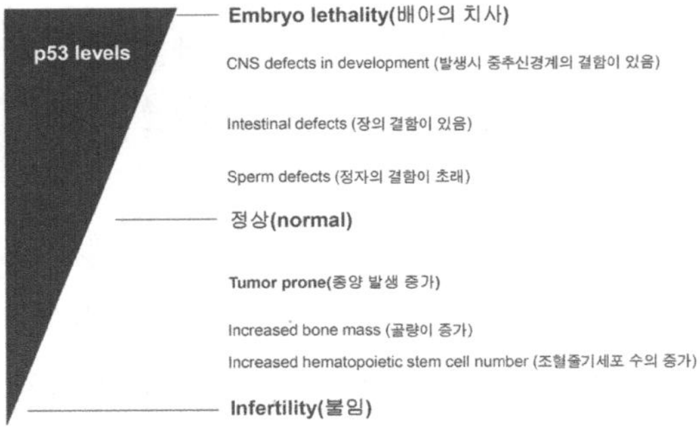

[그림 10-3] mouse에서 너무 많은 또는 너무 적은 p53 단백질 수준은 치명적인 표현형과 연관이 된다

그러나 p53은 산화 스트레스 조절에 이중적인 역할(dual role)을 한다는 것을 기억하는 것이 중요하다. 실제로, p53이 아폽토시스를 유도하는 조건하에서 p53은 산화 스트레스를 증가시키는 pro-oxidant로서 기능한다. 아폽토시스 반응의 중요한 매개자인 몇몇 p53 표적 유전자 (PUMA, NOXA 및 PIG3을 포함하여)는 ROS의 증가를 유도한다. 산화 스트레스를 촉진하는 p53의 능력은 세포를 사멸시키는 p53의 능력과 밀접한 관련이 있다. 이외에도 p53에 의한 ROS의 유도는 노화의 유도(induction of senescence)와 같은 다른 성장 억제 반응에서 역할을 할 가능성이 있다. p53이 이와 같은 양극성 행동(bipolar behavior)을 나타내는 배후에 있는 실제 이유는 아직 명확하지 않지만, 이전에 제안 된 바와 같이, 이들 반응은 세포 스트레스 또는 손상의 정도 또는 지속 기간에 따라 p53 반응의 상이한 역할들(different roles)을 반영할 수 있다. p53은 생존(survival), 복구(damage repair) 및 항산화 반응(antioxidant responses)을 활성화하여 세포가 경미하거나 일시적인 손상을 견뎌 낼 수 있도록 도와준다. 그러나 손상이 광범위하거나 스트레스가 완화되지 않으면, p53 스위치는 ROS의 활성화를 포함하는 경로를 통해 영향을 받는 세포를 제거하도록 전환한다. 흥미롭게도 장수를 촉진하는 데 도움이 되는 p53의 항산화 기능과 달리 p53의 산화 스트레스를 촉진하는 pro-oxidant 반응은 보다 빠른 노화에 기여할 수 있다. p53의 지속적인 유도를 초래하는 지속적으로 높은 스트레스는 노화를 촉진할 것으로 예측된다. 이것은 바로 모든 조직에서 p53의 약간 상승된 수준을 발현하도록 조작된 마우스에서 나타난 표현형이기도 하다.

마지막으로, ROS는 p53의 발현에 영향을 미칠 수 있으므로 ROS를 제한하거나 또는 증가시킴에 따라 p53의 역할은 상황에 따라 feedback(되먹임) 또는 feed-forward(피드포워드) 회로(loop)의 일부를 형성 할 수도 있을 것이다. 최근의 연구에 따르면 고 칼로리 다이어트(high-calorie diet)와 관련된 지방조직에 산화 스트레스를 유도하게 되면, p53 의존적으로 인슐린 의존성이 획득(p53-dependent acquisition of insulin dependence)된다. 대사 조절에서 p53의 중요성을 고려할 때, 이 흥미로운 결과는 p53을 당뇨병에 연결하는 많은 연구 결과 중 최초의 것이 될 수도 있을 것이다.

(4) p53과 저산소증

암 세포에서 대사 재프로그래밍(metabolic reprogramming)의 가장 중요한 동력 중 하나는 저산소증에 대한 반응, 또는 정상 산소 조건 하에서 유사-저산소성 반응(pseudo-hypoxic response)의 활성화이다. 고형종양(solid tumor)이 발달하는 동안 혈액 공급이 부족하게 되면 산소 장력이 감소하게 되며 이것은 혈액과 산소를 조직으로 다시 가져오도록 촉진하는 반면 세포가 저산소에서도 생존할 수 있도록 고안된 스트레스 반응을 내보낸다.

HIF1(hypoxia-inducible factor-1)에 대한 반응의 일부는 저산소 환경을 개선하기 위한 혈관 신생(angiogenesis)의 유도이지만, HIF1은 또한 대부분의 해당과정 요소들의 발현을 유도하며, Warburg 효과의 주요 원동력으로 나타났다. 흥미롭게도, 저산소증(hypoxia)은 p53을 활성화시키는 것으로 나타났지만, 기본 메커니즘은 여전히 모호하다. 저산소증(hypoxia)은 활성 산소종(ROS)을 유도할 수 있으며, 이를 통해 p53을 활성화시킬 수 있지만, 저산소증에 의한 p53의 ROS-비의존적 유도(ROS-independent induction)가 또한 기술되어있다. 직접적인 단백질 상호 작용이 p53의 안정화 및 HIF1의 억제를 초래하는 것으로 나타났지만, HIF1보다 p53을 유도하기 위해 훨씬 더 심각한 산소 결핍이 필요하다는 관찰은 두 반응 사이의 보다 복잡한 관계를 시사하는 것이다. 또한, HIF1은 p53 활성 및 안정성을 향상시킬 수 있는 반면, ROS를 조절하는 HIF2의 능력은 최근 p53의 음성적 조절(negative regulation)과 관련이 있다.

저산소 조건 하에서 p53의 활성화는 종양 억제를 증강시킬 수 있는 다수의 반응을 유발할 수 있다. 저산소증의 유지(maintenance of hypoxia)가 보다 공격적인 종양과 상관 관계가 있고 치료에 대한 반응이 좋지 않다는 관찰은 증가된 혈액 공급이 암에 유익을 제공한다는 단순한 모델을 더 복잡하게 만들 수 있다. p53의 항-혈관신생효과(antiangiogenic effects of p53)는 저산소 조건 하에서 신생혈관형성을 유발하는 HIF의 효과를 중화시킬 수 있다. 저산소 조건(hypoxic condition) 하에서 p53의 활성화(activation of p53)는 또한 *PUMA* 또는 *Fas*와 같은 유전자의 전사 활성화(transcriptional activation)와 *miRNA-17-92* 클러스터의 전사억제(transcriptional repression) 둘 다를 통해 아폽토시스 반응을 직접 유도할 수 있고, 따라서 HIF의 생존 기능(survival function)에 대항한다.

혈관신생의 조절에서와 같이, HIF과 p53은 해당과정에 대하여 반대의 효과를 일으키는 것으로 보이며, 즉 해당과정은 HIF-1에 의해 촉진되고 p53에 의해서는 저해된다. 물론, 저산소증에 대한 반응 결과에 대해 막대한 세포 및 맥락 의존성(cell and context dependency)이 있을 것으로 보이는데, HIF와 p53의 기여에 대하여 신중하게 비교하면 다른 조건 하에서 다른 효과를 나타낼 수도 있을 것이다. p53을 유도하기 위하여 훨씬 더 심각한 산소부족(severe lack of oxygen)이 요구되는 반면, 경증의 저산소증(mild hypoxia)은 HIF를 활성화시킨다. 이것은 HIF 반응이 산소부족의 경증 또는 일시적인 감소(mild or transient reduction)에 대하여 살아남을 수 있도록 고안된 반면, p53 반응은 훨씬 더 심각한 상황(much more severe circumstance)에서 작동이 되도록 고안되었다는 것을 시사한다. 코카인 증후군 B 단백질(CSB)는 여기서 기능(function)한다. 즉 HIF-1 기능을 선호하고 p53의 활성을 약화시켜, CSB는 저산소 상태에서 세포 생존 유지(maintain cell survival)를 돕는다. CSB의 상실이 일어나면 p53의 과활성화(overactivation)를 초래하고, 이는 코카인 증후군 환자(Cockayne syndrome patients)에서 볼 수 있는 강화된 노화(enhanced aging)를 설명할 수 있다.

03 p53-유도 경로들에 의한 종양 억제 및 촉진

많은 종류의 암에서 p53 돌연변이의 높은 발생률을 포함하여 p53의 역할을 뒷받침하는 풍부하고 강력한 증거들이 있는데, 그것은 p53의 상실 후 거의 모든 조건에서 암 발생의 증가를 나타내는 다수의 동물 모델과 아울러 하나의 돌연변이 p53 대립 유전자를 물려받은 인체에서 나타나는 엄청나게 증가된 암 부담이 그것이다. 암에서 야생형 p53 기능을 재활성화(reactivation)시키면 세포 사멸 또는 노화(senescence) 반응으로 인해 효과적인 종양 퇴행(tumor regression)을 초래한다.

일반적으로, 암 세포의 비정상적인 행동은 정상적인 세포 반응의 부적절한 발현을 반영하는 것이며, 이러한 부적절한 발현은 암이 진화하는 동안 악성의 세포 성장을 촉진하기 위해 악용된 것이다. 예는 세포 증식 또는 세포 생존을 유도하는 신호 전달 메커니즘의 성분의 잘못 또는 과잉 활성화를 포함하지만, 추가적 예는 대사 경로 내에서도 발견 될 수 있다. HIF-1에 의해 매개될 수 있는 혈관 신생, 생존 및 해당과정과 같은 기능들은 정상적인 발달이 일어나는 동안에, 또는 일시적으로 산소 수준의 감소를 경험하는 세포들에서 필수적이다. 그러나 이런 과정들이 제대로 조절되지 않을 경우 이러한 동일한 활동이 종양의 발달에 도움이 될 수 있다. 유사하게 정상적 성장, 발달, 종양 억제를 위해 중요한 특정 p53 기능들이 종양 발달에 잘못 사용되어질 수 있는데, p53의 몇몇 대사적 기능들은 이러한 범주에 들어가는 것이다. 하나의 예는 p53이 활성 산소종을 제한(limit ROS)하는 능력인데, 이것은 종양 발생을 제한하는데 사용되기도 하지만 종양 세포들의 생존과 확장을 돕는 이중성을 나타내기도 한다. 이러한 것들을 조절하기 위하여 p53이 항산화제 유전자(antioxidant genes)들을 조절하는 능력은 엄격하게 조절되며, p53이 세포 죽음을 유도하기 시작하는 지속적인 스트레스 조건하에서는 실질적으로 그들의 발현이 감소할 수 있다. 마찬가지로 강력한 항산화 프로그램을 유발하는 Nrf2의 전사는 지속적인 스트레스와 돌이킬 수없는 손상 조건에서 p53에 의해 억제된다. 따라서 p53에 대한 이들 반응 중 일부를 '끄는(switch off)' 능력은 종양 억제에 있어서 중요할 수 있다.

p53의 유도는 세포가 어느 정도의 스트레스를 견딜 수 있게 하는 것으로 보이지만, 손상 및 이상 수준이 증가함에 따라 영향을 받는 세포의 제거가 필요한 시점에 이르게 된다. 한편으로, p53의 첫 번째 기능은 세포가 너무 약해지지 않도록 하여 어느 정도의 스트레스들을 견뎌 낼 수 있도록 한다. 반면에 이러한 활동은 세포가 너무 단단해지지 않도록 유지가 되어야 하는데, 이는 지속적인 스트레스(persistent stress) 조건 하에서의 생존이 암이 발병하는데 크게 유리하기 때문이다. 그러므로 p53의 생존 활동(p53's survival activities)의 잘못된 사용이 암에 의해 역으로 이용될 수 있고, p53의 이러한 기능을 하향 조절(down-regulate)하는 능력의 결함이 치명적인 결과를 초래할 가능성이 높다.

암의 개시(initiation)에 대한 대사 리프로그래밍(metabolic reprogramming)의 기여는 여전히 불분명하지만, 악성 표현형의 유지에서 대사의 변화에 대한 명백한 역할이 있다. 많은 연구 결과에 따르면 암은 비정상적인 신진 대사(abnormal metabolism)에 의존하고 글루타민 분해(glutaminolysis) 및 해당과정(glycolysis)과 같은 경로에 전적으로 의존하는 것으로 나타났다. 이러한 관찰은 p53의 대사 기능에 대한 추가분석과 암 치료에서 어떻게 활용할 수 있는지를 보여준다.

[참고문헌]

- Bargonetti, J and Prives, C. (2019). "Gain-of-function mutant p53: history and speculation." J. Mol. Cell Biol. 11:605-609.
- Bensaas, K, et al. (2006). "TIGAR, a p53-inducible regulator of glycolysis and apoptosis." Cell 126:107-120.
- Bertout, JA, et al. (2009). "HIF2(alpha) inhibition promotes p53 pathway activity, tumor cell death, radiation responses." PNAS 106:14391-14396.
- Brooks, CL, et al. (2009). "How does SIRT1 affect metabolism, senescence and cancer?" Nat. Rev. Cancer 9: 123-128.
- Chandel, NS, et al. (2000). "Redox regulation of p53 during hypoxia." Oncogene 19:3840-3848.
- DeBerardinis, RJ, et al. (2007). "Beyond aerobic glycolysis: transformed cells can engage in glutamine metabolism theat exceeds the requirement for protein and nucleotide synthesis." PNAS 104:19345-19350.
- DeBerardinis, RJ, et al. (2008). "The biology of cancer: metabolic reprogramming fuels cell growth and proliferation." Cell Metab. 7:11-20.
- Denko, NC. (2008). "Hypoxia, HIF1 and glucose metabolism in the solid tumour." Nature Rev. Cancer 8:705-713.
- Dang, CV, et al. (2008). "The interplay between MYC and HIF in cancer." Nature Rev. Cancer 8:51-56.
- Ebert, BL and Bunn, HF. (1998). "Regulation of transcription by hypoxia requires a multiprotein complex that includes hypoxia-inducible factor 1, an adjacent transcription factor, and p300/CREB binding protein." Mol. Cell. Biol. 18:4089-4096.
- Feng, Z, et al. (2005). "The coordinate regulation of the p53 and mTOR pathways in cells." PNAS 102:8204-8209.
- Haigis, MC and Yankner, BA. (2010). "The aging stress response." Mol Cell 40(2):333-44.
- Hainaut, P and Milner, J. (1993). "Redox modulation of p53 conformation and sequence-specific DNA binding *in vitro*." Cancer Res. 53:4469-4473.
- Hu, W, et al. (2010). "Glutaminase 2, a novel p53 target gene regulating energy metabolism and antioxidant function." PNAS 107:7455-7460.
- Jaakkola, P, et al. (2001). "Targeting of HIF-1α to the von Hippel-Lindau ubiquitylation complex by O2-regulated pro;yl hydroxylation." Science 292:468-472.
- Johnson, TM, et al. (1996). "Reactive oxygen species are downstream mediators of p53-dependent apoptosis." PNAS 93:11848-11852.
- Jones, RG, et al. (2005). "AMP-activated protein kinase induces a p53-dependent metabolic checkpoint." Mol. Cell 18:283-293.
- Kaelin, WG Jr. (2008). "The von Hippel-Lindau tumor suppressor protein: O2 sensing and cancer." Nat. Rev. Cancer 8:865-873.
- Kawauchi, K, et al. (2008). "p53 regulates glucose metabolism through an IKK-NFκB pathway and inhibits cell transformation." Nature Cell Biol. 10:611-618.
- Kim JW and Dang, CV. (2006). "Cancer's molecular sweet tooth and the Warburg effect." Cancer Res. 66:8927-8930.

- Klimova, T and Chandel, NS. (2008). "Mitochondrial complex III regulates hypoxic activation of HIF." Cell Death and Differentiation 15:660-666.
- Kroemer, G and Pouyssegur, J. (2008). "Tumor cell metabolism: cancer's achilles' heel." Cancer Cell 13:472-482.
- Levine, AJ and Lane, DP. (2010). "The p53 family." Cold Spring Harbor Laboratory Press.
- Levine, AJ, et al. (2006). "Coordination and communication between the p53 and IGF-1-AKT-TOR signal transduction pathways." Genes Dev. 20:267-275.
- Lozano, G and Levine, AJ. (2016). "The p53 protein: from cell regulation to cancer." Cold Spring Harbor Laboratory Press.
- Mathupala, SP, et al. (1997). "Glucose catabolism in cancer cells. The type II hexokinase promoter contains functionally active response elements for the tumor suppressor p53." J. Biol. Chem. 272:22776-22780.
- McClintock, DS, et al. (2002). "Bcl-2 family members and functional electron transport chain regulate oxygen deprivation-induced cell death." Mol. Cell. Biol. 22:94-104.
- Minamino, T, et al. (2009). "A crucial role for adipose tissue p53 in the regulation of insulin resistance." Nat. Med. 15:1082-1087.
- Okorokov, AL and Milner, J. (1999). "An ATP/ADP-dependent molecular switch regulates the stability of p53-DNA complexes." Mol. Cell. Biol. 19:7501-7510.
- Olovnikov, IA, et al. (2009). "Homeostatic functions of the p53 tumor suppressor: regulation of energy metabolism and antioxidant defense." Semin. Cancer Biol. 19:32-41.
- Schroedl, C, et al. (2002). "Hypoxic but not anoxic stabilization of HiF-alpha requires mitochondrial reactive oxygen species." Am. J. Physiol. Lung. Cell. Mol. Physiol. 283:L922-L931.
- Schwartzenberg-Bar-Yoseph, F, et al. (2004). "The tumor suppressor p53 down-regulates glucose transporters GLUT1 and GLUT4 gene expression." Cancer Res. 64:2627-2633.
- Semenza, GL. (1999). "Perspectives on oxygen sensing." Cell 98:281-284.
- Suzuki, S, et al. (2010). "Phosphate-activated glutaminase(힌2), a p53-inducible regulator of glutamine metabolism and reactive oxygen species." PNAS 107:7461-7466.
- Vousden, KH and Ryan, KM. (2009). "p53 and metabolism." Nat. Rev. Cancer 9:691-700.
- Warburg, O. (1956). "On the origin of cancer cells." Science 123:309-314.
- Yeung, SJ, et al. (2008). "p53, MYC and HIF-1 in regulating glycolysis - the seventh hallmark of cancer." Cell. Mol. Life Sci. 65:3981-3999.
- Zhivotovsky, B and Orrenius, S. (2009). "The Warburg effect returns to the cancer stage." Semin. Cancer Biol. 19:1-3.
- Zhou, S, et al. (2003). "Mitochondrial impairment in p53-deficient human cancer cells." Mutagenesis 18:287-292.
- 오상진. (2005). "인체노화." 탐구당
- 오상진. (2015). "노화의 생물학." 탐구당.
- 이미수. (2016). "암 세포의 독특한 대사과정 이해에 따른 항암제 연구." 분자생물학 뉴스레터.
- 채영찬. (2017). "암 세포 대사의 재프로그래밍과 암치료 연구." 분자생물학 뉴스레터.

11

종양 억제 유전자와 노화

인체는 다양한 조직과 장기를 포함하고 있는데, 이들은 다시 수백 종류의 세포들이 모여서 구성하게 된다. 세포가 수명을 다하거나 성장기에 더 많은 세포가 필요할 때는 세포 분열을 통해 세포를 만들어냄으로써 우리의 몸의 기능을 유지한다. 세포들은 끊임없이 죽고 새로운 세포로 대체되는데 대체가 제대로 이루어지지 않으면 조직은 퇴화되어 못쓰게 되어 버린다. 지구상에 존재하는 모든 다세포 생물들은 예외 없이 시간 경과에 따라 노화(senescence)를 경험한다. 이러한 개체 노화의 핵심적인 원인으로 알려진 세포 노화(cellular senescence)는 세포가 증식을 계속하다가 외부, 및(또는) 내부 요인에 의하여 결국 세포 분열이 중지되어 더 이상 세포 증식을 할 수 없는 상태에 도달한 것을 말한다. 세포는 무한정 분열하지 못하도록 프로그램 되어 있다. 세포 노화는 세포 분열을 영구적으로 멈추게 함으로써 암으로 진행되는 것을 막는 기작으로 세포에 의해 이용될 수 있는데, 암을 방지할 수 있다는 점에서 세포 사멸과 세포 노화는 동일한 목적을 달성할 수 있지만 세포 사멸은 적극적으로 세포의 죽음을 촉진한다는 점에서 차이가 있다. 최근 연구에 의하면 종양 억제 유전자와 노화유전자 사이에 기능적으로 유사성이 있다는 의견이 제시되었다.

[표 11-1] 종양 억제 유전자

Gene	Chromosomal location	inherited cancer	Sporadic cancer
Rb	13q14	retinoblastoma	retinoblastoma, sarcomas 등
p53	17p13	Li-Fraumeni cancer family syndrome	bladder, breast, colorectal, liver carcinoma 등
DCC	18q21		colorectal carcinoma
APC	5q21	Familial adenomatous	colorectal, stomach, pancreatic carcinoma
WT1	11p13	Wilm's tumor	Wilm's tumor
NF1	17q11	Neurofibromatosis type 1	colon carcinoma and astrocytoma
NF2	22q12	Neurofibromatosis type2	schwannoma and meningioma
VHL	3p25	von Hippel-Lindau syndrome	renal cell carcinoma
MTS1	9p21	melanoma	melanoma, brain tumors 등
BRCA1	17q21	Breast, Ovarian, Prostate	
BRCA2	13q1	Breast, Ovarian, Prostate	

01 종양 억제 유전자

적절한 표적 세포에 전달될 때 형질 전환을 일으키는 유전자를 '암 유전자(oncogene)'라고 정의한다. 이러한 암 유전자의 활성화는 돌연변이 또는 유전자 재배열 등에 의하여 일어날 수 있다. 이러한 암 유전자에 비해, 종양의 음성 조절자(negative regulator of tumor)로서 작용하는 일군의 유전자가 있다는 것이 체세포 하이브리드 실험이나 일부 유전되는 인간 암에서 알려지게 되었는데, 이러한 유전자들은 cancer susceptibility gene, antioncogene, recessive cancer gene, tumor suppressor gene(종양 억제 유전자) 등으로 불려진다. 앞에서 원암 유전자(proto-oncogene)가 암 유전자로 변하는 돌연변이는 원암 유전자에 없던 새로운 기능을 암 유전자로 변화되는 가운데 획득하였기 때문에 이러한 기작을 '획득 형질(gain-of-function, GOF)' 돌연변이라고 한다. 종양 억제 유전자(tumor suppressor gene)의 경우는 암 유전자의 경우와는 상이하게 원래 가지고 있던 기능을 잃었기 때문에 '기능 상실(loss-of-function, LOF)' 돌연변이라고 지칭한다.

(1) 종양 억제 유전자의 발견과 기능

종양 억제 유전자는 세포 증식을 억제하거나 세포 사멸의 촉진을 유도할 수 있는데, 종양 억제 유전자의 기능에 손상이 발생하거나 불활성화가 일어나면 암의 촉진을 유발할 수 있다.

1) 세포 융합(cell fusion) 실험은 종양 억제 유전자의 존재 가능성을 제시했다

세포로부터 어떤 유전자가 상실됨으로써 암이 발생할 수 있다는 것을 제시한 실험은 세포 융합(cell fusion)실험에서 유래하였다. 센다이(Sendai) 바이러스라 불리는 특정 바이러스는 세포막의 변형을 일으켜 세포의 융합(fusion)을 촉진하는 특성이 있다. 이러한 특성을 이용하면 암 세포와 정상 세포를 융합한 하이브리드(hybrid)를 만들 수 있다. 암 세포와 정상 세포를 융합하여 만든 하이브리드는 암 세포가 포함하는 암 유전자 때문에 암 세포처럼 제멋대로 증식할 것이라고 초기에 예측이 가능하지만, 실제로 하이브리드에서 그런 일은 일어나지 않았고 오히려 암이 사라지는 결과를 보였다. 1960년대 발견된 이런 현상을 통하여 정상 세포는 종양을 억제할 수 있는 유전자를 포함하고 있으며 하이브리드는 세포 증식에 관한 정상적인 조절기작을 회복할 수 있다는 단초를 제공했다. 정상적인 세포와 암 세포 사이의 하이브리드가 암을 유발하지 않게 되는 것이 정상적인 세포에 있는 특정 유전자의 활성 때문일 것이라는 생각은 이 하이브리드가 정상 세포에서 받은 특정 염색체를 잃어버리면 종종 암을 유발하는 세포로 되돌아간다는 사실에서 확인할 수 있다. 이 하이브리드를 장기간 배양하게 되면 하이브리드는 종종 암 세포처럼 통제받지 않는 악성의 상태로 돌아가는데, 이 경우 특정 염색체의 손실을 수반하게 된다. 이 손실된 염색체 부분에 종양을 억제하는 유전자가 포함되어 있을 가능성을 시사하고 있는데, 이런 관찰로부터 이 소실된 유전자에 대하여 '종양 억제 유전자(tumor suppressor gene)'라는 호칭을 붙이게 되었다.

2) 망막모세포종 유전자

사람 암에서 종양 억제 유전자의 기능을 이해하게 해준 질환은 망막모세포종(retinoblastoma)이었다. 망막모세포종은 소아의 안구 내 악성 종양 중 가장 흔한 질환으로 대개 3세 이전에 발병한다. 양안에 나타나는 예가 연구에 따라 차이가 있지만 약 40 %인데, 이때는 한쪽 눈에만 나타나는 경우보다 발병시기가 더 이르고 증상이 심하며 가족적으로 나타나는 경향이 높다. 이는 망막에 생기는 악성 종양으로서 어느 정도 더 커지면 동공을 통하여 희게 보이는 경우도 있다.

망막모세포종은 '**유전형**(inherited)'과 '**산발형**(sporadic)'의 두 가지 형태가 있다. 유전형 망막모세포종 환자는 양쪽 눈에서 다수의 암이 발생하는데 비해, 가족력이 없이 발생하는 산발형 망막모세포종 환자는 한 쪽 눈에서 하나의 암만 발생한다. 유전형 망막모세포종 환자의 모든 망막 세포가 암에 걸리기 쉬운 대립 유전자를 가지고 있지만 대부분의 세포는 암이 되지 않고 정상적 기능을 하고 일부 세포만 암이 된다. 따라서 세포 수준에서 볼 때 망막모세포종에 걸리기 쉬운 대립 유전자의 유전이 암 형질 전환을 일으키는 충분조건이 되지 못하고 암이 발생하기 위해서는 더 이상의 변화가 필요하다고 생각할 수 있다. 유전형과 산발형 망막모세포종 발생빈도와 연령을 통계적으로 비교 분석하여, 1971년 Alfred Knudson은 망막모세포종의 발생에 두 번의 돌연변이가 필요하다고 주장하였다. 유전형의 경우 첫 번째 돌연변이는 생식 세포 수준에서 이미 존재하고, 두 번째 돌연변이가 망막세포에서 일어남으로써 암이 발생하게 되는 것이다. 두 번째 돌연변이가 발생할 확률은 상당히 높아 양 쪽 망막에 10^6 이상의 세포들이 존재하고 있다가 언제든지 이 세포 중에서 한 번의 돌연변이가 더 생기면 암이 발생하게 되는 것이다. 이에 비해 산발형(sporadic)은 두 번의 돌연변이가 모두 체세포에서 일어나야 한다. 두 번의 독립적인 돌연변이가 하나의 망막세포에서 동시에 일어나야 하므로 암이 발생할 확률은 극히 작아지게 된다. 이와 같은 Knudson의 'two-hit theory(두 번 타격 가설)'는 망막모세포종 유전자가 활성화되기 때문이 아니라 종양 억제 유전자의 불활성화로 일어난다고 생각하게 되었다.

그렇다면 어떻게 종양 억제 유전자 존재를 확인할 수 있었는가? 첫 번째 방법은, 종양 억제 유전자의 결손이 있는 몇 가지 유전성 암증후군(hereditary cancer syndrome)을 연구함으로써 가능하였다. 암 경향성이 높은 가족의 구성원은 종종 한쪽 부모로부터 결함이 있는 종양 억제 유전자를 물려받았을 가능성이 높기 때문에 암에 걸릴 위험성이 크다. 이 가족구성원의 세포를 현미경으로 살펴보면 때때로 형태학적으로 염색체 결함을 지니고 있음이 확인되었다. 예를 들어 가족성 망막모세포종(familial retinoblastoma) 환자들은 13번 염색체의 한쪽 특정 부위의 일부 단편(13q14)이 소실되었음이 핵형분석을 통하여 나타나고 있는데, 이것은 암 세포뿐만 아니라 모든 체세포에서도 동일하다. 핵형분석에서 염색체 13q14 유전자좌(gene locus)가 산발형 망막모세포종에서도 관찰된다는 것이 밝혀졌다. 13q14 band를 포함한 13번 염색체 결실은 산발형 환자 25% 암에서 발견되었다. 따라서 일부 유전형과 산발형 망막모세포종 모두에서 같은 염색체 유전자좌의 결실이 관여하는 것으로 생각하게 되었다. 이에 따라 13번 염색체의 정상 형태와 결손 돌연변이를 비교하여 처음으로 찾아낸 종양 억제 유전자가 Retinoblastoma susceptibility(*Rb*) 유전자였다. 종양 억제 유전자의 소실이 유전성 암에서만 나타나는 현상은 아니다. 이들 유전자는 특정 표적조직에서 발생하는 무작위적 돌연변이로 인해 한 쌍의 유전자가 모두 불활성화될 확률은 매우 낮다. 특정 유전자가 돌연변이가 일어날 확률은 100만 분의 1이고 이것이 같은 자리에서 두 번 일어날 확률은 $1/10^{12}$이 된다. 실제로 이것은 매우 낮은 확률이며, '이형 접합성의 소실(loss of heterozygosity, LOH)'이라는 현상에 의하여 기능장애(dysfunction) 확률은 상승할 수 있다. 정상 유전자 하나와 비정상 유전자 하나가 존재하는 초기 상태를 '이형 접합성(heterozygosity)' 상태라고 부르기 때문에 이와 같은 이름이 붙었다. 이형 접합성의 소실(LOH)은 우리가 예상하는 것보다 더 빈번하게 일어날 수 있다. 개별 유전자의 돌연변이가 100만 분의 1($1/10^6$)이라 하면 LOH는 $1/10^3$의 확률로 나타나며

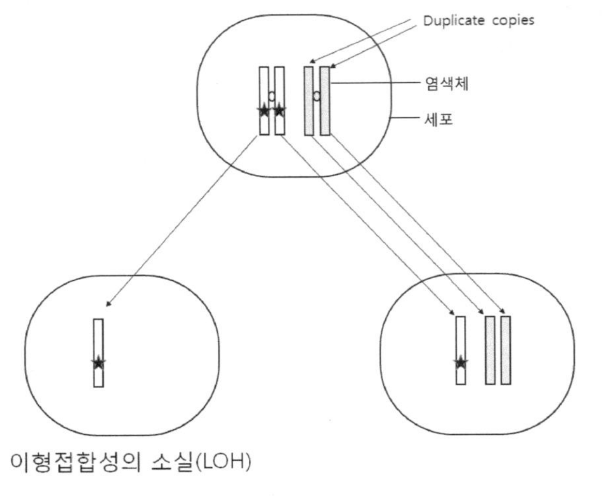

[그림 11-1] 이형 접합체 소실(loss of heterozygosity, LOH)

유사 분열시 비분리현상에 의하여 sister chromatid 분리가 실패하여 하나의 딸 세포에 모두 들어가고 다른 딸세포는 염색체를 받지 못한다.

수백 개의 다른 유전자를 포함하는 넓은 DNA 구역을 포함하여 일어난다. LOH가 일어날 수 있는 방법에는 여러 가지가 있을 수 있지만 그 중의 하나를 설명하면 다음과 같다. **'유사 분열성 비분리**(mitotic nondisjunction)'라는 현상이 있는데, 유사 분열시 한 쌍의 염색체가 분리에 실패하여 하나의 딸세포에 모두 들어가고 다른 딸세포는 염색체를 받지 못한다. 후자의 딸세포는 잃어버린 염색체에 존재하는 어떤 유전자에 대해서도 더 이상 '이형 접합성(hetrozygosity)'을 나타내지 않는다. 유전학자들은 암 세포에서 '이형 접합체 소실(LOH)'를 보이는 염색체 구역을 찾아내기 위해 수많은 연구를 수행했다. 이런 연구는 유전성 암증후군(hereditary cancer syndrome)과 관련한 염색체 결손에 관한 연구와 더불어 수십 개의 종양 억제 유전자들의 발견을 이루어냈다. 종양 억제 유전자의 발견과 함께 두 가지의 의문점이 생길 수 있는데, 과연 종양 억제 유전자의 정상 기능은 무엇이고, 그들의 기능장애가 어떻게 암과 연관되는가?

3) 망막모세포종은 열성으로 유전된다

유전형과 산발형의 망막모세포종에서 결실되어 있는 염색체 유전자좌가 있다는 것은 기능을 가진 유전자의 상실로 인하여 암이 발생하게 된다는 것을 의미한다. 이럴 경우 망막모세포종의 발생에 필요한 두 번의 돌연변이는 정상 세포의 염색체에 있는 야생형 두 copy가 모두 활성을 잃게 되는 돌연변이 일 것이다. 첫 번 돌연변이를 통해 두 유전자 중 하나가 돌연변이 되고, 두 번째 돌연변이가 일어나면 나머지 유전자도 활성을 잃고 기능을 완전히 상실하게 된다. 하나의 돌연변이 유전자를 이미 가지고 있는 세포에서는 독립적으로 세포 돌연변이가 일어나거나 남아 있는 유전자좌를 포함한 염색체의 결실에 의해 두 번째 야생형 유전자의 비활성화가 일어난다. 이러한 유전학적 연구들로 망막모세포종 유전자 두 copy 모두 비활성화 되거나 잃어버려서 망막모세포종이 발생한다는 것을 확인할 수 있었다.

4) Rb 유전자의 분자적 클로닝

비록 유전학적 실험으로 망막모세포종 유전자가 있다는 것을 확인할 수 있었으나 유전학의 적용만으로는 유전자 산물의 특성이나 기능에 대해서 정확히 파악할 수 없었다. *Rb* 유전자의 분자적 클로닝을 통하여 유전학적 연구에서 생화학적 수준의 연구가 가능하게 되었다. *Rb* 유전자 클로닝은 Robert Weinberg 등을 비롯한 세 팀이 독립적으로 수행하였는데 결국 1986년 말과 1987년 초에 이 유전자를 분리할 수 있었다. 세 팀에서 사용한 공통적인 전략은 같았다. 13q14 부위의 프로브를 사용하여 이 프로브(probe)들 주위의 DNA 서열을 포함하는 genomic clone들을 골라내고, 이렇게 분리된 클론들을 다시 정상적인 망막세포와 망막모세포종의 RNA와 하이브리드를 형성하는 프로브로 사용하였다. 각 연구팀은 최소한 일부 망막모세포종의 RNA에서는 발견되지 않는 약 4.7kb 크기의 정상적인 망막세포 전사물(transcripts)과 하이브리드를 형성하는 프로브를 찾을 수 있었다. 일부 망막모세포종에서는 발현되지 않고 정상적인 망막세포에서만 발현된다는 것은 이 4.7kb의 RNA가 망막모세포종 유전자의 전사물일 가능성을 내포하고 있는 것이다. 또한 결실의 모든 부분이 이 후보 유전자 서열 내에 모두 포함되는 경우도 발견하게 되었다. 이와 같은 유전자 서열 내부 결실(internal deletion)은 중요한 표적유전자가 주변의 유전자가 아니라 바로 클론된 유전자라는 것을 강력하게 시사해 주는 것이다.

망막모세포종의 클론된 유전자가 매우 자주, 그리고 재현 가능하게 돌연변이에 의해 비활성화되어 있다는 것을 확인함으로써 이 클론된 유전자가 망막모세포종 유전자라는 강력한 상황적 증거를 얻게 되었다. 이에 대한 직접적인 증거는 유전자 주입 실험으로 얻게 되었다. 정상적으로 기능을 하는 *Rb* 유전자를 *Rb*가 결실되어 있는 암 세포에 주입하면 암 발생이 억제되었다. 따라서 클론된 망막모세포종 유전자는 예상한 바와 같이 악성 표현형을 억제하였다. *Rb* 유전자는 약 200 kb의 DNA 서열에 퍼져 있으며 27개의 엑손으로 구성되어 있다. *Rb* cDNA의 뉴클레오타이드 서열 분석으로 928개의 아미노산으로 구성된 단백질을 코딩한다는 것을 알게 되었다.

5) 레티노블라스토마(Rb) 단백질은 세포 주기의 G1에서 S기로의 진행을 조절한다

종양 억제 유전자 가운데 최초로 동정된 유전자는 *Rb* 유전자이다. *Rb* 유전자가 만들어내는 *Rb* 단백질(또는 간단히 Rb로 표시)은 성장 인자가 없는 상태에서 세포 증식을 억제하는데, *Rb*는 보통 제한점(restriction point)에서 세포 주기를 멈추게 한다. 그러나 적절한 성장 인자에 노출된 세포에서는 신호 전달 경로를 통하여 Rb의 인산화를 촉진하는 사이클린과 CDK(Cdk-cyclin) 복합체가 형성된다. Rb의 인산화가 일어나면 더 이상 세포 증식 억제효과를 나타내지 못하고 세포는 제한점을 지나가 세포 주기의 S기로 진입한다. 전사 인자 E2F는 세포 주기의 G1기에서 S기로 진행하는데 필요

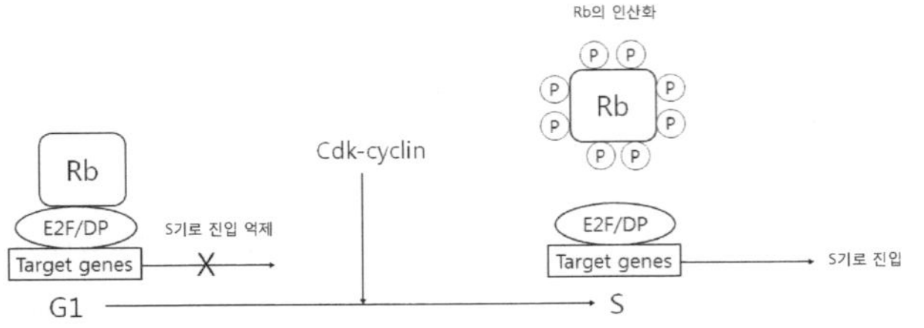

[그림 11-2] 세포 주기 조절에서 Rb 단백질의 역할

G1기에서 E2F와 Rb는 결합하여 G1기에서 S기로 진입하는 것을 막는다.
성장 인자의 존재하에서 Cdk-cyclin 복합체는 Rb를 인산화시키고 Rb는 E2F와 분리되게 된다.
자유의 몸이 된 E2F는 S기로 진입하는데 필요한 유전자 발현을 촉진하게 된다.

한 유전자들의 전사를 촉진한다. Rb의 정상적인 기능은 성장 인자가 존재하지 않을 때 세포 주기를 중지시키는 것이므로, Rb가 불활성화 되면 과도하게 세포 증식을 유도할 수 있게 된다. 특정 종양 바이러스 경우에도 Rb의 불활성화를 유도할 수 있는 수단을 가지고 있다. 인간유두종바이러스(human papilloma virus, HPV)는 Rb와 결합하는 E7이라는 암 단백질(oncoprotein)을 가지고 있어서 Rb와 E7이 결합했을 때 Rb는 불활성화가 일어나기 때문에 무분별한 세포 분열을 초래할 수 있게 된다.

6) p53 단백질은 세포의 DNA에 손상이 일어날 경우 세포의 증식을 막는다

p53 유전자는 p53 단백질을 생산한다. p53 유전자의 돌연변이는 다양한 암에서 가장 많이 돌연변이가 일어나는 종류이다. p53 단백질은 종종 '유전체의 보호자(guardian of genome)'라고 불리는데 이것은 p53이 DNA 손상으로부터 발생할 수 있는 치명적인 손상으로부터 세포를 보호하는 역할을 담당하기 때문이다. 자외선이나 화학 물질 등의 돌연변이원에 의하여 DNA가 손상을 받게 되면 DNA 손상은 ATM 키네이스(ATM kinase)를 활성화하고, 활성화된 ATM 키네이스는 p53 단백질을 인산화한다. 본래 MDM-2(mouse double minute homolog)라는 단백질은 p53을 인지하여 작은 단백질의 일종인 유비퀴틴을 p53에 부착함으로써 p53 단백질을 파괴한다. 그러나 p53 단백질이 키네이스에 의하여 인산화되면 MDM-2는 더 이상 p53에 유비퀴틴을 붙일 수 없게 되고 그렇기 때문에 p53을 파괴할 수 없다. 이에 따라 p53 단백질은 세포 내에서 신속하게 증가하게 되고, 고농도로 축적된 p53은 두 가지의 중심반응, 즉 세포 주기 정지(cell cycle arrest), 또는 세포 사멸(apoptosis)을 유도한다. 두 가지 반응 모두 p53이 특정 유전자의 전사를 활성화시키는 방법을 통하여 일어난다. 그 표적 유전자 중의 하나는 CDK inhibitor(사이클론 의존성 키네이스 저해제, CDKI)로 알려진 p21인데 이 단백질은 Cdk-cyclin 복합체 활성을 차단한다. 보통 p21이 *Rb*를 인산화시키는 Cdk-cyclin 복합체 활성을 저해하면 제한점에서 세포 주기로 진입할 수 없게 되는데, 이것은 DNA 손상을 수선할 수 있는 시간을 제공할 수 있게 한다. 동시에 p53은 DNA를 수선하는 효소 생산을 촉진할 수 있는 유전자들의 전사를 촉진한다. 만약 받은 손상이 너무 커서 더 이상 회복이 불가능하다

고 판단이 내려지게 되면 p53은 세포 사멸을 유도하는 유전자들의 전사를 활성화시킴으로써 아폽토시스를 진행한다. 이 경로의 핵심적인 단백질인 Puma(p53 upregulated modulator of apoptosis)는 보통 아폽토시스를 억제하는 Bcl-2 단백질에 결합하고 그것을 불활성화시켜 세포자살을 촉진하게 한다. 이와 같이 p53은 DNA가 손상을 받았을 때 세포 주기를 정지시키거나 또는 세포자살을 일으킴으로써 유전적으로 변형된 세포가 증식하거나 자손 세포에 DNA 손상이 전달되는 것을 막아준다. 그러므로 p53 유전자 돌연변이가 발생하면 손상된 DNA를 가진 세포의 증식을 허용하기 때문에 암 발생 위험성은 증가하게 된다. 예를 들어 한쪽 부모에게서 p53 돌연변이를 물려받은 사람에게 다른 하나의 정상 p53 유전자에 돌연변이가 발생하게 되면 완전히 p53 기능이 상실되는 것이기 때문에 암으로 발전할 위험성은 크게 증가한다. 이것은 가족성 암 증후군(familial cancer syndrome)을 설명하는 것이 가능하다. 그렇지만 일반적으로 암환자에서 일어나는 대부분의 p53 돌연변이는 유전으로 인한 것보다, 다른 여러 가지 위험 인자(자외선, 담배 흡연 등)에 의한 경우가 더 많다. 또한 p53 단백질 기능 상실을 가져오는 것은 p53 유전자의 돌연변이뿐만이 아니고, 특정 바이러스 단백질이 p53 단백질을 표적으로 삼는 경우도 있다. 예를 들어 사람 유두종바이러스(human papilloma virus, HPV)가 발현하는 E6 단백질은 p53 단백질과 결합하여 p53 단백질을 분해시킨다(HPV의 E7 단백질은 Rb 단백질과 결합하여 이를 무력화시킨다). 결국 인간 유두종바이러스가 암을 일으키는 능력은 세포에 정상적으로 존재하는 Rb와 p53 종양 억제 유전자가 생산한 단백질의 작용을 차단하는 능력과 연관되어 있다.

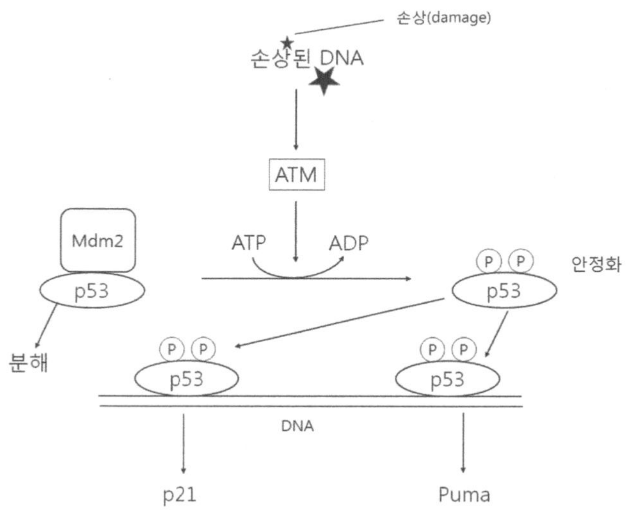

[그림 11-3] DNA 손상에 반응하는 p53 단백질의 역할

손상된 DNA가 발견되면 ATM은 p53 단백질을 인산화시킨다. 평상시 p53 단백질은 Mdm2에 의하여 유비퀴틴이 첨가되어 파괴되지만 인산화된 p53 단백질은 파괴하지 못한다. 인산화된 p53 단백질은 세포 내에서 축적되며, 세포 주기 정지를 일으키는 p21과 세포 사멸을 촉진하는 Puma 등을 유도한다.

7) 하나의 유전자 자리로부터 2종류(p16과 ARF)의 암억제단백질이 생산된다

***CDKN2A* 유전자**는 서로 다른 두 개의 종양 억제 유전자를 지정하는 다소 흔치 않는 특성을 보인다. p16과

ARF(alternative reading frame) 두 단백질은 세포 내 신호 전달과정 중에 두 가지, 즉 *Rb* 경로와 p53 경로에 각각 독립적으로 작용한다. 어떻게 해서 하나의 유전자로부터 서로 다른 역할을 하는 두 종양 억제 유전자 단백질을 생산할 수 있는가? 유전자 코드는 한번에 3개의 염기를 읽기 때문에 하나 또는 두개의 뉴클레오타이드를 건너 시작점을 바꾸게 되면 염기 서열에 담긴 메시지가 완전히 달라질 수 있다. 예를 들어 AAAGGGCCC라는 염기 서열은 첫 번째, 두 번째, 세 번째 염기부터 시작하여 세 가지 서로 다른 열린 해독틀(open reading frame, ORF)로서 읽혀질 수 있다. *CDKN2A* 유전자가 생산하는 두 가지 단백질 중 첫 번째는 p16 단백질($p16^{INK4a}$ 또는 INK4a라고 부름)로서, 보통 Rb 단백질을 인산화하는 Cdk-cyclin 복합체의 활성을 억제하는 CDKI(Cdk 억제자)이다. $p16^{INK4a}$의 기능이 상실되어 Rb의 인산화가 일어나면 G1 말기의 제한점에서 세포 주기를 억제하지 못하기 때문에 암을 일으킬 수 있고, 따라서 $p16^{INK4a}$는 종양 억제 유전자로의 역할을 하는 것이다. *CDKN2A* 유전자가 생산하는 두 번째 단백질은 **'대안 해독틀(Alternative reading frame, ARF) 단백질'**이다. 동일한 유전자로부터 만들어지는 단백질이지만 p16과 ARF는 서열상 유사성이 없는 완전히 다른 단백질을 형성한다. p16이 CDK의 억제자인 반면, ARF는 MDM-2와 결합하여 MDM-2 단백질을 분해시킨다. MDM-2는 보통 p53을 표적으로 유비퀴틴을 붙여 파괴시키는 유비퀴틴 결합효소(ubiquitin ligase)의 기능을 한다. ARF는 MDM-2 분해를 촉진함으로써 p53의 안정성과 축적을 유도할 수 있기 때문에 종양 억제 유전자로 작용할 수 있다. 만약 ARF에 기능 상실 돌연변이가 발생하면 p53은 세포 내에서 축적되지 못하게 되어 결과적으로 세포 주기를 차단하거나 세포 사멸을 시키는 p53의 기능은 발휘되지 못한다. 그러므로 *CDKN2A* 유전자는 두 가지의 독립적인 단백질, 즉 p16과 ARF를 통하여 암 발생을 억제하는 매우 중요한 역할을 하는 것이다. *CDKN2A*의 기능 상실 돌연변이는 인간의 유방, 폐, 췌장, 방광, 자궁경부암, 식도암 등 모든 암의 15~30% 정도에서 관찰이 되고 있다. 이런 경우 *CDKN2A* 유전자 결손으로 p16과 ARF 단백질 모두가 존재하지 않는 것이 일반적이다.

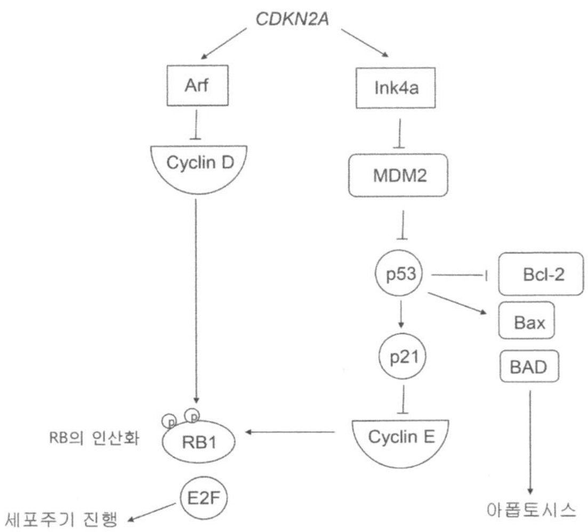

[그림 11-4] *CDKN2A* 유전자가 생산하는 두 개의 암억제단백질 ($p16^{INK4a}$와 ARF 단백질)

CDKN2A 유전자는 염색체 9번에 위치하고 있다

8) 기타 유전되는 종양 억제 유전자

대부분의 종양 억제 유전자는 유전되는 암에 대한 유전적 분석을 통해 분리되었다. 이와 같은 연구는 *Rb* 유전자 연구를 본보기로 하여 진행되었는데, 다른 유전되는 암에 이 방법을 적용하여 새로운 종양 억제 유전자를 분자적으로 클로닝할 수 있었다. 망막모세포종 이후 가장 널리 연구된 유전형 암은 Wilm's tumor로, 이 암은 약 만 명중 한 명에 발생하는 어린이들의 신장암이다. 유전형 망막모세포종의 환자 어린이에서와 유사하게 Wilm's tumor는 양쪽 신장에서 다발성 종양으로 대개 발생한다. 세포학적 연구로 관련된 유전자가 염색체 11p에 존재함을 알게 되었고, Wilm's tumor에서 염색체의 RFLP 표지자가 동형 접합 상태로 자주 바뀐다는 것이 밝혀졌다. 이것은 망막모세포종의 연구 결과와 유사하였으며, 이로부터 Wilm's tumor 유전자를 종양 억제 유전자로 생각하게 되었다. 이 연구 결과를 바탕으로 *WT1*이라는 Wilm's tumor 유전자를 11q13 부위에서 분리하였다. 그러나 Wilm's tumor에 관여하는 11번 염색체 유전자로서 *WT1*이 유일하지는 않다. 일부 Wilm's tumor는 11p13이 아니라 11p15의 결실과 관련이 있어서 이 유전자좌에 두 번째 종양 억제 유전자가 있을 것으로 생각된다. 예상한 바와 같이 11p13이 결실되고 11p15는 남아있도록 변형된 11번 염색체는 Wilm's tumor 세포주의 암 발생을 억제하였다. 이 부위에 대한 종양 억제 유전자가 아직 분자적으로 클로닝되지 않아서 이에 관한 연구가 진행되고 있다.

신경섬유종증(neurofibromatosis)은 두 가지 유전형 질환이 있으며 두 가지 모두 우성으로 유전하고 신경계에 종양이 발생한다. 신경섬유종증 제 1형은 가장 흔한 사람의 유전형 질환의 하나로 약 3000명 중 한 명꼴로 발생한다. 관련된 유전자는 17q11에 있으며 이 부위의 DNA를 분자적으로 클로닝하여 분리하였다. 약 40,000 명 당 1명의 발생빈도를 가진 신경섬유종증 제 2형은 염색체 22q12의 또 다른 종양 억제 유전자인 *NF2*가 비활성화되어 발생한다. 또 다른 종양 억제 유전자가 클론되어 밝혀졌는데 von Hippel-Lindau(VHL) 가족 암 증후군과 관련된 유전자이다. 이 증후군의 발생빈도는 35000명 당 1명이고 혈관모세포종, 신세포암종, 크롬친화세포종과 관련되어 있다. 유전형 흑색종(melanoma)와 관련되어 있고 산발형 흑색종과 기타 암에서도 결실되어 있는 염색체 9p21에 위치한 종양 억제 유전자도 분리되었다. 흑색종에서 유래한 세포주와 뇌종양, 백혈병, 육종, 방광암, 유방암, 폐암, 신장암, 난소암 등의 여러 가지 암에서 이 유전자의 돌연변이와 결실이 발견되었다. 여러 가지 암에 관계하기 때문에 이 유전자는 *MTS1*(multiple tumor suppressor 1)이라고 부르게 되었으며, *MTS1*은 p53과 같이 세포 주기의 진행과정을 조절하는 것으로 알려졌다.

(2) 유전체 안정성에 관여하는 종양 억제 유전자의 기능

종양 억제 유전자는 다양한 신호 전달과정에 관여할 수 있지만, 앞서 논의한 유전자들은 공통적인 기본적 특징을 공유하고 있다. 즉, 그들은 정상적으로 세포 증식과 성장을 억제하는 단백질을 생산한다. 만약 이런 유전자들의 기능 상실 돌연변이가 발생한다면, 그 반대작용으로서 세포 증식과 생존을 증가시킬 수 있게 된다. 두 번째 부류의 종양 억제 유전자들은 DNA 수선과 염색체의 완전성(integrity)을 유지하는데 기여한다. DNA 수선(repair)과 유지(maintenance)에 관여하는 유전자들이 불활성화 되면 전체적인 돌연변이 확률을 간접적으로 증가시킬 수 있고, 이렇게 함으로서 세포 증식에 직접적으로 영향을 미치는 다른 유전자들의 돌연변이 가능성을 상승시킨다. 앞에서 'gatekeeper(문지기)'와 'caretaker(관리인)' 역할로서 종양 억제 유전자의 두 집단을 설명했는데, 세포 증식과 생존에 직접 영향을 미치는 유전자의 손실은 직접 종양 생성의 문을 여는 것과 같은 효과를 주는 것으로서 '문지기(gatekeeper)'라 부르는 것이 적당하다고 할 수 있다. 반면 DNA 유지와 수선에 관여하는 종양 억제 유전자 부류는 유전체의 원형을 보존하는데 도움을 주고 있으며 이러한 유전자에 돌연변이가 일어나면 전반적으로 돌연변이율을 상승시켜 암 발생의 증가를 유도할 수 있기 때문에 '관리인(caretaker)' 이라는 호칭은 적절하다 할 수 있다.

1) *DNA 수선*은 국부적인 DNA 오류가 생기는 것을 막아준다

암 세포는 정상보다 수백 또는 수천 배의 비율로 돌연변이를 축적한다. 이런 상태를 일컬어 '유전적 불안정성(genetic instability)'이라고 하는데, 그 자체가 세포 증식을 직접 초래하지는 않는다. 유전적으로 불안정한 세포에서 발생하는 돌연변이의 대부분은 해로운 돌연변이로서 정상적인 조절을 방해한다. 돌연변이 확률이 증가하는 것은 세포 증식과 생존을 조절하는 정상적인 감시 체계로부터 벗어나게 해줄 돌연변이의 발생 가능성을 증가시킨다. 돌연변이의 증가는 세포로 하여금 추가적인 형질을 획득함으로써 암의 진행을 촉진할 수 있다. 예를 들어 더욱 빠른 성장률, 침윤의 증가, 혈류에서의 생존력, 면역에 대한 저항, 다른 장기에서의 성장력, 약에 대한 내성, 세포 사멸로부터의 도피 등 특성들을 예로 들 수 있는데 이런 성질들은 점차 암을 공격적으로 만든다. 유전적 불안정성은 몇몇 다른 형태로 발생한다. 가장 간단한 유형은 세포가 하나 또는 몇 개의 뉴클레오타이드를 포함한 국소적 오류를 수정하는데 이용하는 DNA 수선 기작에 결함이 있을 때 발생한다. 이런 국소적 오류는 전형적으로 DNA 손상 물질에 노출되거나 또는 DNA 복제 중에 발생하는 염기 짝짓기의 실수로 인해 발생한다. 절제 수선(excision repair)은 DNA 손상물질에 노출되어 생긴 비정상적인 염기를 복구할 수 있다. 그리고 mismatch repair(부정합 수선)는 DNA 복제 중에 우연히 발생할 수 있는 짝(pairing)을 잘못지은 염기를 수정하는데 사용한다. 수선메커니즘에 관여하는 유전자의 돌연변이를 부모로부터 물려받은 사람은 암의 위험이 증가한다. 예를 들어 절제 수선유전자(excision repair gene)의 선천적인 돌연변이는 매우 높은 피부암 위험을 보이는 색소성 건피증(xeroderma pigmentosum, XP)을 유발한다는 것이 밝혀졌다. mismatch repair에 관여하는 단백질을 만드는 유전자에 돌연변이를 물려받은 것은 높은 결장암 위험성과 연관된 비용종성 대장암(hereditary nonpolyposis colon cancer, HNPCC)의 원인이 된다. 절제 또는 부정합 수선에 필요한 유전자의 선천적 돌연변이는 특정 유전성 암의 위험성을 급격히 증가시키지만 대부분의 비유전성암에서는 이 두 가지 부류의 유전자 돌연변이의 비중은 상대적으로 작다.

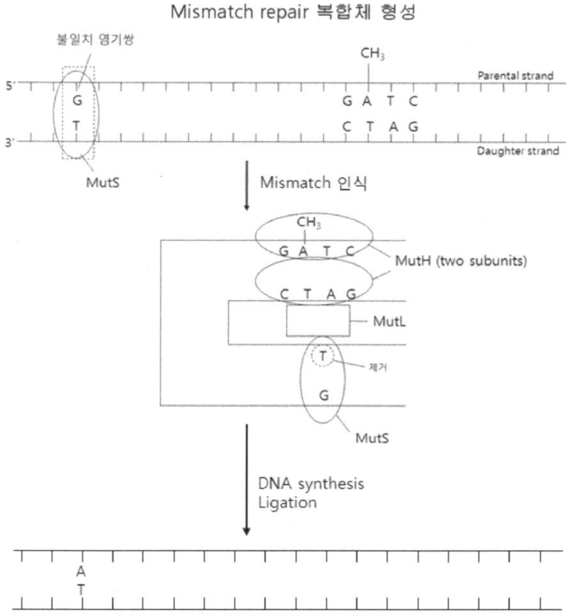

[그림 11-5] 미스매치 수선(Mismatch repair) 과정

2) *BRCA1*과 *BRCA2* 유전자가 생산한 단백질은 이중 가닥 절단 수선에 관여한다

암 세포에서 나타나는 또 하나의 유전적 불안정성(genetic instability)은 염색체 구조(chromosomal structure)와 염색체 수(chromosomal number)의 비정상적인 경향과도 연관이 있다. *BRCA1*과 *BRCA2* (Breast Cancer Susceptibility Gene 1 and 2)유전자는 종양 발생을 억제하는 종양 억제 유전자로서, 이들이 만든 단백질은 유전체 안정성에 중요한 역할을 한다. 처음에는 *BRCA1*과 *BRCA2* 유전자 산물이 직접적으로 세포 증식의 조절에 관여하는 것으로 추측했으나, 더 많은 연구를 통하여 이들 유전자가 생산하는 단백질들은 DNA 손상을 인지하며 필요한 수선을 수행하는 경로에 관여한다는 것이 밝혀졌다. *BRCA1* 유전자는 염색체 17번에 그리고 *BRCA2* 유전자는 염색체 13번에 존재하는데, 이 유전자들에 결함이 있을 경우 손상된 DNA는 올바르게 복구가 일어나지 않게 되고, 그 결과 추가적인 유전자 변화를 일으키게 되고 이러한 변화는 암을 유발하게 된다. 2종의 *BRCA* 유전자는 서로 유사성이 거의 없는 핵에 분포하는 거대 단백질들(각각 1864개 아미노산, 3418개 아미노산)의 생합성을 담당한다. 실제로 각각의 *BRCA* 단백질들이 결여된 세포에서는 염색체 절단(chromosomal deletion)과 염색체 전좌(chromosomal translocation)와 같은 많은 수의 비정상

적인 염색체들이 확인되었다. 이런 비정상적 염색체의 원인으로는 세포가 DNA 이중 가닥 절단 수선(double-strand break repair, DSBR) 과정에 두 BRCA 단백질들이 관여하는 것으로 나타나고 있다. 단일 가닥 절단(single-strand break)에 비해 이중 가닥 절단을 수선하는 일은 더욱 복잡하고 어렵다. 단일 가닥 수선의 경우는 남은 한 가닥이 연결되어 있기 때문에 수선의 주형(template)으로 사용할 수 있는 반면에, 이중 가닥의 절단이 일어나면 완전히 두 조각으로 분리가 일어나는 것이다. 그렇기 때문에 연결할 두 DNA 조각이 연속성이 있는가를 확인하는 문제와 어떠한 뉴클레오타이드도 손실이 되지 않도록 끊어진 부위를 재결합시켜야 하는 어려운 과정을 수행해내야 한다. 이중 가닥 절단을 수선하는 두 가지 방법으로 **비상동성말단결합**(nonhomologous end joining, NHEJ)과 **상동성재조합**(homologous recombination, HR)이 있다. 상동성 재조합은 오류발생이 적은데, 그 까닭은 절단된 염색체의 DNA를 수선할 때에 손상되지 않은 homologous sister chromatid의 정보를 사용할 수 있는 S기와 G2기에 일어나기 때문이다. 상동성 재조합으로 이중 가닥 절단을 수선하는 것은 복잡한 과정으로서 BRCA1과 BRCA2를 포함한 여러 단백질의 참여가 필요하다. DNA 손상을 감지하고 이에 반응하는 ATM 키네이스가 p53 단백질의 인산화를 촉진할 뿐 아니라 ATM 키네이스는 세포 주기조절과 DNA 수선에 관련된 여러 단백질들을 인산화하고 활성화시킨다. 이들 단백질 중에는 이중 가닥 절단 수선에 필요한 BRCA1과 기타분자들이 포함된다. 그림은 상동성재조합으로 이중 가닥 절단을 수선하는 매커니즘에 두 시기가 필요한 것을 보여주고 있다. 첫째로, Rad50 exonuclease 복합체 (Rad50 exonuclease complex)라는 단백질은 DNA 이중 나선의 한 가닥의 절단말단으로부터 뉴클레오타이드를 제거하여 단일 가닥 단편을 반대편 가닥으로 노출시킨다. 두 번째 단계에서 Rad51 수선복합체라는 다중결합단백질복합체가 가닥침투 반응을 수행한다. 이 반응에서 절단된 DNA 분자의 말단에 노출된 단일 가닥 DNA 단편이 주형으로 사용되는 원형 DNA 분자의 두 가닥 중 하나를 치환한다. 이 단계에서 Rad51은 우선 단일 가닥 DNA를 덮는다. 그러면 덮여있는 가닥은 표적 DNA 이중 나선을 따라 침투하고 이동해서 상보적 서열에 도달한다. 일단 단일 가닥이 제자리를 자르면, 그와 상보적인 염기 서열을 절단한 DNA의 수선을 돕는 주형으로 사용한다. BRCA1은 상동 재조합(HR)뿐만 아니라 DNA 손상을 감지하거나 이에 대한 세포 내 반응에 관여하는 것으로도 알려졌는데 이러한 과정은 세포 주기 조절에 관여하는 단백질들이나 다른 DNA 복구에 관여하는 단백질들과 상호 작용을 통하여 수행된다. BRCA2는 RAD51에 결합할 수 있는 8개의 BRC repeats와 DNA에 결합할 수 있는 부위를 가지고 있다. BRCA2의 DNA 결합 부위는 단일 가닥 및 이중 가닥의 DNA에 결합할 수 있는 구조로 되어 있어 BRCA2가 손상된 DNA에 위치하도록 하고, BRC repeats를 통해서는 RAD51을 손상된 DNA에 전달하는 역할을 할 수 있다. BRCA2는 3418개의 아미노산을 가진 거대 단백질이라 정제가 어려웠으며 BRCA2 부분 단백질을 가지고 그동안 연구가 진행되었는데, 최근에 BRCA2 전체 단백질에 대한 정제가 이루어져 보다 자세한 연구가 가능해졌다. BRCA2는 상동 재조합(HR) 과정중에 DNA resection의 결과로 나타나는 RPA가 결합된 단일 가닥의 DNA에 RPA 대신에 RAD51이 결합되도록 촉매작용하여 성공적으로 상동 재조합(HR)이 일어나도록 하는 것으로 밝혀졌다.

BRCA1은 Rad50 exonuclease 복합체와 Rad51 수선복합체 모두와 결합한다. ATM은 DNA 손상에 반응하여 BRCA1을 인산화한다고 알려져 있는데, 이것은 BRCA1이 이중 가닥 절단을 수선하는 경로의 활성화 초기에 작용한다는 의미이다. BRCA1과 BRCA2를 결여한 세포는 이중 가닥 DNA 절단을 유발하는 발암 물질에 대하여 민감한 반응을 나타낸다. 그런 세포에서는 비상동성 말단결합(NHEJ)과 같이 오류를 일으키기 쉬운 메커니즘 만이 이중 가닥 절단을 수선할 수 있는데, 그로 인해 절단되거나 재배열 또는 전좌된 염색체가 나타날 수 있다. 이로 인해 발생한 염색체 불안정성(chromosomal instability)은 *BRCA1*과 *BRCA2* 돌연변이를 물려받은 여성들에게서 나타나는 유방암 위험성에 중요한 영향을 미칠 수 있는 것으로 생각된다.

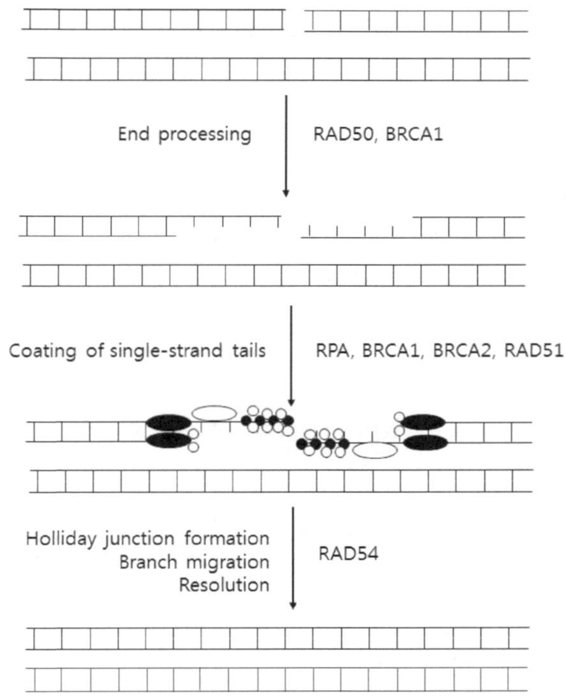

[그림 11-6] 상동성 재조합에 의한 이중 가닥 DNA의 수선

02 세포 노화

인체의 세포는 약 60조 개 이상의 세포로 구성되어 있다. 그 가운데 일부 세포는 계속 손상되고 노후화하여 죽어가고 있으며 그것을 보충하기 위하여 매일 수십억 개의 세포들이 분열함으로써 보충해나가고 있다. 그러나 실험실에서 인간의 세포를 배양하면 세포 분열이 수차례 진행된 이후엔 더 이상 진행되지 못하고 한계에 도달한다. 'senescence(노화)'라는 용어는 라틴어로 'senex'는 '늙은 사람' 또는 '노인세대'를 의미하며 'aging'과 함께 '노화'라는 의미로서 사용이 된다. 'senescence'라는 용어는 세포 배양 상태에서 분열을 영구히 중단한 세포에 적용이 가능하다. 인간의 섬유 아세포(fibroblast)를 배양하였을 때 일정한 분열횟수를 거치고 나면 세포의 형태가 커지고 납작해지며(flattened) 다각형의(polygonal) 형상을 띄는 등 형태학적 변화를 수반하는 '세포 노화(cellular senescence)' 현상을 나타낸다. '세포 노화'란 세포 내 대사는 계속 진행되어 세포를 구성하는 분자들의 합성은 일어나지만 세포 분열은 비가역적으로(irreversibly, 다시는 세포 분열을 할 수 없다는 의미) 그리고 영구적으로 중지된 상태로서, 세포의 크기가 커지고 세포 내에 리포퓨신(lipofuscin)이라는 색소를 축적하는 등 특정한 세포학적 형질을 수반하는 현상을 말한다. 정상 세포의 배양시 어떤 일정 기간이 지나게 되면 더 이상 분열하지 않고 정지가 일어난 것을 볼 수 있는데 이러한 현상은 세포간의 'contact inhibition(접촉저지)'에 의한 것이다. 이러한 분열정지가 일어난 세포를 따로 분리해서 그 일부분을 새로운 배지에 옮겨 배양하게 되면 다시 분열을 시작할 수 있다. 그런데 이렇게 분열할 수 있는 능력도 영원히 반복되는 현상은 아니다. 1961년 필라델피아에 있는 위스터 연구소(Wistar Institute)에 있던 헤이플릭(Hayflick)은 이러한 현상을 '마치 세포가 분열한 횟수를 기억하고 있는 것처럼 서서히 분열 속도가 줄어들다가 50~60번 분열을 하면 결국 분열을 정지한다' 라고 표현했다. 이와 같이 **일정 횟수 이상 계대 배양하여 더 이상 세포 분열이 일어나지 않는 상태**(자신의 복제횟수를 다 소모하여 더 이상 복제가 일어나지 않는 상태) 즉 '**복제 노화**(replicative senescence)'라고 부른다. 복제 노화는 헤이플릭의 실험에서는 섬유 아세포(fibroblast)를 사용해서 관찰했으나, 다른 여러 종류의 세포들-케라티노사이트(keratinocyte), 내피세포(endothelial cell), 림프구(lymphocyte) 등-에서, 그리고 다른 여러 동물들-쥐, 닭, 거북이 등-에서 추출한 세포에서도 관찰이 가능했다.

in vivo(생체 내)에서 세포 노화가 가지는 의미는 크게 두 가지라고 할 수 있다. 그 하나는 세포 수준의 노화와 개체수준의 노화의 관련성인데, 세포 노화는 개체 노화, 조직 재생, 노화관련 질환 등 다양한 생리 및 병리현상에 관여하는 것으로 알려진다(Hayflick, 1985). 그리고 젊은 사람으로부터 유래한 세포보다 늙은 사람으로부터 유래한 세포가 *in vitro*(시험관 실험)에서 더 적게 분열하고 노화로 들어간다는 사실은 세포 노화가 개체노화(organismal aging)와 관련성이 있음을 의미하는 것이다. 또, 거북이와 같이 수명이 긴 동물로부터 유래한 세포는 110번 분열 후 복제 노화가 시작되었으나 쥐와 같이 수명이 짧은 동물의 경우는 10번 내외의 세포 분열이 가능했다. 그리고 워너증후군이나 HGPS와 같은 조로증 환자로부터 유래한 세포는 항상 정상 세포보다 더 작은 횟수(약

10번 정도)의 분열을 할 수 있었다. 세포 노화가 지니는 다른 하나의 중요한 의미는 '*in vivo*(생체 내)**에서 암을 억제하는 기작**' 으로서의 중요성을 가진다. 세포 노화는 배양된 세포에서 처음으로 발견된 현상이지만 세포 내외의 스트레스(텔로미어 단축, 활성 산소종, DNA 손상, 자외선 등)에 대한 반응으로 *in vivo*(생체 내)에서도 일어날 수 있으며, 손상을 받은 세포나 잠재적으로 나쁜 효과를 낼 수 있는 세포들의 증식을 제한하는 세포 증식 억제반응이다. 이러한 과정을 통하여 조직의 항상성(tissue homeostasis)을 유지하고 종양 발생을 억제(tumor suppression)할 수 있는 방법을 제공한다는 점에서 의미가 있다.

(1) 노화 세포의 표현형

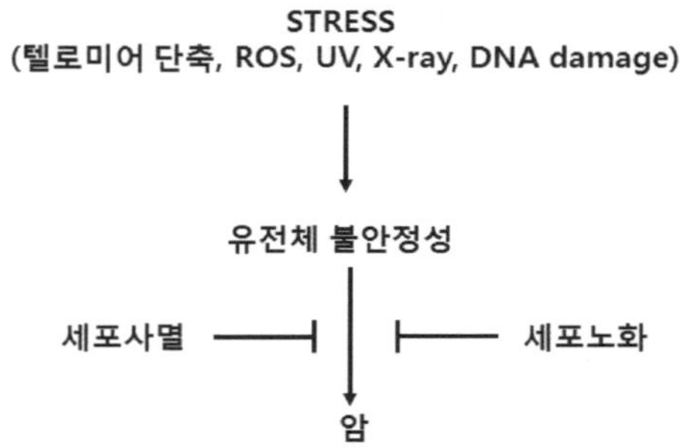

[그림 11-7] 세포 노화는 암을 억제하는 기작이다

senescent cell은 세 가지 기초적인 방법으로 presenescent cell(노과 차이가 있다). 첫째로 senescent cell은 성장이 세포 주기의 G1기에서 비가역적으로 정지되어 있다. 일단 성장 정지가 일어나면 생리학적 미토겐(mitogen)을 사용하여 다시 세포 주기의 S기로 진입시킬 수 없다. 노화 세포가 DNA 복제를 개시하지 못하는 것은 성장 인자 신호 전달의 일반적인 파괴 때문이 아니라, 대신에 몇 가지 억제 단백질의 발현 변화의 결과이다. 둘째로, senescent cell은 아폽토시스 자극에 대하여 저항성을 부여받게 된다. 이와 같은 현상에 대하여 잘 알지는 못하지만, 왜 생체 내에서 senescent cell이 축적되고 있는가에 대해서 설명이 가능하다. 세 번째로, senescent cell은 모양과 그 기능에 있어서 변화가 초래된다는 점이다. 이러한 변화에는 세포 모양이 더 크고 평평한 모양으로 되는 것, 증가된 리소좀 생성, 감소된 단백질 합성 및 분해 속도가 포함된다. 노화에 대한 마커로 사용되는 **senescent-associated β-galactosidase**(SA-β-gal)는 pH 6.0에서 pre-senescent cell에서는 검출이 안되지만 노화 세포에서는 검출이 되는 효소 활성이다. 이것은 suboptimal pH에서 잔류 리소좀 활성을 반영하는 것으로 나타났는데, 노화 세포의 경우 리소좀 함량의 증가로 인해 검출할 수 있게 되는 것이다. 유전자 발현에 대한 노화 세포의 변화는 세포 유형에 따라 차이가 있다. 예를 들면, 노화된 인간 내피 세포는 인터루킨-1α 및 세포 부착 분자 ICAM을 과발현한다. 노화된 피부 섬유 아세포는 세포외기질 단백질을 분해하는 효소들인 collagenase와 stromelysin이 발현 증가하고, metalloproteinase 1과 3를 저해하는 TIMP1과 3은 발현이 감소한다.

정상적인 포유동물의 증식 수명(replicative life span)은 복제 노화의 제한을 받게 되는데, 이러한 현상은 정상 체세포가 분열하면서 염색체의 텔로미어가 점차적으로 짧아지는 것으로 설명할 수 있다. 텔로미어는 염색체 말단의 반복되는 DNA 염기 서열과 텔로미어-연관 단백질들(telomere-associated proteins)로 구성된 복합체이다. DNA 중합 효소가 텔로미어 지연 가닥(lagging strand)의 말단을 완전히 복제할 수 없다는 이유로 세포 분열에 따라 텔로미어의 단축이 일어난다. 점차적으로 텔로미어의 길이가 짧아지다가 텔로미어가 어떤 기준점 이하로 짧아지게 되면 이것이 DNA 손상으로 인식이 되어 DNA 손상 반응(DDR, DNA damage response)을 자극하게 되어 일정한 시간이 경과 후에는 거의 모든 세포가 세포 노화로 들어가게 된다.

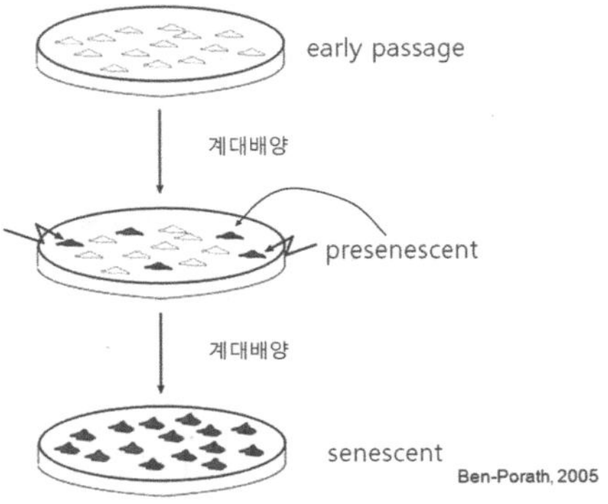

[그림 11-8]

배양 초기의 세포는 계대를 반복하면서 세포 내 또는 외부적 스트레스들이 점차적으로 축적됨으로써 종양 억제 유전자(tumor suppressor gene)인 p53, p16/pRB 경로가 활성화된다. 종양 억제 유전자의 활성화로 노화가 일어난 세포가 늘어나고 궁극적으로는 세포 집단 전체의 노화가 초래되어 증식을 멈춘다.

텔로미어 단축과 같은 세포 내부적인 요인(endogenous factors) 외에도 DNA 손상, 심한 염증반응, 산화스트레스, 자외선 또는 방사선 조사, 항암제 노출, 영양분 고갈 등과 같은 다양한 물리적, 그리고 화학적 자극에 의해서도 세포 노화는 일어날 수 있는데, 이들을 '스트레스-유도 조기 노화(stress-induced premature senescence, SIPS)'라고 부른다. 세포 노화가 일어난 세포의 가장 큰 특징은 세포가 비가역적으로 증식을 중지(growth arrest)한다는 것이다. 그러나 오랜 기간 살아있는 상태로 존재하며 분열은 일어나지 않아 세포의 크기는 커지면서 납작한 모양을 나타낸다. 크기가 커지면서 납작해지는 것은 핵(nucleus)과 인(nucleoli)의 크기 증가도 포함한다. 노화 세포는 세포이동을 조절하는 세포골격의 구성성분에 있어서 변화가 있을 뿐 아니라 세포 내의 리소솜, 액포(vacuoles), 미토콘드리아의 수와 크기에 있어서도 증가가 일어나는 것으로 알려진다. 더군다나 노화한 세포는 노화 또는 노화관련 질병에 영향을 줄 수 있는 여러 가지 용해성 인자들을 분비하며, 이로 인하여 유전자와 단백질 발현(protein expression)에 변화가 초래된다. 최근에 늙은 섬유 아세포(old fibroblast)에서 발현되는 유전자들을 조사해보니 젊은 섬유 아세포(young fibroblast, 대조군)와 다른 양상으로 발현이 일어나는 유전자가 약 600개 이상이 되는 것으로 조사되었다.

노화된 세포의 가장 큰 특징은 비가역적으로(irreversible) 증식이 정지하는 것이며(성장 인자로 자극해도 세포 주기를 시작하지 않는다), 이외에도 세포 사멸에 대해 저항성(resistance to apoptosis)을 가진다는 점도 있다.

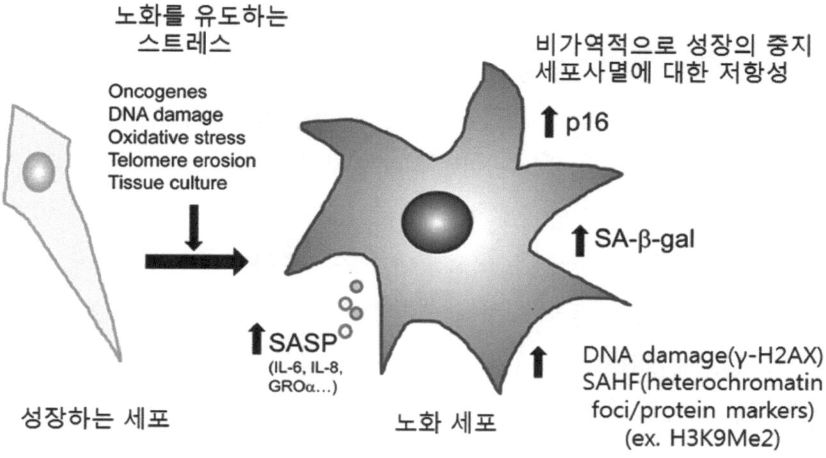

[그림 11-9] 노화 세포의 특징
p16 유전자 발현 상승, SA-β-gal 상승, 핵내에 DNA 손상의 축적 등.

1995년 Wang은 복제 노화에 의해 노화 상태에 들어간 인간의 섬유 아세포(fibroblast)가 세포 사멸(아폽토시스)에 대해 저항성을 가진다는 내용을 보고했다. 정상의 mouse 3T3 섬유 아세포의 경우는 혈청(serum)을 제거할 경우 하루 이내에 DNA 분절화(DNA fragmentation)를 거치며 세포 사멸이 일어나지만, 노화된 인간의 섬유 아세포(aged human fibroblast)는 4주가 지나도록 죽지 않고 생존했다. 저자는 그 원인에 대하여 조사하기 위하여 항세포 사멸(anti-apoptotic) 인자인 Bcl-2 수준을 두 그룹으로부터 각각 측정했는데, 노화된 세포들은 젊은 세포로 구성된 대조군에 비해 Bcl-2 단백질의 농도가 눈에 띄게 높게 나왔다. 실제로 노화 세포의 유지에 중요하다고 알려진 '노화 세포의 분비활성(SASP, senescence-associated secretory phenotype)'으로 인한 인터류킨-6, 인터류킨-8, 세포외 기질 단백질분해효소, 사이토카인 등과 같은 염증성 인자들을 분비함으로써 주위의 미세환경(microenvironments)을 변화시킨다. NF-κB와 같은 전사 인자는 염증반응에 관련이 있으며 세포의 생존(cell survival)반응에 관여한다. 이러한 복합적인 상황들이 종합되면서 노화 세포는 오랜 동안 살아남을 수 있다. 노화 세포 내부에는 여러 손상된 분자들과 소기관을 포함하며, 조직 또는 기관에서 정상 세포 대비 노화 세포의 비율이 커지면 커질수록, 조직의 기능에는 나쁜 영향을 끼치게 된다.

세포 노화는 여러 가지 기능적 저하를 수반한다. 그 중에서 다양한 외부의 자극에 대한 반응성이 저하되는 무반응성(irresponsiveness)의 특성을 나타내며 세포의 성장과 생존에 관여하는 중요한 신호 전달체계 전반에 이상이 나타난다. 세포의 성장을 촉진하는 성장 인자(growth factor)를 어린 세포에 처리할 경우 성장관련 신호 전달이 원활하게 잘 이루어지지만 노화 세포에서는 아무 반응을 나타내지 않는다. 노화하면서 세포는 성장 인자(growth factor) 또는 혈청(serum)에 대응하지 않게 되고, 세포 주기의 G1기에서 주로 성장을 멈춘다. 이러한 성장의 중지(growth arrest)는 비가역과정으로 일단 노화 상태로 유도된 세포는 어떤 성장 인자나 성장 조건을 바꾸어 주어도 다시 자라게 할 수는 없다(irreversible arrest). 반면에 휴지기(quiescence, G0)에 있는 세포는 성장 인자를 가해주면 다시 성장을 할 수 있다. 노화한 세포가 성장 인자 또는 혈청에 대응하지 않게 되는 것은 혈청에 의해 활성화되는 여러 유전자들이 노화한 세포에서는 활성화가 일어나지 않은 때문으로 밝혀졌다. AP1(activator protein 1), CREB(cAMP response element-binding protein), ID1(inhibitor of DNA binding), ID2 등과 같은 전사 인자(transcription factor)의 발현도 세포의 성장촉진과 관련이 되어있으며 세포가 노화할 때 그 발현이 감소하고, DNA 결합능력도 감소하여 노화에 따른 세포의 성장속도 둔화에 기여하는 것으로 보인다. 세포의 성장을 억제하는 인자인 $p21^{Cip1}$(앞으로 p21로 표기함)과 $p16^{INK4A}$(cyclin dependent kinase inhibitor, CDKI, p16으로 표기함)과 같은 CDKI의 발현은 노화가 진행될수록 점차적으로 증가한다. 이들은 세포 주기의 가장 중요한 조절점인 G1기에서 cyclin D-CDK4/6, cyclin E-cdk2에 의한 pRb의 인산화를 억제하여 세포가 S기로 진행하지 못하고 G1기에 머무르도록 한다. 노화하는 섬유 아세포에서는 지방 및 세포막 생성의 중간체인 세라미드(ceramide)가 많이 생성되는 것으로 알려져 있으며, 열충격단백질인 HSP70이 감소하여 환경의 변화에 대한 대응이 둔해진다.

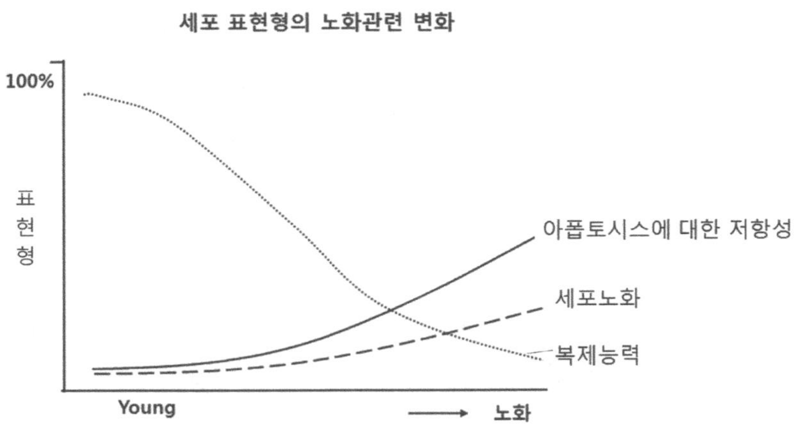

[그림 11-10] 세포 노화가 일어나면서 아폽토시스에 대한 저항성도 증가한다

(2) 노화의 유도

다른 생리학적 자극들이 세포가 노화로 들어가도록 유도할 수 있다. 언급했듯이, 세포 배양에서 과도한 계대 배양은 결국 복제 노화로 이어진다. 이것은 텔로미어가 점진적으로 짧아지는 것 때문이다. 텔로미어는 말단을 뜻하는 그리스어 '텔로스(telos)'와 부분을 뜻하는 '메로스(meros)'의 결합으로 이루어져 염색체 말단 부분을 의미한다. 텔로미어는 반복적인 DNA 서열(TTAGGG)과 그와 연합하는 단백질들로 구성된다. 텔로미어는 염색체 말단이 서로 융합하는 것을 막아준다.

DNA 중합 효소는 한 방향으로만 움직일 수 있고 개시를 위한 프라이머를 필요로 한다는 사실 때문에, 각 DNA 복제 라운드 마다 텔로미어의 3' 말단에 50-200 염기를 잃게 된다. 많은 세포 분열의 결과로 텔로미어의 길이가 '위험수준의 길이(critical length)'에 도달했을 때 더 이상 염색체 말단을 보호할 수 없게 된다. 이것은 염색체 말단의 텔로미어 길이가 짧아지는 것이 세포의 노화를 유도할 수 있음을 의미하는 것이다.

배양된 세포가 노화에 접근함에 따라 점차적으로 더 짧은 텔로미어를 나타내며, 더 오래된 유기체로부터 수집된 세포는 더 짧은 텔로미어 DNA뿐만 아니라 세포 배양에서의 복제 수명도 더 짧다는 사실은 이러한 이론을 뒷받침하는 것이다. 또한, 텔로머레이스의 ectopic expression은 세포가 노화를 우회하고 불멸화를 초래하는데 충분하다. 그러나 다른 결과들은 노화의 시작을 위한 대안적 메커니즘을 제안하였다. 첫째, 시험관내 배양 동안 텔로미어 침식 속도가 세포간에 변하기 때문에 텔로미어 단축이 노화의 시작에 대한 일관성이 없는 척도라는 것이다. 둘째, 노화가 일어나는 일정한 텔로미어 길이가 없고, 마지막으로, 각질 세포 및 유선 상피 세포에서 텔로머레이스의 ectopic expression은 이들 세포가 노화를 우회하는 것을 허용하지 않는다. 적어도 일부 세포 유형에서는 텔로미어 단축 이외의 추가 신호가 복제 노화의 유도에 중요할 수 있다.

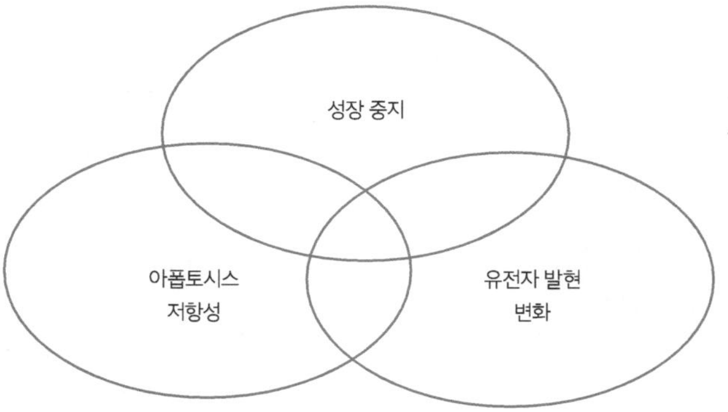

[그림 11-11] 세포 노화의 가장 큰 특징.
성장 중지, 아폽토시스 저항성, 유전자 발현에 있어서의 변화이다.

복제의 결과로서 노화의 유도와는 별도로, 종양 유전자 활성화는 또한 노화를 유도 할 수 있다. 일차배양 세포에서, Ras의 과발현이 노화를 유도 할 수 있다. 또한 산화 스트레스는 노화와 같은 표현형을 유발할 수 있는 세 번째 유형에 해당한다. 온화한 고산소증(hyperoxia)은 배양에서 세포의 복제적 life 스팬을 단축시키는 반면, 낮은 산소 압력은 반대 효과를 나타낸다. 과산화수소 같은 활성 산소종은 세포 노화와 유기체 노화에 강력하게 관여하고 있다.

(3) 텔로미어 의존적인 복제 노화

정상 세포가 유한한 복제 수명을 가진 것은 '말단 복제 문제(end replication problem)' 때문에 매번 분열할 때마다 50-200 bp 씩 텔로미어가 짧아지게 되는 는 것이 근본적 원인이다. DNA 중합 효소는 5'→3' 방향으로 한쪽 방향으로만 중합을 할 수 있으며 RNA 프라이머(primer)를 필요로 한다. 그런데 지연 가닥(lagging strand)의 말단의 RNA 프라이머가 제거되었을 때 그 앞에 3'-OH를 제공할 수 있는 것이 없으므로 그 부분은 복제되지 않고 단일 가닥 구조로 남게 된다. 그러므로 새로 한 가닥이 복제될 때 새로운 DNA 가닥은 기존의 DNA 가닥보다 더 짧아지게 되는 것이다. 그런데 이와 같이 매번 분열 때마다 일정한 길이의 염기 서열이 텔로미어에서 소실이 되면, 세포 분열 반복 후 텔로미어의 길이가 한계 이하로 충분히 짧아져 기능 장애를 가진 텔로미어가 초래된다는 것이다.

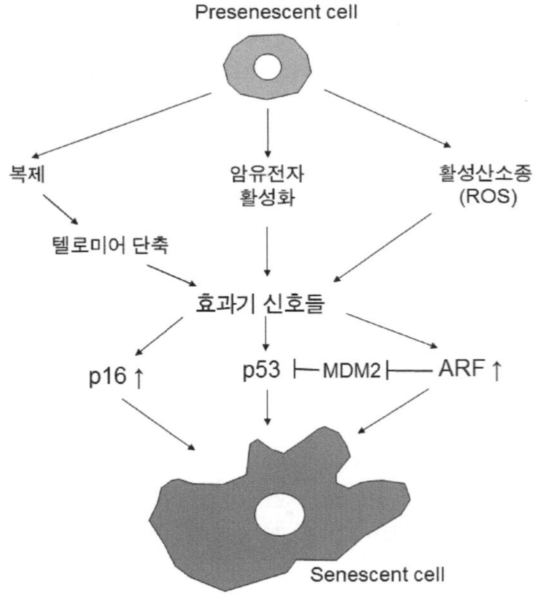

[그림 11-12]
ROS, 암 유전자의 활성화, 텔로미어 단축 등은 노화를 유도하는 신호로 작용할 수 있고 이것은 실질적으로 노화를 유도할 수 있는 p16, p53, ARF 등을 유도함으로써 노화 세포를 유도할 수 있다.

1980년대 초 예일대 생물학자인 블랙번(Blackburn)과 하버드 의대 조스택(Szostak)은 효모균이 자신의 텔로미어를 길게 할 수 있음을 증명했다. 1984년 블랙번과 그의 제자인 그라이더(Greider)는 '테트라하이메나(Tetrahymena)'라는 미생물에서 텔로미어를 길게 하는 '텔로머레이스'라고 하는 효소 활성을 발견하고 분리했다. 이와 같이 텔로미어가 짧아지는 것을 방지하기 위해서는 텔로머레이스(telomerase)라고 하는 'RNA-templated polymerase'가 필요하다. 텔로머레이스는 RNA와 단백질로 구성된다. 즉, 텔로머레이스는 'telomerase 전효소(holoenzyme)'라고 하는 단백질부분(catalytic subunit, TERT로 호칭함)과 작은 'template RNA(TR로 호칭함)'로 구성된 복합체를 일컫는다. 오랜 수명을 가지거나 또는 몸집이 큰 동물들은 텔로머레이스 활성을 오직 일부 줄기 세포(stem cell), 생식 세포(germline cell), 전구 세포(progenitor cell) 등에 포함하고 있으며, 케라티노사이트(keratinocyte), 장내 상피 세포, T세포와 같이 재생가능한 조직의 증식세포(proliferation cell)에서 일시적으로 발현이 일어날 수 있다. 텔로머레이스는 많은 세포형태에 있어서 S기 동안 아주 낮은 수준 발현이 일어나는데, 이것은 텔로미어가 짧아지는 것을 방지하기에는 충분하지 못하다. 대부분의 체세포(somatic cell)에서는 텔로머레이스의 활성이 실질적으로 없는 것으로 나타나는데, 이것은 **텔로머레이스 촉매 소단위**(catalytic subunit, TERT)를 코딩하는 유전자가 전사적으로 억제되고 있는 것에 기인한다. TERT 유전자의 프로모터 부분에는 여러 전사 조절 단백질들이 결합할 수 있는 부위들을 포함하고 있는데, 정확한 조절기작은 아직은 확실치 않다. **놀랍게도 80-90%의 암 세포는 텔로머레이스 활성을 나타내고 있는데**, 이와 같이 세포 노화를 우회하는 기작을 통하면 암세포가 생성될 수 있다.

텔로미어의 소실은 활성 산소종(ROS)에 의해 더욱 가속화될 수 있다. 태어날 때 15-20 kb 길이인 사람의 텔로미어가 세포 노화가 일어난 배양 세포에서는 6-8 kb 정도로 줄어든다. 생체내에서 활발한 분열을 하는 림프계 세포(lymphoid cell)나 암 세포(cancer cell)에서는 이것보다 훨씬 더 짧을 수도 있다. 최근 들어 텔로머레이스는 텔로미어의 길이를 유지하는데 관여할 뿐 아니라 global DNA 손상반응(global DNA damage response)의 조절에도 관여하고 있다는 것이 알려졌다. 이와 같이 텔로머레이스의 활성에 대해서는 아직 완전히 이해되지 못하지만 암 세포의 생존에 도움을 줄 수 있다. 암 세포의 80-90%는 텔로머레이스 활성을 가지고 있으나 암 세포의 일부(전체 암 세포의 10% 내외)는 텔로머레이스 활성이 유도되지 않고 텔로미어의 대체 연장(ALT, alternative lengthening of telomere)이라는 재조합(recombination)과정을 통하여 텔로미어 길이를 유지하며, 이와 같은 내용은 텔로미어-의존적인 세포 노화(telomere-dependent senescence)를 피하기 위해서는 온전한 텔로미어를 갖는 것이 필요하

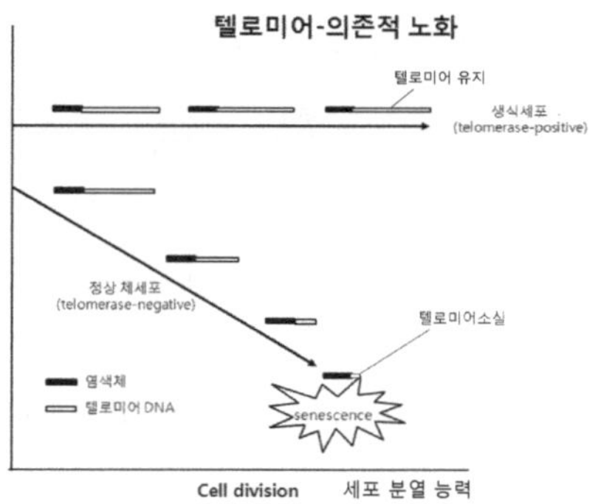

[그림 11-13] 텔로미어-의존적 세포 노화

정상 체세포는 한번 분열할 때마다 텔로미어가 일정한 길이만큼씩 짧아진다. 여러 조직에서 텔로미어 길이와 나이에는 역비례 관계가 성립한다. 텔로미어가 일정한 길이 이하로 짧아졌을 때 이와 같은 짧은 텔로미어가 단 하나만 있더라도 세포 노화(senescence)가 유도될 가능성이 있다. 생식 세포는 텔로머레이스 활성을 가지고 있어서 텔로미어 길이를 일정하게 유지할 수 있기 때문에 죽지 않고 살 수 있게 된다.

다는 것을 의미한다.

텔로미어 말단의 단일 가닥 돌출부분은 35-105 bp 정도 길이의 단일 가닥(single-strand) 부분을 가진다. 이 부분은 접혀져서 이중 가닥 DNA 중의 한 DNA 가닥과 염기쌍을 이루어 't-loop'를 형성하고 있다. 텔로미어는 TRF1, TRF2, POT1과 같은 텔로미어 서열 특이적 단백질들은 직접적으로 'TTAGGG' 반복을 인식하여 결합을 하고, 여기에 TIN2, TPP1, Rap1 등 단백질이 더해져 복합체를 형성하면서 'shelterin' 구조를 형성하고 있다. POT1은 TPP1과 이질이량체(heterodimer) 형태를 이루며, TPP1은 TIN2를 통하여 TRF1, TRF2와 연결될 수 있도록 다리(bridge)역할을 해준다. shelterin은 t-loop를 형성하는데 있어서 적극적인 역할을 하고 있는데, 만약 dominant-defective 형태의 TRF2를 발현하거나, 또는 POT1을 녹아웃(knockout) 시킬 경우 텔로미어 말단 보호(telomere end protection)의 훼손이 일어나고, 이것은 곧 DNA 손상 반응(DDR)을 유도하여 증식의 정지(growth arrest)가 일어나게 한다. 세포의 분열이 자주 일어날 경우 텔로미어는 t-loop도 형성하기 어려운 정도로 길이의 단축(shortening)이 일어나는 것으로 추정된다. 텔로미어 길이의 한계(limit)가 얼마라고 확실히 이야기하기는 어렵지만 텔로미어 중 가장 짧은 텔로미어 하나 또는 몇 개의 짧은 텔로미어의 존재는 노화를 유도하기에 충분할 것으로 예상된다.

복제 노화(replicative senescence)에서 p53-p21 경로의 중요성은 이미 종양 바이러스의 암 단백질(oncoprotein)이 p53을 불활성화함으로써 짧은 텔로미어에서 오는 신호를 무시하고 복제수명을 연장시켰던 실험과, 인간 섬유 아세포에서 p21을 녹아웃(knockout)했을 때 짧은 텔로미어로부터 오는 신호를 무시하고 세포 노화를 우회(bypass)함으로써 'crisis(위기)'라 불리는 유전체 불안정성이 극한 상태까지 도달했던 실험의 결과로부터 예견이 될 수 있을 것이다. 기능 장애(dysfunction)를 나타내는 텔로미어(dysfunctional telomere)는 이중 가닥 절단(DSBs)처럼 DNA 손상으로 인식되어 전통적인 DNA 손상 반응(DDR)을 일으킨다. 중심적인 초기 반응은 '상위 인산화 효소(upstream kinase)'인 ATM kinase가 기능 장애를 나타내는 텔로미어(dysfunctional telomere)를 찾아서 결합하고 자가 인산화(autophosphorylation)를 통하여 활성화되는 것이다. ATM의 자가 인산화에 의한 활성화는 Chk1과 Chk2 등의 '하위 인산화 효소(downstream kinase)'가 텔로미어에 결합되도록 하고 다시 인산화를 통하여 활성화된다. ATM 활성을 억제하거나 감소시키면 DDR 신호의 차단으로 인하여 기능 이상의 텔로미어를 가지고 있음에도 세포 증식이 지속될 수 있다. Chk2를 제거했을 경우 텔로미어 의존적으로 일어나는 세포 노화 반응에 있어서 결함이 발생하는 것이 발견되었기 때문에 Chk2가 기능 이상의 텔로미어로부터 오는 신호반응에 매우 중요한 역할을 하고 있음을 알게 되었다. 결국 Chk1 또는/과(or/and) Chk2의 활성화는 **p53의 인산화 및 활성화**를 유도하고, 이것은 다시 p21을 **전사적으로 상향조절**(up-regulation)한다. 이와 유사한 신호반응(ATM↑ → Chk1/2↑ → p53↑ → p21↑)이 텔로미어와 독립적으로 발생한 이중 가닥손상(DSB)에 의해서도 나타난다.

인간 섬유 아세포 계대 배양시 복제 노화에 접근할수록 p21과 p16의 발현이 증가하는데 이것은 복제가 중단된 세포의 수가 그만큼 증가했음을 의미한다. p16은 텔로미어-의존적인 세포 노화(telomere-dependent senescence)에서는 직접적인 역할은 하지 않는다(어떤 섬유 아세포에서는 세포 노화에서 p16의 유도가 일어나지 않는 경우도 있다). 그러나 또 다른 경우는 p21과 p16의 과발현이 세포 노화 가운데 일어난다. 대개의 경우 p21 증가가 p16의 증가보다 선행해서 일어나는데 이러한 증가는 독립적으로 일어나는 것으로 밝혀졌다. dominant-defective TRF2 발현에 의하여 급성(acute)의 텔로미어 'uncapping'을 유도했을 때 p21과 p16이 모두 상향발현이 일어났지만, 그 시기에 있어서 p21은 손상이 일어난 직후 1시간 이내에 즉시 상향조절(upregulation)이 일어난 반면 p16의 상향조절이 일어난 시점은 이로부터 며칠 후에 나타났다. 단지 p21이 상향조절이 일어난 세포에서는 p53 또는 ATM protein kinase를 삭제했을 때 세포 주기로의 재진입(re-entry)이 가능했지만, p16의 상향조절이 일어난 세포에서 세포 주기 중단(cell cycle arrest) 상태에서 다시 증식이 시작되는 일은 없었다.

기능 이상의 텔로미어(dysfunctional telomere)는 DNA 손상 반응을 통하여 p53-p21 경로를 재빠르게 상향조절(upregulation)하였으나, p16의 경우는 세포가 p53-의존적으로 노화 상태로 들어감에 따라 간접적으로 그리고 천천히 상향조절(upregulation)이 일어나는 것으로 나타났다(이것은 p53/p21 경로와 p16/pRB 경로가 서로 cross-talk가 가능하다는 것을 의미함).

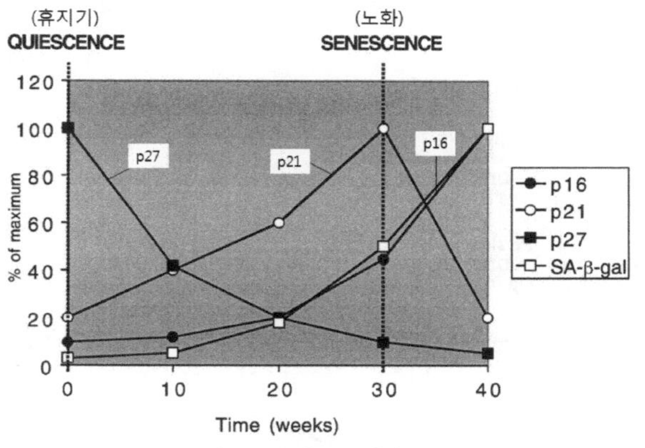

[그림 11-14] 세포 노화와 CDKI

p27은 휴지기에 과발현되고 노화로 진행하면서 발현이 줄어든다. p21은 노화가 진행하면서 p16보다 선행해서 발현이 증가한다. p21은 노화에 진입하면 그 발현이 감소하지만 p16은 노화로 진입해도 지속적으로 발현이 증가한다.

실험실 쥐의 경우 텔로미어의 길이가 인간의 경우보다 길고 텔로머레이스 활성까지 지니기 때문에 텔로미어에 의존적인 노화가 자연적으로는 일어날 것 같지 않다. 텔로미어의 단축이 미치는 영향을 연구하기 위해서 텔로머레이스 RNA(mTR)을 녹아웃(knockout) 시킨 쥐(mTR$^{-/-}$)가 만들어졌는데, 2세대 및 3세대에서는 정상 마우스와 별다른 차이를 나타내지 않았다. mTR$^{-/-}$ mouse의 4세대 후손(G4)에서 텔로미어가 짧아지고 aneuploidy(이수성), 염색체 말단의 융합 등의 현상이 나타나기 시작했다. 5세대(G5)와 6세대(G6)에서는 유전체 불안정성에 근거해 p53 의존적인 성장 중지(growth arrest)와 아폽토시스가 나타났다. 또 6세대(G6) mice에서는 조기 노화

(premature senescence)와 관련된 여러 가지 징후가 나타났다. 이와 같은 결과를 종합하면 텔로미어의 단축이 종양을 억제하는 기작일 뿐 아니라 노화 및 노화관련 질병에 기여하는 기작이라는 것을 알 수 있다. 워너증후군이나 허친슨-길포드 조로증(Hutchinson-Gilford progeria syndrome) 환자로부터 유래한 세포를 *in vitro*에서 배양할 때 일찍 조기 노화(premature senescence)에 도달하는 경향이 매우 강하였다.

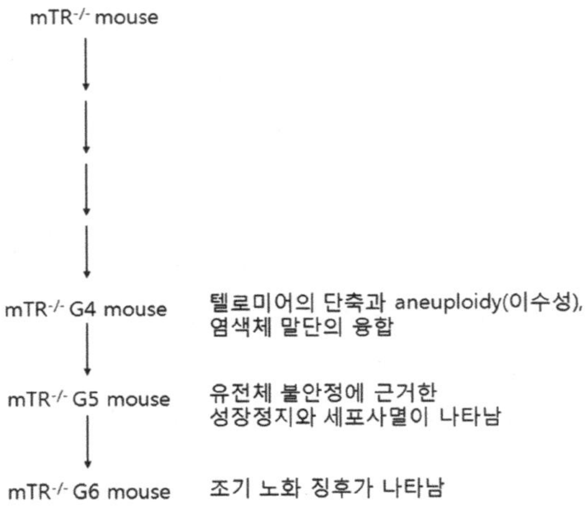

[그림 11-15]

텔로미어 RNA(mTR)을 녹아웃시킨 쥐의 1세대~3세대는 정상과 크게 차이가 나지는 않았으나 6세대에서는 조로증 징후가 나타났다.

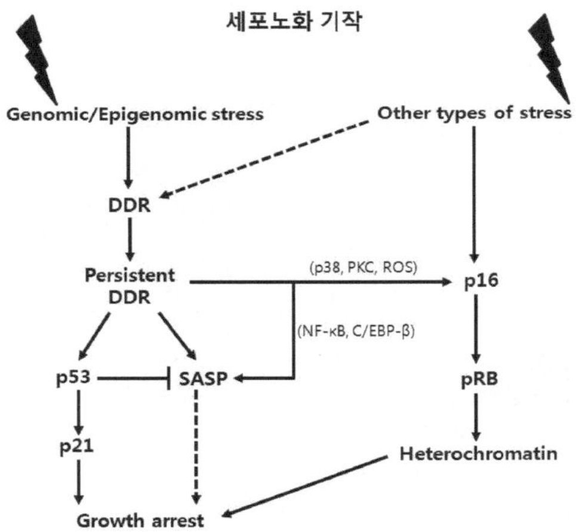

[그림 11-16] 세포 노화의 시작은 유전체적(genomic) 또는 후성유전체적(epigenomic) stress에 의하여 시작되어 DNA 손상 반응(DDR)을 활성화한다

기능장애의 텔로미어는 수선이 지속적으로 억제되어 'persistent DDR' 신호를 일으킨다. DDR signaling은 p53을 활성화하여 세포 노화를 일으키며, SASP(노화 세포 분비활성)를 자극하여 증식 정지(growth arrest)를 더욱 강화시킨다. 손상 반응의 지속이 일어나면 persistent DDR로서 p38MAPK나 PKC의 활성화, 활성 산소종(ROS)의 증가를 초래하여 궁극적으로 p16의 발현을 촉진한다. 다른 종류의 stress들(chromatin perturbation, serum deprivation 등)도 p16을 활성화하거나 간접적으로 DDR을 자극할 수 있다(점선부분). p16은 pRB를 자극하고 이것은 이질염색질화(heterochromatinization)를 통하여 증식(proliferation)과 관련된 유전자들을 침묵화(silencing)시킴으로써 증식의 정지(growth arrest)를 초래한다. DDR은 노화 세포의 분비활성(SASP)을 유도하고 어떤 형태의 OIS(암 유전자-유도 노화)에서는 SASP가 성장 중지(growth arrest)를 더 강화하는 효과를 발휘한다(점선부분). p53은 노화 세포 분비활성(SASP)을 억제한다.

(4) 텔로미어에 독립적인 노화

노화반응은 유전체에 DNA 손상을 일으키는 유전 독성 스트레스(genotoxic stress)에 의하여 유도될 수 있다. 예를 들어 세포를 과산화수소(H_2O_2) 또는 다른 다양한 산화제에 노출하거나 DNA 손상을 주는 항암제를 처리했을 경우 세포 노화의 유도는 ATM/ATR과 Chk1/Chk2에 의해 활성화되는 p53-p21 경로를 통해 재빠르게 세포 주기 차단(cell cycle arrest)을 일으킨다. 텔로미어는 G-rich 하므로 활성 산소종에 의해 8-oxodeoxyguanine(8-oxo-dG)와 같은 DNA lesion(DNA 병소)이 쉽게 생성될 수 있다. 텔로미어 기능 이상(dysfunctional telomere)이 아닌 다른 종류의 DNA 손상의 경우(적어도 중간 수준의 손상인 경우)는 텔로미어의 경우보다는 쉽게 수선이 될 수 있을 것이다. 산화 스트레스나 DNA 손상 인자들에 의해 종종 DNA 염기의 손상이나 단일 가닥 절단(single strand breaks, SSBs)이 발생할 수 있는데, 이것은 DNA 복제과정이나 염기 절제 수선(BER)을 거치면서 종종 이중 가닥 절단(DSBs)으로 전환될 수 있다. 그러므로 세포는 직접 또는 간접적으로 만들어진 이중 가닥 절단(DSBs)에 반응하여 p53-p21 경로를 통하여 세포 노화를 일으킬 수 있다. 이중 가닥 절단은 세포 노화를 일으키는데 매우 효과적인데, 세포 내에 이런 곳이 한 군데라도 존재한다면 세포 노화의 유도가 가능하다. 반면에 p16은 직접적인 유전 독성(genotoxic)과 상관없는 스트레스들에 의하여 유도가 일어난다. 예를 들면 히스톤 탈아세틸화효소를 억제함으로써 발생하는 '염색질 교란(chromatin perturbation)'은 p16-의존적인 경로를 통해 노화를 유도한다. 많은 상피 세포들이 텔로미어 단축(shortening)이 관찰되지 않은 상태에서 p16의 유도에 의해 노화가 발생한 예가 있다. mouse 모델에서 p16의 활성화는 줄기 세포를 포함하는 자기재생(self renewal) 능력의 손상을 초래했으며, p16의 결손을 시켰을 경우 자기재생(self renewal) 능력과 세포 생존 능력을 증가시켰다.

최근의 연구 결과에 의하면 **'암 유전자-유도 노화**(oncogene-induced senescence, OIS)'가 인간과 쥐에서 암을 억제하는 기작으로서 중요하다는 것이 알려졌다. 세포 노화는 만성적이고 강력한 그러나 불균형적인 유사 분열 촉진신호(mitogenic signal)에 의해서도 유도될 수 있다. 정상 세포에서 암 유전자 H-RAS^{V12}를 과다발현하면 암을 유발하는 유전자이면서 동시에 세포 주기를 억제하는 단백질발현을 증가시킴으로써 '암 유전자-유도 노화(OIS)'를 일으킨다. RAS가 유도하는 세포 노화 반응에는 p53-p21 경로와 p16-pRB 경로가 모두 관여한다. 어떻게 이런 일이 가능할까 하는 것을 생각해보면 이것은 DNA 손상 반응을 유도함으로써 가능하다. Hyperproliferative signal(과증식 신호)과 같이 강력한 분열 신호에 따라 무분별하게 이루어진 DNA 복제는 돌연변이와 같은 유전체의 불안정성의 증가와 활성 산소 발생을 증가를 발생시킬 수 있으며, 이것은 'persistent DDR'에 의하여 p38MAPK, PKC를 활성화함으로써 p16/pRB 경로도 활성화시킬 수 있다. 초기반응이 어떤 것이든지 mitogen signal(유사 분열 촉진신호)들은 p53/p21 경로와 p16/pRB 경로를 동시에 활성화함으로써 세포 노화를 유도할 수 있다. p16의 유도는 pRB의 활성을 나타내도록 저인산화 상태(hypophosphorylated, underphosphorylated)로 유지하고 이질염색질(heterochromatin) 생성을 통해 SAHF를 형성하도록 작용한다. 이와 달리 휴지기(quiescent) 세포에서는 활성화 상태의 pRB(저인산화 상태)가 SAHF 형성을 일으키지 못한다.

섬유 아세포(fibroblast)가 아닌 사람의 유선상피 세포(mammary epithelial cell)에서 p16의 높은 발현 수준은 p53과 p21의 단백질 수준을 낮추었고, p16의 하향조절(downregulation)은 ARF 유도를 통하여

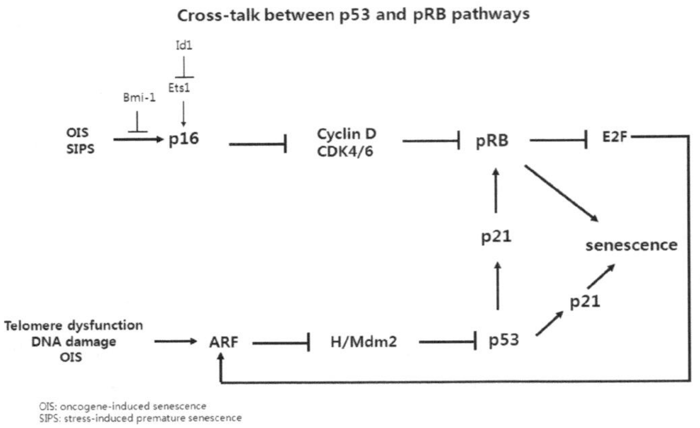

[그림 11-17] 인간 섬유 아세포에서 p53/p21 경로는 주된 노화경로이다

p53은 p21을 유도하고, p21은 CDK2-cyclinE 복합체를 저해함으로써 CDK2-cyclinE가 pRB를 인산화하는 것을 막는다. pRB는 E2F를 억제하는데, 인산화에 의하여 pRB 활성이 내려가면 E2F 활성은 증가하고 이에 따라 ARF를 유도한다. ARF는 p53을 분해하는 H/Mdm2를 억제함으로써 p53을 안정화하고 이것은 p21 활성을 증가시킨다. Bmi-1은 노화반응을 억제하고 Ets1은 p16과 노화를 유도하며 Id1은 Ets1의 억제자이다. p16은 cyclin D-CDK4/6의 작용을 저해하여 pRB가 인산화되는 것을 막는다.

p53 수준을 안정화시키며 이를 통해 p21을 유도하였다. 이와 같이 두 경로의 상호조절 작용은 활성 상태(저인산화 상태)의 pRB가 E2F 전사 인자를 억제하는 것으로부터 시작된다. 반대로 p16 또는 pRB 활성을 하향조절하면 E2F 활성은 증가하고, E2F는 ARF 발현을 유도한다. ARF는 p53을 분해하는 H/Mdm2 활성을 억제함으로써 p53 활성을 증가시킬 수 있기 때문이다. p16의 전사 조절은 매우 복잡하며 Id1과 Ets1의 상반적 기능이 중요한 역할을 함이 보고되었는데 아직은 정확한 부분이 안 알려져 있다. 쥐, 영장류, 사람의 *in vivo* 정상 조직에서 노화가 진행될수록 p16의 축적이 일어나는 것으로 실험 결과가 나왔으며 열량제한(calorie restriction)은 p16이 축적되는 것을 지연시킬 수 있다.

(5) 장벽 기능으로서의 노화

노화 기능은 인간의 세포가 암으로 진행하는 것을 막는 종양을 억제하는 기능을 한다. 종양 세포는 무한하게 증식할 수 있고 이처럼 정상적 수명을 넘어 성장하는 세포는 여러 개의 돌연변이들을 습득할 수 있기 때문에 형질 전환의 위험은 크게 증가한다. 많은 암 유전자들은 특히 노화 기구를 표적으로 하여 세포를 이러한 자극에 둔감하게 만든다. 종양에서 가장 자주 불활성화가 일어나는 2개의 종양 억제 유전자, 즉 p53과 pRb는 세포 노화에서 가장 중심적인 플레이어(player, 선수)이다. 세포 주기 억제자 p16, ARF 및 p15를 보유하는 *INK4a/Ink4b* 유전자자리(locus)는 또한 종양에서 종종 불활성화가 일어난다. 이들 종양 억제 단백질들은 모두 상이한 종 및 세포 유형에서 노화의 매개 역할을 하는 것으로 나타났다. 흥미롭게도, 전체 *INK4A/INK4B* 유전자좌는 종종 단일 결실 이벤트에 의해 비활성화가 일어난다. 한 번의 타격으로 세 개의 강력한 종양 억제자와 노화 매개체의 기능 상실이 일어나는 것이다. 따라서 *INK4A/INK4B* 유전자좌의 게놈 조직은 종양 발달에 매력적인 표적이 된다. 결실, 돌연변이 또는 DNA 메틸화에 의한 *INK4A/INK4B* 유전자좌의 불활성화는 p53 다음으로 인간 종양에서 가장 빈번히 일어나는 사건이다.

03 노화의 중재자

일부 세포 주기 억제제(CDKI)는 노화의 중개자(mediator)로서 연루되어 있다. 가장 많이 연구 된 것은 아마도 p16인데, 이는 배양된 섬유 아세포에서 노화로 가까이 가면서 축적이 된다. 노화를 피하는 자발적으로 불멸화된 마우스 섬유 아세포의 클론은 종종 p16 발현이 일어나지 않는다. 텔로머레이스 단독의 불멸화에 저항성있는 인간 세포 유형에서, 불멸화를 일으키기 위해서는 유전적 또는 후성유전학적 메카니즘에 의한 p16의 불활성화가 함께 요구된다.

ARF는 또한 노화의 중요한 매개자로서 관련되어있다. ARF가 MDM2에 결합하면 p53 활성화와 성장 정지를 초래하지만, ARF는 p53-비의존적 메카니즘을 통해서도 작용할 수 있다. p16과 유사하게, ARF는 노화 세포에서 축적될 수 있다.

노화를 매개하기 위한 p16/Rb 경로 또는 ARF/p53 경로의 활성화는 종 및 세포 유형 특이적인 것으로 보인다. 동일한 분자가 종양 유전자 활성화에 따른 노화의 매개자 로서도 중요한 것으로 보인다. 설치류 세포에서, E1A, *Myc* 또는 *Ras*와 같은 oncogene의 과발현은 p15, p16 및 ARF의 상향 조절을 유도한다. oncogene이 매개하는 노화에 p16/pRb 그리고 ARF/p53 경로가 필수적인 것으로 보인다. 따라서, Myc 및 E1A는 pRb를 불활성화시켜, ARF의 전사를 촉진하는 E2F 전사 인자를 방출한다.

p21은 인간 섬유 아세포 배양에서 축적되지만 노화 세포에서 높은 수준으로 지속적으로 발현되는 p16과는 대조적으로, p21의 발현은 세포가 노화에 들어감에 따라 감소한다. 따라서 p16과 p21은 인간 섬유 아세포의 노화 동안 다른 역할을 하는 것으로 생각된다. 세포가 증식을 멈출 때의 시점에서 최대 수준으로 발현되는 p21은 사이클린 D- 및 사이클린 E- 의존성 키네이스 두 종류를 다 불활성화시킴으로써 세포를 조기 노화로 추진시키는 원동력이 된다. 한편, 섬유 아세포가 이미 성장을 멈추고 후기 노화에 도달한 시점에서 피크에 도달한 p16은 노화 관련 세포 주기 정지를 유지하는 데 필수적인 역할을 할 것으로 추정된다.

세포 노화는 텔로미어의 단축(telomere shortening)을 포함한 여러 스트레스에 의해 발생할 수 있는데 그 중심적 기작에는 p53/p21과 p16/pRB와 같은 종양 억제 유전자(tumor suppressor gene)의 작용이 주축을 이룬다. 그러면 종양 억제 유전자와 세포 노화 사이에는 어떤 관계가 있는 것일까? 암

(cancer)과 노화(senescence)가 서로 아무 관련성이 없는 것처럼 보이지만 사실은 동전의 앞면과 뒷면처럼 서로 밀접한 관계가 있다. 암 세포가 무제한으로 증식하기 위해서는 세포의 증식을 저해하는 세포 노화(cellular senescence) 기작을 비켜가거나 우회(bypass)해야 한다. 이와 같은 기작의 좋은 예로 종양 바이러스가 있는데, 종양 바이러스(tumor virus)들은 세포 노화를 우회하면서 증식을 촉진하는 방법을 알고 있다. 종양 바이러스들은 숙주 세포의 분열시 생성되는 물질들을 사용해 바이러스 자손들을 대량생산할 수 있기 때문에 숙주가 지속적으로 증식 상태에 머무르게 하는 것을 필요로 한다. 그러므로 이들은 세포 내에서 정상적으로 세포 분열을 억제하는 기능을 가진 종양 억제 유전자 산물을 불활성화시킬 수 있는 방법을 진화적으로 개발하게 되었다. 종양 바이러스들의 유전자에는 바이러스 암 유전자(viral oncogene)가 코딩되어 있어 이 유전자가 발현됨에 따라 숙주가 가지고 있는 종양 억제 유전자 p53과 pRB를 불활성화시킬 수 있고 이에 따라 세포 노화를 우회할 수 있는 것이다. 세포 노화는 세포 분열을 비가역적으로(irreversibly) 그리고 영구적으로 멈추게 함으로써 암의 진행을 차단한다. 암을 방지한다는 점에서는 세포 사멸과 세포 노화가 같은 효과를 낼 수 있는데, 세포 사멸은 적극적으로 세포의 죽음을 촉진하고 세포 노화는 비가역적으로 성장을 중지시킨다는 점에 차이가 있다. 최근의 연구에 의하면 종양 억제 유전자와 노화유전자 사이에 기능적으로 유사성이 있다는 의견이 제시되었고 더 나아가 노화유전자가 종양 억제 유전자 가운데 있을지 모른다는 주장도 대두되었다. 흥미롭게도 다양한 세포 노화 현상을 유지하기 위해서는

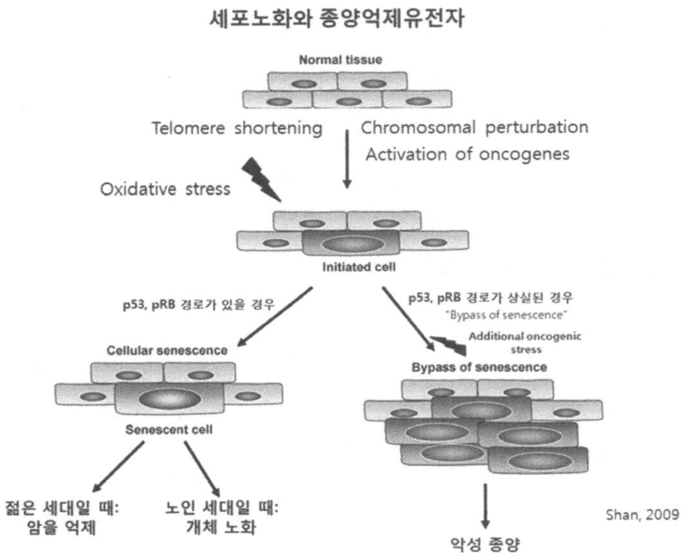

[그림 11-18] 스트레스 상황에서 p53과 pRB 경로가 있을 때와 없을 때의 차이

텔로미어 단축(telomere shortening), 염색질 교란(chromatin perturbation), 암 유전자의 활성화(oncogene activation), 산화 스트레스(oxidative stress) 등은 정상 세포에서 유전체 불안정성(genomic instability)을 초래하여 돌연변이(mutation)를 축적할 수 있다. p53과 pRB 경로를 결여하고 있는 세포에서는 세포 노화가 일어나지 못하여 ('bypass of senescence'를 통하여) 악성 종양을 초래할 수 있다. p53과 pRB 경로가 존재하는 경우는 세포 노화를 통하여 암이 형성되는 것을 막을 수 있으나 노화 세포는 여러 가지 사이토카인, 세포외 기질 등 다양한 요소들을 합성 분비하여 자신과 이웃에 위치한 세포들을 위한 미세환경(microenvironment)에 영향을 미쳐 노화 현상을 초래할 수 있다.

p53, p16, pRB와 같은 종양 억제 유전자들의 과발현과 더불어 성장 인자에 의한 세포 증식 신호 경로가 반드시 필요하다는 주장이 제기되었는데, 성장 인자가 결핍된 상태에서는 세포 주기 정지는 일어났으나 영구적인 노화로 빠지지는 않고 성장 인자를 가해주면 다시 증식을 회복할 수 있었다.

세포 노화는 대표적으로 p53/p21과 p16/Rb 경로가 관여하는데 p53, p16, pRB는 종양 억제 유전자(tumor suppressor gene)로서 세포 주기 검문지점(checkpoint)에서 세포 주기의 조절자(cell cycle regulator)로서 작용한다. 이 두 경로는 많은 종류의 상위 조절자(upstream regulator)들 및 하위 효과기(downstream effector)들을 포함하고 있는데 두 경로사이의 교차 조절(cross-regulation)도 가능하다. p53과 pRB는 '대장 조절자(master regulator)'로서 작용하며, p21은 p53의 하위의 효과기로 작용하고, p16은 pRB의 상위 조절자로 작용하게 된다. p16과 p21은 모두 CDK inhibitor(CDKI)로서 세포 주기의 진행을 G1기에서 효과적으로 억제한다. p53, pRB, p16의 만성적인 활성화(chronic activation) 또는 과발현(overproduction)은 세포 노화를 일으킬 수 있다.

(1) p53-p21 경로

p53의 돌연변이가 인간에 발생하는 모든 암의 55% 이상에서 발견된다는 것은 p53 단백질이 암의 억제에 중요한 역할을 하고 있음을 뒷받침하는 것이다. 사람의 p53 단백질은 393개의 아미노산으로 구성되어 있으며 그 기능은 전사를 조절하는 전사 인자(transcription factor)로서 여러 종류의 유전자 발현 조절에 관여하고 있다. 세포에 텔로미어의 기능 이상(telomere dysfunction)과 DNA 손상과 같은 스트레스가 초래되면 p53의 수준을 증가시키고, p53은 다시 세포 주기 차단(cell cycle arrest), 세포 사멸(apoptosis), 노화(senescence) 등에 관여하는 유전자 발현 증가를 통하여 세포 분열을 정지시키고 DNA 손상을 수선하는데 모든 힘을 집중하게 하므로 유전체의 안정성(genomic stability)을 보존하도록 한다. 이러한 이유로 p53에 '유전체의 수호자(guardian of genome)' 또는 '유전체의 수호천사'라는 별명을 붙이게 되었다. 그런데 최근의 다른 연구 결과에 의하면 p53을 정상보다 높은 수준으로 과발현했을 경우 조로현상(premature aging)을 초래하였는데, 이것은 과발현된 p53이 세포 노화(cell senescence) 기작을 한층 강화함으로써 암을 억제하지만 노화는 촉진함을 의미한다. 따라서 정상의 경우 p53 수준의 균형을 맞춰주고 있으나 돌연변이를 통하여 야생형 p53(wild type p53)이 부족하면 암을 발생시키고, 지나친 스트레스 상황으로 말미암아 야생형 p53이 지나치게 많이 활성화되면 노화가 촉진될 수 있음을 의미하는 것이다. p53가 포유동물에서 암을 억제하는 역할을 하는 것은 확실하지만, 수명이 짧아 암 발생이 빈번하지 않은 초파리나 예쁜 꼬마선충을 포

함해서 생각해보면 p53은 종양 억제 기능 외에도 발생(development), 생식(reproduction), 대사(metabolism), 수명(lifespan)등에도 영향을 미치는 것으로 예상이 되고 있다.

p53은 다기능(multi-functional) 단백질인데 그 중 가장 중요한 역할의 하나는 사이클린-의존적 키네이스(cyclin-dependent kinase, CDK)의 저해제(inhibitor)인 p21을 유도하는 것이다. CDKN1A/p21은 1993년 노화 세포가 발현하는 증식(proliferation) 억제 인자의 하나로 발견되었는데, 이를 발견한 학자들에 의해 p21, WAF-1, Cip-1 등으로 다르게 명명되었다. 다양한 종류의 인간 세포주(human cell lines)에서 노화가 일어날 경우 p21의 발현이 어린 세포(young cell)보다 10-20배 정도 증가하고 있음이 관찰되었다. p21은 PCNA(proliferating cell nuclear antigen)에 결합하여 DNA 복제를 억제하는 기능을 하며, p21을 대량으로 발현시키면 p53 수준을 증가시켰을 때와 유사하게 세포 주기 차단(cell cycle arrest)를 일으켰다. 반대로 p21 유전자를 녹아웃(knockout) 시킨 세포에서는 노화를 우회함으로써 세포 수명의 연장이 일어났는데, DNA 손상 반응(DDR) 후에도 세포 주기의 차단은 일어나지 않았다. 세포 주기 차단은 유전체가 안정성을 갖도록 하는데 중요한 역할을 한다. 예를 들어 세포 분열을 시작하는 세포에 DNA 손상이 포함되어 있을 경우, 그대로 놔두면 잘못된 DNA를 증폭시킬 것이며 이것을 그대로 놔두면 매우 치명적인 결과를 초래할 수 있다. 이것을 방지하기 위해서는 분열 전에 점검할 기회를 주고 수선(repair)을 하도록 해야 한다. 이와 같은 기능은 검문지점 단백질(checkpoint protein)들에 의하여 수행되는데 그 대표적인 단백질의 하나가 p53이다. p53은 사이클린 D-CDK4/6, 사이클린E-CDK2 복합체의 활성을 저해함으로써 세포 주기 진행을 정지시키는 p21의 발현을 증가시킨다.

(2) p16과 pRb 경로

pRB 유전자는 1988년 눈의 망막아세포종(retinoblastoma)이라는 암에서 돌연변이가 일어난 것을 처음으로 발견하였는데, 그 이후 여러 가지 다른 암에 있어서도 돌연변이가 일어난 것을 발견하였다. pRB는 세포 주기의 G1기에서 S기로 진행하는 것을 조절하는 세포 주기 조절단백질(cell cycle regulator protein)이다. RB protein family에는 pRB, p107, p130이 속하는데 이들은 단백질-단백질 상호 작용(protein-protein interaction)에 관여할 수 있는 포켓 도메인(pocket domain)을 가지고 있어서 "pocket protein"이라는 별명을 가지고 있다. pRB와 복합체를 형성하는 전사 인자 E2F는 세포 주기의 G1기에서 S기로 진행하는데 필요한 유전자들의 전사를 촉진한다. G1기에서는 pRB는 저인산화 상태(hypophosphorylated)로 존재하며, E2F와 복합체를 형성함으로써 E2F의 기능을 억제한다. 따라서 세포는 G1기에 머물게 된다. 그러나 pRB가 사이클린D/CDK4,6와 사이클린E/CDK2

복합체의 작용에 의하여 인산화가 일어나게 되면, pRB는 과인산화(hyperphosphorylated) 상태로 전환된다. 과인산화가 일어난 pRB는 E2F와 분리가 되며, pRB의 저해작용으로부터 자유롭게 된 E2F는 G1기에서 S기로 진행하는데 필요한 유전자들-예를 들면 cyclin E, D1, A와 cdc2 단백질 등-의 전사를 촉진함으로써 G1기에서 S기로 진입하도록 한다.

p16은 사이클론-의존적 키네이스(cyclin-dependent kinase, CDK)의 저해제(inhibitor)인데, CDk4와 CDK6의 활성을 저해함으로써 pRB의 인산화를 막는다. p16과 p21은 모두 CDKI(CDK inhibitor)이지만 그 세부적 특성에 있어서는 차이가 있다. 노화 세포의 일반적 특징 중 한 가지는 p16 발현 증가가 나타나고 pRB는 저인산화 상태로 존재한다는 것이다. p53 경로와 pRB 경로에 각각 속한 p21과 p16은 노화 세포에서 모두 증가한다. p16 유전자 부위는 alternative splicing을 통하여 또 다른 단백질인 ARF(alternative reading frame)라는 단백질을 합성할 수 있는데 ARF는 p53 분해에 관여하는 H/MDM2를 억제하고 p53을 안정화시키기 때문에 종양 억제 유전자 기능을 한다.

(3) 세포 노화의 진화적 의미

이와 같이 정상 세포가 암 세포로 변하는 과정에서 세포 노화의 기작이 나타나는 것은 세포 노화가 암을 억제하는 중요한 기작으로 작용할 수 있다는 것이다. 세포 노화에 의하여 암이 억제될 수 있기 때문에 진화적으로 '길항적 다양성(antagonistic pleiotropy)'의 예에 들어갈 수 있다. '길항적 다양성'이란 자연 선택의 힘이 강하게 작용하는 생물체의 초년기에는 유익한 영향을 미치고 자연 선택의 힘이 약해지는 노년기에는 해로운 영향을 미친다면, 노년에 미치는 그 해로운 영향이 다소 불리한 영향을 끼칠지라도 초년기에 미치는 유익한 영향 때문에 자연 선택은 그것을 없애는 방향으로 일어나지 않을 것이라는 것이다. 이 개념을 구체화한 조지 윌리암스는 초년기에는 뼈를 강화하여 튼튼히 만들지만 노년기에는 동맥벽을 석회화하여 동맥경화를 일으키는 유전자를 예로 들어 그 의미를 설명했다. 세포 노화도 이러한 개념으로 설명하자면 젊을 때는 세포 노화가 암을 억제하기 때문에 유용하지만, 늙었을 때는 세포 노화로 인해 노화된 세포가 많이 축적되기 때문에 여러 가지 노화관련 질병의 병인으로서 작용하여 해를 줄 수 있다. 복잡한 생물체들은 포식, 기아, 감염 등의 위험요인이 가득한 야생의 자연 환경 속에서 진화해 왔다. 다양한 외적인 위험요인에 의해 생존을 위협받는 상황에서 생식을 통해 자손을 생산하는 동안 종양을 억제하는 내부적 기작에 의하여 생존 수명이 보장될 경우라면 노년에 비록 해로운 효과를 낸다하더라도 그것이 진화적으로 선택될 수 있는 가능성은 매우 높을 것이다. 따라서 노년기에 종양 억제기작이 오히려 해로운 효과를 나타낸다고 해도 진화적으로 그것을 제거하려는 선택압(selective pressure)은 거의 없다고 여겨진다. 모순되게도 젊었을 때는 암을 억제해주던 세포 노화 기능이, 나이가 들어 노화 세포의 축적이 일어난 조직에서는 여러 해로운 요인들의 축적으로 말미암아 노화와 함께 오히려 암을 촉진할 수도 있다는 것이다. 이것은 암이 노인에게서 빈번히 발생하는 이유이기도 하다.

[참고문헌]

- Acosta, JC, et al. (2013). “A complex secretory program orchestrated by the inflammasome controls paracrine senescnece.” Nat Cell Biol 15:978-990.
- Aubert, G and P. M. Lansdorp. (2008). “Telomeres and aging.” Physiol Rev 88:557-579.
- Baker, DJ, et al. (2011). “Clearance of p16^{Ink4a}-positive senescent cells delays ageing-associated disorders.“ Nature 479:232-236.
- Bargonetti, J and Prives, C. (2019). “Gain-of-function mutant p53: history and speculation.” J. Mol. Cell Biol. 11:605-609.
- Bartkova, J, et al. (2006). “Oncogene-induced senescence is part of the tumorigenesis barrier imposed by DNA damage checkpoints.” Nature 444:633-637.
- Beausejour, CM, et al. (2003). “Reversal of human cellular senescence: Roles of the p53 and p16 pathways.” EMBO J 22:4212-4222.
- Ben-Porath, I and Weinberg, RA. (2005). “The signals and patheays activating cellular senescence.” Int J Biochem Cell Biol 37:961-76.
- Campisi, J. and d’Adda di Fagagna F. (2007) “Cellular senescence: when bad things happen to good cells.” Nat Rev Mol Cell Biol 8:729-740.
- Campisi, J. (2013). “Aging, cellular senescence, and cancer.” Annu Rev Physiol 75:685-705.
- Collado, M, et al. (2005). “Tumour biology: senescence in premalignant tumours.” Nature 436:642.
- Collado, M and M. Serrano. (2006). “The power and the promise of oncogene-induced senescence markers.” Nat Rev Cancer 6:472-476.
- Collado, M, et al. (2007). “Cellular senescence in cancer and aging.” Cell 130:223-233.
- Coppe, JP, et al. (2008). “Senescence-associated secretory phenotypes reveal cell-nonautonomous functions of oncogenic RAS and the p53 tumor suppressor.” PLoS Biol 6:2853-2868.
- Coppe, JP, et al. (2011). “Tumor suppressor and aging biomarker p16^{INK4a} induces cellular senescence without the associated inflammatory secretory phenotype.” JBC 286:36396-36403.
- Dimri, GP, et al. (1995). “A biomarker that identifies senescent human cells in culture and in aging skin *in vivo*.” Proc Natl Acad Sci U S A 92:9363-9367.
- Donate, LE and Blasco, MA. (2011). “Telomeres in cancer and ageing.” Phil Trans R Soc B 366:76-84.
- El-Deiry, WS, et al. (1993). “WAF1, a potential mediator of p53 tumor suppression.” Cell 75:817-825.
- Finkel, T, et al. (2007). “The common biology of cancer and aging.” Nature 767-774.
- Harper, JW, et al. (1993). “The p21 Cdk-interacting protein Cip1 is a potent inhibitor of G1 cyclin-dependent kinases.” Cell 75:805-816.
- Hayflick, L and P. S. Moorhead. (1961). “The serial cultivation of human diploid cell strains.” Exp Cell Res 25:585-621.
- Hayflick, L. (1965). “The limited *in vitro* lifetime of human diploid cell strains.” Exp Cell Res 37:614-36.
- Hayflick, L. (1985). “Theories of biological aging.” Exp Gerontol 20:145-159.
- Itahana, K, et al. (2004). “Machanism s of cellular senescence in human and mouse cells.” Biogerontol 5:1-10.
- Jeyapalan, JC and J. M. Sedivy. (2008). “Cellular senescence and organismal aging.” Mech Ageing Dev 129:467-474.

- Kuilman, T, et al. (2010). "The essence of senescence." Genes Dev 24:2463-2479.
- Levine, AJ and Lane, DP. (2010). "The p53 family." Cold Spring Harbor Laboratory Press.
- Levine, AJ, et al. (2006). "Coordination and communication between the p53 and IGF-1-AKT-TOR signal transduction pathways." Genes Dev. 20:267-275.
- Lozano, G and Levine, AJ. (2016). "The p53 protein: from cell regulation to cancer." Cold Spring Harbor Laboratory Press.
- Masutomi, K, et al. (2005). "The telomerase reverse transcriptase regulates chromatin state and DNA damage response." Proc Natl Acad Sci U S A 102:8222-8227.
- Mishima, K, et al. (1999). "Senescence-associated beta-galactosidase histochemistry for the primate eye." Invest Ophthalmol Vis Sci 40:1590-1593.
- Morgan, RG, et al. (2013). "Age-related telomere uncapping is associated with cellular senescence and inflammation independent of telomere shortening in human arteries." Am J Physiol Heart Circ Physiol 305:H251-H258.
- Narita, M, et al. (2003). "Rb-mediated heterochromatin formation and silencing of E2F target genes during cellular senescence." Cell 113:703-716.
- Pagano, M, et al. et al. (1995). "Role of the ubiquitin-proteasom pathway in regulating abundance of the cyclin-dependent kinase inhibitor p27." Science 269:682-685.
- Paradis, V, et al. (2001). "Replicative senescence in normal liver, chronic hepatitis C, and hepatocellular carcinoma." Hum Pathol 32:327-332.
- Rizos, H, et al. (2000). "Two arginine rich domains in the p14ARF tumor suppressor mediate nucleolar localization." Oncogene 19:2978-2985.
- Rodier, F and J. Campisi. (2011). "Four faces of cellular senescence." J Cell Biol 192:547-556.
- Salama, R, et al. (2014). "Cellular senescence and its effector programs." Genes & Development 28:99-114.
- Sedivy, JM, et al. (2008). "Cellular senescence: A link between tumor suppression and organismal aging?" In Molecular Biology of Aging, Cold Spring Harbor Laboratory Press.
- Shan, W, et al. (2009). "The inflammatory network: bridging senescent stroma and epithelial tumorigenesis." Front Biosci 14:4044-4057.
- Sugawara, O, et al. (1990). "Induction of cellular senescence in immortalized cells by human chromosome 1." Science 247:707-710.
- Tasdemir, N and S. W. Lowe. (2013). "Senescent cells spread the world: non-cell autonomous propagation of cellular senescence." EMBO J 32:1975-1976.
- Vousden, KH and C. Prives. (2009). "Blinded by the Light: The growing complexity of p53." Cell 137:413-431.
- Wajapeyee, N, et al. (2008). "Oncogenic BRAF induces senescence and apoptosis through pathways mediated by the secreted protein IGFBP7." Cell 132:363-74.
- Wang, E. (1995). "Senescent human fibroblasts resist programmed cell death, and failure to suppress bcl2 is involved." Cancer Res 55:2284-2292.
- Xiong, Y, et al. (1993). "p21 is a universal inhibitor of cyclin kinases." Nature 366:701-704.
- Xue, W, et al. (2007). "Senescence and tumour clearance is triggered by p53 restoration in murine liver

carcinomas." Nature 445:656-660.
- Zhang, H, et al. (2003). "Senescence-specific gene expression fingerprints reveal cell-type-dependent physical clustering of up-regulated chromosomal loci." Proc Natl Acad Sci U S A 100:3251-3256.
- Zhang, R, et al. (2005). "Formation of MacroH2A-containing senescence-associated heterochromatin foci and senescence driven by ASF1a and HIRA." Dev Cell 8:19-30.
- Zhang, R, et al. (2007). "Molecular dissection of formation of senescent associated heterochromatin foci." Mol Cell Biol 27:2343-2358.
- 오상진. (2005). "인체노화" 탐구당.
- 오상진. (2015). "노화의 생물학." 탐구당.
- 여의주. (2010). "노화와 암 발생 기전." 생화학분자생물학회소식, 9월호.
- 이한웅 등. (2012). "암의 생물학." 월드사이언스.
- 황은성. (2008). "Cell mortality, immortality 그리고 senescence." 분자세포생물학 뉴스 20:33-39.

12/

레티노블라스토마 유전자

망막모세포종(retinoblastoma, RB)은 소아의 안구 내 악성 종양 중 가장 흔한 질환으로 대개 3세 이전에 발병한다. 레티노블라스토마 유전자(이하 *Rb*)는 많은 종양에서 결손이 일어나거나 돌연변이된 것으로 밝혀졌기 때문에 종양 억제 유전자로서 확인되었다. *Rb* 유전자는 처음으로 클론된 종양 억제 유전자이다. *Rb*는 928개 아미노산으로 구성되고 크기는 분화하는 세포에서 대량으로 발현된다. 수많은 과학자들은 인간 종양에서, 마우스 모델에서, 그리고 세포 배양 시스템에서 *Rb*의 deregulation(*Rb* 조절의 이상)이 미치는 영향에 대하여 광범위하게 연구를 진행했다. 결론적으로 말하면 *Rb*는 canonical pathway로 세포 주기의 G1/S 체크포인트의 주요 조절 인자로서 작용한다는 결과를 얻었다. 이 단백질의 기능에 이상이 생기면 망막모세포종 외에도 골수암, 방광암,

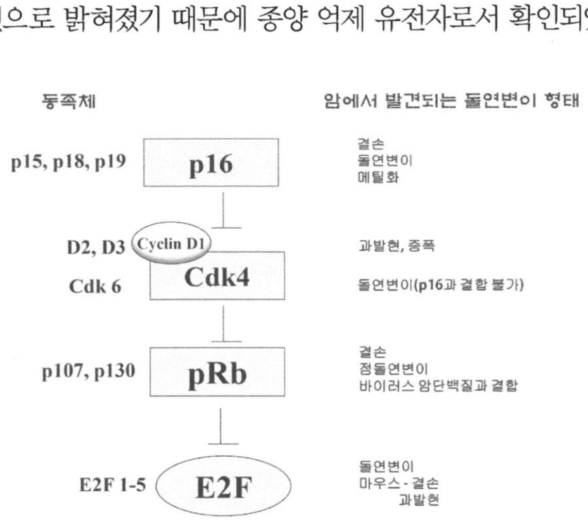

[그림 12-1] Rb 신호 경로와 암에서 발견되는 돌연변이 형태

Rb 경로의 단백질 component들과 그 왼쪽에 homolog들을 표기하였다.
인간의 암에서 발견되는 돌연변이 형태를 오른쪽에 표시하였다.
마우스에서 E2F-1의 결손과 과발현은 oncogenic한 결과를 나타냈다.
인간의 암에서 E2F4의 돌연변이가 위장관계 종양에서 자주 발견이 되었다.

전립선암, 유방암, 소장암, 혈액암, 자궁암 등의 원인으로 작용한다. non-canonical Rb pathway는 세포 주기 조절과는 별개로 히스톤 수식(histone modification)과 염색체 구조 조절(chromosome structure regulation)에 관여하는 것으로 알려진다.

01 Rb family member의 구조와 기능

하나의 세포로부터 다세포 생물체로 적절한 발생의 진행을 위해서는 세포의 증식(proliferation), 분화(differentiation), 아폽토시스(apoptosis)에서 정확한 조절이 이루어져야 한다. 이와 같은 다단계의 조절은 발생과 증식에서 시공간적으로 조절이 이루어지는 여러 유전자들 사이에 복잡한 상호 작용이 관여하고 있는데, 이러한 조절에서 문제가 발생한다면 발생(development)에서의 결함 또는 종양을 초래하게 된다. Rb 유전자는 이러한 세포의 증식과 분화 조절에 관여한다.

Rb 유전자는 돌연변이가 일어났을 때 소아에서 망막모세포종을 일으키는 유전자로서 1988년 유전자 클로닝이 되었다. Rb 유전자 돌연변이는 여러 인간의 암을 일으키는 것으로 밝혀졌다. 그런데 서로 다른 종류의 바이러스들이 Rb를 포함한 종양 억제 유전자를 불활성화 시키는 방향으로 진화한 것을 발견하였고 이것은 Rb 단백질의 기능을 파악하는데 기여를 하였다. 바이러스 암 단백질이 Rb 단백질에 결합한 것은 Rb 유전자의 돌연변이와 같은 영향을 미쳤다. 바이러스 암 단백질에 돌연변이를 일으켜 Rb 단백질에 결합을 하지 못하도록 했을 때는 Rb의 기능에 영향을 주지 못했다. Rb와 그리고 동족체인 p107과 p130를 각각 결여한 마우스를 제조하여 연구한 결과 발생동안 분화, 그리고 아폽토시스와 연계하여 증식을 coordinate하는데 중요한 역할을 하고 있음이 알려졌다. Rb의 기능은 주로 전사 인자를 억제하여 조절을 하는 것으로 알려지지만, Rb에 의하여 발현이 촉진되는 유전자들도 많이 있다.

(1) 포켓단백질 family

포유동물에서 Rb family member에는 Rb, p107, p130 이 포함된다. 이들은 주머니 영역('pocket domain'으로 불림)에서 서열유사성(sequence homology)을 가지고 있어서 종종 "pocket proteins(포켓단백질)"로 불려진다. 주머니 영역(pocket domain)은 세포 내에 존재하는 여러 종류의 전사 인자들과 바이러스의 암 단백질 등이 부착할 수 있는 보존된(conserved) 구조와 기능 영역(functional domain)을 갖고 있다(그림2, 표1). Rb 단백질은 구형(globular) 구조를 가지며 기능적으로 몇 개의 도메인을 가지고 있다. 주머니 영역을 구성하는 A와 B 영역은 진화적으로 잘 보존이 되었는데 주머니(pocket) 구조를 형

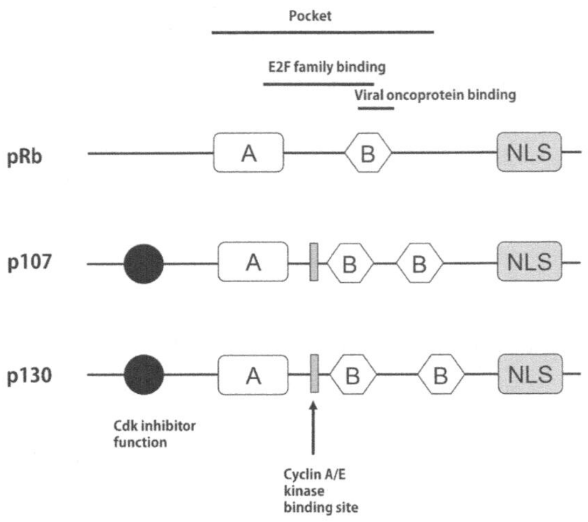

[그림 12-2] 포켓단백질의 구조적 도메인

pRb는 세 개의 구조적으로 관련된 단백질인 포켓단백질(pocket proteins)이라 부르는 단백질 중의 하나이다. 세 종류 모두 SV40 large T, adenovirus E1A, Human papillomavirus E7과 같은 바이러스의 암 단백질과 결합할 수 있다. 세 종류 모두 사이클린D-CDK4/6 복합체에 의하여 인산화가 일어난다. 세 종류의 포켓단백질은 각각 다른 종류의 E2F family protein과 결합한다. NLS는 nuclear localization signal을 의미한다.

[표 12-1] Rb 단백질과 결합하는 단백질들

단백질	기능	단백질	기능
E2F	전사 인자	TAF(II)250	TFIID subunit(pol II 조절)
SV40 large T 항원	SV40 바이러스 암 단백질	HDAC1	히스톤 디아세틸레이스
E1A	아데노바이러스 암 단백질	TFIID	TATA-box binding protein
HPV E7	인간유두종바이러스 암 단백질	c-Abl	티로신 카이나제
BRLF1	엡스타인-바 바이러스 암 단백질	Raf-1	serine/threonine kinase
D1-D3	사이클린	RbAp46	component of mSin3 co-repressor complex
MyoD	근육세포 전사 인자	RbAp48	RbAp46-related protein
MDM-2	암 단백질	Trip230	Thyroid receptor co-activator
ATF-2	전사 인자	RIZ1	Zinc-finger protein
Elf-1	림프계 전사 인자	BOG	LxCxE-protein
HBP1	전사억제자	RIM	leucine zipper protein with LECEE motif
AP-1	전사 인자	CDC25A	protein phosphatase type 1 catalytic subunit
c-Jun	AP-1 family 전사 인자	PU.1	림프계 전사 인자
SP-1	전사 인자	c- and N-Myc	전사 인자
E4TF1	전사 인자	HBRM	disruption of nucleosome structure
AP-2	전사 인자	Lamin A, C	nuclear matrix protein
Id-2	전사 인자	Hsc73	열충격 단백질
UBF	전사 인자(pol I)	hBRG1	전사 활성화 인자
TFIIIB	전사 인자(pol III)		

성한다. 이 주머니 영역은 망막모세포종 환자의 경우 대부분 그 구조가 파괴되어 있다. 이 주머니 영역은 하나 이상의 단백질들이 동시에 결합할 수 있는 구조를 가지고 있다. Rb와 p107/p130과의 차이는 CDK inhibitor로 기능하는 것으로 보이는 부분의 유무, 그리고 사이클린 결합 자리 유무로 구분할 수 있다.

(2) Rb family 단백질의 구조

Rb 단백질은 크게 세 부분으로 구성된다. 아미노 말단 지역과 중앙 주머니 영역 그리고 카르복시 말단 지역이다. 이중에서 주머니 영역은 A 도메인과 B 도메인의 두 개의 도메인으로 이루어져 있다. 주머니 영역은 세포 내의 여러 중요한 기능을 하는 단백질과 결합하는 부위로서 Rb의 핵심적 부위이다. 이러한 주머니 영역은 아데노바이러스 E1A, SV40 large T 항원, HPV의 E7 단백질과 같은 암 유발 단백질과 결합할 뿐만 아니라 세포 주기에서 중요한 역할을 하는 E2F와도 결합할 수 있는 부위이다. 이 부분은 p107, p130과 같은 여러 Rb family 단백질에서도 공통적으로 발견된다. 그러나 Rb의 주머니 영역이 중요한 부위임에도 불구하고 오직 주머니 영역만이 Rb 단백질의 모든 기능을 담당하는 것은 아니다. 주머니 영역에서 카르복시 말단, 약 아미노산 876 residue 까지도 세포 성장 조절에 필요하다. 특히 카르복시 말단 부위는 매우 유동적이어서 이 부위에 인산화 등이 일어나면 Rb 단백질에 구조적 변화가 일어날 가능성이 높다. 세포 주기에서 중요한 역할을 하는 E2F가 결합하는 지역은 주머니 영역 외에도 카르복시 말단 쪽도 관여하는 것으로 알려진다. Rb를 인산화시키는 키네이스 단백질은 아미노 말단 지역에 결합한다. 주머니 영역에서 A 도메인은 B 도메인이 좀 더 안정적 형태를 이룰 수 있도록 도와주고 있고 실제 바이러스성 종양 유도 단백질과 결합하는 부분은 B 도메인이다. B 도메인은 Rb family 단백질에서도 높은 상동성(homology)을 보인다.

1) Rb와 LxCxE와 상호결합

DNA tumor virus인 SV40의 large T 항원, 아데노바이러스의 E1A, 인간 유두종바이러스(HPV)의 E7 단백질은 모두 LxCxE(L; 류신, C; 시스테인, E; 글루탐산, x는 모든 아미노산을 의미함) 서열을 포함하고 있으며, 이것은 Rb 단백질에 결합하여 그 기능을 억제할 수 있다. LxCxE motif는 여러 종양 유발 단백질들이 모두 갖고 있는 서열이며, 이것이 중요한 이유는 Rb와 같은 종양 억제 단백질과 결합하기 때문이다. 이외에 'LxCxE-유사 motif'를 포함하는 Rb 결합 단백질에는 염색질의 remodeling에 관여하는 HDAC-1, HDAC-2, BRG1 등이 포함된다. 그러나 Rb 주머니 영역과의 결합을 위해 LxCxE motif가 반드시 필요한 것은 아니다. E2Fs는 LxCxE 서열은 포함하지 않으나 E2Fs의 카복시 말단에 추가적 Rb binding site를 가지고 있다. E2F1과 결합하기 위해서 Rb의 주머니 도메인이 필요한데, 최근의 연구에 의하면 Rb 단백질은 두 군데의 E2Fs 결합 자리를 포함하는 것으로 밝혀졌다. 그 첫 번째는 pocket 도메인에 위치하며 DNA와 안정적인 연합을 위해 필요하다. 만약 이 부분이 제거될 경우 Rb의 growth suppression 기능은 억제되지만, E2F1에 의한 아폽토시스는 가능하다. 두 번째 자리는 Rb의 카복시 말단에 위치하는데, 이것은 E2F1에 특이적이다. 이 자리에서 Rb-E2F1 복합체는 DNA에는 낮은 친화력을 나타내지만 E2F1-매개의 아폽토시스에는 요구된다. 이와 같은 별개의 Rb의 결합 자리는 E2Fs와 동시에 다른 LxCxE 서열을 가진 단백질과 결합할 수 있도록 허락한다.

2) Rb와 SV40 large T 항원과 상호 작용

SV40 T 항원(LT)은 저인산화된(underphosphorylated) 활성형 Rb에 결합한다. Rb의 중심 포켓과 SV40 LT의 결합구조에서는 크게 두 부분에서 상호 작용이 관찰된다. 첫 번째 부분은 LT의 LxCxE 모티프와 이에 인접한 DSSE 모티프를 말한다. 이 영역에서 주사슬과 주사슬, 주사슬과 곁가지 사이의 수소결합과 소수성 상호 작용이 Rb와 매우 강한 결합력을 제공한다. 예를 들어 LT의 L103(류신)의 COOH기는 Rb의 Y756(티로신)의 OH기와 수소결합을 이루고, LT의 C105(시스테인)는 Rb의 N757(아스파라긴)과, LT의 E107(글루탐산)은 Rb의 K722(리신)와 강한 수소결합을 이룬다. 또한 LxCxE 모티프 주위의 Met109는 Rb의 결합 부위와 반데르발스 상호 작용을 통해 Rb 단백질과 결합한다. DSSE 모티프의 S112(세린) 만이 수소결합에 관여하고 다른 잔기들은 관여하지 않는다. DSSE 모티프의 S(세린) 아미노산은 카제인 카이나제(casein kinase)에 의해 인산화 될 수 있고 이것은 구조적 변화를 통해 Rb 단백질과 바이러스 단백질 간의 결합을 좀 더 단단하게 유도할 수 있다. 두 번째 Rb와 SV40 LT와의 결합 부위는 T 항원의 α2, α4 헬릭스와 Rb 중심 포켓의 B box 사이의 주사슬, 곁가지 사이에 수소결합을 통해 이루어진다.

3) T 항원에 의한 Rb/E2F 해리 메카니즘

SV40 LT를 비롯한 바이러스성 암유발 단백질은 Rb-E2F 복합체로부터 E2F를 분리시킨다. SV40는 바이러스의 효과적인 복제를 위하여 숙주 세포를 자극해 분열이 왕성한 상태로 만든다. 여기에서 E2F는 유전자의 전사과정에 참여하여 세포 주기를 S기에 이르게 하는 중요한 요소로 작용한다. 이러한 작용 기작에 의해서 SV40 LT 자신의 유전자를 복제하기 위하여 E2F를 Rb로부터 떼어놓아야만 하는 것이다. 여기에 관여하는 기작은 두 가지로 요약할 수 있는데, 그 첫 번째는 SV40 LT가 Rb 단백질에 E2F와 경쟁적으로 결합함으로써 E2F가 Rb에 결합할 수 있는 기회를 줄이는 것이다. 두 번째는 SV40 LT 이외의 다른 요소가 관여하는 것인데, 이것은 Hsp40의 작용 메카니즘을 통해서 설명될 수 있다. Hsp40는 단백질의 적절한 folding(접힘)을 도와주는 일종의 샤페론 역할을 하는 단백질이다. Hsp40는 Hsp70, ATP와 함께 작용한다. 즉, Hsp40는 Hsp70의 구조적 변화를 유도하고 ATP 가수분해를 자극시킨다. ATP가 가수분해되면 Hsp70의 구조적 변화가 일어나고 다양한 반응물에 대한 결합 친화력을 증가시킨다. 이것은 SV40 LT의 J 도메인과의 결합을 유도하고 Rb-E2F와 함께 복합체를 만든다. Rb-E2F 복합체가 SV40 LT로부터 Hsp70의 기질결합위치를 거쳐 ATPase 도메인으로 옮겨진다. Hsp70의 가수분해에 의해 생기는 에너지를 이용하여 Rb-E2F 복합체의 구조적 변화를 일으키고 이러한 변화를 통하여 Rb와 E2F의 분리가 일어나고 여기서 떨어져 나온 E2F는 바이러스의 복제에 요구되는 세포 유전자 전사과정에서 사용된다.

4) Rb 단백질의 도메인들

Rb 단백질의 카복시 말단 영역은 Abelson murine leukemia virus의 티로신 카이나제의 형질전환 서열의 세포 동족체 및 MDM-2에 대한 결합 자리를 포함한다. Rb와 결합할 때 Abelson leukemia virus 티로신 카이나제 활성은 차단이 일어난다. Rb의 카복시 말단은 growth suppression 기능에 요구되는 것처럼 보인다. 반면에, Rb의 아미노 말단은 growth suppression 기능에 없어도 되는 것처럼 보인다. 아미노 말단이 결여하는 Rb truncated mutant를 과발현하면 종양 세포의 증식을 억제하는 능력은 보유하였다. 성장의 조절에 꼭 필요한 것은 아니지만 아미노 말단은 Rb의 다른 기능을 위해 중요한 것처럼 보인다. Rb의 아미노 말단과 상호 작용하는 몇몇 단백질이 있는데 여기에는 전사 인자 Sp1, minichromosome maintenance 7(MCM7), replication licensing factor, Rb/histone H1 kinase(RbK) 등이 포함된다. 아미노 말단 부분은 CDK 인산화 자리를 포함하는데, 이것은 Rb의 세포 주기 조절에 중요한 것처럼 보인다. 아미노 말단은 Rb 유전자의 재도입으로 인해 Rb knockout 마우스의 배아 치사(lethality)가 지연되는 연구 결과로 보아서 발생적으로 Rb 기능에 중요한 역할을 하는 것으로 보인다. Rb family protein들은 NLS를 포함하는 카르복시말단 뿐 아니고 전반적인 주머니 영역에 걸쳐 높은 유사성을 공유하고 있지만, p107과 p130 사이의 유사성은 Rb와 유사성 보다 더 크다. 예를 들어 p107과 p130에서는 사이클린 A/CDK2 그리고 사이클린 E/CDK2와 높은 친화력을 나타내는 결합 자리를 공유하고 있다. p107과 p130의 아미노 말단에는 CDK inhibitor로 기능하는 것으로 보이는 부분을 포함한다. 따라서 Rb pocket 단백질에 대한 상동성은 Rb family protein의 부재시 부분적 보상을 허용하는 반면, 차이점은 그들의 독특한 조절 및 활성을 제공한다.

(3) Rb family 단백질은 세포 주기 조절에 관여한다

종양 억제에서 그리고 바이러스의 암 단백질과의 상호 작용에서 Rb의 기능의 중요성은 Rb가 세포 증식의 조절에 관여할 수 있음을 암시했다. 포유동물의 세포 주기는 4개의 phase로 나뉜다. 즉 G1, S, G2, M기가 있고 또는 세포가 분화하거나 휴지기로 들어갈 때는 G0로 진입한다. 두 개의 Gap phase, G1과 G2는 세포의 성장이 이루어지는 기간으로서 각각 DNA 합성 및 복제(S기), 유사 분열(M기)이 뒤따른다. Rb family members는 뚜렷한 기능을 수행하며 세포 주기 전체를 통해 차별적으로 발현된다. Rb는 세포 주기 전반적으로 그리고 G0의 분화된 세포에서 중간 수

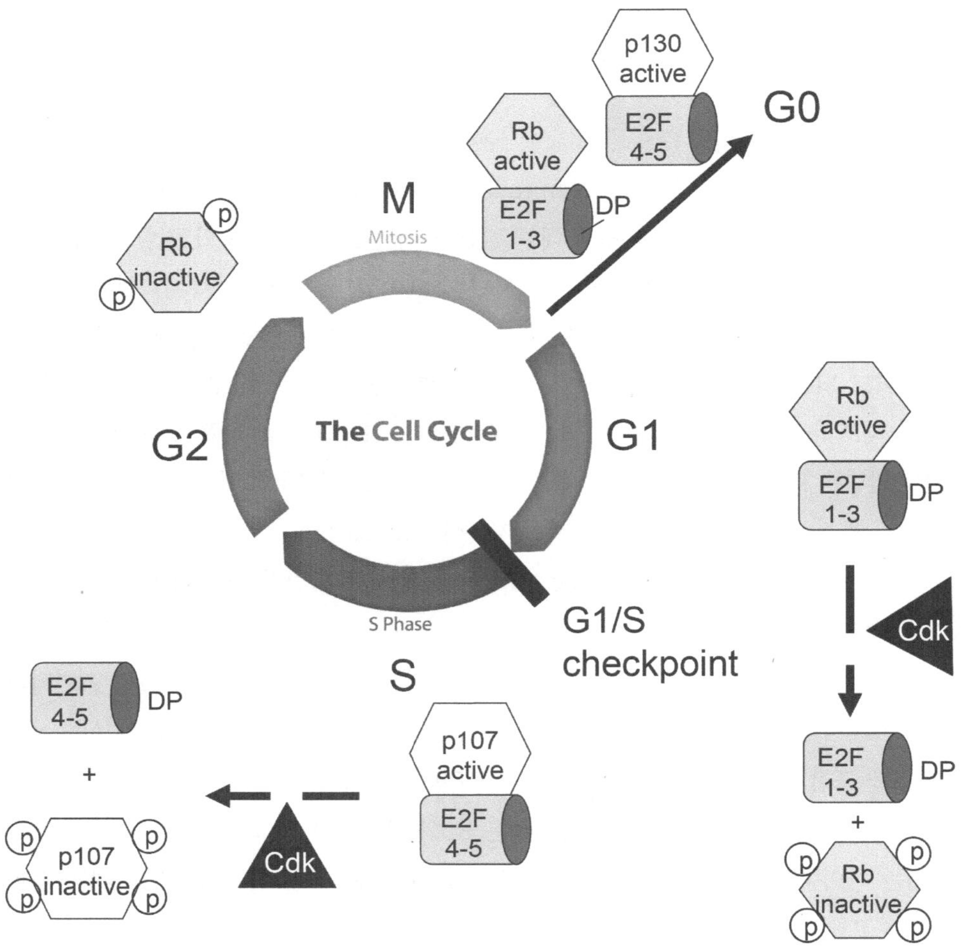

[그림 12-3] Rb family protein에 의한 세포 주기 조절

Rb-E2F 복합체는 주로 세포 주기의 G1기에서 발견되며, p107-E2F 복합체는 대부분 S기에서 발견된다. p130-E2F 복합체는 G0기에서 주로 형성된다. Rb는 주로 E2F1, E2F-2, E2F-3와 결합하며, p130과 p107은 주로 E2F4와 E2F5와 결합한다.

준으로 발현이 일어난다. 그러나 그것의 발현(Rb)이 G1기에서 최고 수준으로 일어난다. p107의 발현은 세포 주기 동안에 변동을 거듭한다. 즉 세포 주기의 G1기로, 그리고 S기에 걸쳐 증가하다가 유사 분열이 끝나면 급감한다. p130 발현의 경우는 p107과 Rb에 대비가 되는데, 세포 주기 동안에 대체로 발현이 감소가 일어나지만 세포 주기에서 나와 G0 상태로 들어가면 발현이 증가한다. 따라서 Rb는 G1기에서 S기로 진입하는데 중요한 역할을 하는 것으로 나타난다. p130이 분화된 세포에서 더 큰 역할을 하는 것처럼 보이는 반면, p107은 세포 주기를 더 적게 조절한다.

G1기 말에 세포는 제한점(restriction point, R point)을 지나게 되는데 이 제한점을 지나치게 되면 다른 조건에 관계없이 세포 주기의 마지막 과정까지 완주해야 한다. 이 제한점을 지나쳐 S기로 들어가는 것은 CDKs에 의한 Rb의 인산화에 의해서 조절된다. Rb가 저인산화 상태일 때 Rb는 증식을 촉진하는 전사 인자(가장 대표적으로 E2F family)와 결합하여 활발하게 그 작용을 억제한다. CDK에 의한 인산화는 Rb pocket protein을 불활성화시켜 결합해 있던 E2F를 방출하게 되고, 이에 따라 E2F는 S기에 필요한 물질을 발현시켜 S기로 진입을 촉진한다. Rb를 결여하고 있는 세포에서는 G1-S기 전이가 빠르게 진행이 되는 반면, Rb가 과발현이 일어나고 있는 세포에서는 세포 주기의 G1기에 정지된 상태를 유도한다.

G1기 말에서 S기 초에 Rb는 인산화가 일어나는 동안에, p107은 저인산화 상태이고 S기 진행을 조절하기 위해 다른 세트의 E2F를 억제할 수 있다. p107이 부재시 세포는 더욱 신속하게 S기로 진입이 가능하다. p107이 과발현되면 세포는 G1기에 정지한다.

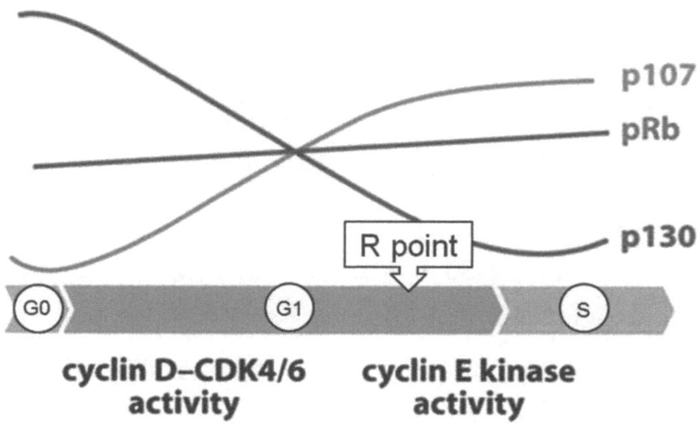

[그림 12-4] 다른 종류의 포켓단백질은 다른 시기에 발현이 일어난다

p130은 G0, 즉 휴지기의 도입에 관여하고, pRb는 대부분의 G1 phase를 통과하여 진행하는데 적극적으로 관여하고, p107은 G1 말기와 S기를 통해 진행을 조절한다.

(4) Rb 경로는 분화에도 관여 할 수 있다

pRb가 몇 가지 세포 유형들에서 분화를 유도 할 수 있음이 알려졌다. Rb의 knockout 마우스와 그것의 유도체를 가지고 실험한 결과, 몇 가지 세포유형들의 분화에 Rb가 관여하고 있음이 밝혀졌다. 1992년에 세 개의 독립적인 연구 그룹에서 Rb 녹아웃(KO) 마우스가 적혈구(erythrocytes)와 신경(neuron)의 성숙화에 결함을 동반하며 자궁에서 사산되는 결과를 얻었다. 2년 후 면밀한 검사 결과, Rb KO 마우스에서 렌즈(lens) 세포 분화도 역시 손상이 나타났고, 과도한 세포 증식, 분화 표지자 발현 감소, 아폽토시스 등이 특징으로 나타났다. 그러나 이러한 특징이 모든 것을 이야기 할 수는 없었다. 예를 들어, 골격근 분화에서 심각한 손상이 일어난 것은 MyoD로 전환된 Rb knockout 섬유 아세포를 *in vitro*에서 실험하여 처음 발견하였으며, *in vivo*에서는 partially rescued Rb KO mice에서 확인이 되었다. 마찬가지로 pRb는 체외(in vitro)에서 지방 세포 분화에 필수적이며, 녹아웃 마우스에서 지방표현형은 아직 보고되지 않았다.

적혈구 이외의 조혈계통의 분화에도 역시 Rb에 영향을 받는다. 단핵세포/대식세포 분화에서 Rb의 역할은 1996년에 이미 인식되어 왔고 나중에 Rb를 직접 억제함으로써 확인이 되었다. 과립구(granulocyte)의 분화에도 pRb가 관여한다는 증거도 나왔다. 추가적 세포 유형들에서 그들의 정상적인 분화과정을 위해 pRb를 필요로 하는 것으로 밝혀졌다. 조골세포(osteoblast) 분화에도 pRb가 관여함이 밝혀졌다. 조건적(conditional) Rb KO 마우스를 이용해서 각질형성세포(keratinocyte)의 분화에 pRb가 관여함이 알려졌다. 또한 태반의 영양배엽(trophoblast)의 분화에서 비정상적 현상을 나타내는 것은 pRb 기능의 결함으로부터 유래한 것으로 보인다.

몇몇 세포형에서는 pRb가 결여되어 있음에도 정상적으로 분화가 일어난 것으로 보고되었다. 그 하나의 예가 mammary epithelium(유선 상피 세포)인데, Rb KO 세포를 야생형 암컷 마우스에 이식할 때 조직학적으로 기능적으로 정상의 유선세포를 형성하였다. 두 번째 예는 Rb KO 전립선 상피 세포인데, 이 세포를 nude 마우스에 이식했을 때 분화되고 형태적으로 정상의 전립선 상피 세포를 형성하였다.

pRb의 family member인 p107과 p130도 적어도 몇몇 세포유형에서 분화과정에 관여하고 있음을 나타냈다. p107과 p130의 double knockout 마우스에서 연골세포 성장의 비정상으로 말미암아 limb development(사지 발달)에 심각한 결함이 나타났다. 이들 마우스에서는 동시에 케라티노사이트 분화에 결함이 있었고, 모낭 형태발생과 치아의 발달이 지연되었다. 이러한 결함들이 단순히 세포 주기의 비정상적인 조절에 의해서 발생한 것인지 또는 세포 특이적 분화 프로그램의 손상 때문인지는 연구가 이루어져야 한다. 또한 Balb/cJ 유전배경을 갖는 마우스에서 p107, 또는

p130 단일의 녹아웃 마우스는 다양한 발달 결함을 나타낸다. 결론적으로 상당히 많은 수의 세포 유형과 다양한 세포 유형의 분화에 Rb family 구성원 중 하나 또는 그 이상에 의해 영향을 받는다. 분화에 포켓단백질(pocket proteins)에 의해 영향을 받는 세포 유형들은 계속 증가하고 있으며, 결국 대부분의 계통이 그들의 분화에 어느 정도의 pRb 의존성을 보일 것이라고 추측할 수 있다.

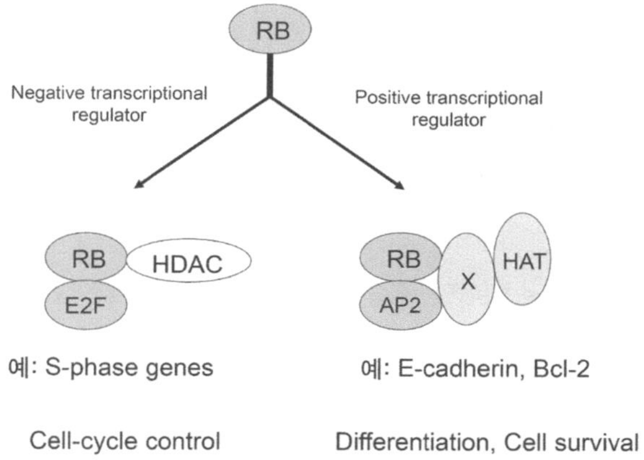

[그림 12-5] Model of RB function: RB는 두 가지의 pattern으로 작용할 수 있다

그 하나는 세포의 증식을 저해하면서 음성 전사 조절자(negative transcriptional regulator)로 작용하는 것이고, 다른 하나는 세포의 분화와 세포 생존을 촉진할 때는 양성 전사 조절자(positive transcriptional regulator)로서 작용한다. 처음 경우에는 RB는 E2F 전사 인자의 작용을 저해하며, 이때는 히스톤의 탈아세틸화를 촉진하는 histone deacetylase(HDAC)를 끌어들여 복합체를 형성할 수 있다. 분화와 생존에 관련된 프로모터를 촉진할 때는 조직특이적인 전사 인자들과 결합하여 전사 활성을 증강시킬 수 있다. 이와 같은 복합체에 히스톤 아세틸화를 촉진하는 histone acetylase(HAT)를 끌어들여 결합할 수 있다. E-cadherin과 Bcl-2 유전자 프로모터에 RB와 AP2(AP2는 RB의 target gene) 복합체가 결합할 때 특이적으로 프로모터의 아세틸화가 일어난 것으로 나타난다. 다른 종류의 세포 type 및 유전자 종류일 때는 다른 종류의 전사 인자가 복합체에 참여할 수 있다.

[표 12-2] RB와 함께 positive transcriptional regulation에 참여 가능한 인자들.

SP1
CBFA1
AP-2
C/EBP family
MyoD and related factors
ATF family
NF-κB
Jun family

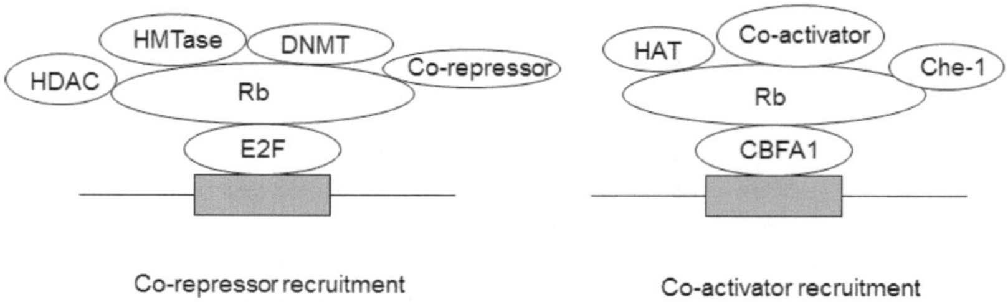

[그림 12-6] 전사에 영향을 미칠 수 있는 Rb의 기작

Rb는 E2F의 target gene들을 억제할 수 있는데, 이때 Rb는 HDAC(histone deacetylase), HMTases(histone methyltransferases), DNMTs(DNA methyltransferases), 그리고 다른 종류의 corepressor의 플랫폼으로 작용한다. 유사하게 CBFA1(also called Runx2)의 target gene들을 활성화할 수 있는데, 이때 Rb는 HAT, Che-1, 다른 종류의 coactivator들의 플랫폼으로 작용할 수 있다.

02 E2F와 pRb

(1) E2F 전사 인자 family

pRb 종양 억제 단백질은 앞서 언급한 바와 같이 포유류 세포 주기의 주요 조절인자로 생각되며 G1/S 경계에서 barrier(장벽)를 형성한다. Rb는 이러한 역할을 E2F family의 전사 활성 기능을 억제함으로써 이러한 조절을 수행한다. 많은 세포 주기를 진행하거나 또는 DNA 복제에 관여하는 유전자들이 E2F의 전사 활성 기능을 필요로 한다. Rb는 이러한 조절을 인산화를 통하여 조절할 수 있는데, Rb의 인산화는 사이클린(사이클린 D, 사이클린 E)과 이와 연관된 CDK들(CDK4, CDK6, CDK2)을 통해서 주로 이루어진다. 저인산화된(hypophosphorylated) RB는 세포 주기가 진행하지 못하게(arrest) 하는데 비하여 과인산화된(hyperphosphorylated) RB는 세포 주기를 억제하는 기능을 상실하여 세포 주기로 진행(cell cycle progression)하게 한다. RB의 중요한 target 가운데 하나는 '전사 인자 E2F family'

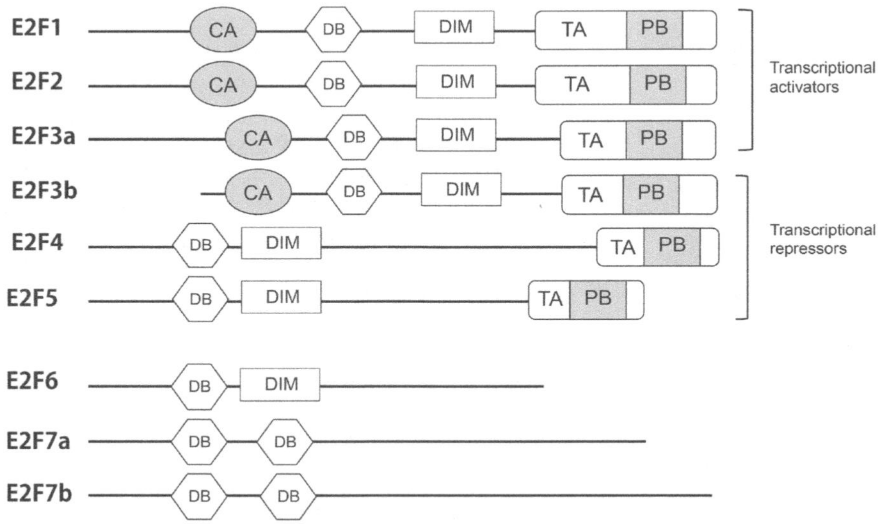

[그림 12-7] E2F family proteins

E2F family는 E2F1에서 E2F8까지 있으며, E2F1~3a는 activator로 작용하고 E2F4~8은 repressor로 작용한다. E2F3의 alternative spliced isoform인 E2F3b도 transcriptional repressor로 작용한다. alternative splicing site를 통해 9개의 폴리펩티드가 만들어지는데, 각각의 폴리펩티드는 DNA 결합 도메인(DB), dimerization domain(DIM, E2F7과 -8은 제외) 등을 포함한다. CA는 cyclin A binding 도메인을, TA는 transactivation 도메인을, PB는 pocket protein binding 도메인을 의미한다. PB에는 Rb 단백질이 결합할 수 있는데, E2F1~E2F5에 포함되어 있으며, E2F6~E2F8은 RB binding domain을 가지지 않는다. E2F1~E2F3는 아미노 말단 쪽에 사이클린 A와 결합하는 자리를 가지고 있다. E2F6의 카복시 말단은 Rb 단백질이 결합할 수 있는 도메인 대신에 polycomb 단백질과 상호 작용하여 'negative regulator'로서 작용한다. E2F7-8을 제외한 E2F1~E2F6 폴리펩티드는 DP1 또는 DP2 폴리펩티드와 결합하여 E2F/DP heterodimer를 형성한다. E2F7-8은 두 개의 DNA binding 도메인을 포함하며, Dimerization 도메인도 가지지 않는다. E2F7과 E2F8은 '비전형적인 E2F(atypical E2F)'로 불리며 heterodimer를 형성하지 않고 E2F site에 결합할 수 있다. E2F7/E2F8을 결여한 마우스는 embryonic death(배아 상태로 죽음)를 초래한다.

이다. E2Fs 세포성 인자들은 처음에 아데노바이러스 E2 프로모터로부터 발현되는 아데노바이러스 유전자의 전사를 촉진하는 능력을 통해 특성화되었다. E2 유전자 산물의 발현은 바이러스 DNA 복제에 필수적이다. 이후에 RB 단백질과 의존적인 방법으로 세포 주기에서 E2F의 활성이 조절되고 있음이 밝혀졌다.

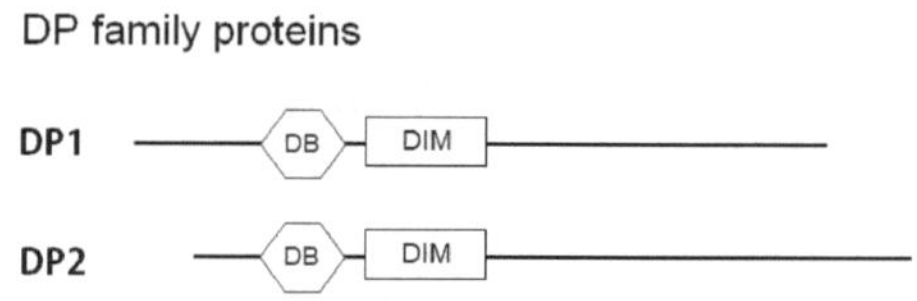

[그림 12-8] DP family proteins

DB는 DNA 결합 도메인, DIM은 이량체 형성에 관여한다.

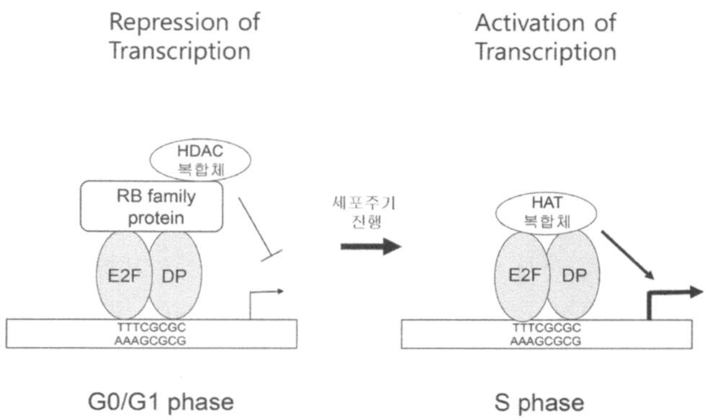

[그림 12-9] E2F가 중재하는 유전자 전사 기작

G0기와 G1기의 E2F 자리를 포함하는 프로모터는 Rb를 중심으로 형성된 repressor complex에 의하여 전사가 차단된다. 이 repressor complex에는 E2F3b, E2F4, E2F5와 같은 transcriptional repressor 중 하나가 포함된다. 세포 주기 진입을 위한 자극이 도달하면 repressor complex가 제거되고, E2F1, E2F2, E2F3a와 같은 activator E2Fs로 교환이 된다. 이러한 E2F 전사 인자들은 chromatin remodeling 효소인 HAT(histone acetyltransferase) positive regulator를 recruit함으로써 염색질을 이완시키고 전사를 활성화시킬 수 있도록 한다.

세포 주기 관련된 E2F의 역할이 많이 알려져 있지만 그 외에도 세포 생리학의 다른 측면에서 다양한 역할이 밝혀졌다. 분자적 분석 결과 E2F는 dimeric partner(DP)와 이종이량체(heterodimer)를 형성해서 consensus binding element인 TTTCGCGC라는 DNA 서열에 결합한다.

Rb와 상호 작용하는 능력에 의해 E2F 유전자가 클로닝 되었다. RB(RB family 유전자인 p107과 p130도 포함해서)는 인산화가 안되거나(unphosphorylated), 저인산화된 상태(underphosphorylated)에서 E2F family들과 결합할 수 있다. 과인산화(hyperphosphorylated)가 일어난 RB는 더 이상 E2F와 결합하지 못하고 E2F를 방출(release)한다. 이러한 사실은 세포 주기 조절에 있어서 RB의 기능에 관하여 단순한 모델을 제시할 수 있었다. early G1과 middle-G1에서 RB는 E2F와 결합하여 전사 인자로서의 E2F 기능을 억제한다. 그런데 G1 후반기의 R point를 지나면서 RB의 과인산화가 일어나게 되고 그러면서 E2F는 RB와 해리가 일어나고, E2F는 자신의 세포 주기 활성화 전사기능을 나타낼 수 있게 된다. E2F의 target 유전자들은 세포 주기를 G1기로부터 S기로 들어가게 한다. DNA 종양 바이러스의 암 단백질이 존재할 때도 암 단백질은 RB와 결합함을 통해서 RB가 E2F와 결합하는 것을 막음으로서 E2F가 전사기능을 나타낼 수 있도록 해준다.

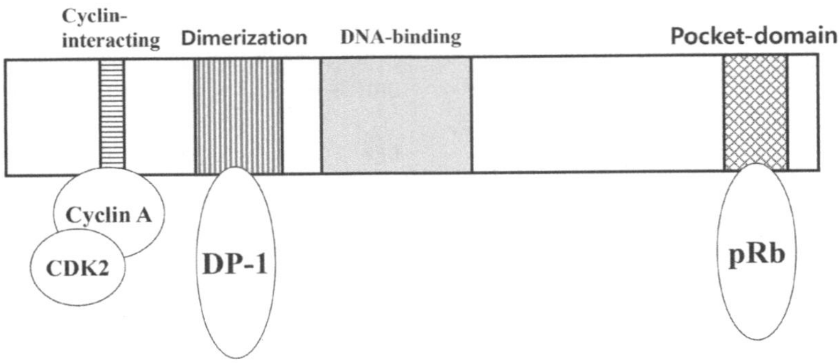

[그림 12-10] 전사 인자 E2F-1의 기능적 도메인

E2F의 RB binding 도메인은 RB 단백질 중앙의 pocket domain과 결합하여 안정적으로 복합체를 형성한다.

E2F family 전사 인자들은 8개의 member를 포함한다. 초기에 많은 E2F target gene들이 프로모터 서열 또는 G1기에서 S기로 촉진함으로써 동정되었다. 상당히 많은 E2F target gene들이 DNA 복제 활성과 관련이 있다.

[표 12-3] E2F의 target gene들의 예

Replication factors	RPA1, p70 subunit
	RPA2, p34 subunit
	RPA3, p14 subunit
	DNA primase, p58 subunit
	DNA pol alpha, p180 subunit
	DNA pol alpha, p68 subunit
	RFC2
	RFC3
	RFC4
	RFC5
	PCNA
	DNA pol delta, p125 subunit
	DNA pol delta, p50 subunit
	DNA ligase I
	DNA topoisomerase II alpha
	Flap endonuclease
	ribonucleotide reductase M1 subunit
dNTP synthetic enzymes	ribonucleotide reductase M2 subunit
	thymidine kinase
	thymidylate synthase
	dihydrofolate reductase
	dUTPase

중요한 것은 전사에 대한 RB의 영향이 세포 주기의 특정 단계에만 국한한 것은 아니라는 것과 세포 주기의 S기에 RB가 매개하는 repression이 효과적이라는 것이다. RB가 매개하는 S기 억제는 주요 target gene들의 전사억제를 통하여 DNA 복제를 중지시킬 수 있다.

RB는 DNA binding domain을 결여하므로 프로모터에 결합하기 위해서는 DNA에 결합할 수 있는 전사 인자와 결합해야 하는데 그 첫 번째 예가 E2F이다. RB가 E2F와 물리적으로 결합하게 되면, E2F는 프로모터에 결합을 한 상태로 RB-E2F-DNA 복합체가 형성되도록 한다. 한번 결합한 RB는 E2F의 전사 활성에 관여하는 도메인을 막아버린다. 이에 더불어서 RB는 또 다른 억제 인자인 co-repressor들을 끌어들이는데, 그 중에 대표적인 것이 HDAC(히스톤 디아세틸레이스)이다. 히스톤 디아세틸레이스는 염색질의 히스톤으로부터 아세틸기를 제거하여 전사가 일어나지 못하는 상태로 만든다. RB와 E2F 사이의 상호 작용은 세포 주기에 따른 RB의 인산화에 의하여 영향을 받는다. RB가 사이클린D/CDK4/6, 사이클린E/CDK2에 의하여 과인산화가 일어나면 E2F와 떨어지게 되고, E2F는 전사 인자로서 역할을 수행한다.

이러한 기능은 RB가 물리적으로 E2F의 전사 활성 도메인의 작용을 막는 외에 더 적극적으로 전사를 억제함을 나타낸다. E2F4, E2F5의 기본적인 기능은 주로 p107, 그리고 p130과 결합하여 전사를 억제하는 기능을 수행한다. E2F6는 pocket domain을 포함하지 않고 있어서 단독으로 유전자 전사를 억제하는 것으로 보인다. 예를 들어 휴지기인 G0기에서는 E2F4, E2F5는 많은 양이 p130과 결합하고, E2F1, E2F2, E2F3는 거의 존재하지 않는데 비하여, 세포 분열이 왕성한 세포에는 E2F1, E2F2, E2F3가 상당량 존재한다. E2F의 전사 활성화 기능에 의하여 유도가 일어나는 대표적인 유전자에는 사이클린 E(cyclin E)가 있다. 결국 R point가 지나면서 사이클린 E의 농도가 급격하게 증가하게 되고, 이 사이클린 E는 CDK2와 결합하여 pRb의 인산화에 관여하고 불활성화된 pRb를 만들어낸다.

E2F에 의해 유도된 유전자들 대부분은 G1 후반기에 증가하고 S기로 진입을 준비하는데 사용된다. 그런 후에 세포는 S기로 들어가고 이때 증가한 사이클린 A(cyclin A)는 CDK2와 결합하여 활성화되고 E2F와 DP를 인산화시켜 서로의 결합을 떨어뜨리게 된다. 이로 인하여 E2F 전사기능은 상실되고 유비퀴틴에 의해 표지되어 분해가 일어난다. 이와 같은 과정을 통하여 E2F에 의해 유도된 모든 유전자들은 매우 짧은 기간 발현하였다가 억제되기 시작하여 이런 상태가 다음 세포 주기의 G1기까지 유지된다. E2F1 단백질 순수 분리하여 휴지기 상태에 있는 세포에 미세 주입을 통하여 세포에 넣었을 때 혈청이 존재하지 않는 조건에서도 세포가 S기로 진입할 수 있는 것으로 보아 세포 주기 조절에 있어서 E2F의 중요성을 알 수 있다.

(2) E2F에 의한 스트레스 반응

1) E2F 활성화의 조절

DNA 손상 유발인자는 세포 주기 정지(cell cycle arrest)를 유도할 수 있다. 세포 주기 정지는 Rb의 탈인산화와 E2F에 의해 조절되는 전사기작의 억제와 함께 일어난다. 흥미롭게도, E2F1의 수준 및 활성은 DNA 손상 인자에 의해 유도가 일어난 것으로 밝혀졌는데, 이는 Rb와 동시에 활성화된다는 것을 암시한다. 따라서 DNA 손상은 다른 목적으로 E2F1을 활성화시키면서 E2Fs를 통한 증식을 억제하는 이중의 E2F 조절 작용을 제공하는 것으로 보인다. 비증식 조건하에서 E2F1의 활성화는 그것의 DNA 손상이 유도하는 기능이 세포 주기와는 관련이 없는 기능임을 나타내는 것이다.

E2F1이 다른 E2F와 근본적으로 다른 기능에 필요하다는 증거는 E2F1$^{-/-}$ mice 연구로부터 유래했다. E2F1$^{-/-}$ 마우스는 정상 발생을 하는 것으로 보이나 아폽토시스 유도의 결함으로 인해 세포가 과다한 비장, 흉선, 림프절을 가진다. 중요한 것은 E2F1$^{-/-}$ 마우스로부터 유래한 흉선 세포는 DNA 손상이 유도한 아폽토시스에 대한 저항력을 가진다. 이들 마우스들은 생식기관 육종과 림프종이 발생해 나중에 죽게 된다. 이러한 결과는 E2F1이 아폽토시스에 중요한 역할을 한다는 증거를 제시해주고 있다. 이에 덧붙여 E2F2$^{-/-}$와 E2F3$^{-/-}$세포는 Myc이 유도하는 증식에 내성이 있는 반면에, E2F1$^{-/-}$ 배아 섬유 아세포(embryonic fibroblast)는 Myc이 유도하는 아폽토시스에 내성이 있었다. 이러한 결과를 종합하면 DNA 손상에 반응하여 E2F1은 아폽토시스를 유도함으로써 암을 예방할 수 있다는 것이다. 이러한 해석은 E2F1$^{-/-}$ 마우스가 암이 빈번하게 일어나는 것과 일관성이 있다.

최근 연구 논문에 의하면 DNA 손상 신호는 적어도 세 가지 신호 전달 경로를 통하여 E2F1으로 수렴하는 것으로 나타나는데, 그 첫 번째는 E2F1의 N-말단 근처의 31번 세린 코돈이 ATM 또는 ATR 의존적으로 인산화가 일어나는 것이다. 유사하게 Chk2가 364번 세린 코돈을 인산화하고, pCAF가 117번, 120번, 125번의 리신 코돈의 아세틸화를 유도한다. 이러한 번역 후 수식 과정은 각각 E2F1 단백질의 half-life를 증가시켰다. 아세틸화도 목표가 되는 DNA에 대한 E2F1의 친화력을 상승시켰다. E2F1 전사 인자는 DNA 손상에 의한 유도 후 recombinant pRb 단백질과의 친화력이 감소한 것으로 나타났다. 이러한 관찰은 E2F1에 대한 번역 후 수식이 pRb 단백질과의 상호 작용에 대하여 특이적으로 antagonize(반대) 하는 것으로 생각된다. 그 이유는 pRb에 결합하는 E2F4에서는 나타나지 않기 때문이다.

stress activated protein kinase(SAPK)도 E2F 활성 조절에 작용을 하는 것으로 나타난다. JNK1

은 E2F1을 인산화하고 이러한 수식은 DNA 결합을 저해하는 것으로 나타났다. JNK1은 UV가 유도하는 DNA 손상에 의하여 유도가 일어난다. Chk2에 의한 E2F1의 인산화는 DNA 손상 type에 특이적이며 자외선에 의하여 발생하지 않는다. 아마도 다른 형태의 DNA 손상들은 앞서 언급한 경로와 독립된 경로들을 통해 E2F1으로 수렴되고 전사 활성에 각각 다른 정도의 영향을 미칠 것으로 보인다.

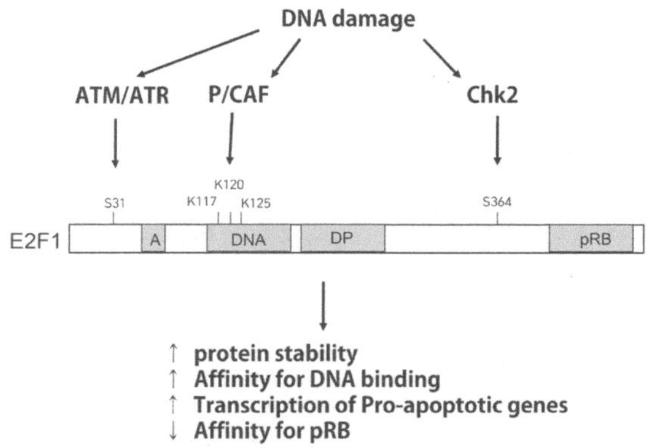

[그림 12-11] DNA 손상에 의한 E2F1의 번역 후 수식 과정

DNA 손상에 반응하여 ATM/ATR은 S31, P/CAF는 K117, K120, K125를, Chk2는 S364를 인산화시킨다. 이와 같은 modification은 단백질 안정성을 증가시키고, DNA 결합력을 증진시키고, 아폽토시스를 초래하는 유전자들의 전사를 촉진하며, pRB와의 친화력은 감소시킨다.

2) E2F1에 의한 아폽토시스 유도의 기작

외부적으로 도입한 E2F1의 과발현을 통하여 아폽토시스를 유도한 사례가 많은 연구자들에 의해 관찰되었는데, 이러한 효과는 E2F1에 특이적으로 나타난다. 이러한 관찰은 E2F1에 의한 아폽토시스 조절에 상당한 연구적 관심을 유발했다. E2F1에 의해 유도된 아폽토시스를 설명하는 많은 패러다임들이 나타났고 아래에서 이를 설명한다.

E2F1에 의해 유도된 아폽토시스에 대한 많은 보고들은 proapoptotic 유전자의 전사를 유도하는 능력에 초점을 맞추었다. 이 가운데 p53과 연관된 단백질인 p73, p53의 안정화에 관여하는 p14Arf(마우스의 경우 p19), Apaf1(caspase activating protein), 카스파제 3, 7, 8, 9를 코딩하는 유전자들이 target이다. 적어도 카스파제 유전자의 상승된 유전자 전사는 아폽토시스에 의한 죽음을 준비하는 것이긴 하지만 직접적으로 죽음을 유도하는 것은 아니다. 이 표적군은 E2F1이 미토콘드리아가 관여하는 아폽토시스 경로를 이용할 수 있고 궁극적으로 p53 의존성 또 독립적인 기작을 통해 카스파제를 활성화시키는 것이 가능하다.

E2F1이 유도하는 세포 죽음을 $Rb^{-/-}$ embryo를 이용하여 생체 내에서 측정하였다. 이 embryo는 중추신경계와 말초신경계에서 상당한 아폽토시스를 나타내었는데, E2F1 null allele과의 crossing을 통해 구제(rescue)했다. p53, *Apaf1*, *p19Arf* 유전자를 결여하는 마우스를 사용해서 연구한 결과 이와 같은 유전자들이 E2F1과 관련된 세포 죽음에 요구됨을 보였다. 이것은 이들 분자들이 E2F1에 의한 하나의 단일 경로를 통해 사용되기 보다는 적어도 일부 분리 가능한 메카니즘들을 통하여 일어날 수 있음을 나타내는 것이다. 이 실험들은 E2F1이 여러 가지 다른 기작에 의해 세포 사멸을 유도하고 이들 경로가 조직 또는 세포 유형에 따라 차이가 있을 수 있음을

시사하는 것이다.

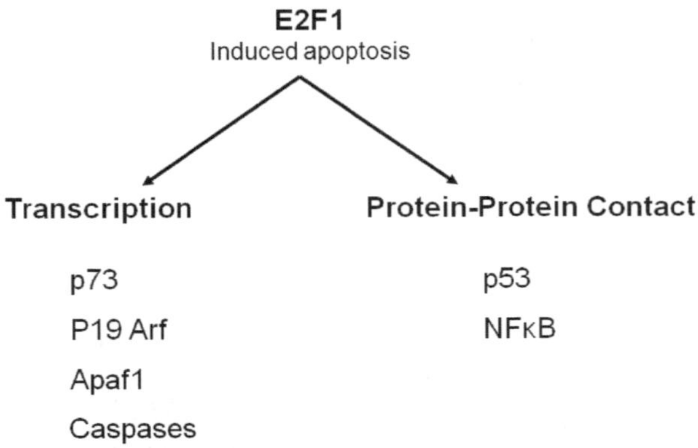

[그림 12-12] E2F1이 유도하는 아폽토시스

E2F1은 여러 가지 기작을 통하여 아폽토시스를 유도할 수 있다. 대부분 E2F1는 pro-apoptotic target gene들을 전사 활성화를 유도함으로써 아폽토시스를 일으킬 수 있다. 이러한 pro-apoptotic gene 들에는 p73, p14arf, Apaf-1, caspase 등이 있다. 이에 덧붙여서 E2F1은 p53, 그리고 NFκB의 p65 등의 다른 단백질들과 직접적으로 상호 작용하면서 세포 죽음을 유도할 수 있다.

전사적(transcriptional) 유도기작 외에도, E2F1은 또한 직접 단백질-단백질 상호 작용 기작에 의해 세포 사멸을 일으키는 것으로 제안되었다. E2F1은 그것의 사이클린 결합 도메인을 통해 p53과 물리적으로 상호 작용 할 수 있고, 이 상호 작용은 세포 사멸의 유도에 충분하다는 것이 밝혀졌다. 최근에 섬유 아세포에서의 E2F1 유도 세포 죽음은 인산화 의존성 방식으로 p53에 신호하는 E2F1에 의해 발생하는 것으로 나타났다.

(4) 후성유전적 수식을 통한 E2F 반응 유전자의 조절

망막모세포종 단백질 Rb는 E2F 단백질과의 직접적인 상호 작용을 통해 E2F-responsive promoter를 표적으로 했을 때 전사를 적극적으로 억제한다. 이러한 특성은 두 개의 Rb-like 단백질, 즉 p107과 p130, 도 공유하는 특성이다. 망막모세포종 단백질 Rb와 그것의 두 사촌들, p107과 p130은 합쳐서 "pocket proteins"라고 부르며 포유동물 세포 증식 조절에 중요한 역할을 한다. pocket proteins(Rb, p107, p130)은 휴지기와 세포 주기 G1기 초기에는 저인산화되어 있으며, 이때 S기로 진입하는 것을 억제한다. G1 말기에 사이클린/CDK에 의한 pocket protein의 인산화가 일어나며 불활성화 된다. pocket protein들의 주된 표적 가운데 하나는 E2F 전사 인자이다. E2F 전사 인자는 G1 말기와 S기 초반에 많은 S기-특이적 유전자들의 전사를 활성화하는데 요구된다. E2F는 소위 "E2F site"라고 불리는 이러한 유전자들의 프로모터의 response element에 직접 결합한다. E2F family에는 E2F1~E2F8이 포함되며, E2F1~E2F6는 DP1과 DP2를 포함하는 DP partner와 함께 hetrodimer를 형성한다. E2F7과 E2F8은 DP-independent 방법으로 E2F site에 결합한다. E2F1~E2F5는 카복시 말단에 전사 활성 도메인을 포함한다.

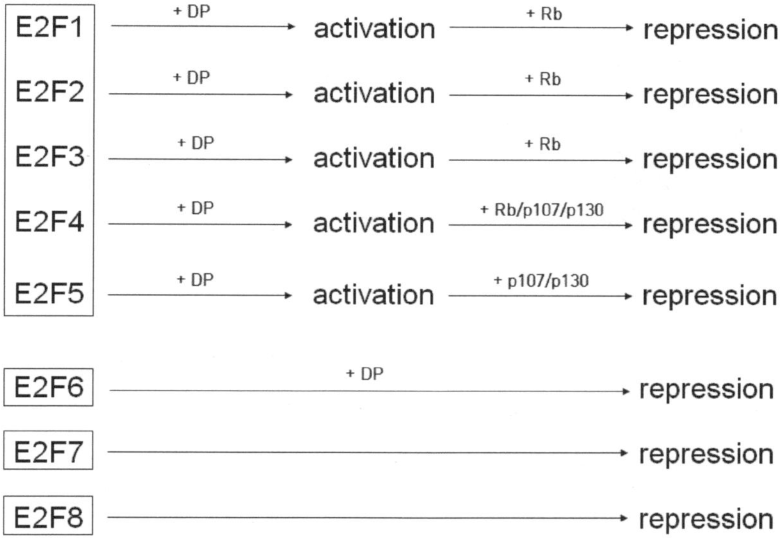

[그림 12-13] 전사에서 E2F family 기능

E2F1~5는 DP 단백질과 heterodimer를 형성하여 E2F-response promoter에 결합하고 활성화를 일으킨다. E2F들은 포켓단백질(Rb, p107, p130)과 결합하여 억제된다. E2F6는 DP와 heterodimer를 형성하고 DNA에 결합하여 그 자체가 repression을 일으킨다. E2F7은 DP와 독립적인 방식으로 E2F-responsive promoter에 결합하여 repression을 일으킨다(E2F8도 동일).

휴지기 세포와 G1기 초기단계에서 포켓단백질(pRb, p107, p130)은 E2F1~E2F5의 전사 활성화 도메인에 약간의 특이성을 가지며 직접 결합한다. 일단 E2F에 결합하면 그들이 적극적으로 억제할 E2F-response element를 포함한 프로모터에 결합한다. 사이클린/CDK에 의한 포켓 단백질의 인산화는 E2F와 포켓 단백질간의 상호 작용을 파괴하여 pRb(p107, p130)를 방출하고, 프로모터에 결합한 E2F는 이후에 활발한 전사 활성화 기능을 수행할 수 있다. 그러므로 전형적인 E2F-responsive gene들은 휴지기와 G1기의 초반에는 억제되고, G1 말기와 S기 초반에는 활성화가 일어난다.

Rb 단백질은 염색질(chromatin) 구조의 조절에서도 중요한 역할을 하는 것으로 알려진다. 진핵생물에서, DNA는 단백질과 함께 염색질(chromatin)이라는 구조를 형성한다. 염색질은 DNA에 작용하는 DNA 중합 효소나 RNA 중합 효소의 실질적인 기질이다. 그러므로 염색질 구조는 전사를 조절하는데 중요한 역할을 한다. 염색질의 기본 구조는 '뉴클레오솜'이라는 구조인데, 뉴클레오솜은 히스톤 옥타머(octamer)와 이를 둘러싸는 DNA로 구성된다.

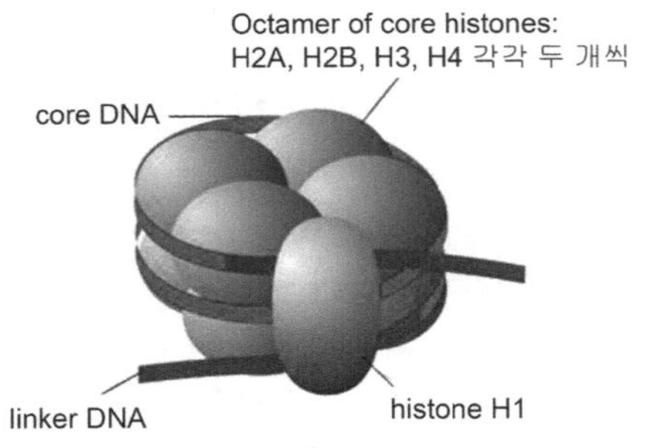

[그림 12-14] 뉴클레오솜의 구조

염색질 기능은 뉴클레오솜 히스톤의 번역 후 수식(post-translational modification)을 통해서 조절될 수 있다. 대부분의 이들 수식은 뉴클레오솜 밖으로 튀어나와있는 N-말단의 짧은 꼬리(tail) 부분에서 주로 일어나며, 효소의 접근이 가능하다.

가장 잘 알려진 수식 가운데 하나인 리신(lysine) 잔기의 아세틸화(acetylation)는 전사의 활성화와 관련이 있다. 히스톤의 아세틸화는 DNA와 히스톤의 결합력을 약화시키고 뉴클레오솜 구조를 느슨하게 해주는 것으로 인식되어 전사(transcription)작용을 하는 효소들이 DNA에 더 근접할 수 있도록 해줘서 전사에 'positive'한 기능을 나타낸다. 히스톤의 수식(modification of histone)은 특정 단백질이 뉴클레오솜에 결합하는 신호로 작용할 수 있다는 제안이 있었는데, 실제로 아세틸기가 첨가된 리신 잔기는 '브로모도메인(bromodomain)'에 의해서 인식이 될 수 있다. 아세틸기 대신에 메틸기가 첨가되는 methylation도 수식 반응 가운데 하나인데, 메틸기가 첨가된 리신 잔기는 'chromodomain'이 결합하는 자리를 제공한다. 브로모도메인과 크로모도메인은 염기분석에 의하여 결정되었는데, 크로마틴과 기능적으로 연관된 많은 단백질들에서 이들 도메인들을 발견할 수 있다. 염색질에서 다양한 수식이 함께, 또는 독립적인 방식으로 작용하여 염색질에 대해서 주어진 기능 상태를 지정할 수 있다는 이론이 등장하였는데, 이것을 '**히스톤 코드 가설**(histone code hypothesis)' 라고 부른다. 이러한 수식을 일으키는 효소는 염기서열-특이적 전사 인자에 의해 모집되어 국소 염색질 구조를 변형시켜 표적 프로모터로부터 전사의 활성화 또는 억제를 유도할 수 있다. E2F-responsive 유전자들의 전사 억제가 Rb 기능에 중요하기 때문에, E2F-responsive 프로모터 조절에서 히스톤 수식 활성의 관련성이 광범위하게 연구되어 왔다.

알려진 cofactor인 CBP가 히스톤아세틸전달효소(histone acetyl transferase, HAT) 활성을 갖는 것을 발견했을 때 히스톤의 수식이 E2F-responsive gene의 조절에 중요한 역할을 할 것이라는 증거가 나오게 되었다. 그 이후로 또 다른 HAT인 GCN5가 E2F에 의해 조절되는 프로모터 활성화에 관여하는 것으로 나타났다. 그러나 몇 군데의 연구그룹에서 히스톤 탈아세틸화 효소(histone deacetylases, HDACs)들, 그 중에서도 HDAC1은 Rb와 상호 작용을 할 수 있다는 것은 큰 발전을 이루는 실마리로 작용했다. Rb의 전사 억제 도메인과 직접적으로 결합할 수 있는 HDAC1의 서열이 발견되었다. 그 이후의 연구를 통하여 Rb는 HDAC2와 HDAC3와도 상호 작용할 수 있음이 알려졌는데, HDAC3는 직접적으로 Rb와 상호 작용할 수 있는 서열을 포함하지 않기 때문에 간접적으로 작용이 일어나는 것으로 생각되었다. 특이적인 HDAC 저해제를 사용한 실험에서 HDAC 활성이 Rb로 하여금 전사 억제 활성을 나타내는데 요구되는 것으로 나타났다. 이것을 종합하면 Rb와 더불어 HDAC가 E2F-responsive 프로모터에 모집이 되어 히스톤을 탈아세틸화를 일으키고 이어서 전사 억제를 일으킨다. 유사한 형태의 조절이 Rb-like p107과 p130의 transcriptional repression 에서도 나타난다. 이것과 연관해서 많은 E2F-regulated 프로모터들은 G0 상태에서는 히스톤의 저아세틸화가 일어나고 프로모터는 억제된다. 그런데 G1/S 전이에서는 히스톤의 과아세틸화가 일어나고 유전자 발현이 일어난다. 휴지기에서 E2F-regulated 프로모터에 HDAC가 위치하고 있다는 것이 염색질면역 침강 실험(ChIP)을 통해 발견되었다. Rb는 단독으로 HDAC를 끌어들이기보다는 히스톤 탈아세틸화 효소 복합체(enzyme complex)를 형성함으로써 다른 소단위들이 뉴클레오솜 탈아세틸화를 촉진하도록 한다. Sin3와 같은 히스톤 탈아세틸화 효소도 이와 같은 복합체 형성에 관여한다는 것이 히스톤 면역 침강 실험을 통해 확인이 되었다. 더구나 Sin3 복합체의 요소인 RbAp48은 Rb-연관 HDAC 복합체에 포함이 되고 Rb 경로에서 중요한 역할을 함이 확인되었다. 이에 덧붙여 히스톤 아세틸화를 촉진하는 효소도 전사 인자를 수식할 수 있는데, CBP/p300, pCAF 효소는 E2F1, E2F2, E2F3를 아세틸화하여 DNA 결합을 증가시키고 전사를 활성화시키는 특성을 부여한다. 특히 Rb 단백질 자체도 CBP/p300에 의하여 아세틸화가 일어나며 이것은 인산화와 연관된다.

프로모터에 HDAC가 모집된(recruited) 것이 Rb의 모든 전사 억제 활성을 설명할 수 없다는 생각은 *in vitro* 실험에서 나왔다. 염색질이 Rb에 의한 전사 억제에 중요하지만, HDAC의 억제가 시험관내에서 Rb 억제를 완화시키지 않는데 이것은 다른 염색질 관련 과정이 연관되어 있음을 암시하는 것이다. 이러한 과정 가운데 가능성 있어 보이는 과정은 히스톤 H3K9(히스톤3의 9번 리신코돈)의 메틸화이다. 히스톤 H3K9의 메틸화는 전사의 억제와 관계가 있다. 메틸화되어 있을 때 K9은 크로모도메인을 통해서 HP1 family 단백질에 의해서 인식될 수 있다. E2F-responsive gene의 전사 억제에서 K9을 메틸화하는 효소의 중요성은 pRb, p107, p130 이 Suv39H1(히스톤 메틸전달효소, HMT)과 특이성을 가지고 물리적으로 상호 작용한다는 사실에서 나타난다. 더구나 이러한 상호 작용은 pocket protein들(pRb, p107, p130)이 전사 억제하는데 관계가 있는데, Suv39H1은 pocket protein의 corepressor로 작용을 한다. 실제로 Suv39H1의 Knockout 마우스에서 유래한 세포에서 일부 E2F-responsive gene들의 억제가 풀리기도 했다. 이런 결과들을 보면 히스톤의 메틸화가 Rb family member의 전사 억제와 연관된 것처럼 보이는데 그러면 어떻게 K9의 메틸화가 영향을 줄 수 있을 것인가? 이것은 transcriptional repressor로 작용하는 HP1 단백질이 크로모도메인을 통하여 메틸화된 K9을 인식하고 염색질의 높은 정도의 응축(compaction)을 초래하여 '응축된 이질염색질-유사 구조(compacted heterochromatin-like structure)'를 형성함으로써 안정적으로 전사를 불활성화하는 것이 가능한 것으로 보인다. 이러한 기작이 최근에 노화 과정 동안에 발현하는 E2F-regulated 프로모터에서 나타났다.

그러므로 Rb에 의한 전사 억제에는 HDACs와 HMTs의 협조가 필요하다. 특히 이 두 효소는 갈

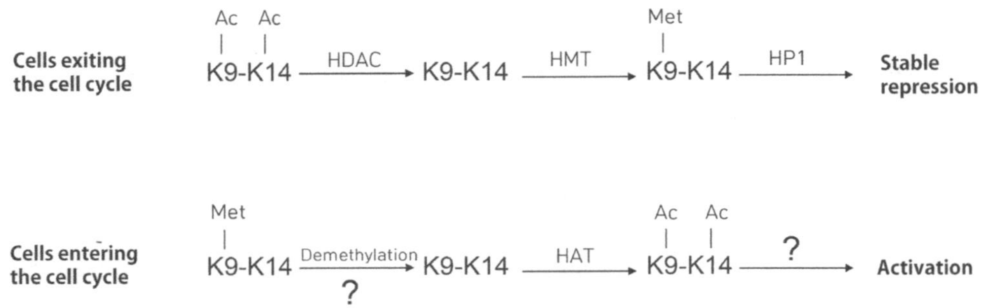

[그림 12-15] 세포 주기 방출 또는 진입 동안 발생하는 히스톤 H3의 수식

세포 주기로 진입할 때 HDAC가 K9의 아세틸기를 제거하여 Suv39H1과 같은 HMT에 의해 메틸화를 허용한다. H3K9의 메틸화는 크로모도메인을 통해 HP1 단백질을 모집하여 염색질의 응축과 heterochromatin 구조를 이루면서 안정적으로 전사 억제를 이룰 수 있게 된다. 세포가 세포 주기로 진입할 때는 리신 탈메틸화효소가 아직 알려지지 않으므로 이 과정은 베일에 싸여 있고, 히스톤 H4의 약간의 리신기들과 H3의 K9과 K14에서 아세틸화가 진행이 되며, 아직 잘 모르는 과정들에 의해서 전사 활성화가 진행된다.

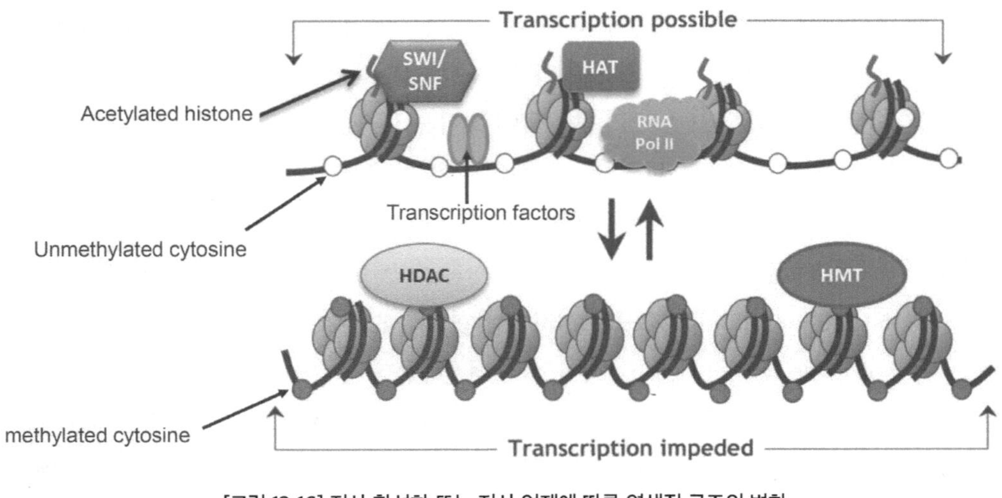

[그림 12-16] 전사 활성화 또는 전사 억제에 따른 염색질 구조의 변화

히스톤의 아세틸화는 염색질의 구조를 느슨하게 하여 전사 인자의 결합을 돕는 반면, 히스톤의 탈아세틸화와 메틸화는 염색질 구조를 촘촘하게 하여 전사 인자의 접근을 방해한다.

은 기질에 작용하기 때문에 concerted fashion(공조 작용)으로 작용할 수 있다. 이와 같은 가능성 때문에 이 두 효소가 같은 multi-molecular complex에 존재할 가능성도 있다. H3K9의 아세틸화와 H3K9의 메틸화와는 서로 배타적인 반응이다. 하나의 가능성은 HDACs는 H3K9을 탈아세틸화를 일으키며 그것의 메틸화, HP1 모집으로 이어지는 반응들을 일어나게 함으로써 안전적인 전사 억제가 일어나게 한다. 또 H3K9의 아세틸화는 E2F-regulated 프로모터가 활발하게 전사가 일어날 때의 전형적인 수식(modification)으로 인식된다.

03 분열촉진신호와 pRb의 인산화

많은 신호 전달 경로들이 세포 주기의 조절에 관여하고 있다. 세포 주기 시계는 다양하고 서로 다른 종류의 신호들을 받아들이고 이를 종합하여 세포 주기를 진행할 것인지, 또는 진행하지 않을 것인지를 결정해야 한다. 그러면 세포 주기에 영향을 미치는 서로 다른 신호에 대하여 알아보고자 한다. 가장 중요한 것은 외부로부터 분열촉진인자(mitogen)에 의한 자극일 것이다. 세포 증식 촉진 자극은 암 세포에서는 과량으로 존재하는 신호로서 이러한 신호 경로와 세포 주기 시계(cell cycle clock)의 연결을 알아보는 것은 어떻게 세포가 형질 전환되고 종양 형성으로 연결이 되는지를 알아보는데 중요할 것이다.

(1) Ras 경로에 의한 관여

Ras를 통해 전달되는 세포 증식 촉진신호는 결국 pRb의 hypo- 그리고 hyper-phosphorylation을 유발한다. 이러한 인산화는 초기 cyclin D의 발현 증가, 특히 cyclin D1의 발현 증가로 시작된다. 우성-음성(dominant-negative, DN) Ras 돌연변이 사용으로 Ras 신호가 막힐 경우, 정상 세포라면 혈청이 존재한다하더라도 세포 증식을 일으키지 않는다. 그런데 $Rb^{-/-}$인 세포에서는 Ras의 기능이 없더라도 정상적으로 S기로 진입이 일어난다. 이러한 결과로 보면 Ras의 G1기에서의 기능은 외부적인 성장 촉진 인자로부터 들어오는 세포 분열 촉진신호를 Rb로 전달하여, Rb의 인산화를 유도하여 불활성화 시키는 것으로 보인다.

성장 인자 ⟶ 성장 인자 수용체 ⟶ Ras ⟶ cyclin D1과 cyclin E 증가(**↑**) ⟶
Rb 불활성화 ⟶ E2F 활성화 **↑** ⟶ S기 진입

분열촉진인자에 의한 cyclin D의 발현 증가는 다른 신호 경로를 통해서도 일어날 수 있다. 가장 잘 연구된 신호의 흐름은 Ras → Raf → MAPK 경로이다. 예를 들어 전사 인자 가운데 하나인 Fos의 경우, Jun 단백질과 함께 결합하여 AP-1이라는 전사 인자를 형성하는데 이러한 Fos family는 세포 신호 경로에서 가장 기본적인 인자 중 하나이다. AP-1은 cyclin D 발현을 증가시키는 활성인자이다. 또 다양한 세포질 내 존재하는 신호 전달 단백질들도 아직도 알려지지 않은 다양한 기전들을 통하여 cyclin D1의 프로모터를 조절 가능한 것으로 보인다. cyclin D2와 cyclin D3의 프로모터 역시 그들만의 상위조절인자들을 가지고 있으며 세포외적 분열촉진인자(미토겐)의 자극에 대하여 반응한다. 이와 같이 많은 신호 경로들이 cyclin D를 조절하는 곳으로 모여 있는데 암 세포에서는 이러한 신호 경로들이 조절이 잘 안되어 1개 이상의 cyclin D 발현이 증가한 경우가 많고 이러한 부적절한 조절은 결국 Rb의 인산화를 통한 불활성화를 일으켜 Rb에 의한 세포 주기 억제가 풀리게 된다.

Ras 신호 경로의 활성화는 PI3K를 자극하고 또 Akt/PKB를 활성화하고, 활성화된 Akt/PKB는 다시 GSK-3β를 인산화시켜서 불활성화시킨다. 이와 같은 기전은 세포 주기의 촉진을 돕는다. 정상적으로 GSK-3β는 β-카테닌을 인산화시키고 분해하는역할을 한다. GSK-3β에 의해 인산화된 β-카테닌은 유비퀴틴화가 일어나고 프로테아좀에 의해 분해된다. 그런데 Akt/PKB에 의해 GSK-3β가 불활성화되면 β-카테닌은 축적이 일어나고 핵 안으로 이동하여, Tcf/LEF라는 전사 인자와 결합하여 cyclin D 발현을 증가시킨다. 이러한 기전은 Wnt 신호에 의해서도 일어날 수 있다. Wnt 신호는 GSK-3β를 불활성화시키고 β-카테닌을 축적시켜 세포 주기에 영향을 미친다.

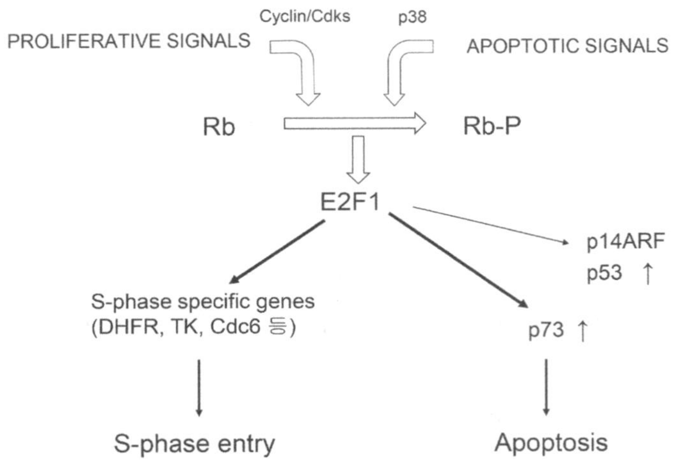

[그림 12-17] E2F는 세포 주기의 S기를 진입과 아폽토시스의 유도에 모두 필요하다
증식 신호가 오면 cyclin/CDK의 작용으로 Rb의 인산화가 일어나며 이것은 E2F의 활성을 증가시키고 S기에 필요한 유전자들의 발현을 증가시킨다. S기에 필요한 효소로는 DNA 합성에 필요한 dihydrofolate reductase, thymidylate synthase, ribonucleotide reductase, DNA polymerase alpha 등을 포함한다. E2F는 세포 주기 진입을 유도하는 조절자로 작용한다. 한편으로는 TNFα나 Fas 같은 아폽토시스 신호는 p38 kinase의 작용으로 Rb를 인산화하여 불활성화한다. 이와 같은 상황에서 E2F1의 활성은 p73을 통하여 아폽토시스를 유도하는 pro-apoptotic 유전자들의 발현을 촉진한다.

또 다른 분열촉진 신호 역시 세포 주기 시계의 중요한 구성 요소들에 영향을 미친다. 지속적인 세포 분열촉진 신호에 대한 노출은 세포 내 CDK 저해제 $p27^{kip1}$을 계속해서 분해하고 이를 통하여 이 단백질의 농도를 감소시킨다. 이러한 $p27^{kip1}$의 감소는 cyclin D1-CDK4/6 복합체 형성과 연관이 있는 것 같고, 이것으로 $p27^{kip1}$에 의해 억제되었던 cyclin E-CDK2는 활성을 얻고, R point를 지나갈 수 있다.

(2) Myc에 의한 세포 주기 조절의 이상

여기서는 발현이 증가되고 조절되지 않는 경우 암 유전자(oncogene)로 작용하는 Myc의 영향에 대해 알아보기로 하자. *Myc* 유전자의 발현은 15-30% 정도의 암에서 발현이 증가하여 Myc 단백질을 과량으로 합성한다. Ras나 Src 같은 암 단백질은 세포막 가까이서 기능을 하면서 외부에서 들어오는 신호들을 핵 안의 전자인자에 전달하여 조절하는 역할을 하는데 비해, Myc은 주로 핵에 존재하면서 성장을 촉진하는 전사 인자로 작용한다. Myc은 매우 큰 bHLH(basic Helix-Loop-Helix) 전사 인자 family의 구성원이다. bHLH는 이 단백질이 가지는 3차원 구조의 유사성에서 따온 것으로, basic(염기성) DNA-binding 도메인이 α-helix, loop, 그리고 두 번째 α-helix를 구성하는 아미노산 서열이 뒤따르고 있다. 이들 family에 속한 단백질은 자신과 또는 다른 단백질과 이량체(dimer)를 형성한다. 이 이량체는 E-box라고 불리는 특별한 염기 서열(CATGCG)을 가진 조절 부위를 가진다. 이러한 서열은 bHLH family에 의해 조절 받는 유전자들의 프로모터에서 발견할 수 있다.

Myc의 기능은 자신의 발현량이 정상에 비교하여 얼마나 많이 발현되는지, 그리고 어떤 단백질과 쌍을 이루는지에 의하여 조절이 된다. 쌍을 이루는 파트너 단백질이 무엇인가에 따라서 전사

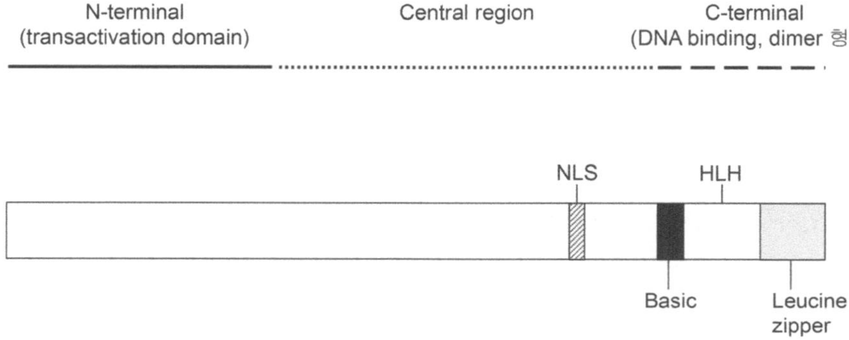

[그림 12-18] Myc의 기능적 도메인

아미노 말단은 전사 활성화, 그리고 카복시 말단은 DNA 결합 및 이량체 형성에 관여한다.

촉진이 활성화되기도 하고 반대로 억제가 일어나기도 한다. 또 Myc 단백질은 인산화에 의하여 그것의 안정성과 기능이 조절되기도 한다. 예를 들어 Myc이 다른 bHLH 단백질인 Max와 쌍을 이루게 되면 전사 인자로서의 기능이 활성화가 일어나 많은 target gene들의 발현을 촉진한다. 이들 유전자 다수가 세포 주기를 촉진하는 기능을 수행하여 세포 증식을 유도한다. Myc의 발현은 외부의 분열촉진인자의 신호에 의해 조절되는 반면, Max 단백질은 세포 내에서 비교적 일정하게 유지된다. 정상 세포에서 혈청이 존재하면 Myc은 상당 수준으로 축적되는 반면, 혈청을 제거하면 Myc의 양은 급속히 감소한다. 이것은 결국 정상 세포에서는 Myc-Max heterodimer의 양이 외부의 분열촉진인자의 영향 하에 있다는 것을 보여준다.

일부 bHLH 단백질은 조직특이적 분화에도 관여하고 있다. Myc은 중개자로서도 역할을 수행하여, 일부 bHLH 단백질에 의해 유도되는 분화를 억제하기도 한다. 결국 Myc은 세포 주기를 촉진하여 세포 증식을 유도하고 반대로 분화를 억제하는 작용을 한다. 이러한 현상은 일반적으로 나타나는 세포의 반응과 일치한다. 즉 분화가 일어나려면 세포의 성장이 멈춰야 한다. 반대로 세포의 성장이 느려지면서 세포는 분화된다. 이러한 상태에서 세포의 Myc-Max 단백질 복합체는 사라지고 Myc의 자리에 또 다른 MAD라는 단백질이 나타나 Mad-Max 복합체를 형성한다. 결국 Mad-Max 복합체는 전사억제 인자로 작용하여 많은 조직 내 세포들이 성장을 멈추고 분화가 일어나도록 유도한다.

Myc은 세포 주기 조절 기전과 매우 밀접한 관계가 있다. 이에 관한 첫 번째 증거는 설치류 세포의 형질 전환 실험(transformation experiment)을 통하여 알게 된 것으로 한 쌍의 암 유전자들의 작용이 세포에 종양의 성질을 부여할 수 있다는 관찰이다. *ras*와 *myc* 한 쌍의 암 유전자를 이용하면 세포를 효과적으로 형질 전환 시킬 수 있다. 이 경우 각 유전자들은 독특한 기능을 수행할 것이다. 유사하게 Ras는 E1A 단백질과 함께 세포 형질 전환을 일으킬 수 있고, Myc도 E1A와 함께 세포의 형질 전환을 일으킬 수 있다. E1A가 pRb와 그리고 p107, p130과 함께 결합을 통하여 불활성화를 일으킨다는 점을 고려할 때 Myc도 이와 유사한 기능을 할 것으로 보인다. 그런데 Myc과 pRb 사이에 물리적인 결합은 없다. 그 대신 Myc은 세포 주기를 조절하는 중요한 조절인자를 조절할 것으로 판단된다. 만약 *myc* 유전자를 가지는 세포에서 높은 수준의 Myc 발현으로 이러한 세포 주기 인자들의 발현이 유도될 수 있다면 이는 마치도 pRb의 기능이 없는 상황에 비유할 수 있을 것이다. 결국, 두 가지 변화, 즉 Rb의 불활성화나 Myc의 과발현, 모두는 정상적으로 R point가 작용하는 것을 막을 것이다.

cyclin D2는 Myc의 target gene 중 하나인데 cyclin D2 과발현은 결국 pRb의 과인산화를 유도

할 것이다. Myc은 또한 CDK4의 발현도 증가시키는데, 이는 결국 사이클린 D-CDK4 복합체 형성을 촉진하여 pRb의 과인산화를 유도하고, 또한 CDK 저해제인 $p27^{kip1}$을 억제함으로써 cyclin E-CDK2가 활성화하도록 할 것이다. Myc은 또한 $p27^{kip1}$ 분해에 중요한 역할을 하는 Cul1이라는 단백질을 유도함으로써 $p27^{kip1}$의 농도를 낮추고 이를 통해서 세포 주기의 진행을 촉진한다. Miz-1이라는 두 번째 전사 인자와 결합한 Myc은 전사억제 인자로 작용한다. 이렇게 형성된 전사억제 인자는 $p15^{INK4B}$, $p21^{Cip1}$의 발현을 차단함으로써 $p15^{INK4B}$와 $p21^{Cip1}$이 억제하는 CDK4/6, 그리고 CDK2가 억제 상태에서 풀려 나오게 한다.

Myc은 E2F1, E2F2, E2F3를 코딩하는 유전자들의 발현도 증가시킨다. E2F는 Rb와 Rb 유사단백질(p107, p130)에 의하여 억제되어 있다. 그러나 Myc은 성장촉진 전사 인자들의 발현 증가를 통하여 세포가 증식할 수 있도록 상황을 바꾸어 준다. Myc의 효과는 세포 주기를 조절하는 여러 기전에 영향을 미치고 있다. Myc의 변화는 세포 주기를 조절하는 중요한 인자들의 양을 바꾸고 이로 인해 성장과 성장 억제의 균형으로부터 성장이 잘되는 방향으로 옮겨가게 한다. 여기서는 역시 Rb의 불활성화가 잘 일어나도록 하는 것이 중요한 역할을 한다. Myc과 같은 단백질의 역할은 자신의 하위에 존재하는 많은 target gene들의 활성이나 발현을 조절함으로써 세포 주기를 더 신속하게 돌아가도록 하는 것이다. Myc의 과발현은 G1기를 지나가는데 필요한 분열촉진인자(mitogen)가 결여되더라도 세포 주기를 진행될 수 있도록 해준다. Myc은 여러 유전자들의 발현에 관여하여 세포의 크기를 증가시키는데 직접적으로 관계한다. 세포 크기의 증가는 세포가 분열하기 위해 반드시 필요한 현상이므로 Myc은 세포의 크기를 증가시킴으로써 세포 증식을 준비하는 것으로 볼 수 있다.

(3) Rb 인산화 및 성장 억제의 완화

세포 주기 동안의 pocket protein들의 다양한 인산화 상태는 그것의 활성을 조절하는 역할을 한다. 휴지기 세포들, 그리고 G1의 초기에 있는 세포들은 주로 저인산화된 Rb를 가진다. 세포가 G1 말기에서 S기로 진행되면서 Rb는 유사 분열의 말기에 그것이 탈인산화 효소에 의하여 탈인산화가 시작되기 전까지 Rb의 인산화는 지속적으로 일어난다. Rb가 저인산화된 상태에서 세포 주기를 나와 노화(senescence)상태로 들어가거나 최종적 분화(differentiation)단계를 유도할 수 있다. Rb는 16군데의 인산화 자리를 가지고 있다. 각각의 cyclin-CDK 복합체는 Rb의 특정 자리에서 인산화를 시킬 수 있다. 전부 다는 아니지만 많은 경우 다른 종류의 cyclin-CDK 복합체들의 작용으로 순서적으로 인산화가 일어나야 한다.

G1기 초기에서 유사 분열 촉진인자가 사이클린 D(D1, D2, D3)의 합성을 자극한다. 이러한 D type

사이클린들은 그들의 partner인 CDK4/6와 결합하여 각각의 인산화 자리에서 인산화를 진행할 수 있는 사이클린 D-CDK4/6 복합체를 형성한다. 이후에 G1기 말에는 사이클린E-CDK2 복합체에 의해 Rb는 더 인산화가 일어난다. 사이클린 E 유전자는 E2F-responsive 유전자로서 positive feedback loop으로 작용한다. positive feedback이란 E2F의 작용으로 사이클린 E가 만들어질수록 사이클린 E-CDK2 복합체가 더 많이 생성되어 Rb의 인산화를 더 촉진하게 되고 드디어 S기로 진입하게 된다. G2/M 동안에 특이적인 탈인산화 효소(phosphatase)가 Rb로부터 인산기를 떼어내게 되고 새로운 세포 주기로 진입하기 전에 Rb에 E2Fs가 다시 결합을 하게 된다.

Rb가 매개하는 억제가 G1 말기와 S기에 풀리면서 E2F 복합체는 E2F-responsive 유전자들 (p107 포함)의 전사를 활성화한다. p107의 발현은 G1 말기로부터 세포 주기 S기 전체를 통해 일어난다. 발현된 p107은 인산화되지 않은 상태로서 E2F4와 E2F5와 상호 작용한다. Rb와 유사하게 S기가 진행될수록 CDKs에 의한 p107의 인산화는 더욱 증가하고 결국 E2F 4와 5를 방출하게 된다. 그러나 Rb와는 다르게, p107은 CDK의 아미노 말단에 결합함으로써 CDK inhibitor로 작용할 수 있다.

04 녹아웃 마우스를 통해 밝혀진 포켓단백질 기능

Rb family member(가족 구성원)의 독특하고 중첩(overlap)된 역할은 배아 발달 중 가장 잘 관찰된다. *in situ* hybridization 실험은 뚜렷한 공간적, 시간적 Rb family member의 발현양상을 드러낸다. Rb의 발현은 E8.5의 신경계에서 처음으로 발견되고 E10.5에서는 눈의 망막 신경절 세포, 수정체, 근육, 간 뿐 아니라 조혈계에서 높게 발현이 일어난다. p107 발현은 간 및 중추신경계에서 Rb와 중첩이 되지만 E10.5에서 발현의 개시가 처음으로 검출된다. E14.5까지 p107은 폐, 심장, 신장, 장, 연골 등을 포함하여 발생하는 배아 전체적으로 발현이 일어난다. Rb와 p107에 대조적으로, p130은 뼈와 간의 발생에서 배아 발생의 말기 E15.5에서 발현이 일어난다. p107과 p130의 중복된 발현 프로파일은 함께 발현된 family member에 의한 부분적인 보완을 허용한다. 예를 들어 $p107^{-/-}$ 또는 $p130^{-/-}$ 마우스 각각은 최소한의 결함을 가지고 생존할 수 있지만, double knockout 즉 $p107^{-/-}p130^{-/-}$ 의 경우는 골(bone) 형성에서의 중대한 결함을 내포하며 출생 후 죽는다. germ-line Rb null embryo에서 embryonic lethality는 결함있는 태반의 발생으로부터 기인한다.

(1) Rb의 결핍

Rb를 결여한 마우스는 embryonic day 16 일에 죽고, 다수의 결함을 나타낸다. 이러한 결함은 embryonic day 11.5에서 시작하여 네 번째 심실 근처에서 붓고 혈액 분포가 좋지 않은 것으로 나타났다. 광범위한 p53- 의존적 및 p53-비의존적 세포 사멸이 중추신경계에 걸쳐 발생하지만, 말초신경계 발달에서의 결함은 관찰되지 않았다. $Rb^{-/-}$ 배아에서 아폽토시스가 일어나는 원인은 중추신경계에서 부적절한 세포 분열 때문으로 보인다. 돌연변이 마우스에서 야생형 배아가 주로 분화 및 이동 세포를 함유하는 신경계, 안구 내 렌즈 및 간에서 수많은 분열 세포가 관찰되었다. 돌연변이 마우스에서, 신경계에서 수많은 분열 세포가 관찰되었는데, 야생형 배아에서는 주로 분화와 이동하는 세포들이 관찰되었다. $Rb^{-/-}$ 배아의 중추신경계에서, 사이클린 E 및 free E2F의 증가된 수준이 관찰되었다. 돌연변이 배아의 적혈구는 종종 비정상적인 모양을 가지고 있었고, 말초 적혈구 세포는 핵을 가지고 있었다. 그러나 정상 배아의 말초 혈액에서는 대부분 핵이 없는 적혈구를 가지고 있었다. chimeric mice를 사용한 실험에서는 적혈구 자체의 문제가 아닌, 간 기질 세포의 결함(hepatic stromal cells)으로 인해 $Rb^{-/-}$ 배아에서 적혈구의 성숙에 문제가 발생함을 지적했다. $Rb^{-/-}$ 마우스는 생존이 불가해서 Rb loss에 대한 영향 분석이 헤테로($Rb^{+/-}$) 마우스를 이용해 수행되었다. Rb 손실은 인간에서 망막모세포종 발생과 연관되어 있고, 그렇기 때문에 Rb를 결여하는 마우스에서도 망막에 문제가 있을 것으로 기대되었다. 하지만, $Rb^{+/-}$ 마우스에서는 망막모세포종이 아니라 뇌하수체 종양이 발생했는데 이것은 인간과 마우스에서 특정 조직이 의존하는 종양 억제 유전자에 차이가 있을 수 있음을 나타내는 것이다. 뇌하수체 형질 전환은 야생형 *Rb* 대립 유전자의 손실과 관련이 있다.

주요 관심은 포켓 단백질의 기능이 어느 정도 중복되는지에 관한 것이었다. 이것은 p107이 결핍된 마우스와 $Rb^{-/-}$ 마우스를 교차시킴으로써 생체 내에서 조사가 이루어졌다. Rb를 결여한 배아가 13.5-15.5 dpc에서 죽는데 비해, $p107^{-/-}Rb^{-/-}$ 배아는 10.5-12.5 dpc에서 죽었는데 중추신경과 간에서의 아폽토시스의 증가가 원인이었다. 그러므로 Rb가 결핍되었을 때 p107이 태생전 발생(prenatal development)의 어떤 부분을 위해 요구되는 것으로 생각된다. $Rb^{+/-}$ 마우스로부터 p107의 제거는 심각한 성장 지연 및 사망률 증가를 야기하지만, 이들 동물은 추가적인 종양 표현형은 나타내지 않았다. 그러나 이들 마우스는 망막 이형성증(retinal dysplasia) 및 광수용체층(photoreceptor layer)의 제거와 함께 망막의 국소 병변(focal lesions)을 발생시켰다. 이러한 병변의 확률적 출현은 아마도 기존의 Rb 대립 유전자의 상실을 포함하여 추가적인 체세포 사건이 관여하고 있음을 시사하는 것이다. Rb/p107 녹아웃에서 관찰된 강화된 표현형은 특정 조직에서 두 유전자의 공유되는 기능을 반영하거나, 또는 Rb 기능이 없는 경우 p107에 의한 기능적 보상이 있음을 나타낼 가능성도 있다.

(2) p107과 p130의 결핍

p107 녹아웃 마우스는 두 개의 다른 유전적 배경을 가진 종에서 실시되었는데 서로 상이한 결과를 초래하였다. 129/Sv 마우스 유전적 배경에서는 생식력을 가지고 있고 생존 가능하였으며 종양 발생에 대한 편향성은 나타나지 않았다. p107$^{-/-}$ 배아는 야생형 배아와 비교하여 긴뼈(long bone)의 미묘한 두꺼워짐을 나타냈으며, 이것은 p107이 뼈 발달에 관련이 있음을 내포하는 것이다. 그러나 p107$^{-/-}$ 배아에서 유래한 섬유 아세포는 세포 주기 조절에서 어떤 심각한 결함도 나타내지 않았다. 이러한 관찰은 적어도 이 마우스의 유전적 배경에서, 배아 섬유 아세포의 배아 발달 및 세포 주기 조절에서 p107이 독특한 필수적 기능이 없음을 나타내는 것이다.

또 다른 마우스의 경우는 종-특이적 결과가 관찰되었다. Balb/cJ 마우스 배경에서 p107이 결핍된 마우스는 성체로서 생존이 가능하고, 생식력을 가지고 있으며, 새로 태어난 새끼뿐만 아니라 배아도 야생형 및 이형 접합성(heterozygous) littermate도 야생형과 차이가 없었다. 그런데 129/Sv의 경우와 다르게, Balb/cJ 배경에서는 심각한 출생 후 성장의 결함(postnatal growth deficiency)이 관찰되었다. 3주째 새끼의 몸무게가 야생형의 50% 정도였다. 산후 발달은 지연되지 않아 젖을 떼고 정상적인 시기에 성적으로 성숙해졌다. 따라서 성장률 감소의 근거는 정의되지 않은 상태로 남아있다. 돌연변이 마우스의 면역 반응은, 골수 증식성 장애의 빈번한 발생으로 손상되었다.

p107$^{-/-}$ Balb/cJ에서 유래한 배아 섬유 아세포는 야생형에 비해 배가 시간(doubling time)이 반으로 감소함에 따라 현저한 생장속도 증가를 나타냈다. 이들 세포주에서 세포 주기 파라미터에 명백한 변화가 없었기 때문에, 전체주기 단계를 통한 진행 속도는 유사한 정도로 향상되는 것으로 보였다. 증가된 세포 주기 진행 속도의 경우는 이들 p107 돌연변이 마우스에서 129/Sv 경우와는 달리 사이클린 E의 억제가 풀린 사실을 부분적으로 반영할 수 있다. 이러한 종간의 다른 결과를 설명할 길이 없는데, 특정 유전적 배경에서는 p107 손실을 보상 할 수 있는 수정된 유전자들이 있을 수 있다고 해석할 수 있다.

p130$^{-/-}$ 129/Sv 마우스의 경우는 생존 가능하고 뚜렷한 표현형의 차이가 관찰되지 않았다. 이것은 휴지기의 E2F가 결합하는 partner임을 고려할 때 놀라운 결과였다. 혈청이 고갈된 p130$^{-/-}$세포에서 E2F 복합체의 분석 결과, 다소 free E2F가 증가하는 경향이 나타났지만 대부분의 E2F가 p130 대신 p107과 복합체를 형성하는 것으로 밝혀졌다. 따라서 이 경우는 p130의 결손을 p107이 보상할 수 있었다. 그런데 p130$^{-/-}$ 마우스를 Balb/cJ 배경에서 만들었을 때, 동형 결실

의 경우는 생존할 수 없었다. 11-13 dpc에서 embryonic death가 일어났으며, 이 상태의 동물은 heterozygous littermate의 75% 정도 크기였다. 돌연변이체의 심장은 확장으로 인해 비정상적 모양을 나타냈다. 10.5 dpc에서, 돌연변이 배아는 뒷다리 싹(bud)을 형성하고 연장하는데 실패했다. 돌연변이 생쥐의 조직학적 검사에서 신경 형성(neurogenesis)과 근형성(myogenesis)의 결함 그리고 잘못 형성된 척삭(notochord) 및 비정상적인 심장 모양을 나타냈다. p130이 없을 때 중추신경계의 아폽토시스 수준이 크게 증가 하였다. 또한, 증식에 대한 조직-특이적 효과가 관찰되었다.

129/Sv 유전적 배경에서 p107- 또는 p130-결핍 마우스에서 극적인 효과가 없는 것은 p107과 p130이 포켓단백질로서 공유된 구조적, 기능적 능력으로 서로 보상(complement)이 가능함을 반영하는 것이다. 이러한 가정을 증명하기 위하여 p107과 p130을 동시에 결여한 마우스를 $p107^{+/-}$와 $p130^{+/-}$를 교배함으로써 제조하였다. double-knockout 마우스는 출생 전까지 생존했으나 출생 직후 죽었다. 18.5 dpc에 double-knockout 배아는 정상 배아와 비교해서 크기가 작았고 사지(limbs)가 짧았다. double-knockout에서 뼈가 형성되는 시간과 구조에 있어서 비정상적이라는 것이 밝혀졌다. 이러한 영향이 연골내골화(endochondrial ossification) 과정으로 만들어지는 늑골과 장골(long bones)에서 발견되었다. 반면에 막내골화(intramembranous ossification) 과정에 의해 만들어지는 두개골은 정상으로 나타났다. 이러한 결과는 p107과 p130이 연골내골화 과정에는 필요하지만, 막내골화 과정에는 필요하지 않음을 의미한다. 사지뼈의 길이가 짧고 굵으며 기형적 모양을 나타냈다. 이 뼈의 길이가 짧고 굵은 것은 p107 결손에 의한 것이다. 왜냐하면 $p107^{-/-}p130^{+/-}$ 배아도 같은 결함을 나타냈기 때문이다. 뼈 형성에서의 결함은 연골세포 증식에서 다음과 같은 변화가 일어났기 때문이다. 즉 골단중추(epiphyseal centers)의 연골세포(chondrocytes)는 증가된 속도로 증식하고 세포 주기의 탈퇴 및 분화의 지연이 발생했다.

$p130^{-/-}$ 마우스의 분석은 또한 말초 T 림프구에서 Rb 패밀리 구성원에 의한 기능적 보상이 일어남을 증명하였다. 휴지기 유사 세포 집단의 T 림프구는 적절한 유사 분열 자극 후 빠르게 증식하고 분화를 거친다. 림프구는 p130/E2F4 복합체가 높은 수준일 경우 S기로 진입하는 것을 중지하고 휴지기에 머문다. 휴지기를 유지하는데 있어서의 p130이 역할을 할 것을 가정하면 $p130^{-/-}$ 마우스에서는 세포 주기의 이 단계에서 약간의 교란을 가질 것으로 예상되지만, $p130^{-/-}$와 $p130^{+/-}$ 마우스에서 유래한 휴지기 T 림프구를 분석했을 때 휴지기 상태로 들어가는 능력 또는 세포 주기 진입 속도에서의 차이점을 발견하지 못했다. 유리(free) 및 E2F와 복합체를 형성한 p107의 수준은 $p130^{-/-}$ 세포에서 유의하게 더 높았으며, 이는 p130 손실을 보상하고, 보상은 본질적으로 완전한 것으로 보인다. p130 및 p107이 모두 없는 T-림프구는 상승된 수준의 유리 E2F(free E2F)를 가지

며, 또한 보상을 위한 추가 수단을 제공하는 Rb-E2F4 복합체를 함유한다. 그러나 이 경우 보상은 완전한 것으로 보이지 않는다. 이들 T 림프구는 미토겐에 과민하며, E2F에 의해 조절되는 유전자의 서브 세트(subset)를 재활성화 시켰다. 유사한 재활성화가 p107과 p130을 모두 결여하는 배아 섬유 아세포 및 마우스의 조직에서 이전에 관찰되었다. p130$^{-/-}$p107$^{-/-}$ 세포는 다른 가족 구성원이 존재할 가능성을 시사하는 Rb를 결여한 새로운 E2F 복합체를 함유한다. 이 가상의 Rb 상동체가 p130 및 p107 기능의 보상에 중요하거나 세포 주기 진행의 제어에 중요한 역할을 하는지는 현재 알려져 있지 않다. 분명히, 특정 세포 유형에서 포켓단백질 사이에 기능적 중복이 있을 수 있지만, 이것이 다른 family member의 손실이 일어났을 때 정상적으로 기능을 공유하는 것을 반영하는 것인지 또는 어떤 기능의 새로운 획득을 반영하는지 여부는 식별하기 어렵다. 다양한 strain들 배경에서 포켓단백질에 대한 돌연변이 분석은 표현형에 대한 주요한 효과를 드러내고, 표현형의 침투도 및 심각성을 제어하는 다양한 상호 작용 유전자들의 중요성에 대해 지적했다. 동일한 수정자(modifier)가 이들 유전자 둘 다의 Strain-특이적 표현형에 관여하는 것이 가능하다. p107- 및 p130- 돌연변이 마우스는 129/Sv 또는 C57BL/6J 유전자 배경에서 비정상적인 표현형을 나타내지 않지만 Balb/cJ 배경에서 이들의 결실은 특별한 표현형을 초래한다. 이러한 차이는 129/Sv 및 C57BL/6J 유전자 배경에서 열성 기능 상실 돌연변이(recessive loss-of-function mutation) 또는 BALB/cJ 배경에서는 우성 기능 획득 돌연변이(dominant gain-of-function mutation)에 의해 설명될 수 있다. 또는 두 가능성의 혼합도 배제할 수는 없다. 이러한 수정자(modifier)의 동정은 발생 및 세포 주기 조절에서 포켓단백질의 특이적이고 공유된 역할에 대한 통찰력을 제공 할 수 있다.

05 Rb 경로와 암

지난 10년 동안 거의 모든 인간 종양에서 Rb 경로가 손상되었거나 완전히 비활성화된 것으로 나타났다. 이러한 발견은 pRb가 제공하는 제한(restraint)을 잃지 않으면서 인간 세포가 종양 변이를 일으키는 것이 거의 불가능하다는 것을 보여주는 것이다. 그러나 pRb 경로는 돌연변이 또는 결손(deletion)을 통해 직접 불활성화되거나 바이러스 암 단백질(oncoprotein)과의 결합을 함으로써 불활성화가 일어날 수 있다. 종양 세포에서는 pRb 경로에서 다음과 같은 변화가 관찰된다:

- 사이클린 D1, -D2, -E, CDK6 또는 CDK6 유전자의 증폭
- 유전자 산물의 과발현을 일으키는 사이클린 D1 유전자 locus의 염색체 전이

- CDK4 유전자 돌연변이
- p16 또는 p57 CDK inhibitor의 불활성화
- p15 또는 p16 프로모터의 메틸화에 의한 silencing
- p27의 분해 가속화
- 사이클린 D 분해의 감소
- provirus 삽입에 의한 사이클린 D 활성화

이러한 변화의 최종 target은 항상 일정한데, 즉 pRb의 불활성화와 E2F의 방출을 초래한다. 이것은 pRb의 세포 주기 조절기능이 종양 세포에서 Rb 유전자의 돌연변이에 의해, 또는 그 유전자 산물의 직접적인 불활성화 또는 조절 경로 변화에 기인한 증가된 인산화에 의하여 억제가 일어나게 된다.

종양 형성에 연관된 대부분의 Rb 불활성화 사건들은 다른 두 pRb family member인 p107과 p130에도 영향을 미친다. Rb 유전자의 직접적인 돌연변이 또는 결실은 pRb에만 명확하게 영향을 미치지만, 인간 유두종바이러스 E7과 같은 바이러스성 암 단백질은 pRb, p107, p130 모두를 표적으로 한다.

3종의 pRb 계열 단백질은 동일한 키네이스들의 표적이 된다. pRb의 세포 주기 관련 기능이 손상이 일어난다 해도 자동적으로 분화 촉진 능력의 억제로 이어지는 것은 아니다. 실제로 E2F에 안정적으로 결합할 수 없고 세포 주기 정지를 유도할 수 없는 일부 Rb 돌연변이체가 여전히 분화를 촉진할 수 있다는 사실이 밝혀짐에 따라, 이 두 세트의 기능은 유전적으로 분리되어 있음을 나타낸다. 그러나 분화는 많은 세포 유형들에서 pRb 저인산화(hypophosphorylation)와 밀접하게 관련되어 있다. 또한 분화 촉진 능력을 보유한 자연발생적 pRb 돌연변이는 주로 망막의 양성 종양 생성과 관계가 있으며, 이것은 분화가 완전한 악성 종양으로의 발생을 억제할 수 있음을 시사하는 것이다.

[참고문헌]

- Adams, MR, et al. (2000). "Complex transcriptional regulatory mechanisms control expression of the E2F3 locus." Mol. Cell Biol. 20:3633-3639.
- Alt, JR, et al. (2002). "p21^{Cip1} promotes cyclin D1 nuclear accumulation via direct inhibition of nuclear export." J. Biol. Chem. 277:8517-8523.
- Asano, M, et al. (1996). "Ectopic E2F expression induces S phase and apoptosis in Drosophila imaginal discs." Genes Dev. 10:1422-1432.
- Bagchi, S, et al. (1991). "The retinoblastoma protein co-purifies with E2F1, an E1A-regulated inhibitor of the transcription factor E2F." Cell 65:1063-1072.
- Bernards, R, et al. (1989). "Structure and expression of the murine retinoblastoma gene and characterization of its endoced protein." PNAS 86:6474-6478.
- Bookstein, R, et al. (1988). "Human retinoblastoma susceptibility gene: Genomic organization and analysis of heterozygous intragenic deletion mutants." PNAS 85:2210-2214.
- Bracken, AP, et al. (2004). "E2F target genes: Unraveling the biology." Trends Biochem. Sci. 29:409-417.
- Brehm, A, et al. (1998). "Retinoblastoma protein recruits histone deacetylase to repress transcription." Nature 391:535-536.
- Bremner, R, et al. (1995). "Direct transcriptional repression by pRB and its reversal by specific cyclins." Mol. Cell Biol. 15:3256-3265.
- Buchkovich, K, et al. (1989). "The retinoblastoma protein is phosphorylated during specific phase of the cell cycle." Cell 58:1097-1105.
- Buck, V, et al. (1995). "Molecular and functional characterization of E2F-5, a new member of the E2F family." Oncogene 11:31-38.
- Callaghan, DA, et al. (1999). "Neural precursor cells differentiating in the absence of Rb exhibit delayed terminal mitosis and deregulated E2F1 and 3 activity." Dev. Biol. 207:257-270.
- Chau, BN & Wang, JY. (2003). "Coordinated regulation of life and death by RB." Nat. Rev. Cancer 2:130-138.
- Chellappan, S, et al. (1991). "The E2F transcription factor is a cellular target for the Rb protein." Cell 65:1053-1061.
- Chen, D, et al. (2004). "Cell-specific effects of RB or RB/p107 loss on retinal development implicate an intrinsically death-resistant cell-of-origin in retinoblastoma." Cancer Cell 5:539-551.
- Chen, J, et al. (2011). "E2F1 promotes the recruitment of DNA repair factors to sites DNA double-strand breaks." Cell Cycle 10:1287-1294.
- Chen, PL, et al. (1996). "Retinoblastoma protein positively regulates terminal adipocyte differentiation through direct interaction with C/EBPs." Genes Dev. 10:2794-2804.
- Classon, M & Harlow, E. (2002). "The retinoblastoma suppressor in development and cancer." Nat. Rev. Cancer 2:910-917.
- Dick, FA, et al. (2018). "Non-canonical functions of the RB protein in cancer." Nat. Rev. Cancer 18:442-451.
- Dyson, N. (1998). "The regulation of E2F by pRB-family proteins." Genes Dev. 12:2245-2262.
- Fanciulli, M. (2006). "Rb and Tumorigenesis." LANDES BIOSCIENCE.

- Fisher, DE. (2001). "Tumor suppressor genes in human cancer." Humana Press.
- Gonzalez-Vasconcellos, I, et al. (2013). "Rb1 haploinsufficiency promotes telomere attrition and radiation-induced genomic instability." Cancer Res 73:4247-4255.
- Hanahan, D & Weinberg, RA. (2000). "The hallmarks of cancer." Cell 100:57-70.
- Kaelin WG, Jr. (1997). "Recent insights into the functions of the retinoblastoma susceptibility gene product." Cancer Invest. 15:243-54.
- Kowalik, TF, et al. (1995). "E2F1 overexpression in quiescent fibroblasts leads to induction of cellular DNA synthesis and apoptosis." J. Virol. 69:2491-2500.
- Knudsen, ES & Knudsen KE. (2008). "Tailoring to RB: tumor suppressor status and therapeutic response." Nat. Rev. Cancer 8:714-724.
- Lee, E, et al. (1994). "Dual roles of the retinoblastoma protein in cell cycle regulation and neuron differentiation." Genes Dev. 8:2008-2021.
- Ludlow, JW, et al. (1989). "SV40 large T antigen binds preferentially to an underphosphorylated member of the retinoblastoma susceptibility gene product family." Cell 56:57-65.
- Maclead, K, et al. (1996). "Loss of Rb activates both p53-dependent and independent cell death pathways in the developing mouse nervous system." The EMBO J. 15:6178-6188.
- Mihara, K, et al. (1989). "Cell cycle-dependent regulation of phosphorylation of the human retinoblastoma gene product." Science 246:1300-1303.
- Ohtani, K, et al. (1995). "Regulation of the cyclin E gene by transcription factor E2F1." PNAS 92:12146-50.
- Qin, XQ, et al. (1992). "Identification of a growth suppression domain within the retinoblastoma gene product." Genes Dev. 6:953-964.
- Sherr, C, et al. (2002). "The RB and p53 pathways in cancer." Cancer Cell 2:103-112.
- Sherr, CJ, et al. (2016). "Targeting CDK4 and CDK6: from discovery to therapy." Cancer Discov. 6:353-367.
- Weinberg, RA. (1995). "The retinoblastoma protein and cell cycle control." Cell 81:323-330.
- Williams, BO, et al. (1994). "Cooperative tumorigenic effects of germline mutations in Rb and p53." Nat. Genet. 7:480-4.
- Yamasaki, L, et al. (1996). "Tumor induction and tissue atrophy in mice lacking E2F-1." Cell 85:537-548.
- Zhang, J, et al. (2004). "The first knockout mouse model of retinoblastoma." Cell Cycle 3:952-959.
- 오상진. (2005). "인체노화." 탐구당
- 오상진. (2015). "노화의 생물학." 탐구당.
- 이한웅 등. (2012). "암의 생물학." 월드사이언스.

13/

p16 tumor suppressor

p16은 변성 젤 전기영동(denatured gel electrophoresis)에서 단백질 이동 속도에 의하여 명명된 단백질로 cyclin-dependent kinase inhibitor(CDKI, CDK 억제자, CDK 억제제)라고 불리는 기능적으로 유사한 단백질 family의 한 종류이다. p16과 그것의 family(p15, p18, p19)는 cyclin-dependent kinase(CDK)에 결합하여 CDK인산화 활성을 억제한다. cyclins과 CDKs는 세포 주기 조절 기구의 핵심을 이루기 때문에 p16은 가장 기본적인 세포 주기 결정(cell cycle decision)의 일부를 직접 조절할 수 있는 위치에 있는 것이다. 진핵 세포에서, 세포 주기는 전형적으로 다음과 같은 4 단계로 구성된다 (G1, S, G2, M). 그리고 세포 주기를 진행하는데 그 조절은 4 군데의 대표적인 세포 주기 체크포인트(checkpoint)에서 이루어진다: ① G1-S transition, ② S phase checkpoint, ③ G2-M checkpoint, ④ Mitotic spindle checkpoint. 그 중에서도 가장 중요한 조절 장소는 G1 말기의 체크포인트인데, G1 말기는 정확하게 p16이 작용하는 곳이며, 그 활성은 세포 주기 조절 인자인 Rb를 포함하는 G1-S 전이의 다른 조절자들과 생화학적으로 그리고 기능적으로 연관이 되어있다

p16의 기능장애(dysfunction)는 p53의 불활성화와 더불어 인간의 종양 발생에서 가장 흔하게 일어나는 사건 중 하나이다. 세포 주기 진행에 필요한 CDKs의 억제자로 작용하면서 p16은 종양 억제 유전자(Tumor suppressor gene, TSG)라는 호칭을 얻고 있다. p16 유전자에서의 germ-line 돌연변이는 흑색종(melanoma)에 걸리기 쉬운 소인(predisposition)을 제공한다. 또한, p16 유전자자리(gene locus)의 복잡성이 분석되면서, 이 유전자 자리가 종양 억제 인자인 p53을 포함하는 성장조절의 두 번째 경

로와 만나고 있음이 밝혀지게 되었다. p16이 결핍된 쥐는 생존이 가능하지만 자발적이거나 암을 유발하는 종양이 매우 잘 발생하게 된다. p16이 결핍된 쥐의 1차 섬유 아세포(primary fibroblast)는 암 유전자 *ras* 단독으로 변형되고 불멸의 세포주로 쉽게 변화된다.

01 인간의 암에 대한 p16의 관여

성장 조절 및 암 관련 생물학적 측면에 연관된 유전자들은 산발성(sporadic) 종양 세포 또는 germ-line에서의 돌연변이에 의해 확인이 될 수 있다. 특정 암과 연관된 유전자들이 단지 산발성 종양에서만 변이가 일어난 것이 발견되고, 다른 변이된 유전자들은 생식 세포에서만 발견되는 것도 있다. 그러나 가장 흔히 암 발병 증후군(cancer predisposition syndrome)에 관여하는 유전자들은 생식 세포(germ-line)와 체세포(somatic cell) 돌연변이를 함께 포함한다. p16 유전자의 경우는 후자의 경우와 같이 산발성 종양에서도 발견이 되고, 또한 암에 편향적인 성향을 가진 개인의 생식 세포에서도 유전자 변이가 발견될 수 있다. p16은 CDKs와 상호 작용하는 생화학적 특성에 의하여 1993년 동정되었는데, 종양 세포(tumor cells)와 세포주(cell lines)를 사용한 연구를 통하여 암에 있어서 p16의 역할이 밝혀지게 되었다.

(1) p16의 체세포 돌연변이(somatic mutations)

이형 접합체의 상실(loss of heterozygosity, LOH), 염색체 부위 또는 전체 동족체(homologs)의 결실(deletion)은 거의 모든 종양 및 세포주에서 발견 될 수 있는 현상이다. 이러한 핵형(karyotype)의 이상은 암의 특징일 뿐만 아니라 어떤 경우에는 종양의 진행과 인과 관계가 있을 수 있다. 종양 세포에서 종종 결손이 일어나는 부위에 종양 억제 유전자(TSG)가 존재할 것이라는 주장도 신뢰를 얻고 있다. 즉 종양 억제에 관여하는 부위가 결손 또는 돌연변이로 인해 변이가 일어나면, 세포가 성장하는데 이점(advantage)을 제공할 수 있고 이에 따라 종양 형성을 촉진할 수 있다는 것이다. 종종 대립 유전자(allele) 쌍의 한 구성원은 검출 가능한 결실(deletion)에 의해 불활성화가 일어나므로 이러한 방법을 사용하여 돌연변이 유전자 위치를 찾아내는 것도 가능하게 되었다.

염색체 9번의 short arm(9p21)에서의 이형 접합체 상실(LOH)은 인간 암에서 관찰되는 가장 일반적인 염색체 이상 중 하나이다. 게다가 9p21에서 수십, 수백 또는 수천 kilobase 쌍을 제거하는 동형 접합체 결실(homozygous deletions)이 비교적 일반적이어서 유력한 종양 억제 유전자가 존재할 수 있다고 생각되어져 왔었다. 이러한 결실의 중심에 p16 locus(유전자자리 또는 유전자좌)가 있다. 한 연구에서, 이 유전자좌는 종양으로부터 유래된 모든 세포주의 거의 절반 정도에서 결실이 일어난 것으로 나타났다. 흑색종, 신경교종, 유방암 및 방광암을 포함한 상당한 범위의 종양 세포주(tumor cell lines)들이 동형 접합체 p16 결실(homozygous p16 deletion)을 보인다. 그러나 모든 종류의 종양으로부터 유래한 세포주들이 p16을 모두 결여하고 있는 것은 아니다. 예를 들어 아래 표(표 13-1)에서 보듯이 대장암(colon cancer)과 신경모세포종(Neuroblastoma)의 경우는 거의 p16 결손이 나타나지 않는다. p16 결실은 다양한 종류의 일차 종양(primary tumor)에서도 관찰되지만, 몇몇 연구에서는 앞서 언급한 세포주에서 관찰된 것보다 더 낮은 빈도로 동형 접합체 결실(homozygous deletion)의 검출이 보고되었다. 이러한 불일치는 일차 종양의 이질성, p16이 없는 세포가 누리는 조직배양에서의 성장 이점, 및/또는(and/or) 간질조직(stromal tissue)을 포함하는 일차 종양에서 동형 접합 결실을 검출하는 어려움과 관련이 있을 수 있다.

[표 13-1] p16 mutation/deletion frequencies

Germ line	<1/10,000
Somatic homozygous deletions in tumor lines (%)	
Astrocytoma(성상세포종)	82
Bladder(방광암)	33
Breast(유방암)	60
Colon(대장암)	0
Glioma(신경교종)	88
Leukemia(백혈병)	64
Lung(폐암)	36
Melanoma(흑색종)	62
Neuroblastoma(신경모세포종)	0

다른 종양 억제 유전자와 달리, p16 경우에는 돌연변이에 의한 불활성화(inactivation by mutation)가 동형 접합체 결실(homozygous deletion)과 비교하여 비교적 드물다. 그러나 p16의 동형 접합체 결실이 없는 종에서 유래된 세포에서 부분적으로, 돌연변이 p16 유전자가 발견되기도 한다. 9p21 LOH가 나타나는 종양에서 거의 항상 돌연변이가 발생한다. 이러한 작은 병변들(lesions)은 넌센스(nonsense), 미스 센스(missense), 프레임 쉬프트(frameshift) 돌연변이 그리고 미세결손(microdeletion) 등의 유형들을 포함한다. *in vitro*(시험관 내)에서 분석된 많은 경우에, missense 돌연변이는 p16의 CDK4 효소 활성을 저해하는 p16의 능력에 대해 영향을 미치는 것으로 나타났다. 그러나 p16 유전자좌의 동형 접합체 결실(homozygous deletion of the p16 locus)은 가장 일반적인 불활성화 기작이다. 예를 들어, 흑색종 세포주의 조사에서, 60%는 동형 접합체 결실(homozygous deletions)을 포함하고; 단지 15%만이 돌연변이 p16을 가졌다(p16 불활성화의 주된 형태는 deletion이다).

또 감소된 전사를 유도하는 프로모터 메틸화(methylation)는 p16이 종양에서 불활성화가 일어나는 또 다른 메카니즘으로 제시되었다. 세포주 및 원발성 악성 종양 조직에서 methylation-silenced p16 대립 유전자에 대한 수많은 보고들이 존재한다. 예를 들어 결장, 방광 및 폐(비소세포성 폐암)

의 암에서, p16 유전자 조절 영역에서 C 잔기의 메틸화가 p16 발현에 영향을 미치는 것에 대해 보고되었는데, p16 프로모터 메틸화는 종양 발달 동안 성장조절의 후성유전학적(epigenetic) 변화에 대한 이론에 의하여 설명될 수 있다.

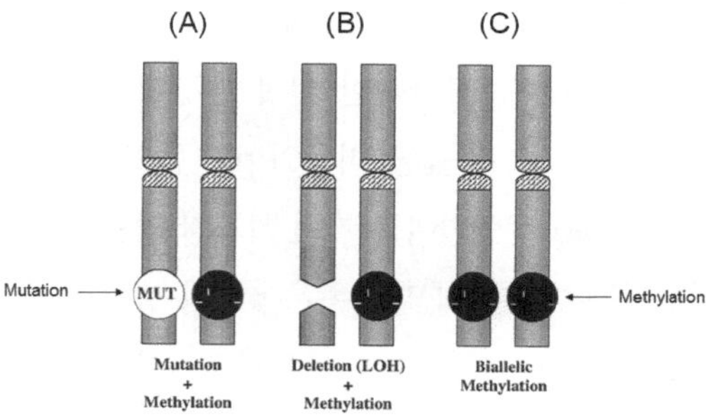

[그림 13-1] p16 종양 억제 유전자의 불활성화 모델
(A) 한 allele은 돌연변이, 다른 allele은 메틸화에 의해 불활성화가 일어남. (B) 한 allele은 deletion, 다른 allele은 메틸화에 의해 불활성화가 일어남. (C) 양쪽 allele 모두 메틸화에 의해 불활성화가 일어남.

(2) p16의 생식 세포 돌연변이(germ-line mutations)

p16의 생식 세포 돌연변이는 흑색종(melanoma)이 빈번하게 발생하는 가계의 분석을 통해 확인되었다. 이 가계들은 흑색종의 발병률이 높고, 특히 점(moles)으로 덮인 피부가 있는 사람, 또는 반점(nevi)이 있는 사람의 경우 특이적으로 높은 발병률을 나타내기 때문에 관심의 대상이 되었다. 초기에는 흑색종의 전조 상태로 생각되는 점(moles)과의 관계가 강하게 강조되었다. 많은 수의 비정상적인 점과 흑색종을 발생시키는 경향이 있는 "이형성 모반 증후군(dysplastic nevus syndrome, DNS)"이라는 증후군이 정의되었는데, DNS는 진단, 유전적 기초 및 흑색종과의 관계에 관하여 논쟁의 초점이 되었다. 주요 흑색종의 병인이 되는 유전자(MLM)가 분석을 통해 mapping되었는데, 그 위치는 염색체 9p21이었다.

종양 세포주에서 결실 및 돌연변이에 대한 9p21-linked target으로서의 p16의 동정은 MLM의 후보로 부상하게 되었다. 현재까지 흑색종이 발생이 빈번한 가계들에서 유전학적 연구가 진행되었고 수많은 p16 생식 세포 돌연변이들(missense, nonsense, frameshift, microdeletion)에 대한 보고가 이루어졌다. 그렇지만 일부 가계에서는 p16 코딩 서열에서의 돌연변이가 발생하지 않았다. 이러한 결과는 9p21에 가족성 흑색종에 작용하는 또 다른 cancer gene이 위치하고 있을 가능성에 대한 추측을 가능케 했다. 그러나 그에 대한 확실한 증거는 나타나지 않았고, 일부 가계에서는 p16 프로모터 부위에 대한 변화가 그 가능성으로 남아 있게 되었다. 그리고 실제로 그와 같은 조절 부위 돌연변이가 한 건 보고가 되기도 했다.

인구 집단에서 germ-line p16 돌연변이의 전체 발병률은 아마도 매우 낮을 것으로 생각된다. 비가족력(nonfamilial) 또는 산발성 흑색종(sporadic melanoma)과 대조적으로 가족성 흑색종(familial melanoma)의 비율은 전체 흑색종 가운데 5 ~ 10%를 차지한다. 그러나 가족성에 대한 증거가 있지만 연계 분석이 불가능한 몇몇 연구에서 p16의 돌연변이는 거의 관찰되지 않았다. 그러나 다른 몇몇 연구에서는 높은 비율의 p16 돌연변이가 검출되었다. 산발적(sporadic)인 흑색종을 앓고 있는 사람도 p16 돌연변이를 거의 가지지 않았다. 그러므로 산발적인 흑색종뿐만 아니라 가족성으로 설명되는 대부분의 흑색종은 p16의 생식 세포 돌연변이로는 설명될 수 없다. 미국 인구의 약 1% 정도에 흑색종이 발생하므로 집단에서의 p16 생식 세포 돌연변이의 발생률은 아마도 매우 낮을 것이며, 아마도 10^{-4}의 빈도로 예상된다. 그럼에도 불구하고 p16은 현재까지 발견된 흑색종 감수성(melanoma susceptibility)을 조절하는 가장 중요한 암 유전자로 남아 있다.

생식 세포(germline) p16 돌연변이는 특정 개체군에서 태양빛 노출과 피부 색소 수준에 따라 차이가 존재하지만 흑색종의 위험을 약 50배 증가시킨다. 돌연변이 p16의 침투도(penetration, 일생 동안 질병을 일으킬 확률)는 약 50% 정도이다. 따라서 결함있는 p16 유전자를 물려받는 것은 흑색종이 일어나는 것을 보장하지는 않고 단지 그 위험을 증가시킨다. 태양 노출로 정도에 따라 위험이 크게 변할 수 있기 때문에 돌연변이 p16 대립 유전자가 있는 상황에서도 흑색종의 가능성을 현저히 감소시켜야하는 생활 습관을 가지는 것이 바람직하다.

[표 13-2] 인간의 암에서 p16의 역할

생식 세포 돌연변이	melanoma predisposition; 췌장암?
체세포 돌연변이	불멸화?
체세포 과발현	G1 cell cycle arrest
생화학적 활성	CDK4/6 inhibitor
생리학적 활성	cell cycle arrest, life-span control
경로에서 돌연변이된 다른 유전자	CDK4, Rb1

많은 암 유형에서 p16 돌연변이 및 결실이 발견되는 것은 흑색종 이외의 암에서 p16 생식 세포 돌연변이에 대한 역할을 암시하고 있다. 일부 연구에서는 p16 돌연변이를 췌장암 위험성 증가와 연관 시켰지만, 그 영향은 흑색종 위험보다 실질적으로 작은 것으로 나타났다. 그러므로 p16이 수많은 암에 관여하는 것으로 나타났으나 생식 세포에서의 p16 돌연변이는 완전히는 아니지만 주로 흑색종의 위험 증가와 연관된다. 아마도 다른 하나의 가족성 흑색종 유전자가 발견되었는데, 아마도 p16의 1/10 정도의 사람에 영향을 미치는 것으로 생각된다. 이 두 번째 흑색종 유전자는 CDK4인데, CDK4는 p16이 억제 활동을 나타내는 표적(target) 중의 하나이다. CDK4의 특정 missense 치환은 p16 억제에 둔감한 CDK4 단백질을 생성한다. 돌연변이 CDK4는 p16-Rb 경로의 야생형 성분의 존재 하에서도 세포 성장을 촉진하면서 암 유전자로서 작용한다.

02 p16의 생화학적 기능

p16^{INK4a}(INK4는 inhibitor of CDK4를 의미)은 INK4a 계열의 **CDK 억제자**(CDKI)로서 CDK4 및 CDK6와 특이적으로 결합한다. CDKs는 포유동물에서 CDK1~6으로 표시되는 다양한 유형들을 포함한다. 그들 및 그들의 부수적인 factor들은 세포 주기에서 “checkpoint”라고 불리는 서로 다른 조절지점들을 통과하는데 관여한다. CDKs는 세포 주기와 관련된 결정에 영향을 주는 세포 환경으로부터 방출되는 신호들의 수렴이 일어나는 장소가 된다. 따라서 CDKs는 DNA를 복제의 시작과 멈춤을 선택하는 세포 스위치(cell switch)의 일부를 형성하고 세포 분열을 일어나게 한다.

사이클린(cyclin)은 CDK와 복합체를 형성하는 단백질 보조 인자(co-factors)이다. CDKs와 마찬가지로 사이클린(cyclin)은 “cyclin A~E” 라 불리는 단백질 family를 구성한다. 특정의 사이클린은 특정의 CDK와 우선적으로 결합하고, 이렇게 형성된 특정 복합체는 G1-S 또는 G2-M transtion(전이)을 조절한다. CDK4/6-사이클린D, 그리고 CDK2-사이클린E 복합체들은 G1-S기 단계에서 증식을 진행하느냐 또는 멈추느냐를 조절하는 중요한 역할을 담당한다. 부가적인 조절 키네이스 그리고 포스파타아제(phosphatases)의 작용에 의해 적절하게 인산화가 일어날 때, 이러한 복합체들은 다양한 기질들을 인산화시킬 수 있다. 이 조절 기작의 기본적인 특징은 균류, 식물 및 동물을 포함한 모든 진핵 생물에서 보존되어있다.

현재까지 효모와 같은 단세포 진핵 세포로부터 유래한 CDKI를 포함해서 여러 종류의 CDKI가 동정되었다. 포유류에서 CDKI는 다음과 같은 두 가지 일반적인 종류로 분류된다: ① 하나는 p16 패밀리(p15, p16, p18, p19)는 세포 골격 단백질에 존재하는 서열 모티프, 즉 안키린(ankyrin) repeats(AR)를 포함하며, ② 다른 하나는 p21 패밀리(p21, p27, p57)인데 이들은 다른 상동성 요소(other homology elements)를 공유한다. 모든 CDKI가 CDKs 활성을 방해하지만, p16 계열(INK4, inhibitor CDK4의 의미를 포함) 억제제의 작용 메커니즘은 p21 계열 구성원들과 다르다. p16 및 그 동족체들은 유리 CDK(free CDKs)에 결합하고, 활성화된 사이클린 cofactor의 결합을 경쟁적으로 억제한다. 반면에, p21과 그 동족체들은 CDK-사이클린 복합체에 결합하여 그 작용을 저해한다. 결과는 궁극적으로 모두 동일하게 CDKI가 CDK 기질의 인산화를 억제한다.

p21Cip과 같은 특정 CDKI는 모든 종류의 CDK-사이클린 복합체에 결합할 수 있다; 반면 p16^{INK4a}의 작용은 보다 더 선택적으로 독립형태(사이클린과 결합하지 않은 상태)의 CDK4와 CDK6에 결합한다. p16 분자와 CDK6의 복합체의 결정 구조가 분석되어 생화학적 상호 작용에 대한 상세한 atomic-resolution(원자수준의 해상도)이 제공되었다. p16은 CDK6 촉매 부위의 아데노신 삼인산(ATP) 결합 영역 근처에 존재하며, 사이클린 결합 부위의 반대편에 존재한다. p16의 결합으로 인해 사

이클린 결합 부위의 형태를 변화시킴으로써 사이클린과의 상호 작용을 방지하는 것으로 보인다. p16은 G1-S 체크포인트(checkpoint)에서 생화학적 효과를 나타낸다. CDK4와 CDK6는 D형 사이클린과 결합하여 체크포인트를 통한 전이를 촉진한다. 히스톤, HMG 단백질, E2F 단백질 및 Rb를 비롯한 다양한 단백질들이 CDK의 기질이 될 수 있다. 성장 조절의 관점에서, Rb 및 E2F는 특별히 중요한 기질로 평가된다. 저인산화된(hypophosphorylated) 형태의 Rb는 몇몇 단백질들과 결합한다. Rb와 결합하는 단백질 가운데 E2F가 있는데 E2F는 성장 조절의 하위 단계에서 중요한 역할을 하는 전자인자 E2F family의 구성원이다. 예를 들어, E2F1은 DNA 전구체의 합성에 관여하는 효소인 thymidylate synthase(TS)와 dihydrofolate reductase(DHFR)와 같은 유전자들이 초기 S기에서 전사가 일어나도록 작용한다. 또한 cyclin E 발현은 E2F에 의해 유도되어 G1-S 경계를 가로 질러 세포 주기를 진행하도록 돕는다. p16 및 그 하류 경로 성분들을 포함하는 전체 생화학적 상호 작용 모델에서 p16은 사이클린 D가 CDK4/6와 결합하는 것을 방해함으로써 CDK4/6의 인산화 활성을 억제한다. CDK4가 Rb를 인산화하지 못할 경우 Rb는 E2F에 결합한다. Rb에 의해 포획된 E2Fs는 S기로 진입하도록 하는 사이클린 E의 전사를 일으킬 수 없으므로 G1기/G0기에 세포가 머물러 있게 한다. 그러므로 p16은 CDK4/6 활성을 억제함으로써 Rb가 저인산화된 상태로 있게 하고, 저인산화된 Rb는 E2F와 결합하여 G1/G0에서 세포 주기의 정지(cell cycle arrest)가 일어나게 되는 것이다. 따라서 p16은 세포 주기의 'negative regulator(음성 조절자)'로 기능한다. p16은 cellular senescence에 관여하며 노화가 일어날 때 p16의 축적도 병행하므로 p16은 노화의 marker로 생각되고 있다.

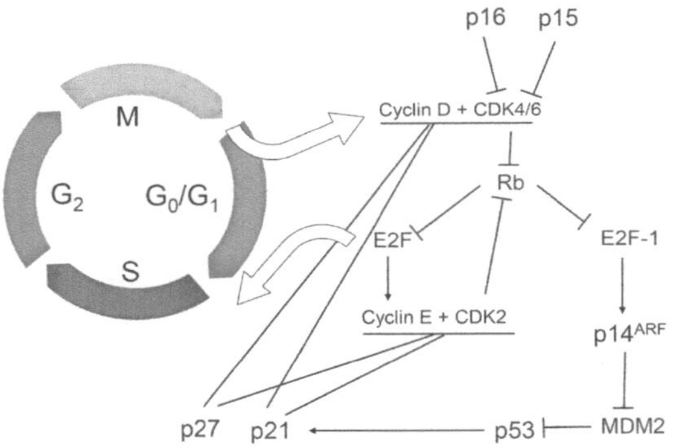

[그림 13-2] 세포 주기와 p16, p21, $p14^{ARF}$ 경로는 서로 연결되어 있다

arrows는 활성화를, blunt-ended lines는 억제를 나타낸다. p16은 CDK4/6에 특이적으로 결합하여 그 기능을 저해한다. p21은 보다 넓게 사이클린-CDK 복합체에 결합하여 그 기능을 억제한다. 사이클린 D-CDK4/6 복합체가 Rb를 인산화시키면 인산화된 Rb는 E2F를 방출하여 S기 진입을 위해 필요한 사이클린 E 등의 유전자 발현을 일으킨다. E2F는 $p14^{ARF}$를 통하여 MDM2를 억제함으로써 p53을 유도할 수 있다. p53 유전자 발현은 p21의 유도를 일으킨다.

03 p16의 생리학적 기능

앞서의 설명과 같이, p16의 생화학적 기능은 CDKs와 같은 세포 분열의 활성화 인자를 억제하는 것이며, 그렇기 때문에 p16은 세포 성장을 조절하는데 중요한 생리학적 역할을 하고 있는 것이다. 일반적으로 p16은 효모의 Pho81 및 FAR1, 또는 p21 및 p27과 같은 다른 CDK 억제자들(CDK inhibitors, CDKI)과는 약간의 차이가 존재한다. p16, Pho81, FAR1, p21, p27 모두는 CDKI로서 세포 성장을 조절하는데 관여한다. p16을 다른 CDK 억제자와 구별되게 하는 것은 그것의 생리학적 역할이다.

성장을 조절하는 것은 생물에서 중요하며, 세포 분열을 조절하기 위한 엄청난 양의 조직-특이적 메커니즘(tissue-specific mechanism)뿐만 아니라 각 세포마다 (in each cells) 성장 조절을 하는 여러 단계의 기작들이 내재하고 있다. 세포 성장(cell growth)은 발생 중에 분명히 중요하지만, **조직의 재생(regeneration) 및 유지(maintenance)에서도 중요한 역할을 한다**. 비유사 분열(nonmitotic), 최종분화 세포(terminally differentiated cells)와는 별개로, 모든 세포들은 분열하는 능력을 보유하고 있으며, 적절한 상황이 될 때 그렇게 해야만 한다. 일반적으로 외부로부터 성장 촉진 신호를 받거나 성장을 억제하는 자극의 감소에 반응하여 '진행(go)/멈춤(no-go)'의 결정이 내려진다. 정상 세포는 그들의 환경으로부터 들어오는 신호를 통합할 뿐만 아니라 그들의 내부적인 상태도 평가해야 한다. 세포의 장치(cellular machinery)들은 게놈 DNA가 결점이 없는지, DNA 생합성 전구 물질의 존재하는지 그리고 유사 분열 방추사의 상태가 올바른지 등을 검사한다. 만약 문제가 발견되었을 경우는 검문소(체크포인트)들 가운데 한 군데에서 세포 주기가 진행하는 것을 멈추도록 해야 한다. 이와 같은 세포 분열의 정지는 세포 분열의 지연을 초래할 수 있으며, 발생한 문제점이 완전히 회복이 일어난 후 규칙적인 세포 주기 프로그램의 재개가 일어나도록 한다. 만약 문제의 해결이 어려울 정도로 손상이 크다면 세포 사멸을 초래할 수도 있다. 세포 주기를 계속 진행할지, 일시적으로 정지, 또는 세포 자살을 실행할지 결정을 조절하는 피드백 루프(feed-back loop)의 존재가 점차로 명백해지고 있다. 여기에는 많은 요소들과 몇 가지의 독립 경로들이 참여한다. 이와 같은 조절의 민감한 부분들은 암에서 돌연변이가 일어나는 자리가 된다.

성장 조절의 두 번째 측면은 유전적으로 프로그램된(genetically programmed) 세포 수명의 한계(limit on cellular lifespan)를 포함한다. 생식 세포(즉, embryonic stem cell, 배아 줄기 세포)를 제외하고, 정상 세포의 경우는 무한정으로 분열이 일어날 수는 없고 궁극적으로 노화가 일어나게 된다. 노화란 영구적으로 세포 주기의 사이클(cycle)에서 빠져 나오는 것을 말한다. 더 이상의 분열을 멈추는 시기이다. 노화가 일어나는 시기와 노화의 기전을 담당하는 유전적 결정 인자에 대해서도 밝혀지기 시작했다. 다시 말하지만, 이들 중의 일부 요소들은 노화 뿐 아니라 종양 형성에도 중요한 역할을 한다.

암은 정상과는 조금 다른 양성 종양에서 악성 종양으로, 그리고 매우 비정상적인 세포들의 덩어리로 진행된다. 암 세포가 진화함에 따라 암 세포는 그들의 환경으로부터 유래하는 성장 신호에 대한 의존성을 점차 잃어버린다. 체크포인트 컨트롤이 잘못되어 게놈(genome)이 불안정화는 세포가 노화되는 것을 피하고 불멸화(immortalization)가 일어나도록 할 수 있다. 많은 CDKI가 종양 진행의 특정 양상에 관련되어있다. 예를 들어, p21은 세포 사멸 결정과 관련이 있으며, p27은 TGF-β-매개 세포 주기 정지에서 기능을 한다.

그러나 p16은 종양의 진행과 밀접하게 관련되어 있기 때문에 독특하다. p16은 다른 CDKI와 달리 종양 발달 동안에 돌연변이의 주된 표적이 된다. p16의 과발현은 정상 세포와 많은 종양 세포에서 G1기 세포 주기 정지(G1-phase cell cycle arrest)를 일으킨다. 그러나 Rb1 유전자 기능을 상실한 RB 세포에서 p16의 과발현은 세포 주기 정지를 일으키지 않는다. 이 결과는 p16이 Rb 상류의 동일한 경로에서 기능(function)한다는 것을 시사하는 것이며 단백질의 생화학적 역할과 일치하는 관찰이다. 또한 많은 유형의 종양들에서 흔히 볼 수 있는 p16 돌연변이와 Rb1 돌연변이가 동일한 종양에서 같이 발견되지 않기 때문에 구성 요소 중 하나의 불활성화가 경로를 손상시키는 데 충분하다는 것을 시사하는 것이다.

p16은 세포 노화(cellular senescence)에서 중요한 조절자이다. 이 제안을 뒷받침하는 증거는 노화 세포에서의 p16 수준에 대한 연구에서 유래한다. 세포가 생명주기 제어가 작동하는 Crisis(위기) 지점에 접근함에 따라 p16 mRNA와 단백질 수준이 상승한다. 세포에서 이 점을 지나치면서 p16 수준이 급격히 떨어진다. 이러한 노화 상태는 *ras* 암 유전자의 과발현을 통해서 젊은 세포에서도 모방될 수 있는데, 세포가 G1기에 정지하고 p16 및 p53의 축적을 유발한다. p16을 불활성화시키면 이러한 노화 상태로부터 빠져나올 수 있다. 이러한 결과들은 p16이 세포 수명의 생리학(physiology of cellular life-span)에 관여한다는 것을 뒷받침한다.

p16의 생리학적 역할에 대한 노화 모델과 잘 맞지 않는 한 가지 관찰은 종양 발생 과정에서 p16 loss가 일어나는 시기에 관한 것이다. 그동안 주의 깊게 연구해왔던 특정 종양 유형에서 p16 유전자 불활성화가 종양 진행 과정 중 일찍 발생한 것으로 나타났다. immortalization(불멸화)은 일반적으로 말기 종양 표현형으로 간주되기 때문에 이러한 발견이 의미하는 것은 p16이 종양 형성에 관하여 다른 활성을 가진다는 것이다. p16은 여러 생리학적 역할에 관여할 가능성을 가지고 있는데, 그 중 적어도 하나는 종양 성장의 초기 단계에서 역할을 하고, 다른 하나는 불멸화의 말기 단계에서 작용할 수 있다는 것이다.

생쥐에서 p16 돌연변이의 유전적 분석은 p16이 생체 내에서 종양 억제 유전자로서 기능한다는 것을 증명했다. gene knockouts(즉, 이배체 양쪽 유전자의 기능-상실 돌연변이)는 p16의 생리학적 부분에 관한 기능을 보여주고 있다. homozygous-null p16 mice(p16 유전자 두 개가 모두 불활성화된 마우스)는 생존이 가능한데, 이것은 p16이 정상 세포의 생존이나 정상적인 발생에 있어서 필수적 유전자는 아니라는 것을 나타내는 것이다. homozygous null 돌연변이는 포유동물에서 대조군보다 더 쉽게 종양을 유발하였는데 이것은 p16이 종양을 억제하는 기능을 가짐을 나타낸다. 또한, homozygous-null 마우스로부터 유래된 섬유 아세포(fibroblast)는 정상 마우스로부터 유래한 섬유 아세포와 분명히 다른 특성을 나타내었는데, homozygous-null 섬유 아세포는 ectopic *ras* 암 유전자에 의한 형질 전환에 매우 민감하게 작용하였다. 이형 접합성의 p16 돌연변이(heterozygous p16-mutant) 마우스 경우는 암이 쉽게 발생하지는 않았다.

인간의 경우도 homozygous p16 knockout(동형 접합성 p16 녹아웃)을 가계 분석을 통하여 두 사람을 찾아냈다(그림 13-3). 이 경우 결함있는 p16 유전자를 각각의 부모로부터 물려받았다. 두 사람은 정상적으로 발생하고 출생하였지만, 한 사람은 15살에 흑색종이 발생했고, 다른 한 사람은 흑색종이 나타나지는 않았으나 선암(adenocarcinoma)으로 인하여 55세에 사망했다.

이러한 관찰은 마우스의 경우와 유사하게, p16이 필수 유전자가 아니라는 것을 확인한 것이다. 또한 이들은 암에 걸릴 가능성이 있는 동일한 돌연변이가 유전적 배경, 환경적 요소 또는 무작위적인 생물학적 과정 등에 따라서 다른 결과를 초래할 가능성을 나타내는 것이다.

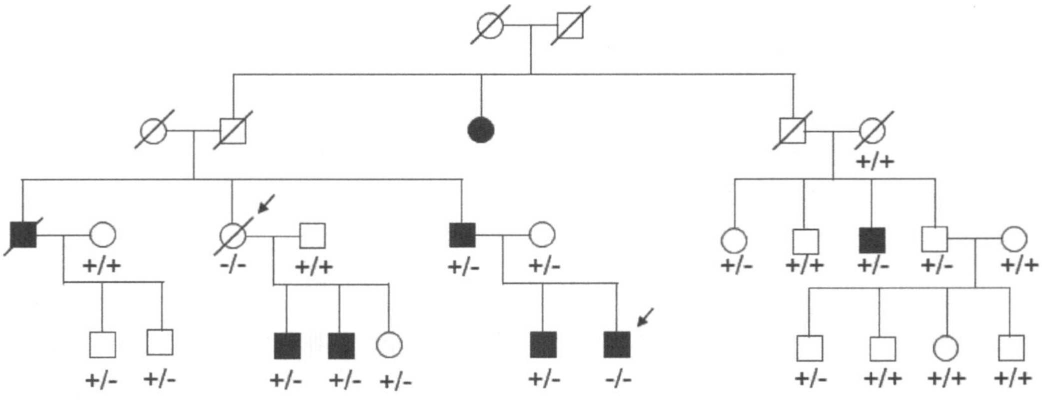

[그림 13-3] p16 미세 결실(microdeletion)을 포함하는 네덜란드 melanoma-prone 가계

채워진(filled) 원과 사각형은 흑색종(melanoma)가 발병한 사람을 의미한다. p16 유전형이 알려진 경우 밑에 표기하였다.
이 가계 혈통에 두 개의 p16-null 동형 접합체(-/-)가 있음을 주목하시오(화살표 부분). 하나는 흑색종 영향을 받았고,
다른 하나는 영향을 받지 않았다.

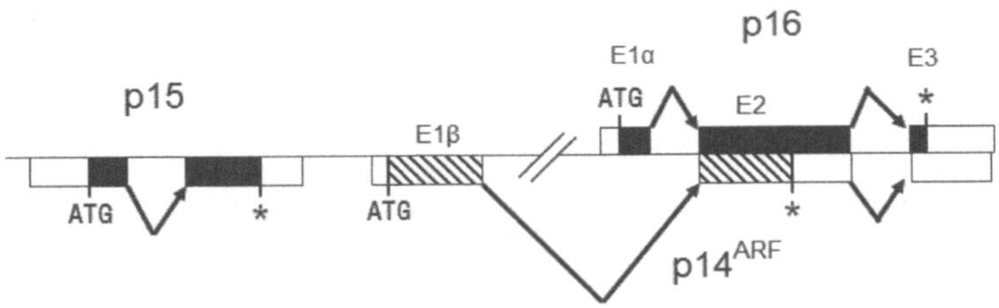

[그림 13-4] p16 gene locus. p16과 ARF를 코딩함

Asterisks는 translation termination site를 나타냄: ATG는 translation initiation site를 나타냄: 유전자 사이의 거리와 엑손의 크기는 비례적으로 그려지지 않았음. E1β는 E1α와 염기 서열 유사성은 없으며 p16과 p14는 두 번째 exon을 공유하지만 다른 reading frame을 사용함으로써 서로 구조적으로 그리고 기능적으로 독립적 역할을 하는 두 개의 단백질 종류를 합성한다. p16과 p14의 상위에는 p15이 코딩되어 있다. p15는 p16과 구조적으로 또 기능적으로 homolog로서 CDK4/6가 사이클린 D와 상호 작용하는 것을 저해한다.

04 p16 gene locus의 분자생물학

p16 유전자 및 그 이웃한 서열들은 예외적으로 관심이 있고 또한 복잡성을 갖는 유전자자리를 포함한다. p16 이외의 두 가지 유전자들이 이러한 복잡성에 관련되고 있다 : p15와 p14.

p16은 세 개의 엑손(E1α, E2, E3)으로 구성된다. E3은 단지 3 개의 코돈을 포함하고, 코딩 서열의 나머지는 대략 처음 2 개의 엑손 사이에 나뉘어져 있다. 모든 엑손들은 특별히 GC-rich하여 평균 GC-비율이 70%를 나타낸다. p16 mRNA는 156개 아미노산으로 구성된 p16 단백질을 생성한다. E1α로부터 약 12 kilobase pairs 상류에 위치하는 다른 엑손 E1β가 p16 유전자자리로부터 유래된 제 2의 transcript β를 형성한다. 14kDa 단백질(마우스의 경우는 p19)을 생산할 수 있는 두 번째 선택적 스플라이싱이 존재하는데, 이 단백질은 생체 내에서 검출되었으며, 배양된 세포에서 높은 수준으로 발현 될 때 세포 주기 정지(cell cycle arrest)를 일으키는 것으로 나타났다. 더욱이, E1β를 특이적으로 표적으로 하는 녹아웃 구조물은 표현형에서 p16-null 마우스와 유사한 마우스를 초래한다. p14와 p16은 각각 자신의 프로모터에 의하여 조절이 되며, p14는 exon 1β(E1β)와 exon 2에 의하여, p16은 E1β의 downstream에 위치하는 E1α, E2, E3로부터 전사된다. exon 2를 공통으로 포함하지만 다른 reading frame을 사용하기 때문에 상이한 단백질을 생산한다. p14와 p16의 프로모터는 메틸화를 통해서 발현 조절이 일어난다.

$p14^{ARF}$(이후 p14) 단백질에 특이적으로 영향을 미치는 돌연변이를 찾기 위한 집중적인 노력에도 불구하고, p14에서의 돌연변이를 찾지는 못했다. p14 단백질에 대한 추가 연구에서 암에서 역할과 관련이 있는 몇 가지 다른 특징이 밝혀졌다. p14는 p53의 분해를 막음으로써 p53을 활성화하는 역할을 한다. 또한, Rb의 표적 중 하나인 E2F1은 직접 p14 전사를 유도한다. 그러므로 Rb의 수

준이 떨어지면 E2F 수준은 증가하고 이것은 p14ARF의 증가를 초래한다. p14ARF는 p53 수준을 증가시키고 잠재적으로 Rb 경로의 실패를 보상하는 피드백 회로를 제공한다. 활성화된 Ras(activated Ras) 단백질은 p14 발현을 유도하여 p53 경로를 통한 세포 사멸을 일으킨다는 것이 관찰되었다. 다시 말하지만, 이것이 지니는 중요성은 p16 유전자좌가 p14을 통해 p53 경로와 기능적으로 연결될 수 있다는 점이다. p14의 p53 경로와의 관련성은 p16-Rb pathway와 p53 pathway를 연결하는 깊은 생물학적 의미를 가질 수 있다.

E1β의 상류에는 p16과 실질적으로 유사한 단백질을 암호화하는 세 번째 유전자인 p15이 위치하고 있다. p15는 p16의 엑손에서와 같이 매우 GC-rich한 두 개의 엑손을 포함하고 있다. p15 및 p16 유전자는 전체 길이에 걸쳐 유사하지만, 특히 3' 말단 근처에서 유사하다. p15 단백질은 CDK4 및 CDK6의 결합하고 그 활성을 억제하는데 있어서도 p16과 유사한데, 이러한 유사성에도 불구하고, p15는 p16처럼 여러 암에서 돌연변이가 나타나지 않는다. 특히 p16 돌연변이가 검출되지 않은 9p21-linked melanoma의 경우에는 유전자에 대한 자세한 조사가 있었지만 p15에서 생식 세포 돌연변이는 발견되지 않았다. 또한, 흑색종 또는 다른 종류의 종양에서 p15의 실질적인 체세포 돌연변이는 관찰되지 않았다. 인간 종양에서 p14 또는 p15보다 훨씬 큰 빈도로 p16의 불활성화가 나타나며, 이것은 p16의 종양 억제 기능이 다른 p14 및 p15보다 중요하다는 것을 암시하는 것이다.

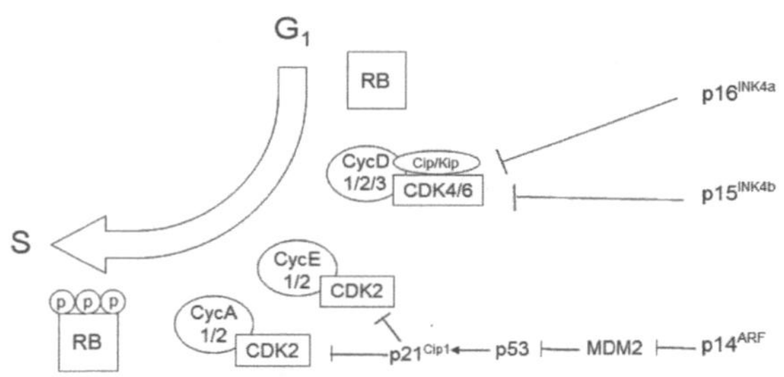

[그림 13-5] p16, p15, p14ARF의 기능

p14은 MDM2의 E3 ubiquitin ligase 활성을 저해함으로써 p53을 안정화한다. p53과 RB 경로는 부적절한 세포 증식을 억제한다. p16과 p15가 RB가 인산화되는 것을 억제하고, p14ARF는 또 다른 종양 억제 유전자인 p53을 활성화할 수 있다. p53은 부적절한 세포 증식을 억제하고 아폽토시스와 세포 주기 정지를 유도할 수 있다.

05 p16 유전자 발현의 조절

조직의 항상성을 유지하고 암을 예방하기 위해서는 p16이 세포 증식을 억제하는 능력에 대해 엄격한 조절이 이루어져야 한다. p16은 CDK4/6의 작용을 억제함으로써 Rb 경로를 통해서 작용한다(그림 13-5). p16은 CDK에 의한 Rb의 인산화를 저해함으로써 저인산화된(hypophosphorylated) 형태의 Rb의 수준을 증가시키고 Rb로부터 방출되는 E2F1의 수준을 낮춘다. p16의 발현은 단백질 PRC(Polycomb Repressor Complex)1과 PRC2 복합체를 통하여 프로모터 hypermethylation에 의한 epigenetic regulation을 통해 조절된다. Bmi-1은 p16 유전자 발현을 저해하는 polycomb 전사 인자에 해당한다. 그러므로 Bmi-1은 암 유전자(oncogene)처럼 행동하며 'tumor stem cell marker'이기도 하다. Bmi-1을 결손시키면 p16의 발현을 증가되어 세포 주기 정지가 유도된다. Bmi-1이 PRC2에 결합하면 이 복합체는 p16의 프로모터에 결합하여 메틸화를 일으키고 p16의 전사를 억제한다. Bmi-1의 발현은 *c-myc*에 의하여 상향조절(upregulation)이 일어나고 *c-myc*은 E2F 전사 인자에 의하여 양성 조절(positively regulated)이 일어난다. p16의 수준은 Ets-1과 HMG box-containing protein 1(HBP-1) 전사 인자에 의하여 up-regulation 된다. HBP-1은 histone acetylase인 p300과 함께 p16 프로모터에 recruit되어 염색질의 탈응축(decondensation)을 초래하고 전사 인자들의 접근을 용이하게 한다. 반면 histone deacetylase(HDAC)는 p16의 전사를 억제함으로써 Rb로부터 E2F1의 분리를 촉진하며 이것은 p14^{ARF}를 상향조절한다. p14은 MDM2의 활성을 억제하여 p53의 안정화를 촉진하고 p53은 아폽토시스나 p21을 통한 G1 cell cycle arrest를 촉진할 수 있다. Ras 활성화는 HBP-1를 통하여 p16 유전자의 전사를 촉진할 수 있다. Id-1은 helix-loop-helix(HLH) 전사 인자에 해당되며 Ets-1 전사 인자의 활성을 저해함으로써 p16의 전사를 억제한다.

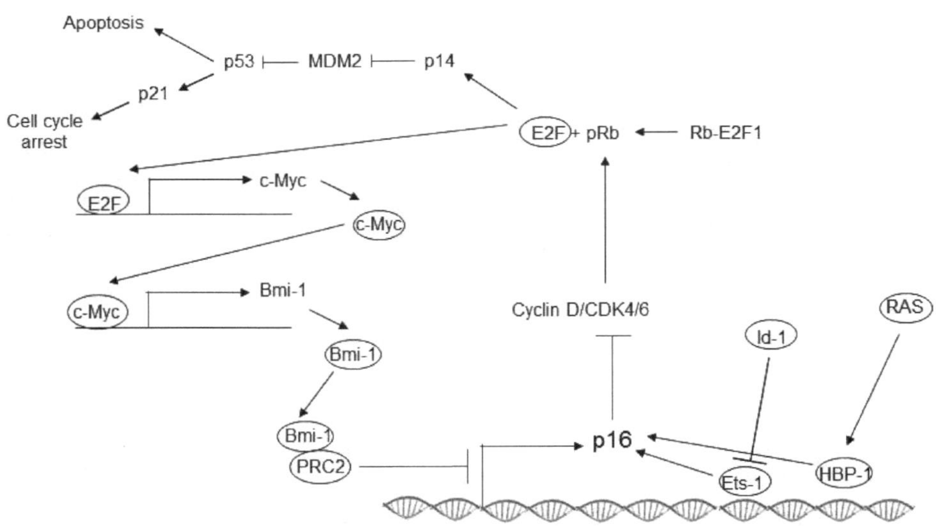

[그림 13-6] p16 발현의 조절

p16의 발현은 노화를 유도할 수 있다. E2F의 발현은 *c-myc*과 Bmi-1의 발현을 촉진하고, Bmi-1과 PRC2의 복합체가 p16 프로모터에 결합함으로써 p16 발현을 억제할 수 있다. p16의 발현은 Ets-1과 HBP-1 전사 인자에 의하여 촉진될 수 있다.

[참고문헌]

- Barrett, M, et al. (1996). "Allelic loss of 9p21 and mutation of the CDKN2/p16 gene develop as early lesions during neoplastic progression in Barrett's esophagus." Oncogene 13:1867-1873.
- Bates, S, et al. (1998). "p14[ARF] links the tumour suppressors RB and p53." Nature 395:124-125.
- Belinsky, S, et al. (1998). "Aberrant methylation of p16(INK4a) is an early event in lung cancer and a potential biomarker for early diagnosis." PNAS 95:891-896.
- Bruce, JL, et al. (2000). "Requirements for cell cycle arrest by p16[INK4a]." Mol. Cell 6:737-742.
- Cannon-Albright, L, et al. (1992). "Assignment of a locus for familial melanoma, MLM, to chromosome 9p13-p22." Science 258:1148-1152.
- el-Deiry, W, et al. (1994). "WAF1/CIP1 is induced in p53-mediated G1 arrest and apoptosis." Cancer Res. 1:1169-1174.
- Fisher, DE. (2001). "Tumor suppressor genes in human cancer." Humana Press.
- Foulkes, W, et al. (1997). "The CDKN2A (p16) gene and human cancer." Mol. Med. 3:5-20.
- Glendening, J, et al. (1995). "Homozygous loss of the p16INK4B gene (and not the p16INK4 gene) during tumor progression in a sporadic melanoma patient." Cancer Res. 55:5531-5535.
- Gruis, N, et al. (1995). "Homozygotes for CDKN2(p16) germline mutation in Dutch familial melanoma kindreds." Nat. Genet. 10:351-353.
- Herman, JG, et al. (1995). "Inactivation of the CDKN2/p16/MTS1 gene is frequently associated with aberrant DNA methylation in all common human cancers." Cancer Res. 55: 4525-4530.
- Hogg, D, et al. (1998). "Role of the cyclin-dependent kinase inhibitor CDKN2A in familial melanoma." J. Cutan. Med. Surg. 2:172-179.
- Hussussian, C, et al. (1994). "Germline p16 mutations in familial melanoma." Nat Genet. 8:15-21.
- Kamb, A, et al. (1994a). "A cell cycle regulator potentially involved in genesis of many tumor types." Science 264:436-440.
- Kamb, A, et al. (1994b). "Analysis of the p16 gene (CDKN2) as a candidate for chromosome 9p melanoma susceptibility locus." Nat. Genet. 8:23-26.
- Kamb, A., et al., "p16 tumor suppressor." in: Tumor suppressor genes in human cancer, Humana Press. (2001).
- Kamijo, T, et al. (1997). "Tumor suppression at the mouse INK4a locus mediated by the alternative reading frame product p19[ARF]." Cell 91:649-659.
- Kamijo, T, et al. (1998). "Functional and physical interactions of the ARF tumor suppressor with p53 and Mdm2." PNAS 95:8292-8297.
- Knudson, AJ. (1971). "Mutation and cancer: statistical study of retinoblastoma." PNAS 68:820-823.
- Koh, J, et al. (1995). "Tumor-derived p16 alleles encoding proteins defective in cell cycle inhibition." Nature 375:506-510.
- LaPak, K.M., et al. (2014). "The molecular balancing act of p16 in cancer and aging." Mol. Cancer Res.12:167-183.
- Li, J. et al., (2011). "The regulatory mechanisms of tumor suppressor p16 and relevance to cancer." Biochemistry 50:5566-5582.
- Liggett, WJ & Sidransky D. (1998). "Role of the p16 tumor suppressor gene in cancer." J. Clin. Oncol.

16:1197-1206.

- Little, M, et al. (1995). "Methylation and p16: suppressing the suppressor." Nat. Med. 1:633-634.
- Lukas, J, et al. (1995). "Retinoblastoma-protein-dependent cell-cycle inhibition by the tumor suppressor p16." Nature 375:503-506.
- McConnell, B, et al. (1998). "Inhibitory of cyclin-dependent kinases induce features of replicative senescence in early passage human diploid fibroblasts." Curr. Biol. 8:351-354.
- Medema, R, et al. (1995). "Growth suppression by p16ink4 requires functional retinoblastoma protein." PNAS 92:6289-6293.
- Merlo, A, et al. (1995). "5' CpG island methylation is associated with transcriptional silencing of the tumor suppressor p16/CDKN2/MTS1 in human cancer." Nature Med. 1:686-692.
- Nobori, T, et al. (1994). "Deletions of the cyclin-dependent kinase-4 inhibitor gene in multiple human cancers." Nature 368:753-756.
- Nurse, P, et al. (1998). "Understanding the cell cycle." Nat. Med. 4:1103-1106.
- Orlow, I, et al. (1999). "Alterations of INK4A and INK4B genes in adult soft tissue sarcomas: effect on survival." J. Natl. Cancer Inst. 91:73-79.
- Otterson, G, et al. (1995). "CDKN2 gene silencing in lung cancer by DNA hypermethylation and kinetics of p16INK4 protein inductionby 5-aza 2'deoxycytidine." Oncogene 11:1211-1216.
- Palmero, I, et al. (1998). "p19^{ARF} links the tumour suppressor p53 to Ras." Nature 395:125-126.
- Pomerantz, J, et al. (1998). "The Ink4a tumor suppressor gene product, p19Arf, interacts with MDM2 and neutralizes MDM2's inhibition of p53." Cell 92:713-723.
- Quelle, D, et al. (1995). "Alternative reading frames of the INK4a tumour suppressor gene encode two unrelated proteins capable of inducing cell cycle." Cell 83:993-1000.
- Rayess, H., et al., (2012). "Cellular senescence and tumor suppressor gene p16." Int J. Cancer. 130:1715-1725.
- Reed, J. (1999). "Mechanisms of apoptosis avoidance in cancer." Curr. Opin. Oncol. 11:68-75.
- Rocco, JW & Sidransky, D. (2001). "p16(MTS-1/CDKN2/INK4a) in cancer progression." Expr. Cell. Res. 264:42-55.
- Ruas, M & Peters, G. (1998). "The p16^{INK4a}/CDKN2A tumor suppressor and its relatives." Biochim. Biophys. Acta 1378:F115-177.
- Roussel, MF. (1999). "The INK4 family of cell cycle inhibitors in cancer." Oncogene 18:5311-17.
- Russo, A, et al. (1998). "Structural basis for inhibition of the cyclin-dependent kinase Cdk6 by tumour suppressor p16^{INK4a}." Nature 395:237-243.
- Scott, F, et al. (1998). "The alternative product from the human CDKN2A locus, p14(ARF), participates in a regulatory feedback loop with p53 and MDM2." EMBO J. 17:5001-5014.
- Serrano, M, et al. (1993). "A new regulatory motif in cell-cycle control causing specific inhibition of cyclin D/CDK4." Nature 366:740-747.
- Serrano, M, et al. (1996). "Role of the INK4a locus in tumour suppression and cell mortality." Cell 85:27-37.
- Serrano, M, et al. (1997). "Oncogenic ras provokes premature cell senescence associated with accumulation of p53 and p16^{INK4a}." Cell 88:593-602.

- Soufir, N, et al. (1998). “Prevalence of p16 and CDK4 germline mutations in 48 melanoma-prone families in France.” Hum. Mol. Genet. 7:209-216.
- Stone, S, et al. (1995). “Complex structure and regulation of the p16(MTS1) locus.” Cancer Res. 55:2988-2994.
- Stone, S, et al. (1996). “Reversible, p16-mediated cell cycle arrest as protection from chemotherapy.” Cancer Res. 56:3199-3202.
- Ueki, K, et al. (1996). “CDKN2/p16 or RB alterations occur in the majority of glioblastomas and are inversely correlated. Cancer Res. 56:150-153.
- Vogt, P, Reed, S. In: Vogt, P, Reed, S, eds., Cyclin Dependent Kinase(CDK) Inhibitors, Berlin, Heidelberg: Springer-Verlag. 1998:139-148.
- Zhang, Y, et al. (1998). “ARF promotes MDM2 degradation and stabilizes p53: ARF-INK4a locus deletion impairs both the Rb and p53 tumor suppression pathways.” Cell 92:725-734.
- Zindy, F, et al. (1997). “Expression of the $p16^{INK4a}$ tumor suppressor versus other INK4 family members during mouse development and aging.” Oncogene 15:203-11.
- Zindy, F et al. (2000). “Ink4d-deficient mice are fertile despite testicular atrophy.” Mol. Cell. Biol. 20:372-8.
- Zuo, L, et al. (1996). “Germline mutations in the $p16^{INK4a}$ binding domain of CDK4 in familial melanoma.” Nat. Genet. 12:97-99.
- 오상진. (2005). “인체노화.” 탐구당
- 오상진. (2015). “노화의 생물학.” 탐구당.

색인

2단계 손상 이론 112
β-카테닌 280

ㄱ

가족성 암 108
가족성 암 증후군 229
가족성 용종증 110
개시제 22
검문지점 단백질 252
과다증식(hyperplasia) 12
과오 돌연변이 114
급성 골수성 백혈병 68
급성 형질 전환 바이러스 60
기질수준인산화 215
길항적 다양성 253

ㄴ

노화 149
노화 세포의 분비활성 239
노화의 marker 298
노화의 중개자 249
뉴클레오타이드 절제 수선 188
니트로소화합물 17

ㄷ

다환방향족 탄화수소 17
대립 유전자 109
대사 스트레스 181
대사 재프로그래밍 181, 207
대사 조절 149
대안적인 재조합 기작 183
동족체 65
동화작용 211

ㄹ

라우스 육종 바이러스 57
레트로바이러스 56
레티노블라스토마 227
레티노블라스토마 유전자 258
리포퓨신 236
리-프로메니 증후군 110, 116
림프종(lymphoma) 13

ㅁ

만성 골수성 백혈병 67, 68
말단 복제 문제 93, 242
망막모세포종 110, 111, 224, 258
망막아세포종 36
맥락 의존성 172
모세혈관확장성 운동실조증 119
미니염색체 39
미분화성 15
미토콘드리아 182, 208

ㅂ

바이러스성 암 유전자 65
바이러스 암 단백질 37
바이러스 암 유전자 86
발암 단백질 56
발암성 스트레스 173
발암전구체 17
방사선 19
배수성 202
백혈병(leukemia) 13
버키트림프종 20, 49, 68
번역후 수식 148
벤조피렌 17
복제 노화 82, 236
분화 258
불멸화 25, 76, 84, 300
불멸화 유전자 87
블룸증후군 120
비상동말단연결 수선 194
비상동성말단결합 234
비상동 융합 91
비생산적 감염 34
비용종성 대장암 233
비유전성 암 109
비인두암 49
비허용 세포 38

ㅅ

사이클로헥시미드 130
산발성 암 109
산화적 인산화 182, 208
상동성재조합 234
상동염색체 109
상피세포 성장인자 69
색소성 건피증 21, 117, 233
선천성각화증후군 104
선택적 스플라이싱 41
세포 노화 77, 172, 180, 222
세포막 투과화 210
세포성 암 유전자 65
세포융합 224
세포주기의 정지 36
세포주기 정지 149, 179
세포주기 조절 178, 264
세포 형질 전환 41, 76
스트레스-유도 조기노화 238
신경모세포종 30

신경 형성 143

ㅇ

아폽토시스 91, 141, 149, 172, 177, 187
아플라톡신 17
악성종양(malignant tumor) 11
알킬화제제 17
암(cancer) 10
암 유전자 59
암 유전자-유도 노화 247
암 유전자 활성화 213
암의 전이 210
암종(carcinoma) 13
양성 종양(benign tumor) 11
에스트로겐 23
역전사효소 58
열성 유전 109
염기서열-특이적 DNA 결합 151
염기절제수선 191
염색분체 사이의 융합 91
염색질 수식 164
염색체의 구조적 이상 113
염색체의 수적 이상 113
염색체의 안정성 103
염색체의 전좌 103
오탄당인산경로 211
와버그 효과 181, 208
우성유전 109
우성-음성 현상 134
우성 음성 효과 125
원암 유전자 59, 61, 223
유사 분열 방추 검사점 202
유사 분열성 비분리 226
유전독성 22, 186
유전성 비용종성 대장암 118
유전성 암 108
유전성 암증후군 226
유전자 돌연변이 87
유전자의 수호자 132
유전자 증폭 66
유전적 불안정 104
유전적 불안정성 19
유전체 안정성 186, 198
육종 57
육종(sarcoma) 13
이동원체 염색분체 91
이수성 201
이수체 113
이중 미세 염색체 66
이형성 모반 증후군 295
이형 접합성의 소실 225
이형 접합체의 소실 111
인간 유두종바이러스 47
일차 세포 25, 79

ㅈ

자동조절 되먹임 회로 138
자아증식능 16
자외선 19
재생불량빈혈 120
저산소 적응 시스템 210
저산소 적응 유전자 210
저산소증 182, 209
전사개시전 복합체 165
전사 인자 E2F family 268
전사활성화 도메인 148
전이성 16
전좌 50, 67, 105
절단-융합-절단 사이클 92
절제수선 118, 233
점 돌연변이 65
조로증 197
조류 백혈병 바이러스 63
종양 억제 유전자 35, 115, 125, 198, 223, 258, 292, 300
종양 촉진 인자 27
종양 항원 123
진행 단계 23

ㅊ

촉진제 22
친전자성 분자 18
침묵 돌연변이 114
침투율 110

ㅋ

코카인 증후군 환자 218
클론(clone) 23
클론선택 23
클론성 15

ㅌ

터르펜틴 22
테스토스테론 23
텔로머레이스 94, 242
텔로머레이스-음성 마우스 102
텔로머레이스 전효소 96
텔로미어 91, 241
텔로미어 단축 213
텔로미어의 대체 연장 99
특정 소수성 잔기 160
티로신 단백질 인산화효소 60

ㅍ

파포바바이러스 38
판코니빈혈 120
포도당 수송체 215
포볼에스테르 23
포켓 단백질 259
폰히펠-린다우 증후군 110
프롤릴 잔기 210
피드백 루프 299
피리미딘 이량체 20, 117, 189
필라델피아 염색체 67

ㅎ

해당 과정 181, 208
헤이플릭 83, 236
헬리케이스 120
헬리코박터 파일로리 20
혈소판 유도 성장인자 69
혐기성 대사과정 215

형성장애(dysplasia, 이형성) 12
형질 전환 25
호기성 해당과정 212, 215
활성산소종 211
획득 형질 203, 223
후성유전학적 변화 24
휴지기 42, 240
흑색종 292, 295
히스톤 코드 가설 276
히스톤 탈아세틸화 효소 277

A

ALT 99
ALV 63
APC 115
ARF 139, 230, 249, 253
Artemis 195
ATM 119, 140, 195, 203
ATR 140
autophagy 182
autoregulatory feedback loop 138

B

BER 191
BFB cycle 92
BFB 주기 103
BLM 120, 197
BRCA 119

C

CBP 164
CDKI 253, 297
CDK inhibitor 251
CDKN2A 230
CDK 억제자 297
CDK 억제제 81
CDK 저해제 133
crisis 78
crisis 시기 86
CSB 218
culture shock 183

D

DDR 246
DNA 손상 131
DNA 손상반응 186
DNA 수선 149
DNA 이중가닥 절단 187
dominant-negative 134

E

E1A 48
E1B 48
E2F 36, 252
EBNA 50
EBV 20
enhancer 63

F

feedback 217
feed-forward 217
foci 58

G

G1/S 체크포인트 258
gain-of-function 135
gatekeeper 112
GG-NER 190
G 단백질 71

H

HeLa 89
HIF 209
HIF1α 213
hot spot 136
HR 194
hTERT 81, 96
HTLV-1 59
hTR RNA 98
hypoxia inducible factor 209

I

immortalization 300

K

Knudson 225

L

large T 79
large T-antigen 123
LMP 50
loss of heterozygosity 125
LTR 63
LxCxE motif 261

M

mdm-2 130
mismatch repair 233
Mismatch repair 193
MMP 210
mouse embryo fibroblast 202
MRN 203
MSH2 194

N

neoplasia 11
NER 188
NHEJ 194
Nrf2 216

O

OIS 246

P

p14ARF 139, 302
p16 231, 245, 292
p16의 활성화 247
p19ARF 139
p21 188, 245
p53 216
p53 hot spot 돌연변이 137
p53 knockout mouse 127
p53-mediated repression 158
p53 response element 175
p53의 안정화 140
p73 203
p90 137

p300 164
PHD 210
pocket protein 252
post-translational modification 131
PPP 215
prolyl hydroxylase 210
proto-oncogene 59
pVHL 210

R

RAD51 195
RAD54 196
ras 65
Rb 112, 227
RecQ helicase 196
RECQL4 197
RO 213
Rous Sarcoma Virus(RSV) 20

S

SASP 239, 246
SA-β-gal 238
senescenc 236
shelterin 244
SIPS 238
Src 71
SV40 LT의 J 도메인 263

T

tax 63
Tcf/LEF 281
TC-NER 190
TERT 243
t-loop 244
T-loop 92
TPA 23
transcription-coupled NER 189
tumor 11
Two-hit hypothesis 112

V

VDAC 214

W

Wnt 신호 281
WRN 197

암 억제 유전자

1판 인쇄 2020년 1월 25일
1판 발행 2020년 1월 30일

지은이 오상진
펴낸이 홍정수
펴낸곳 탐구당
마케팅 최직호
제작 이한장
디자인 조정자

출판등록 1950. 11. 1 서울 제 03-00993호
04382 서울특별시 용산구 한강대로 62 나길 6
전화 (02)3785 - 2211~2 | 팩스 (02)3785 - 2272
E-mail : tamgudang@paran.com | http://www.tamgudang.co.kr
ISBN 978-89-6499-043-8

값 22,000원

출판예정도서목록(CIP)은 서지정보유통지원시스템 홈페이지(http://seoji.nl.go.kr)와
국가자료종합목록시스템(http://www.nl.go.kr/kolisnet)에서 이용하실 수 있습니다.
(CIP제어번호 : CIP2019051186)